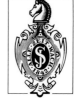

Primär- und Revisions-Alloarthroplastik Hüft- und Kniegelenk

10 Jahre Endo-Klinik Hamburg

Mit 210 Abbildungen und 99 Tabellen

Springer-Verlag Berlin Heidelberg New York
London Paris Tokyo

Herausgegeben von der ENDO-Klinik
Holstenstraße 2, 2000 Hamburg 50

ISBN 3-540-17437-0 Springer-Verlag Berlin Heidelberg New York
ISBN 0-387-17437-0 Springer-Verlag New York Heidelberg Berlin

CIP-Kurztitelaufnahme der Deutschen Bibliothek:
Primär- und Revisions-Alloarthroplastik, Hüft- und Kniegelenk:
10 Jahre Endo-Klinik Hamburg
Berlin; Heidelberg; New York; London; Paris; Tokyo: Springer, 1987
ISBN 3-540-17437-0 (Berlin...)
ISBN 0-387-17437-0 (New York...)
NE: Endo-Klinik 〈Hamburg〉

Dieses Werk ist urheberrechtlich geschützt. Die dadurch begründeten Rechte, insbesondere die der Übersetzung, des Nachdrucks, des Vortrags, der Entnahme von Abbildungen und Tabellen, der Funksendung, der Mikroverfilmung oder der Vervielfältigung auf anderen Wegen und der Speicherung in Datenverarbeitungsanlagen, bleiben, auch bei nur auszugsweiser Verwertung, vorbehalten. Eine Vervielfältigung dieses Werkes oder von Teilen dieses Werkes ist auch im Einzelfall nur in den Grenzen der gesetzlichen Bestimmungen des Urheberrechtsgesetzes der Bundesrepublik Deutschland vom 9. September 1965 in der Fassung vom 24. Juni 1985 zulässig. Sie ist grundsätzlich vergütungspflichtig. Zuwiderhandlungen unterliegen den Strafbestimmungen des Urheberrechtsgesetzes.

© Springer-Verlag Berlin Heidelberg 1987
Printed in Germany

Die Wiedergabe von Gebrauchsnamen, Handelsnamen, Warenbezeichnungen usw. in diesem Werk berechtigt auch ohne besondere Kennzeichnung nicht zu der Annahme, daß solche Namen im Sinne der Warenzeichen- und Markenschutz-Gesetzgebung als frei zu betrachten wären und daher von jedermann benutzt werden dürften.

Produkthaftung: Für Angaben über Dosierungsanweisungen und Applikationsformen kann vom Verlag keine Gewähr übernommen werden. Derartige Angaben müssen vom jeweiligen Anwender im Einzelfall anhand anderer Literaturstellen auf ihre Richtigkeit überprüft werden.

Satz: Brühlsche Universitätsdruckerei, Gießen; Druck: Saladruck, Berlin; Bindearbeiten: Lüderitz & Bauer, Berlin
2124/3020-543210

Geleitwort

Gestiegene Lebenserwartung und Verschiebungen in der Altersstruktur haben in den vergangenen 2 Jahrzehnten zu einem weiteren Anstieg der Erkrankungen an Hüft- und Kniegelenk geführt. Außerdem wird immer häufiger vermutet, daß ungünstige Umweltfaktoren und Lebensweise zur Entstehung von Gelenknekrosen beitragen. Dies erklärt den steigenden Bedarf an Gelenkersatzoperationen seit der Entwicklung der Hüftendoprothese Anfang der 60er Jahre.

Charnley hatte bei der Einführung seiner Methode bereits 1961 auf Langzeitfehlschläge nach realer Belastung aufmerksam gemacht. Anfangsfehler, zahlreiche unterschiedliche, noch nicht ausgereifte Konzepte und vor allem die weite Verbreitung dieser Methode haben seit Mitte der 70er Jahre zu einem Anstieg der Komplikationen geführt.

Knochensubstanzverluste nach mechanischer Lockerung und tiefe Gelenkinfektionen bilden ein neues Krankheitsbild, vor allem in Gelenkoperationszentren. Somit werden Fragen zur Behandlung dieser Komplikationen nicht nur in Fachkreisen diskutiert.

Es scheint, daß zahlreiche Fehlschläge nach realer Belastung das Prinzip der zementfreien Verankerung wieder in den Vordergrund gerückt haben. Dadurch ist die zementierte Endoprothese in der Anwendung jedoch nicht verdrängt worden. Nach eingehender Analyse der Lockerungsursachen haben systematische Weiterentwicklungen eingesetzt. Bei der zementlosen Prothesenfixation müssen Kurz- und erst recht Langzeitversager weiter beobachtet werden.

Die explosionsartige Verbreitung von Wissen und Erfahrung auf dem Gebiet der Gelenkersatzchirurgie ist in den vergangenen 20 Jahren sogar für den Spezialisten kaum noch überschaubar. Dabei ist die Spezialisierung keine Einbahnstraße, sondern eine notwendige Basis für die Bewältigung anstehender Probleme. Wichtig für die sachlich fundierte Entwicklung einer eigenen Konzeption mit langfristig guten Ergebnissen ist eine auch menschlich harmonische Zusammenarbeit.

In diesem Sinne sollten zum 10jährigen Bestehen der Endo-Klinik Kollegen aus Fachzentren des In- und Auslandes zusammenkommen, um neue Ideen zur Weiterentwicklung der endoprothetischen Primär- und Revisionsoperation zu diskutieren. Fortschritte können nur gemacht werden, wenn Kontakte international und interdisziplinär immer enger geknüpft werden. In partnerschaftlicher, offener Diskussion zwischen den Beteiligten unter Einbeziehung von Mikrobiologen, Chemikern, Bioingenieuren und Herstellern können die immer differenzierter werdenden Probleme nur schrittweise gelöst werden. Den großen Zentren werden dabei nicht nur koordinierende Funktionen zufallen, sondern besonders die Aufgabe, im Rahmen einer sorgfältigen und möglichst einheitlichen Dokumentation Langzeitverläufe anhand großer Serien zu vergleichen.

Allen, die zum Erfolg des Symposions beigetragen haben, möchten wir an dieser Stelle unseren Dank und unsere Anerkennung aussprechen. Ein besonderer Dank geht dabei an Frau Osterloh, die mit ihrer Freundlichkeit und großem persönlichen Einsatz die Korrespondenz organisierte. Herr Stroka hat wieder in unermüdlichem Einsatz Bildmaterial von hoher Qualität geliefert und für einen störungsfreien Ablauf der Diaprojektion gesorgt. Ein spezieller Dank geht an Frau Tancré, die bei den notwendigen Übersetzungen und Schreibarbeiten sowie bei der Zusammenstellung der Symposionsvorträge für die Buchform keine Mühe und Zeit gescheut hat.

Die Herausgeber

Mitarbeiterverzeichnis

Arcq, M., Prof. Dr. med.,
St. Anna-Hospital, Postfach 20 03 63, 4690 Herne 2

Baars, G. W., Dr. med.,
Endo-Klinik, Holstenstraße 2, 2000 Hamburg 50

Blauth, W., Prof. Dr. med.,
Orthopäd. Univ.-Klinik, Klaus-Groth-Platz 4, 2300 Kiel

Braun, A., Priv.-Doz. Dr. med.,
Ärztlicher Direktor, Vulpius Klinik, Orthopädische Krankenanstalt,
Vulpiusstraße, 6927 Bad Rappenau

Brix, F., Dr. med.,
Radiologische Klinik der Christian-Albrechts-Universität Kiel,
Arnold-Heller-Straße 9, 2300 Kiel

Buchholz, H. W., Prof. Dr. med. Dr. h.c.,
Endo-Klinik, Holstenstraße 2, 2000 Hamburg 50

Buchholz, K., Dr. med.,
Endo-Klinik, Holstenstraße 2, 2000 Hamburg 50

Delling, G., Prof. Dr. med.,
Institut für Pathologie, Universität Hamburg, Martinistraße 52,
2000 Hamburg 20

Draenert, K., Dr. med. Dr. med. habil.,
Institut der histomorpholog. Arbeitsgruppe, Gabriel-Max-Straße 3,
8000 München 90

Eftekhar, N., M.D.,
P.C. Columbia Presbyterian Medical Center, 161 Fort Washington Avenue,
New York, New York 10032/USA

Elson, R. A.,
Consultant Orthopaedic Surgeon, Northern General Hospital,
Herries Road, Sheffield S 5 7 AU/England

Engelbrecht, E., Dr. med.,
Endo-Klinik, Holstenstraße 2, 2000 Hamburg 50

Eyerer, P., Prof. Dr.-Ing.,
Institut für Kunststoffprüfung und Kunststoffkunde, Universität Stuttgart,
Postfach 80 11 40, 7000 Stuttgart

V. Foerster, G., Dr. med.,
Endo-Klinik, Holstenstraße 2, 2000 Hamburg 50

Gschwend, N., Prof. Dr. med.,
Klinik Wilhelm Schulthess, Neumünsterallee 3, CH-8008 Zürich

Gruber, H., Dr. med.,
Orthopäd. Abtlg., Universitäts-Krankenhaus, Martinistr. 52, 2000 Hamburg 20

Heinert, K., Dr. med.,
Endo-Klinik, Holstenstraße 2, 2000 Hamburg 50

Jahn, K., Prof. Dr. med.,
Orthopädische Universitätsklinik Essen, Hufelandstraße 55,
4300 Essen

Keller, A.,
Technischer Leiter der Fa. Waldemar Link GmbH & Co, Barkhausenweg 10,
2000 Hamburg 63

Kotz, R., Univ. Prof. Dr. med.,
Orthopädische Universitäts-Klinik, Garnisongasse 13, A-1090 Wien/Österreich

Lidgren, L., Associate Professor,
Department of Orthopaedics, University Hospital, S-221 85 Lund/Schweden

Lindberg, L., Prof. Dr.,
Centralsjukhuset, S-29185 Kristianstad/Schweden

Meyer, W., Dr. med.,
Endo-Klinik, Holstenstraße 2, 2000 Hamburg 50

Mittelmeier, H., Prof. Dr. med.,
Orthopädische Universitätsklinik und Poliklinik, 6650 Homburg/Saar

Morscher, E., Prof. Dr. med.,
Orthopädische Universitätsklinik Basel, Felix-Platter-Spital,
CH-4055 Basel/Schweiz

Neusel, E., Dr. med.,
Orthopädische Universitätsklinik Heidelberg, Schlierbacher Landstraße 200a,
6900 Heidelberg

Nieder, E., Dr. med.,
Endo-Klinik, Holstenstraße 2, 2000 Hamburg 50

Otto, K., Dr. med.,
Endo-Klinik, Holstenstraße 2, 2000 Hamburg 50

Parhofer, R., Dr. med.,
Stadtkrankenhaus Memmingen, 8940 Memmingen

Postel, M., Professeur,
Groupe Hospitalier Cochin-Port Royal Pavillon Ollier,
27, Rue du Faubourg Saint-Jacques, F-75674 Paris Cedex 14/France

Röttger, J., Dr. med.,
Endo-Klinik, Holstenstraße 2, 2000 Hamburg 50

Seemann, K., Dr. med.,
Endo-Klinik, Holstenstraße 2, 2000 Hamburg 50

Siegel, A., Dr. med.,
Endo-Klinik, Holstenstraße 2, 2000 Hamburg 50

Steinbrink, K.,
Endo-Klinik, Holstenstraße 2, 2000 Hamburg 50

Thomas, W., Prof. Dr. med.,
Orthopäd. Abtlg. des AK Barmbek, Rübenkamp 148, 2000 Hamburg 60

Tillmann, K., Prof. Dr. med.,
Orthopäd. Abteilung der Rheumaklinik, 2357 Bad Bramstadt

Tscherne, H., Prof. Dr. med.,
Unfallchirurgische Klinik der Medizinischen Hochschule,
Konstanty-Gutschow-Straße 8, 3000 Hannover

Wahlig, H., Dr.,
Abtlg. Med. Mikrobiologie Fa. E. Merck, Postfach 41 19, 6100 Darmstadt 1

Wroblewski, B. M., F.R.C.S.,
Consultant Orthopaedic Surgeon, Centre for Hip Surgery,
Wrightington Hospital, Wigan, Lancs, WN6 9EP/England

Zinck, M., Dr. med.,
Endo-Klinik, Holstenstraße 2, 2000 Hamburg 50

Inhaltsverzeichnis

Teil I Ergebnisse nach Knieendoprothesen

Langzeitergebnisse mit der GSB-I-Prothese (N. Gschwend,
D. Ivosevic-Radovanovic, H. Scheier, A. Bähler und U. Munzinger) . . . 3

Langzeitergebnisse mit der Blauth-Knieprothese
(J. Hassenpflug, W. Blauth und K. Harten) 23

Langfristige Ergebnisse nach Kniegelenkendoprothesen –
Analyse beobachteter Fehlschläge (L. Lidgren) 33

Mittelfristige Ergebnisse nach Schlitten- und Scharnierendoprothesen
Modell St. Georg (J. Röttger) 37

Unsere Entwicklung und Einteilung von Kniegelenkendoprothesen
(A. Siegel). 47

Entwicklung und Anwendung des anatomischen
G-T-Kniegelenkendoprothesensystems (W. Thomas) 53

Teil II Ergebnisse nach Hüftendoprothesen

Erfahrungsbericht und mittelfristige Ergebnisse der zementfreien
Judet-Hüftendoprothese (M. Arcq) 59

Mittelfristige Ergebnisse von Hüftendoprothesen des Modells
„St. Georg Mini" bei ausgeprägter Dysplasiekoxarthrose (G. W. Baars) . 69

Auftreten und Ursache von Fehlschlägen nach der
Low-friction-Arthroplastik des Hüftgelenks (N. S. Eftekhar) 77

Die zementlose Hüftgelenktotalendoprothese LORD. Eigenarten,
Erfahrungen, Möglichkeiten (H. Gruber und D. Steiner) 87

Computergesteuerte Langzeitauswertungen zementierter
Hüftendoprothesen (K. Heinert) 93

Zwölf Jahre Erfahrung mit zementfreien Keramikhüftprothesen
(H. Mittelmeier, J. Heisel und E. Schmitt) 103

Vergleich der Resultate zementierter und nichtzementierter
Hüftgelenkpfannen
(E. Morscher, R. Graf, O. Kohler und A. Schmassmann) 117

Ergebnisse nach Remobilisierung versteifter Hüftgelenke (M. Zink) . . . 127

Teil III Morphologische und werkstoffliche Langzeituntersuchungen

Morphologie der Knochen-Grenzschicht-Veränderungen nach
Implantation von zementierten Endoprothesen
(G. Delling, M. Hahn, T. Dreyer, K. Donath und E. Engelbrecht) . . . 135

Beobachtungen zur Morphologie zementierter Femurprothesen
(K. Draenert) 147

Werkstoffliche Langzeitergebnisse von Kunststoffimplantaten in der
Gelenkendoprothetik (ultrahochmolekulares Polyethylen und
PMMA-Knochenzement) (P. Eyerer, M. Kurth, R. Ascherl, F. Lechner,
E. Engelbrecht, K. Dittel und U. Holz) 153

Teil IV

Prophylaxe und Therapie postoperativer Ossifikationen nach totaler
Hüftgelenksendoprothese – eine orientierende retroelektive Studie mit dem
Anti-Verknöcherungsschema der Endo-Klinik
(K. Buchholz, G. von Foerster und K. Heinert) 171

Teil V

Von der Primär- zur Revisionsoperation (B. M. Wroblewski und P. Shelley) 179

Teil VI Revisionsalloarthroplastik des Hüft- und Kniegelenks

Klassifikation und Behandlungsrichtlinien von Knochensubstanzverlusten
bei Revisionsoperationen am Hüftgelenk – mittelfristige Ergebnisse
(E. Engelbrecht und K. Heinert) 189

Prinzipien zur Planung klinischer Osteoplastik (K. Jahn) 203

Revisionsarthroplastiken mittels Knochentransplantaten und der
zementfreien isoelastischen Hüftendoprothese (E. W. Morscher) 207

Lokaler Substanzverlust im Bereich der Hüftgelenk- und Beckenregion
bei Implantatlockerung: Versorgungsmöglichkeiten mit autologen und
homologen Knochentransplantaten (K. B. Otto) 213

Zementlose Reoperation gelockerter zementierter Hüftprothesen
(R. Parhofer) 221

Erste Erfahrungen mit dem PCA-Hüftendoprothesensystem in der
Revisionsendoprothetik (T. Pohlemann und H. Tscherne) 231

Revisionsalloarthroplastik an Hüft- und Kniegelenken bei Rheumatikern
(K. Tillmann) 235

Teil VII Spezialimplantate

Ein modulares Femur- und Tibiarekonstruktionssystem und seine
Anwendbarkeit bei Austauschoperationen (R. Kotz und P. Ritschl) . . . 241

Die Sattelprothese (E. Nieder) 257

Femurtotalersatz bei Revisionsoperationen (K. Steinbrink) 273

Teil VIII Modellbau und Implantatfertigung

Praktische und technische Einzelheiten des Knochenmodellbaus (F. Brix) . 283

Modellbau bei Problemfällen in der Endoprothetik (W. Meyer) 289

Spezialanfertigungen für den prothetischen Knochen- und Gelenkersatz
(A. Keller). 293

Teil IX Behandlung und Ergebnisse bei endoprothetischen Infektionen

Behandlung und mittelfristige Ergebnisse von infizierten
Kniegelenkendoprothesen (G. von Foerster und C. Wessendorf) 301

Arthrodese nach infizierter Knieendoprothese (K. Seemann) 309

Behandlung und Ergebnisse infizierter Hüftendoprothesen (H. W. Buchholz) 319

Ergebnisse bei einzeitigen Austauschoperationen wegen tiefer Infektion
(R. A. Elson). 331

Behandlung und Ergebnisse infizierter totaler Hüftendoprothesen
(L. Lindberg, A. S. Carlsson, G. Josefsson und L. Sanzen) 339

Die Behandlung der tiefen Infektion nach totalem Hüftgelenkersatz
(M. Postel) 345

Teil X Wirkstoffträger für die lokale Infektionsbehandlung

Die Therapie der infizierten Kniegelenkendoprothese unter
Berücksichtigung der zementlosen Reimplantation mit dem
Fibrin-Gentamicin-Spongiosa-Verbund (A. Braun und E. Neusel) 351

Biomaterialien als Wirkstoffträger für die lokale Anwendung in Chirurgie
und Orthopädie (H. Wahlig und E. Dingeldein). 357

Sachverzeichnis 369

Teil I
Ergebnisse nach Knieendoprothesen

Langzeitergebnisse mit der GSB-I-Prothese

N. Gschwend, D. Ivosevic-Radovanovic, H. Scheier, A. Bähler
und U. Munzinger

Einleitung

Vor mehr als 13 Jahren haben wir, die GSB-Gruppe, ein Kniekunstgelenk konstruiert, das eine Zwischenstellung einnehmen sollte zwischen dem bis dahin von uns verwendeten starren Metall-Metall-Scharniergelenk von Shiers und den St. Georg Schlittenprothesen.

Das starre Scharniergelenk lehnten wir als unphysiologisch ab, auch deshalb, weil eine ausgedehntere Knochenresektion den Rückzug zur etwaigen Arthrodese erheblich schwieriger gestaltete. Die z. T. massive Metallose schien überdies Knochennekrosen und Infektionen zu begünstigen und Anlaß zu einer überdurchschnittlich hohen Lockerungsquote zu geben. Folgenschwere Spontanfrakturen (Abb. 1) waren zu beobachten, ja sogar Amputation. Es sei aber auch nicht verschwiegen, daß wir bei guten Knochenverhältnissen Langzeitergebnisse beobachtet haben, die, wie bei diesem von uns an allen 4 Gelenken operierten Patienten, 17 Jahre nach dem Eingriff eine schmerzfreie gute Gehfähigkeit gestatten (Abb. 2).

Die Schlittenprothese vom Typ St. Georg basierte im wesentlichen auf der weitgehenden Intaktheit des Kapselbandapparats, einer Voraussetzung, die bei der Überzahl der von uns Operierten, insbesondere der Polyarthritiker, nicht erfüllt war. Davon abgesehen war auch die Verwendung bei fortgeschrittener Deformi-

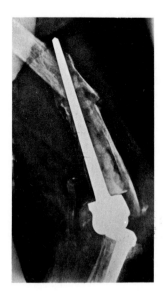

Abb. 1. Shiers-Prothesen führten als unphysiologisch starre Metall-Metall-Scharniergelenke, besonders bei osteoporotischen Knochen, infolge abnormer Belastungen zu Lockerungen und Knochenbrüchen

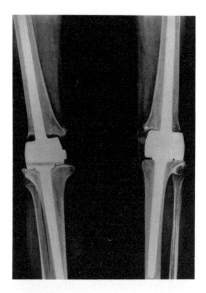

Abb. 2. Bei jugendlich-resistenten und reaktionsfähigen Knochen beobachteten wir – wie in diesem Fall eines 50jährigen Patienten, Status nach juveniler cP, bei dem beide Knie- und Hüftgelenke durch Kunstgelenke ersetzt wurden –, selbst 17 Jahre nach dem Eingriff keinerlei Lockerungszeichen. Die Achse des einen Kunstgelenks hat sich durch Abrieb im Verlauf der Zeit verkleinert und zur Seite verschoben. Im gelenknahen Knochen kam es zu Resorptionserscheinungen. Hier liegt die Gefahr mehr im Prothesenbruch – wir haben analoge Fälle beobachtet – im Übergang von Gelenk zum Markraumstift

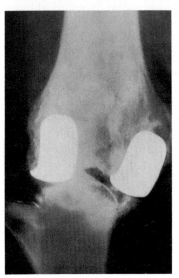

Abb. 3. Schlittenprothesen setzen einen weitgehend intakten und resistenten Bandapparat voraus. Wo dies nicht der Fall ist, sind Lockerungen und Subluxationen zu befürchten

tät limitiert. Eine erhöhte Lockerungsquote und Subluxationen mit überdurchschnittlichem Abrieb der Polyethylengleitlager zwangen uns des öfteren zu Revisionen (Abb. 3).

Das alte GSB-I-Gelenk (Abb. 4 a–c)

Das GSB-Gelenk sollte die Vorteile der beiden Prothesentypen, starres Scharniergelenk und Oberflächenersatz, ohne deren Nachteile, übernehmen. Entsprechend

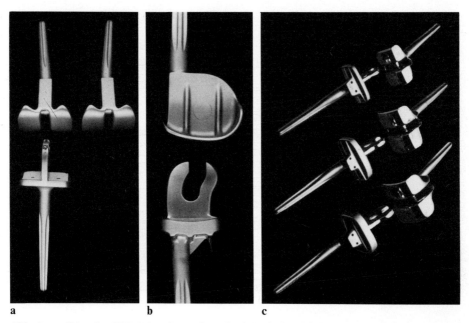

Abb. 4a–c. Die *alte GSB-I-Prothese*, ein „physiologisches" Scharniergelenk mit wandernder Achse, Metall- und Polyethylen-Gleitflächen in der Hauptbelastungszone. Eine Prothesenausführung für **a** links und rechts, **b** seitlich, **c** in 3 Größen

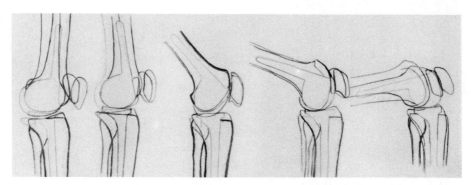

Abb. 5. Die Kinematik der GSB-I-Prothese ist in der Sagittalebene bis ca. 80° „physiologisch", jenseits 80°-Flexion bleibt das Femur zu weit ventral

glich der Bewegungsablauf (Abb. 5), geführt von einer wandernden Achse, dem eines kondylären Gelenks; die Knochenresektion war denkbar gering, die Abstützung erfolgte auf den Kondylen. Auch verschaffte das Ineinandergreifen der Prothesenteile dem Kunstgelenk eine Stabilität, die seine Anwendung auch bei schwersten Deformitäten und Bandinsuffizienzen möglich machte (Abb. 6).

Die Hauptbelastungsflächen waren überdies nach dem Low-friction-Prinzip aufgebaut.

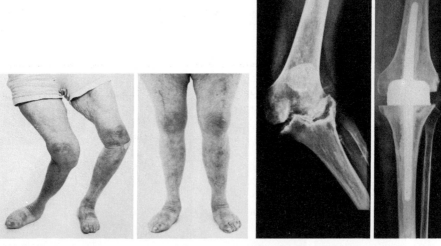

Abb. 6. Ohne besondere technische Hilfsmittel gestattet die GSB-Prothese die Korrektur schwerster Deformitäten auch bei wenig resistenten Knochen

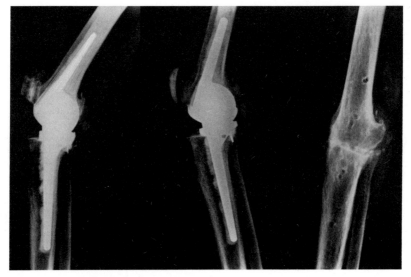

Abb. 7. Der Rückzug zur Arthrodese (z. B. im Fall einer Infektion) wird bei der GSB-Prothese durch die minimale Knochenresektion und das Erhaltenbleiben großer spongiöser Knochenflächen erleichtert

Prothesenwechsel oder Arthrodesen bereiteten, dank dem breiten Kontakt der erhalten gebliebenen spongiösen Knochenflächen, keine besonderen Schwierigkeiten (Abb. 7).

Als Nachteile blieben, dies sei gleich vorweggenommen, der fehlende Ersatz des Patellofemoralgelenks und eine Metall-Metall-Kontaktzone im Bereich des tibio-

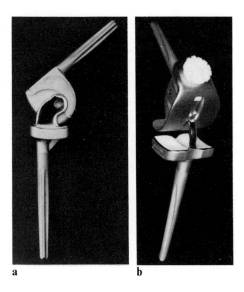

Abb. 8 a, b. Die *neue GSB-II-Prothese* mit **a** patellofemoralem Ersatz und **b** virtueller, in einer Polyethylenkulissenführung gleitender Achse

femoralen Kastens bzw. der wandernden Achse. Auch blieb das Femur bei Flexionsgraden jenseits 80° zu weit ventral, was u.a. die Druckverhältnisse im Patellofemoralgelenk zusätzlich ungünstig beeinflußte. Vor rund 6 Jahren haben wir versucht, in der wesentlich abgeänderten GSB-2-Prothese diese verschiedenen Nachteile auszumerzen (Abb. 8 a, b). Die relativen Frühergebnisse der ersten 6 Jahre, die hier aber nicht zur Diskussion stehen, scheinen in weiten Belangen die Richtigkeit der getroffenen Maßnahmen zu bestätigen.

Kritisches zu Statistiken

Die Vielzahl der heute angebotenen Knieprothesenmodelle erschwert dem orthopädischen Chirurgen die Wahl. Kommerzielle Überlegungen der Hersteller, Prestigedenken der Verwender und unwissenschaftliche stark subjektiv gefärbte Auswertung des Krankenguts nach immer wieder wechselnden Kriterien machen den Vergleich der verschiedenen Modelle unmöglich. Lückenlose Langzeitergebnisse sind in der Weltliteratur eine Rarität. Fast immer handelt es sich um Statistiken mit ausgewählten Rumpfkollektiven oder um solche, die auf Fragebogeninformationen basieren. Diese lassen wegen der Zahl der Eingänge und dem Mangel an Objektivität nur sehr beschränkte Schlußfolgerungen zu, die dann oft durch subjektive Extrapolation aufpoliert werden.

Neben bewußt oder unbewußt falschen Werten stellt sich das dar, was der Franzose als «mensonge par omission» bezeichnet, d.h. die Lüge durch Verschweigen wesentlicher Tatsachen. Was man sagt, ist wahr, doch man sagt nicht alles, was wahr ist.

Wir mögen in der Schweiz in dem Sinne privilegiert sein, als der Operateur, ohne mit besonderen Schwierigkeiten von seiten der zuweisenden Ärzte rechnen zu müssen, in der Lage ist, in regelmäßigen Abständen die von ihm Operierten zu

Kontrolluntersuchungen aufzubieten. Die relativ geringen Distanzen erleichtern die Kontaktnahme zusätzlich.

Langzeitergebnisse der GSB-I-Kniearthroplastik

Im Folgenden stellen wir die *Langzeitergebnisse der 1. Generation der GSB-Prothese* vor, die seit 6 Jahren nicht mehr im Gebrauch ist. Da es sich um Nachkontrollen zwischen 7 und 12 Jahren nach Operation (im Durchschnitt 8,5 Jahren) handelt, sind wir befugt, von Langzeitergebnissen zu sprechen (Tabellen 1–16; Abb. 9 und 10).

Ein besonderer und schonungsloser Blick soll auf die *Komplikationen* geworfen werden, die uns in erster Linie veranlaßten, die vor 6 Jahren entwickelte *neue GSB-Prothese* zu verwenden (s. Abb. 8a, b). Von dieser seien die ersten Fünfjah-

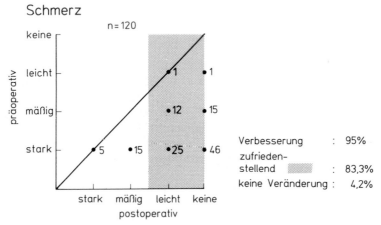

Abb. 9. Schmerzempfinden vor und nach Implantation der GSB-I-Prothese

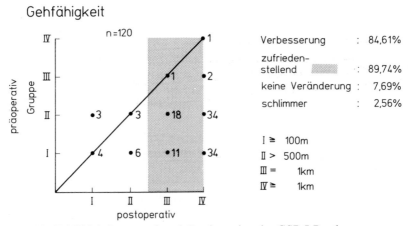

Abb. 10. Gehfähigkeit vor und nach Implantation der GSB-I-Prothese

Langzeitergebnisse mit der GSB-I-Prothese

Tabelle 1. GSB-I-Kniearthroplastik zwischen dem 1.1.1973 und 31.12.1978 (n = 269)

Patienten	Anzahl	%
Verstorben	87	32,3
Keine Kontrolle	55	20,8

Langzeitergebnisse (1973–1978) bei GSB-I-Kniearthroplastik (n = 269; inklusive Verstorbene)

Tabelle 2. Ursachen der Nichtwahrnehmung eines Kontrolltermins bei GSB-I-Kniearthroplastik

Begründung	Anzahl
Keine Kontrolle:	55
– Schlechter Allgemeinzustand (Alter, cP, andere Gründe)	30
– Abreise (alle zufrieden!)	5
– Wollten nicht mehr aufgeboten werden, weil gutes Ergebnis	20

Tabelle 3. Langzeitergebnisse (1973–1978) bei GSB-I-Kniearthroplastik im Hinblick auf Fehlschläge (n = 269; inklusiv Verstorbene)

Ursache	Anzahl	%
Infekt	18	6,69
Lockerung:	15	5,58
Aseptische	9	3,35
Infizierte	6	2,23
Todesfälle	2	0,7
Prothesenbruch	3	1,1

Tabelle 4. Langzeitergebnisse (1973–1978) bei GSB-I-Kniearthroplastik im Hinblick auf Ursachen der Fehlschläge (n = 269; inklusiv Verstorbene)

Ursache	Anzahl	%	Therapie	Anzahl
Lockerung:				
Aseptische	9	3,35	Arthrodese	4
			Wechsel	4
			Vorgemerkt für Operation (Arthrodese)	1
Infizierte	6	2,23	Arthrodese	6
Infekt	18	6,69	Arthrodese	10
			Amputation	2
			Nichts gemacht	3
			Auswärts behandelt	3
Prothesenbruch	3	1,1	Wechsel	2
			Schlechter AZ	1

Tabelle 5. Differenzierung von Grunderkrankung, Alter und Geschlecht bei Infektionen nach GSB-I-Kniearthroplastik

	Anzahl	%	Alter
Patienten	22		
Geschlecht Weiblich	17		
Männlich	5		
Krankheit cP	6		
OA	16		
Operationsalter			64,6 Jahre ($\pm 11{,}85$)
Voroperationen	5	21	
Reoperationen nach Erstoperationen (Patellektomie, Synovektomie, Fraktur)	9	41	
Infektionszeitpunkt			3,58 Jahre (3–115 Monate; $\bar{x}=43{,}5$ Monate $\pm 27{,}4$)

Ergebnisse der Arthrodesen nach GSB-I-Kniearthroplastik (n = 9)
 1 Pseudarthrose, 1 Rearthrodese
 18 knöcherne Ankylose

Tabelle 6. Langzeitergebnisse bei GSB-I-Kniearthroplastik (n = 100)

Patienten	100
Weiblich	87
Männlich	13
Gelenke	120
Rechts	68
Links	52

Tabelle 7. Langzeitergebnisse (1973–1978) bei GSB-I-Kniearthroplastik (n = 100)

Krankheit	Anzahl	Alter
cP	35	32–80 Jahre ($\bar{x}=64{,}8$ Jahre $\pm 10{,}64$)
Arthrose	65	63–90 Jahre ($\bar{x}=77{,}5$ Jahre $\pm 6{,}07$)

Tabelle 8. Langzeitergebnisse (1973–1978) bei GSB-I-Kniearthroplastik im Hinblick auf Follow-up (n = 120)

Follow-up	7–12 Jahre (83–144 Monate)
Mittelwert	8½ Jahre ($\bar{x}=101{,}48$ Monate $\pm 16{,}9$)

resergebnisse vorgestellt (Tabellen 17–25), mit besonderer Berücksichtigung der Frage, inwieweit es uns gelungen ist, die schwerwiegenden und bleibenden Komplikationen zu reduzieren bzw. auszumerzen. Durch eine vergleichend-kritische Analyse von 3 verschiedenen, nach derselben Methode operierten Kollektiven soll schließlich aufgezeigt werden, wie variabel die Ergebnisse in der Hand der

Tabelle 9. Voroperationen bei GSB-I-Kniearthroplastik (n = 120)

Arthrotomie	1
Entfernung freier Gelenkkörper	2
Synovektomie	14
Meniskektomie	6
Tibiaosteotomie	6
Tibiaosteosynthese	1
Arthroplastik (gelockert)	5
MacIntosh	2
Patellektomie	1
Insgesamt	38 (31,7%)

Tabelle 10. Prä- und postoperative Schmerzen bei der GSB-I-Kniearthroplastik (n = 120)

	Präoperativ		Postoperativ	
	Anzahl	%	Anzahl	%
Stark	91	75,8	5	4,2
Mäßig	27	22,5	14	11,7
Leicht	2	1,7	39	32,5 } 84,1
Keine	0	0	62	51,6

Tabelle 11. Beweglichkeit bei der GSB-I-Kniearthroplastik

Beweglichkeit	Präoperativ		Postoperativ
Aktiv (n = 120)			
Flexion	0–130° ($\bar{x} = 91{,}79° \pm 24{,}99°$)	$p < 0{,}001$	75–130° ($\bar{x} = 105{,}83° \pm 14{,}71°$)
Extension (Defizit)	0–70° ($\bar{x} = 14{,}63° \pm 13{,}06°$)	$p < 0{,}001$	0–40° ($\bar{x} = 3{,}53° \pm 7{,}42°$)
Passiv (präoperativ n = 61, postoperativ n = 118)			
Flexion	0–130° ($\bar{x} = 93{,}52° \pm 20{,}92°$)	$p < 0{,}001$	75–130° ($\bar{x} = 107{,}88° \pm 14{,}86°$)
Extension (Defizit)	0–50° ($\bar{x} = 13{,}00° \pm 15{,}38°$)	$p < 0{,}001$	0–20° ($\bar{x} = 0{,}81° \pm 3{,}06°$)

gleichen Operateure, je nach Zusammensetzung des Krankenguts, sein können (Tabellen 26–29). Abschließend sei noch ein Vergleich zwischen heute gebräuchlichen kondylären Prothesen mit unserer neuen GSB-Prothese angestellt, basierend auf Frühergebnissen, die nach demselben von ERASS-Mitgliedern konzipierten Knieformular gewonnen und durch den gleichen Computer in Edinborough ausgewertet worden sind (Tabellen 30–35).

Tabelle 12. Prä- und postoperative Gehfähigkeit bei der GSB-I-Kniearthroplastik (n = 120)

Gruppe	Präoperativ		Postoperativ		
	Anzahl	%	Anzahl	%	
I ≥ 100 m	54	45,0	8	6,7	
II > 500 m	59	49,2	9	7,5	
III = 1 km	3	2,5	30	25,0	⎫
IV ≥ 1 km	2	1,7	72	60,0	⎬ 85
Rollstuhl	2	1,7	1	0,7	

Tabelle 13. Prä- und postoperativ benötigte Behelfe nach GSB-I-Kniearthroplastik (n = 120)

Stock	Präoperativ	Postoperativ	
0	33	49	⎫
1	45	48	⎬ 97 (81%)
2	40	21	
Rollstuhl	2	2	

Tabelle 14. Aseptische Lockerung bei GSB-I-Kniearthroplastik (n = 10; 3,7%)

Geschlecht:	♀ 8 ♂ 2
Alter bei Operation:	x̄ = 68 Jahre ± 5,29
Zeitpunkt nach Operation:	6,3 Jahre

Tabelle 15. Reoperationen nach GSB-I-Kniearthroplastik (n = 120)

Art der Operation	Anzahl	%
Wechsel	3	2,5
Auswechseln des Femurteils wegen Materialbruch	2	1,7
Hemipatellektomie	3	2,5
Patellektomie	6	5,0
Verlagerung der Tuberositas tibiae	2	1,7
Osteotomie der Tuberositas tibiae	1	0,8
Total	17	14,2

Tabelle 16. Resultate (Langzeitergebnisse) bei GSB-I-Kniearthroplastik (n = 120)

	Arzt			Patient		
	Anzahl	%		Anzahl	%	
Sehr gut	65	54,2	⎫	67	55,8	⎫
Gut	34	28,3	⎬ 99 (82,5%)	33	27,6	⎬ 100 (83,4%)
Befriedigend	15	12,5		13	10,8	
Schlecht	6	5,0		7	5,8	

Tabelle 17. Fünfjahresergebnisse mit der neuen GSB-Prothese (n = 28)

Patienten	28
Weiblich	23
Männlich	5
Gelenke	30
Rechts	15
Links	15

Tabelle 18. Fünfjahresergebnisse mit der neuen GSB-Prothese (= 28)

Erkrankung	Anzahl der Patienten	Alter der Patienten
cP	6	37–53 Jahre ($\bar{x} = 45{,}33 \pm 6{,}02$)
Arthrose	22	54–80 Jahre ($\bar{x} = 68{,}73 \pm 5{,}93$)

Tabelle 19. Fünfjahresergebnisse mit der neuen GSB-Prothese (n = 30)

Beweglichkeit	Präoperativ	Postoperativ
Aktiv:		
– Flexion	40–130° ($\bar{x} = 100{,}33° \pm 22{,}66°$)	90–130° ($\bar{x} = 110{,}17° \pm 12{,}21°$)
– Extension (Defizit)	0–40° ($\bar{x} = 11{,}50° \pm 10{,}01°$)	0–20° ($\bar{x} = 1{,}33° \pm 4{,}14°$)

Tabelle 20. Fünfjahresergebnisse mit der neuen GSB-Prothese

Beweglichkeit	
Gewinn:	
– Flexion	9,84° ($p < 0{,}05$)
– Extension	10,17° ($p < 0{,}001$)
– Total	20,01°

Tabelle 21. Fünfjahresergebnisse mit der neuen GSB-Prothese

Schmerz	Präoperativ	Postoperativ	Ursache
Keiner	0	22	
Leicht	0	6	
Mäßig	1	2	1 Fistel
			1 Patellaluxation
Stark	29	0	

Tabelle 22. Fünfjahresergebnisse mit der neuen GSB-Prothese (n = 28)

Gehhilfen (Stock)	Präoperativ	Postoperativ
0	1	16
1	12	10
2	15	2

Tabelle 23. Fünfjahresergebnisse mit der neuen GSB-Prothese (n = 28)

Gehfähigkeit	Präoperativ	Postoperativ
I (≥ 100 m)	17	3
II (>500 m)	10	1
III ($\rightarrow 1$ m)	1	3
IV (>5 km)	0	21

Tabelle 24. Fünfjahresergebnisse mit der neuen GSB-Prothese (n = 30)

	Beurteilung des Patienten	Beurteilung des Arztes
Ausgezeichnet	22	23
Gut	7	5
Mäßig	1	2
Schlecht	0	0

Tabelle 25. Fünfjahresergebnisse mit der neuen GSB-Prothese (n = 30)

Komplikationen	Anzahl
Patellafraktur	1
Patellasubluxation: (+ +)	2
(+)	2
Lucent line	2
Fistel	1
Infektion	0
Lockerung	0
Reoperationen	
Entfernung der Patellaprothese	1

Tabelle 26. GSB-II-Kniearthroplastik. Vergleich zu Gruppen mit verschiedenen Beobachtungszeiten (1980–1983; 1984)

Schmerz	Gruppe		
	A (%)	B (%)	C (%)
Verbesserung	91,67	100	96,83
Befriedigend	91,67	88,89	79,36
Fehlschlag	0	0	1,58

Tabelle 27. GSB-II-Kniearthroplastik. Vergleich zu Gruppen mit verschiedenen Beobachtungszeiten (1980–1983; 1984)

Schmerz	Gruppe		
	A (%)	B (%)	C (%)
Verbesserung	91,17	81,13	93,1
Befriedigend	85,29	88,68	87,93
Fehlschlag	2,94	0	0

Gruppe A (n = 36) = Dreijahreskontrolle; Gruppe B (n = 54) = Zweijahreskontrolle; Gruppe C (n = 63) = Einjahreskontrolle

Tabelle 28. Grunderkrankung, die zur GSB-II-Kniearthroplastik führte (Gruppe A, Dreijahreskontrolle)

Erkrankung	Anzahl	(%)	Alter	
			3 Jahre	
cP	13	(42,94)	24–75 ($\bar{x}$ 52,18 + 15,41)	$p < 0,001$
Arthrose	18	(58,06)	53–79 ($\bar{x}$ 69,28 + 6,29)	

Tabelle 29. Grunderkrankung, die zur GSB-II-Kniearthroplastik führte (Gruppe C, Dreijahreskontrolle)

Erkrankung	Anzahl	(%)	Alter	
			1 Jahr	
cP	11	(19,30)	46–78 ($\bar{x}$ 60,09 ± 10,64)	$p < 0,001$
Arthrose	46	(80,70)	59–84 ($\bar{x}$ 73,93 ± 5,41)	

Tabelle 30. Einjahreskontrolle der GSB-II-Kniearthroplastik (Vergleichsstudie mit anderen Prothesentypen, die mit demselben Computerformular ausgewertet wurden.)

Prothese	Schmerzen			
	Keine %	Leicht %	Mäßig %	Stark %
Total condylar (n = 68)	76,5	19	1,5	3
	95,5			
Kinematic condylar (n = 47)	66	25,5	8,5	0
	91,5			

Tabelle 31. Einjahreskontrolle der GSB-II-Kniearthroplastik (Vergleichsstudie)

Prothese	Schmerzen			
	Keine %	Leicht %	Mäßig %	Stark %
GSB (n=27)	56	33	11	0
	89			
Spherocentric (n=30)	50	40	10	0
	90			
Stanmore (n=54)	55,5	37	5,5	2
	92,5			

Tabelle 32. Einjahreskontrolle der GSB-II-Kniearthroplastik im Hinblick auf die Gehfähigkeit (Vergleichsstudie)

Prothese	Gruppe						
	1 %	2 %	3 %	4 %	5 %	6 %	7 %
Total condylar (n=66)	24	14	20	12	27	1,5	1,5
Kinematic condylar (n=45)	9	15,5	40	27	4,5	2	2

Gruppe 1 = unbegrenzt, 2 = >1 km, 3 = bis 1 km, 4 = bis 500 m, 5 – 50 100 m, 6 = nur zu Hause, 7 = Gehunfähigkeit

Tabelle 33. Einjahreskontrolle der GSB-II-Kniearthroplastik im Hinblick auf die Gehfähigkeit (Vergleichsstudie)

Prothese	Gruppe						
	1 %	2 %	3 %	4 %	5 %	6 %	7 %
GSB (n=27)	15	48	15	7	11	4	0
Spherocentric (n=30)	7	27	10	23	20	13	0
Stanmore (n=55)	11	9	18	25	20	15	2

s. Fußnote Tab. 32

Tabelle 34. Einjahreskontrolle der GSB-II-Kniearthroplastik im Hinblick auf die Beweglichkeit (Vergleichsstudie)

Prothese	Flexion	Extension	Gewinn
Total condylar (n=66)	$\bar{x}=100° \pm 20°$	$\bar{x}=4° \pm 6°$	+12°
Kinematic condylar (n=45)	$\bar{x}= 92° \pm 25°$	$\bar{x}=4° \pm 6°$	+13°

Tabelle 35. Einjahreskontrolle der GSB-II-Kniearthroplastik im Hinblick auf die Beweglichhkeit (Vergleichsstudie)

Prothese	Flexion	Extension	Gewinn
GSB (n = 27)	$\bar{x} = 104° \pm 10°$	$\bar{x} = 2° \pm 4°$	$+18°$
Spherocentric (n = 30)	$\bar{x} = 92° \pm 13°$	$\bar{x} = 4° \pm 6°$	$+13°$
Stanmore (n = 55)	$\bar{x} = 94° \pm 16°$	$\bar{x} = 6° \pm 13°$	$+13°$

Diskussion

Zwischen dem 1.1.1973 und dem 31.12.1978 haben wir *269* Patienten mit GSB-I-Knieprothesen versorgt, von denen etwas mehr als $^1/_3$ Polyarthritiker, die übrigen Arthrotiker waren. Erwartungsgemäß waren weibliche Patienten stark überwiegend. Das Durchschnittsalter bei der Nachkontrolle lag bei den Arthrosepatienten mit 77,5 Jahren wesentlich höher als bei den Polyarthritikern, wo es 64,8 Jahre betrug. Bei diesem hohen Durchschnittsalter kann es nicht verwundern, daß nahezu $^1/_3$ aller Patienten zwischenzeitlich verstorben war, und daß über 10% wegen stärker reduzierten Allgemeinbefindens nicht zur Nachkontrolle erscheinen konnten. Auch sind die Langzeitergebnisse hinsichtlich Gehfähigkeit und Stockhilfe unter diesem Aspekt zu werten, in dem Sinne, als eine Behinderung auch aus Gründen, die außerhalb des operierten Gelenks liegen, erklärt werden kann. Die Zahl der *Fehlschläge*, d. h. jener Fälle, wo die Prothese wegen Infektion, aseptischer Lockerung oder Bruch entfernt werden mußte, ist mit 14,1% recht hoch, nicht sehr viel höher jedoch, als wir sie nach dem genannten Zeitraum auch bei den Hüfttotalprothesen der gleichen Zeitepoche beobachtet haben. Die Arthrodese nach Kunstgelenk ist bezogen auf das Arthroplastikergebnis ein eindeutiger Fehlschlag, nicht unbedingt bezogen auf die Grundkrankheit, da ja bei uns die Indikation zur Arthroplastik nur gestellt wird, wenn die Arthrodese die einzige Alternative bildet. Das Ergebnis der 19 *Arthrodesen* war denn auch bezüglich Schmerzbeseitigung und Gehfähigkeit, dank hoher Fusionsquote, sehr zufriedenstellend. Auffallend, und im Gegensatz zur Hüfttotalprothese stehend, ist die hohe Zahl von *Infektionen*, der eine ausgesprochen niedrige aseptische Lockerungsquote gegenübersteht. Letztere kann mit Recht als prothesenspezifisch bezeichnet werden: Die GSB-Prothese führt auch in den neueren Statistiken seltener als die meisten Knieprothesen zur *aseptischen Lockerung*.

Es macht den Eindruck, als ob konstruktive Momente der GSB-I-Prothese auch teilweise verantwortlich wären für die erhöhte Infektionsquote. Verschiedentlich wurde in der Literatur die *Metallose* als Wegbereiter der Infektion bezeichnet. Die GSB-I-Prothese hatte zwar in der Hauptbelastungszone das Low-friction-Prinzip realisiert, doch war im Achsenbereich sowie bei stärkerer Varus-, Valgus- oder Hyperextensionsbelastung ein direkter Metall-Metall-Kontakt verantwortlich für die immer wieder beobachtete Metallose. Auch dürfte die intramedulläre Verankerung, im Vergleich zur Oberflächenfixation kondylärer Prothesen, schon wegen der damit verbundenen Beeinträchtigung der Blutzirkulation im Knochen (innen und außen Zement an den Kondylen), die Resistenz gegenüber zirkulierenden Mikroorganismen vermindern. Die hohe Zahl von *Voroperationen*, zu denen sich eine Vielzahl intraartikulärer Steroidinjektionen gesellt, ist ein weiteres Gebiet mit ungünstigen Voraussetzungen. Schlechter Allgemeinzustand und schwere zirkulatorische Störungen führten bei 2 infizierten Kunstgelenken nach Jahren zu ausgedehnten Nekrosen, die schließlich in einer *Amputation* endeten. Wahrscheinlich hätte ein frühzeitiges Eingreifen (welches von einer Patientin verweigert wurde) diesen Ausgang verhindert und nur zur Arthrodese geführt.

Auffällig ist die Zahl der Spätinfektionen. Die Infektionen traten nach 3–115 Monaten (8,75 Jahre), im Schnitt erst nach 43,5 Monaten, in Erscheinung. Bei mehr als der Hälfte muß eine hämatogene oder lymphogene Infektion angenommen werden.

Aseptische Lockerungen sind schon bei der GSB-I-Prothese, selbst nach über 8 Jahren, mit 3,7% als selten zu bezeichnen.

Es scheint, daß neben technischen Fehlern (z. B. schlechte Zementiertechnik) vielleicht auch die Metallose, und bei den überwiegend weiblichen und betagten Kranken auch die Osteoporose eine Rolle spielt.

Prothesenbrüche traten in 1,1% der Fälle in Erscheinung und kamen bei den GSB-I-Prothesen vor, als wir noch keine Verstärkungsrippen angebracht hatten.

Betrachten wir nun aber die klinischen Ergebnisse der nach Abzug der Arthrodesen verbleibenden Fälle (100 Patienten mit 120 Gelenken), so erstaunt der 80% übersteigende Anteil guter und sehr guter Ergebnisse. Dies betrifft die *Schmerzbeeinflussung* und *Gehfähigkeit*. Der hohe durchschnittliche *Bewegungsumfang* stach immer positiv von den meisten anderen Prothesentypen ab und ist neben der niedrigen Lockerungsquote auch ein Charakteristikum der neuen GSB-II-Prothese geblieben.

Entsprechend hoch ist auch der Anteil der von Arzt und Patient als gut und sehr gut eingestuften Ergebnisse ausgefallen. Unbefriedigende Ergebnisse waren mehrheitlich zurückzuführen auf eine Femoropatellararthrose, die sich bei der GSB-I-Arthroplastik, wo die patellofemoralen Gleitflächen nicht ersetzt wurden, besonders auswirkte. Daraus leitet sich auch ab, daß Reoperationen v. a. die Patella im Sinne der Patellektomie (5%) oder Hemipatellektomie (2,5%) bzw. Versetzung der Tuberositas tibiae (1,7%) betrafen. Sie führten mehrheitlich zu einer wesentlichen Verbesserung des Beschwerdebildes.

Die neue GSB-II-Knieprothese

Sozusagen als Lehre aus den Negativergebnissen der GSB-I-Prothese folgte die Entwicklung der *GSB-II-Prothese* mit folgenden Charakteristika (s. Abb. 8 a, b):
1. *Ausschaltung der Achse* und damit
    - kein Metall-Metall-Kontakt an der Stelle, wo relativ viel Abrieb zu erwarten war und
    - Verbesserung der Kinematik, die in der Sagittalebene in nahezu idealer Weise die natürliche Kinematik imitierte (Abb. 11).
2. *Ersatz* des *Patellofemoralen Gleitlagers*

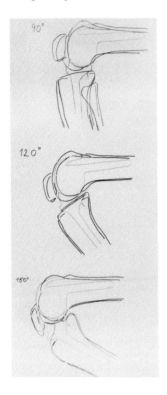

Abb. 11. Die Kinematik der neuen GSB-II-Prothese entspricht in allen Flexionsgraden in der Sagittalebene der Normalkinematik (normale Relation von Femur zu Tibia)

Schließlich wurde auch eine auf demselben Prinzip basierende *GSB-Revisionsprothese* entwickelt (Abb. 12a, b).

Noch fehlt es an Langzeitergebnissen, doch scheint die erste Serie von Fünfjahresergebnissen (s. Tabelle 17–25) uns von der Richtigkeit des neuen Konzepts zu überzeugen. Dies trifft sowohl auf die wesentliche Verbesserung des Patellofemoralproblems (Schmerzen) als auch das Infektionsrisiko zu. Die verbesserte Kinematik dürfte auch den weiterhin verbesserten, nahezu 110° im Durchschnitt betragenden Bewegungsumfang erklären.

Das Hauptproblem der neuen GSB-Prothese bildet die Ausrichtung und Stabilität der Patella. Subluxationen, Luxationen und Patellafrakturen belasten die Statistik der ersten 3 Jahre. Erst die Umstellung auf einen lateralen Zugang zum Gelenk, vielleicht auch die Vertiefung des femoralen Führungsbetts, bringt eine statistisch signifikante Verbesserung der diesbezüglichen Ergebnisse.

Mit welcher Vorsicht wir aber alle Statistiken bewerten müssen, soll ein Vergleich von 3 Kollektiven aus unserem eigenen Haus zeigen (s. Tabellen 26–29). Es handelt sich um Ein-, Zwei- und Dreijahresergebnisse, bei welchen wir den Prozentsatz der klinisch guten und der im Vergleich zum Vorzustand verbesserten Zustände miteinander vergleichen. Beide Kriterien gehen nicht zwangsläufig parallel, was sich aus der Tatsache erklärt, daß ein z.T. beachtlicher Unterschied in der Relation Polyarthritis – Arthrose Tab. 28 und 29 besteht sowie in der Verteilung der Altersklassen. Diese im eigenen Krankengut mit ein und demselben Modell beobachtete Variation der Ergebnisse zwingt zu besonderer Vorsicht beim

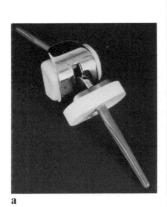
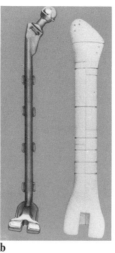

Abb. 12 a, b. Die *GSB-II-Revisionsprothese* erlaubt den Ersatz gelockerter kondylärer Prothesen, oder das Einsetzen von Prothesen bei größerem Knochenverlust, durch ein autostabiles „physiologisches" Bewegungssystem. **a** Knieprothese, **b** Tumorprothese für den ganzen Oberschenkel

Vergleich verschiedener Kollektive, die mit verschiedenen Indikationen und Prothesenmodellen von verschiedenen Operateuren operiert worden sind. Auch sind erhebliche Schwankungen bei unterschiedlich langer Beobachtungszeit und unterschiedliche Kriterien der Auswertung zu erwarten.

Vergleich der Ergebnisse mit verschiedenen Prothesenmodellen
(Tabelle 30–35)

Eines zeigt allerdings der Vergleich der meisten heute routinemäßig verwendeten Prothesentypen. In den ersten Jahren nach dem Eingriff ist die Erfolgsquote beachtlich hoch und liegt um 90%, womit sie sich der der Hüfttotalprothesen nähert. Es scheint uns aber übertrieben, wenn sich Kollegen, die mit kondylären Prothesen arbeiten, zu der Feststellung verleiten lassen, die Ergebnisse der Knieprothesen würden bereits jene der Hüfttotalprothesen übertreffen. Hier dürften noch für längere Zeit beachtliche Differenzen zugunsten der Hüftprothesen bestehen, was sich ganz einfach aus der Komplexität des Kniegelenks und den Schwierigkeiten, die Natur zu reproduzieren, ergibt. Wer möchte beispielsweise mit gleich gutem Gewissen dem Knieprothesenträger Fußballspiel und alpines Skifahren gestatten, Sportarten, die Hüftprothesenträger, mit oder ohne Erlaubnis des Arztes, des öftern betreiben. Erst wenn wir in der Lage sind, die Kinematik des Kniegelenks nicht nur mit Bezug auf die Krümmungsradien der Kondylen, sondern den sie bestimmenden Bandapparat zu imitieren, können wir von einem physiologischen Kniegelenk sprechen und werden wir wagen dürfen, den Kranken mehr Freiheit bezüglich ihrer körperlichen Aktivität zuzubilligen. Was die

Wahl des Kniekunstgelenks betrifft, sollte man sich weniger auf die Erfolgsmeldungen von Autoren verlassen, die als bestbezahlte Manager irgendeines Großfabrikanten die Welt bereisen und nur noch dieses Kunstgelenk implantieren, als vielmehr der Frage Beachtung schenken, wie schwierig und mit möglichen Fehlern behaftet eine bestimmte Technik ist. Prothesentypen, die eine große Routine erfordern, und wo aufgrund einer komplizierten Technik Fehler sich leicht einschleichen und fast zwangsläufig zum Mißerfolg führen, sollten Superspezialisten vorbehalten bleiben. Ein weniger kompliziertes System, das etwaige Fehler, wenn sie nicht zu schwerwiegend sind, verzeiht, reicht meist aus, die Erwartungen des Kranken und seines Arztes zu befriedigen. So gesellt sich zur Frage nach „welcher Prothese?" noch zwangsläufig die Frage „für welchen Patienten und welchen Arzt?".

Literatur

Gschwend N (1978) GSB knee joint. Chir Orthop 132:170–176
Gschwend N, Scheier H, Bähler A (1974) The GSB knee prosthesis. In: The knee joint. (Int. Congress Rotterdam 1973) Excerpta Medica, Amsterdam, p 261
Gschwend N, Scheier H, Bähler A, Meyer RP (1980) The GSB knee arthroplasty. Intern Orthop (SICOT) (1980) 3:281–284
Gschwend N, Ivošević-Radovanović D, Kentsch A (1985) La prothèse totale de genou GSB. Acta Orthop Belg 51:460–477
Scheier H, Gschwend N (1978) Zur Kniearthroplastik. Ther Umsch 35:338–341

Langzeitergebnisse mit der Blauth-Knieprothese

J. Hassenpflug, W. Blauth und K. Harten

Die Implantation von Scharnierprothesen des Kniegelenks wird besonders im angloamerikanischen Sprachraum mit großer Zurückhaltung beurteilt, weil die funktionellen Ergebnisse dieses Prothesentyps unbefriedigend sein sollen und Fehlschläge häufiger zu erwarten seien als bei Gleitflächenprothesen (Murray 1980; Bargar et al. 1980).

In unserem Beitrag über Erfahrungen mit der Scharnierprothese nach Blauth soll an Hand *langfristiger Kontrolluntersuchungen* zu den genannten Einwänden Stellung genommen werden. Zunächst wollen wir aber die wesentlichen *Bauprinzipien* der Prothese vorstellen. Anschließend werden wir auf unsere *funktionellen Ergebnisse, röntgenologischen Verlaufskontrollen* und *Behandlungsfehlschläge* eingehen.

Konstruktionsmerkmale

Die Blauth-Knieprothese wird *seit 1972 in unveränderter Form* implantiert (Blauth 1974). Modellwechsel oder Modifikationen, die langfristige Kontrolluntersuchungen häufig so sehr erschweren und in ihrer Aussagefähigkeit einschränken, fanden nicht statt, so daß eine weitgespannte Befunddokumentation im Rahmen einer breit angelegten prospektiven Studie möglich wurde.

Die Blauth-Prothese ist als Scharniergelenk mit einer starren Achse aufgebaut (Abb. 1). Die Achse liegt im Zentrum der dorsalen Kondylenkrümmung nahe dem physiologischen Bereich, verbindet Femur- und Tibiateil miteinander und ist in einem Polyethylenring gelagert; bei Belastung des Beins in Längsrichtung besitzt sie noch ein freies Spiel von etwa 0,3–0,4 mm. Die Belastungen werden über schalenförmige Kondylenflächen formschlüssig auf 2 tibiale Polyethylenkörper übertragen. Die Prothesenauflageflächen am Femurknochen sind 55 cm^2 groß, die Gleitflächen in den Kunststoffschalen 13 cm^2, so daß die Kräfte breitflächig aufgenommen werden. Erst wenn die Gleitlager um etwa 0,3 mm abgenutzt wären, würde auch die Achse stärker mitbeansprucht werden.

Die Tibiakomponente besitzt ein vergleichsweise großes Plateau mit einer Auflagefläche von 24,5 cm^2. An seiner Unterseite befinden sich 4 konische, im Querschnitt sternförmige Rotationssicherungsstifte. Rotationsbelastungen, die ja bei den starr geführten Scharnierprothesen zu einer Gefährdung der Prothesenverankerung führen können, werden so an der Grenze zwischen Implantat und Knochen über große Lastaufnahmezonen an die Umgebung weitergeleitet. An der Vorderseite der interkondylären Grube ist ein Silikonpuffer zur Abbremsung von Überstreckbewegungen eingesetzt. Gelenkbeugung und Streckung sind inzwischen 128/0/5° möglich. Femur- und Tibiateil werden über Schäfte mit Knochen-

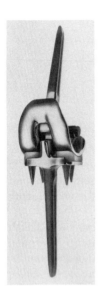

Abb. 1. Die Kniegelenkscharnierprothese nach Blauth

zement in den Markhöhlen verankert. Zur Implantation ist aufgrund der geringen Bauhöhe nur eine minimale Knochenresektion von insgesamt etwa 10–12 mm erforderlich.

Auch der interkondyläre Raum zur Aufnahme des kastenförmigen Femurteils ist vergleichsweise klein. So bleiben auch hier wertvolle Knochenanteile zur Lastaufnahme und für spätere Rückzugsmöglichkeiten erhalten.

Krankengut

In einer prospektiv angelegten multizentrischen Nachuntersuchungsstudie, die im Jahre 1974 angelaufen ist, wurden bisher die Ergebnisse aus 4 Kliniken zusammengefaßt (HASSENPFLUG et al. 1985). Der Studie liegen Erhebungsbögen zugrunde, in denen zahlreiche klinische Daten vor und nach der Operation sowie bei den regelmäßigen Kontrollen vermerkt wurden. Von 526 implantierten Gelenken konnten 439 nachuntersucht werden, bei denen die Operation länger als 1 Jahr zurücklag (Tabelle 1).

Vor Darstellung der Gesamtresultate wollen wir aber zunächst einmal die Ergebnisse von 189 Kieler Patienten vorstellen. Davon konnten 174 länger als 1 Jahr beobachtet werden. Dies entspricht einer Nachuntersuchungsquote von 92%. Ei-

Tabelle 1. Einbau und Nachuntersuchung der Blauth-Knieprothese (1972–1985)

	E	F	K	W	Gesamt
Prothese eingebaut	112	177	189	48	526
Prothese nachuntersucht	107	128	174	30	439
Nachuntersuchungsquote	95%	72%	92%	65%	83%

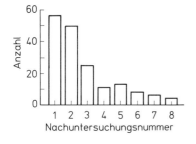

Abb. 2. Die Anzahl der Patienten ist gegen die Häufigkeit der Nachuntersuchungen aufgetragen. Jede Prothese wurde durchschnittlich 2,7mal kontrolliert. Das Intervall zwischen 2 Nachuntersuchungen betrug im Mittel 15,9 Monate

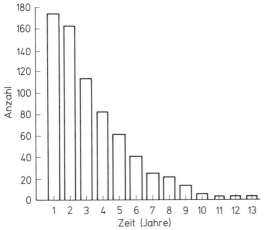

Abb. 3. Die Anzahl der Patienten ist gegen die jeweilige Beobachtungszeit aufgetragen. 174 Gelenke wurden über mindestens 1 Jahr kontrolliert. Einen Beobachtungszeitraum von mehr als 4 Jahren zeigten 61 Patienten

nen Patienten erreichten wir nicht. 14 waren vor einer ersten Nachuntersuchung – aus Gründen, die nicht mit der Implantation zusammenhingen – verstorben, so daß wir mehr als *99% der noch lebenden Patienten mit Knieprothesen kontrollieren konnten.*

Das *Alter* beim Protheseneinbau lag zwischen 41 und 83 Jahren, im Mittel bei 68 Jahren. Das weibliche Geschlecht überwog mit 9:1 deutlich.

Bis auf 2 Ausnahmen fanden sich bei den 11 Patienten, die beim Protheseneinbau 55 Jahre alt oder jünger waren, rheumatische Grunderkrankungen. Insgesamt wurden 34,5% der Prothesen bei *chronischer Polyarthritis* implantiert, 64% bei *Gonarthrosen*, 1 Patient litt an einer Hämophilie, 1 an einer spontanen Osteonekrose.

Der *Beobachtungszeitraum* erstreckt sich von der Erstimplantation im Jahre 1972 bis zum März 1985. Alle Patienten wurden möglichst einmal jährlich, im Mittel mit Intervallen von 15,9 Monaten, mehrfach nachuntersucht. Die Häufigkeit der Kontrollen je Patient sowie die Anzahl der über die Zeit beobachteten Patienten ist in den Grafiken dargestellt (Abb. 2 und 3). Die mittlere Beobachtungsdauer lag bei 42 Monaten mit Grenzwerten von 12 und 160 Monaten.

Ergebnisse

Die *Beweglichkeit* der operierten Gelenke konnte nach dem Eingriff im Durchschnitt geringfügig verbessert werden. Dies ging wesentlich auf eine Verringerung

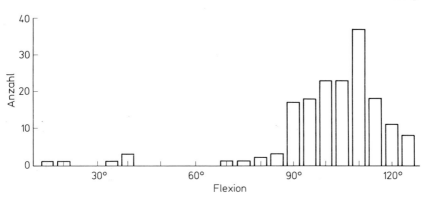

Abb. 4. Häufigkeit der postoperativ erreichten Kniebeugewinkel: Das mittlere präoperative Bewegungsausmaß von 100/13/0° verbesserte sich postoperativ auf 102/3/0°

des Streckdefizits zurück, das präoperativ bei 65% der Patienten mehr als 10° ausmachte. Postoperativ wiesen nur noch 10% ein Streckdefizit von 10° und mehr auf. 71% der Patienten konnten nach der Operation mehr als 100° beugen (Abb. 4), nur 13 erreichten keine rechtwinklige Kniebeugung. Die Ursachen lassen in der Mehrzahl Abweichungen von einem normalen postoperativen Verlauf oder besondere Grunderkrankungen, wie z. B. eine Hämophilie, erkennen.

Zur Beurteilung des *Operationserfolgs* aus der *Sicht* der *Patienten* wurden verschiedene Kriterien herangezogen, insbesondere aber sehr ausführliche Schmerz-

Tabelle 2. Schmerzempfinden (Anlauf-, Belastungs- und Ruheschmerzen) vor und nach Implantation der Blauth-Knieprothese

Anlaufschmerz				
Stark	42	36	18	2
Deutlich	16	11	3	1
Leicht	5	3	4	0
Keine	0	0	1	1
Präoperativ/ Postoperativ	Keine	Leicht	Deutlich	Stark
Belastungsschmerzen				
Stark	74	29	7	0
Deutlich	18	6	6	0
Leicht	0	1	0	0
Keine	0	0	0	0
Präoperativ/ Postoperativ	Keine	Leicht	Deutlich	Stark
Ruheschmerzen				
Stark	27	9	0	1
Deutlich	36	9	2	0
Leicht	28	3	0	0
Keine	23	2	1	0
Präoperativ/ Postoperativ	Keine	Leicht	Deutlich	Stark

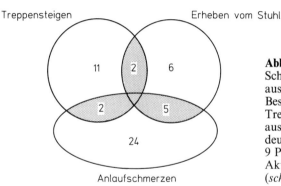

Abb. 5. Retropatellares Schmerzsyndrom, zusammengesetzt aus deutlichen und starken Beschwerden beim Gehbeginn, beim Treppensteigen und beim Erheben aus dem Sitz. Als Ausdruck deutlicher Patellaprobleme klagten 9 Patienten bei 2 der aufgeführten Aktivitäten über Beschwerden (*schraffierte Felder*)

analysen (Tabelle 2): Nach der Schmerzqualität wurde zwischen Ruhe-, Anlauf- und Belastungsschmerzen unterschieden und die einzelnen Schmerzarten quantitativ nochmals in 4 Schweregrade unterteilt. Nach der Operation klagten nur noch 15 Patienten (9,1% der Gesamtzahl) über deutliche oder starke Belastungsschmerzen gegenüber 99,3% vor der Operation. Statistisch gesicherte Zusammenhänge mit der Grunderkrankung oder mit Veränderungen im Bereich der Prothesenverankerung konnten nicht nachgewiesen werden. Ähnliche Verhältnisse fanden sich bei Betrachtung von Anlauf- und Ruheschmerzen.

Postoperativ konnten 84% der Patienten außerhalb ihrer Wohnung gehen. 39% berichteten, sogar wieder uneingeschränkt gehfähig zu sein; präoperativ waren dies nur 4,3%. Bei $^3/_4$ der Patienten, deren Gehfähigkeit sich auf die Wohnung beschränkte, lagen die Ursachen hierfür außerhalb des operierten Kniegelenks, meistens in den Folgen einer chronischen Polyarthritis mit schweren Zerstörungen einer Vielzahl von Gelenken; aber auch abgelaufene Schlaganfälle, Parkinson-Erkrankungen oder Destruktionen des kontralateralen Kniegelenks begrenzten den Aktionsradius.

34% der Patienten gaben in irgendeiner Form *Beschwerden* an, die sich möglicherweise dem *patellofemoralen Gelenkanteil* zuordnen ließen, z. B. in Form von Anlaufschmerzen, Beschwerden beim Treppensteigen oder Schwierigkeiten beim Aufstehen aus dem Sitzen (Abb. 5). Die 3 Beschwerdeangaben zeigten untereinander eine signifikante Korrelation. Bei knapp 9 der Patienten waren 2 der genannten Kriterien als Ausdruck schwerwiegender Patellaprobleme positiv, bei 6 weiteren Patienten, entsprechend 3,4% der Gesamtzahl, wurde deswegen die Kniescheibe entfernt.

Die Ergebnisse im Gesamtkrankengut der multizentrischen Studie zeigten von den bisher dargestellten Kieler Ergebnissen keine wesentlichen Abweichungen.

Röntgenbefunde

Neben dem patellofemoralen Gelenkanteil (Hassenpflug et al. 1984; Koebke u. Hassenpflug 1985) wurden besonders Veränderungen im Bereich der Prothesenverankerung detailliert ausgewertet. "Radiolucent lines", also *Aufhellungszonen an der Zement-Knochen-Grenze*, wurden je nach Strahlengang und Lokalisation

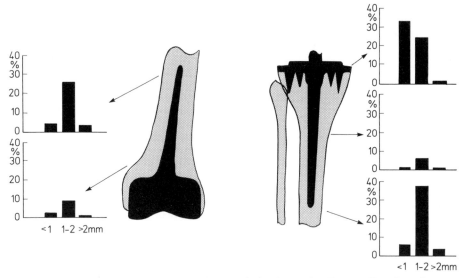

Abb. 6. Schematische Darstellung der Röntgenbefunde an der Zement-Knochen-Grenze (n = 165)

insgesamt bei etwa der Hälfte der Gelenke gesehen (Abb. 6), wie dies ja auch in etwa ähnlicher Größenordnung von Gleitflächenprothesen berichtet wird (Skolnick et al. 1976; Laskin 1981; Insall et al. 1983; Tibrewal et al. 1984). Am häufigsten traten derartige Veränderungen unter dem Tibiaplateau auf, in absteigender Reihenfolge dann an der tibialen und femoralen Prothesenspitze. Für die Verankerungsstabilität der Prothese im Knochen dürften die Aufhellungssäume jedoch *keinesfalls eine Rolle spielen*, da ihre Längenausdehnung sich weitgehend auf die Schaftspitzen beschränkte und eine Saumdicke von 2 mm nur in wenigen Fällen überschritten wurde. Eine *Korrelation zu vermehrten belastungsabhängigen Beschwerden bestand nicht*. Bis auf wenige Ausnahmen wurden alle Säume innerhalb der ersten 3 Jahre nach dem Protheseneinbau sichtbar. *Waren Saumbildungen erst einmal aufgetreten, so änderten sie sich in Dicke und Länge im Laufe der Zeit nur geringfügig* (Ahlberg u. Linden 1977). Eine Tendenz zur zunehmenden zeitabhängigen Lockerung der Prothesenverankerung ließ sich hieraus *nicht* ableiten.

Komplikationen

Aseptische Prothesenlockerungen wurden bei den 439 Patienten der multizentrischen Studie nur 6mal, d. h. bei 1,3% der Gesamtzahl beobachtet. Einer dieser Patienten war stark übergewichtig; während der Operation fiel auf, daß die Prothese nur mit großen Schwierigkeiten und ausgedehnter Resektion an die übergroßen Knochenabmessungen angepaßt werden konnte. Der Patient arbeitete nach dem Eingriff unvernünftigerweise in seinem landwirtschaftlichen Betrieb weiter. Bereits 1 Jahr später mußte wegen Lockerung des Tibiateils eine Arthrodese durchgeführt werden.

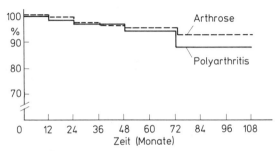

Abb. 7. Überlebenskurve der Kniegelenkendoprothese nach Blauth (n = 439): Die Wahrscheinlichkeit einer Prothese ohne aseptische Lockerung oder tiefe Infektion ist in Abhängigkeit von der postoperativen Beobachtungsdauer kumuliert aufgetragen. Nach 9 Jahren liegt die Überlebenswahrscheinlichkeit bei mehr als 90%. Für Gelenke, die wegen degenerativer Erkrankungen (– – – *Arthrose*, n = 289) implantiert wurden, ist die Überlebenswahrscheinlichkeit geringfügig besser als für solche bei chronischer Polyarthritis (——— *Polyarthritis*, n = 150)

Die *folgenschwerste Spätkomplikation* stellten 10 *Gelenkinfektionen* dar, entsprechend 2,3% der eingebauten Prothesen. In den verschiedenen Kliniken lagen die Infektionsraten zwischen 1,9 und 2,9%; in einer Klinik mit der kleinsten Fallzahl von 30 Patienten wurde im untersuchten Krankengut keine Infektion beobachtet.

Einige der betroffenen Patienten lehnten einen weiteren Eingriff ab, so daß in 5 Fällen chronische Fistelungen, teilweise mit *fibröser Gelenksteife*, verblieben. Bei 3 Patienten wurden die Prothesen ausgebaut und eine *Arthrodese* vorgenommen. Eine Patientin aus der Serie der ersten 25 eingebauten Prothesen mußte 1975 im Oberschenkel *amputiert* werden, da die Infektion nicht anders beherrscht werden konnte. Bei einer anderen Patientin trat 2 Monate postoperativ eine tiefe Infektion auf. Sie lehnte weitere operative Maßnahmen ab. Es entwickelte sich eine fibröse Gelenksteife mit Osteomyelitis und Fistelbildung, so daß 4 Jahre später ebenfalls eine Oberschenkelamputation durchgeführt wurde.

Streßfrakturen am Prothesenmaterial wurden *nicht* beobachtet.

Stellt man die Häufigkeit der Fehlschläge in Abhängigkeit von der Beobachtungszeit dar, ergeben sich sog. *Überlebenskurven*, bei denen die Wahrscheinlichkeit berechnet wird, nach Ablauf eines bestimmten Zeitraums noch eine implantierte Prothese ohne aseptische Lockerung und ohne tiefen Infekt anzutreffen (Dobbs 1980; Berchtold 1981; Lettin et al. 1984; Röttger u. Heinert 1984; Knutson et al. 1985; Hassenpflug 1985). Als entscheidendes Kriterium wurde der *Eintritt* einer derartigen *Komplikation, nicht die Art der Behandlung* (Prothesenausbau oder nicht) gewählt.

Für die Blauth-Prothese ergab sich eine *Überlebensrate von mehr als 90% nach 9 Jahren* (Abb. 7). Die Überlebenswahrscheinlichkeit nimmt im Laufe der Jahre stetig ab. Eine Knickbildung nach unten, wie sie als Ausdruck einer zeitabhängigen Häufung von Fehlschlägen zu erwarten wäre, ist bisher nicht zu erkennen. Die Überlebenswahrscheinlichkeit für die Prothesen bei Patienten mit chronischer Polyarthritis ist im vorliegenden Krankengut geringfügig niedriger als für Patienten mit degenerativen Gelenkerkrankungen.

Diskussion

Die günstigen Ergebnisse der vorgestellten Serie könnten z. B. mit einem hohen Durchschnittsalter der Patienten und einer verhältnismäßig restriktiven Indikation zum Protheseneinbau zusammenhängen. Ein direkter Vergleich mit den Ergebnissen anderer Prothesenmodelle ist jedoch kaum möglich, da die Gegenüberstellung nur mit randomisierten Kollektiven erfolgen kann.

Zur Orientierung erscheint es dennoch aufschlußreich, die Ausfallrate der Pioniermodelle der 1. Entwicklungsstufe, also der Prothesen von Walldius, Guepar und Stanmore, die ja immer wieder als Negativbeispiel angeführt werden, einmal den konstruktiv weiterentwickelten Modellen der zweiten Generation, wie den Prothesen von Blauth und St. Georg, gegenüberzustellen. Nach Mitteilungen im Schrifttum liegt die Häufigkeit von Fehlschlägen in der 1. Gruppe bei etwa 16%, wahrscheinlich aber wesentlich höher (Andersen 1979; Deburge et al. 1979; Hui u. Fitzgerald 1980; Küsswetter u. Baumann 1980; Wilson et al. 1980; Le Balc'h 1984; Grimev et al. 1984; Lettin et al. 1984).

Bei den verbesserten Scharniermodellen mit „Low-friction-Prinzip", weitgehend physiologischer Achslage und ausreichend vorhandenen Verankerungsflächen ergaben sich Ausfallraten von etwa 5% (Dietz u. Gekeler 1981; Röttger u. Heinert 1984; Hassenpflug et al. 1985).

Die Angaben über Fehlschläge bei Gleitflächenprothesen, etwa dem ICLH-Modell von Freeman, schwanken zwischen 6 und 24% (Gibbs et al. 1979; Goldberg u. Henderson 1980).

Für die Geomedic-Prothesen lassen sich mittlere Ausfallraten von etwa 8% feststellen (Skolnick et al. 1976; Riley u. Hungerford 1978; Cracchiolo et al. 1979; Ahlberg u. Lunden 1981; Schneider 1978).

Insgesamt scheinen auch bei den Gleitflächenprothesen die heute gebräuchlichen Modelle günstiger abzuschneiden als frühere Prothesen. Der tatsächliche Erfolg neuerer Konstruktionen wird sich aber erst durch langfristige, sorgfältige und ohne große Dunkelziffer dokumentierte Verlaufskontrollen feststellen lassen.

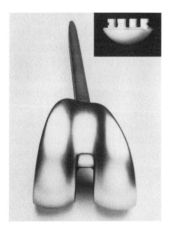

Abb. 8. Femurteil und Patellarückflächenersatz des weiter entwickelten Modells der Kniegelenkendoprothese nach Blauth

Die retropatellaren Beschwerden gaben Anlaß, das vorliegende Prothesenmodell *weiterzuentwickeln* und mit einem proximal verlängerten Kniescheibengleitlager und einem künstlichen Patellarückflächenersatz zu versehen. In der langen Gleitlagerrinne des Femurteils wird die Patellaprothese durch eine laterale Überhöhung zentriert (Abb. 8). Die Kniescheibenrückfläche ist durch einen kugelabschnittförmigen Polyethylenblock ersetzt, der über 4 Zapfen im Patellaknochen verankert wird. Durch die randständigen Verankerungszapfen können Kippmomente besser abgefangen werden, die durch exzentrische Belastungen als Folge eines Wanderns der retropatellaren Kontaktflächen entstehen. Auch die zentral in den Patellaknochen eintretende Blutversorgung wird weniger beeinträchtigt (Hassenpflug 1986). Das *weiterentwickelte Modell* steht *in 3 Größen* neben der bisherigen Prothese zur Verfügung (Blauth 1986). Es wurde erstmals 1983 eingebaut und zeigte bei den ersten 17 Implantationen sehr ermutigende Resultate. Die postoperative Beweglichkeit wurde beschwerdeärmer und frühzeitiger erreicht.

Zusammenfassung

In der vorliegenden Arbeit werden langfristige Ergebnisse der Kniegelenkendoprothese nach Blauth über einen Beobachtungszeitraum von 12–160 Monaten (im Mittel von 42 Monaten) dargestellt. Neben 439 im Rahmen einer multizentrischen Studie kontrollierten Patienten liegt das Hauptaugenmerk auf den 189 Kieler Patienten, von denen 92% nach mehr als 1 Jahr nachuntersucht werden konnten. Die Überlebensrate nach 9 Jahren liegt bei mehr als 90%. Septische Prothesenlockerungen mußten bei 1,3%, tiefe Infektionen bei 2,3% festgestellt werden.

Literatur

Ahlberg A, Linden B (1977) The radiolucent zone in arthroplasty of the knee. Acta Orthop Scand 48:687–690

Ahlberg A, Lunden A (1981) Secondary operations after knee joint replacement. Clin Orthop 156:170–174

Andersen JL (1979) Knee arthroplasty in rheumatoid arthritis. Acta Orthop Scand [Suppl] 180:5–117

Le Balc'h T (1984) Résultats fonctionels des prothéses à charniére Guepar à plus de 5 ans. Rev Chir Orthop 70:186–188

Bargar WL, Cracchiolo A, Amstutz HC (1980) Results with the constrained total knee prosthesis in treating severely disabled patients and patients with failed total knee replacements. J Bone Joint Surg [Am] 62:504–512

Berchtold W (1981) Klinische Studien: Berechnen und Vergleichen von Überlebenskurven. Schweiz Med Wochenschr 111:128–133

Blauth W (1974) Über eine neue Kniegelenk-Totalprothese. MOT 94:56–57

Blauth W (1986) Unsere Kniegelenkprothesen mit Patellaersatz. Z Orthop 124:218–224

Cracchiolo A, Benson M, Finerman G, Hovacek K, Amstutz HC (1979) A prospective comparative clinical analysis of the first-generation knee replacement: Polycentric versus geometric knee arthroplasty. Clin Orthop 145:37–46

Deburge A, Aubriot JH, Genet JP (1979) Current status of a hinge prosthesis (GUEPAR). Clin Orthop 145:91–93

Dietz J, Gekeler J (1981) Erfahrungen mit der Knietotalprothese nach Blauth. Z Orthop 119:60–64
Dobbs HS (1980) Survivorship of total hip replacements. J Bone Joint Surg [Br] 62:168–173
Gibbs AN, Green GA, Taylor JG (1979) A comparison of the Freeman-Swanson (ICLH) and Walldius-prostheses in total knees replacement. J Bone Joint Surg [Br] 61:358–361
Goldberg VM, Henderson BT (1980) The Freeman-Swanson ICLH total knee arthroplasty. J Bone Joint Surg [Am] 62:1338–1344
Grimer RJ, Karpinski MRK, Edwards AN (1984) The long term results of Stanmore total knee replacements. J Bone Joint Surg [Am] 66:55–62
Hassenpflug J (1985) Ergebnisanalyse: Verweildauer. In: Weber U, Hackenbroch M (Hrsg) Endoprothetik am Kniegelenk. Thieme, Stuttgart New York
Hassenpflug J (1986) Die arterielle Blutversorgung der Kniescheibe und ihre Beeinträchtigung durch verschiedene operative Zugangswege zum Kniegelenk. Z Orthop 124:521–522
Hassenpflug J, Holland C, Heupel R, Koebke J (1984) Patellaveränderungen bei Langzeitbeobachtungen der Kniegelenksendoprothese nach Blauth. Z Orthop 122:125–236
Hassenpflug J, Blauth W, Hobeck C, Holland C, Maronna U (1985) 11 Jahre Erfahrungen mit der Kniegelenktotalendoprothese nach Blauth. In: Lechner F, Blümel G, Aschorl R (Hrsg) Kniegelenksendoprothetik - eine Bestandsaufnahme. Schattauer, Stuttgart
Hui FC, Fitzgerald RH (1980) Hinged total knee arthroplasty. J Bone Joint Surg [Am] 62:513–519
Insall JN, Hood RW, Flawn LB, Sullivan DJ (1983) The total condylar knee prosthesis in gonarthrosis. J Bone Joint Surg [Am] 65:619–628
Knutson K, Tjörnstrand B, Lidgren L (1985) Survival of knee arthroplasties for rheumatoid arthritis. Acta Orthop Scand 56:422–425
Koebke J, Hassenpflug J (1985) Veränderungen an der Fascies articularis patellae bei endoprothetischem Ersatz des Kniegelenks nach Blauth. Z Orthop 123:1–120
Küsswetter W, Baumann D (1980) Langzeiterfahrungen mit dem Walldius-Knie. Orthop Prax 11:970–971
Laskin RS (1981) Total condylar knee replacement in rheumatoid arthritis - A review of one hundred and seventeen knees. J Bone Joint Surg [Am] 63:29–35
Lettin AWF, Kavanagh TG, Craig D, Scales JT (1984) Assessment of the survival and the clinical results of Stanmore total knee replacements. J Bone Joint Surg [Br] 66:355–361
Murray DG (1980) In defense of becoming unhinged. J Bone Joint Surg [Am] 62:495–496
Riley LH, Hungerford DS (1978) Geometric total knee replacement for treatment of rheumatoid knee. J Bone Joint Surg [Am] 60:523–527
Röttger J, Heinert K (1984) Die Knieendoprothesensysteme St. Georg (Schlitten- und Scharnierprinzip). Z Orthop 122:818–826
Schneider PG (1978) Versorgung von Kniegelenken mit Totalendoprothesen (Geomedic). Chir Prax 23:613–626
Skolnick MD, Coventry MB, Ilstrup DM (1976) Geometric total knee arthroplasty. J Bone Joint Surg [Am] 58:749–753
Tibrewal SB, Grant KA, Goodfellow JW (1984) The radiolucent line beneath the tibial components of the Oxford meniscal knee. J Bone Joint Surg [Br] 66:523–528
Wilson FC, Fajgenbaum DM, Hill C, Ventrers GC (1980) Results of knee replacement with the Walldius and geometric prosthesis. J Bone Joint Surg [Am] 62:497–503

Langfristige Ergebnisse nach Kniegelenkendoprothesen – Analyse beobachteter Fehlschläge

L. Lidgren

Wir haben heute ein breites Angebot an Prothesenmodellen unterschiedlichster Implantationstechniken für den Kniegelenkersatz mit sich widersprechenden Ergebnisberichten und manchmal unannehmbar hohen Komplikations- und Versagensraten. Aus diesem Grunde hat die Schwedische Orthopädische Gesellschaft im Jahre 1975 eine landesweite Untersuchung von Kniegelenkendoprothesen gestartet (Knutson 1985), da es nur auf dieser breiten Ebene möglich war, ausreichend Material zusammenzustellen. Die Abteilung für Orthopädische Chirurgie in Lund war der Koordinator dieses Projekts. Das Ziel der Studie war die Herausstellung von systemspezifischen Komplikationen, um den Chirurgen mehr Sicherheit bei der Auswahl von Prothesenmodellen zu geben.

An dieser multizentrischen Studie nahmen 48 orthopädische Abteilungen teil, und Ende 1985 waren mehr als 10 000 Verläufe von Knieprothesen in den Computer eingegeben worden. Die vorherrschenden Komplikationen, die zu einer Revisionsoperation führten, waren Infektion, Lockerung, Instabilität und Prothesenausbrüche.

Von 564 Kniegelenkendoprothesen, die über einen Zeitraum von mehr als 6 Jahren nachuntersucht worden waren, mußten 14% ausgetauscht werden. Bei 3% war entweder eine Arthrodese oder Amputation erforderlich geworden. Infektionen wurden bei Rheumatikern häufiger beobachtet als bei Patienten mit einer Kniegelenkarthrose (Knutson et al. 1986). Eine Analyse der Komplikationen im Hinblick auf den Prothesentyp zeigte, daß die Scharnierprothese eine signifikant höhere Infektionsrate hatte, aber die mechanische Lockerung häufiger beim unikondylären Gelenkersatz auftrat. Die Auswertung der Ergebnisse nach der Methode der Überlebensdatenanalyse ist in der medizinischen und technischen Forschung bekannt. Es sind bereits einige Auswertungen von Knie- und Hüftprothesen nach dieser Methode veröffentlicht worden. Ausführlich war die Methode von Armitage (1971) und Lee (1980) beschrieben worden. Es wurden die Überlebensdaten von 498 Primärimplantationen von Kniegelenkendoprothesen analysiert bei Rheumatikern, die über einen Zeitraum von 15 Jahren in der Abteilung für Orthopädische Chirurgie in Lund durchgeführt worden waren (Knutson et al. 1985). Es zeigte sich, daß die kumulative Überlebensrate der tibialen Hemiprothese von McIntosh kontinuierlich bis auf 55% im 14. postoperativen Jahr sank; der unikondyläre Kniegelenkersatz hatte eine Überlebensrate von 72% nach 10 Jahren, die Guepar-Prothese von 76% im 10. postoperativen Jahr. Die Attenborough-Prothese hatte eine Erfolgsrate von 82% im 7. postoperativen Jahr. Der Kondylenersatz, der in Lund seit 1978 verwendet wird, hat bisher keine Fehlschläge gezeigt. Die multizentrische Studie in Schweden hat bei einer Analyse der verschiedenen Oberflächenprothesen mit gleichzeitigem Ersatz des Femoropatellargelenks gezeigt, daß die Überlebensrate der Original-Freeman-Prothese niedriger ist als bei anderen bikondylären Schlittenprothesen mit und ohne Ersatz des Femoropatellargelenks (Knutson et al. 1986).

Abgesehen von anfänglichen Revisionsoperationen infolge von Fehlstellung und ungenügender chirurgischer Technik, konnte ein Gleichstand der Ergebnisse mit signifikant geringen Abweichungen für alle Prothesen – mit Ausnahme der tibialen Hemiprothesen – beobachtet werden. Höhere Versagensraten wurden für Austauschoperationen von Knieprothesen verzeichnet; die Gleichstandtendenz konnte auch nach den ersten 3–5 postoperativen Jahren beobachtet werden (Rööser et al. 1986).

In allen Kliniken Schwedens ist man von der sog. "stabilized gliding prosthesis" zum bikondylären Oberflächenersatz übergegangen. Bei Rheumatikern wird der unikondyläre Gelenkersatz nur bei langsam fortschreitendem Krankheitsbild verwendet, außerdem beim alten Menschen mit besonders medialer Kniegelenkarthrose.

Als prognostischer Faktor für die Haltbarkeit einer Knieprothese ist die Anpassung des Modells an die Gelenksituation in der Literatur diskutiert worden. Einige Autoren sind der Meinung, daß eine geringe Fehlstellung nicht zu einem Anstieg der Komplikationsrate führen würde, während andere die Verwendung eines Zielgeräts beim Einsetzen der Prothese unbedingt für wichtig halten. In einer von uns aufgestellten Studie wurden 74 Patienten, die mit einer Attenborough-Prothese versorgt worden waren, auf die anatomische Lage der Belastungsachse hin untersucht. Es zeigte sich, daß eine Fehlstellung von mehr als $8°$ signifikant mehr Fehlschläge zur Folge hatte. Die Stellung der Belastungsachse war also ein prognostischer Faktor (Boegard et al. 1984).

Der Trend bei den Knieprothesen der letzten Jahre ist die Verwendung von zementlosen Prothesenmodellen mit der Zielsetzung des Einwachsens von Knochen. In einer von Lund vergebenen Dissertation, die kürzlich von Leif Ryd (1985) veröffentlicht wurde, sind die Mikrobewegungen der Kniegelenkendoprothesen untersucht worden. In einer Versuchsanordnung wurde das Bein einer Zugbelastung von 100 N oder einer Drehbelastung von 10 Nm ausgesetzt. Bei Verwendung einer Kabine mit einem Referenzanzeiger, Röntgen in 2 Ebenen und einem Computerprogramm gelingt eine dreidimensionale Messung der Prothesenbewegung mit einer Genauigkeit von $^2/_{10}$ mm.

Durch Anbringen einer Tantalmarkierung in und an der Prothesenkomponente während der Operation wurden die Bewegungen der kondylären Schlittenprothese, der Kinematic, der zementierten und zementlosen PCA-Prothese sowie der zementlosen Freeman-Prothese mittels Stereophotogramm analysiert. Es zeigte sich eine signifikant größere Prothesenwanderung und Abweichung bei den zementlosen Systemen.

Die Prothesenverankerung durch eine fibröse Membran traf ohne Rücksicht auf den Prothesentyp zu und repräsentiert den Stand der heutigen Knieendoprothetik. Die Prothesenwanderung kann 1–2 mm betragen und tritt hauptsächlich im 1. postoperativen Jahr auf. Diese Bewegung konnte bei einigen Prothesen mit poröser Oberfläche indirekt gesehen werden, und zwar dadurch, daß nach dem Einsetzen der Prothese Kügelchen von der porösen Oberfläche abgebrochen waren (Rosenqvist et al. 1986).

Bei der Verwendung von Knochenzement stellt sich noch eine wichtige Frage. Sollte eine Knieprothese, die in weichen Knochen implantiert wird, wie z. B. bei der rheumatischen Arthritis, mit einer kurzen Schaftkomponente und Abstützung auf der hinteren Kortikalis versehen sein oder lediglich ein tibiales Plateau erhalten. Die sagittal auftretenden Schaukelbewegungen bei der Kniebeugung und -streckung könnten sowohl Mikrobewegungen als auch ein Einsinken der tibialen Komponente in den Kondylus von ventral her verursachen.

In einer kürzlich abgeschlossenen Studie konnte der Vorteil der Verwendung von tibialen Knieprothesen mit einem kurzen Schaft bei Rheumatikern bewiesen werden. Es wurde ein Vergleich unternommen zwischen zementierten Tibiakomponenten mit kurzem Schaft und solchen, die lediglich mit einem Stift ausgestattet waren. Eine Analyse mittels Stereophotogramm zeigte, daß die Prothesenwanderung bei der mit einem Stift versehenen tibialen Komponente signifikant größer war (Bylander et al. 1986).

Nach unseren heutigen Erkenntnissen scheint eine unverblockte bikondyläre Schlittenprothese mit oder ohne Ersatz des Femoropatellargelenks das Implantat der Wahl für die meisten Kniegelenke zu sein; bei Rheumapatienten scheint eine zementierte tibiale Komponente vorteilhafter.

Bei Anwendung einer sorgfältigen operativen Technik kann die klinische Versagensrate nach 6 Jahren Verlaufsbeobachtung unter 5% liegen. Der heutige Kniegelenkersatz kann genauso erfolgreich sein wie der künstliche Gelenkersatz am Hüftgelenk.

Literatur

Armitage P (1971) Statistical methods in medical research. Blackwell, Oxford Edinburgh, pp 408–414

Boegård T, Brattström H, Lidgren L (1984) Seventy-four Attenborough knee replacements. Acta Orthop Scand 55:166–171

Bylander B, Knutson K, Ryd L, Selvik G, Lidgren L (1986) Migration of the tricompartmental prosthesis in patients with rheumatoid arthritis. (in preparation)

Knutson K (1985) The failed knee arthroplasty. Med. Dissertation, Universität Lund

Knutson K, Tjörnstrand B, Lidgren L (1985) Survival of knee endoprotheses for chronic arthritis. Acta Orthop Scand 56:422–425

Knutson K, Lindstrand A, Lidgren L (1986) Survival of knee arthroplasties. A nationwide multicenter investigation of 8000 cases. J Bone Joint Surg [Br] 68-B:795–803

Lee ET (1980) Statistical methods for survival data analysis. Lifetime, Belmont

Rööser B, Boegård T, Knutson K, Rydholm U, Lidgren L (1986) Revision knee arthroplasty in rheumatoid arthritis. Clin Orthop 1987

Rosenqvist R, Bylander B, Knutson K, Rydholm U, Rööser B, Egund N, Lidgren L (1986) Loosening of the porous coating in bicompartmental prostheses in patients with rheumatoid arthritis. J Bone Joint Surg [Am] 68-A:538–542

Ryd L (1985) Micromotion in knee arthroplasty. A roentgen stereophotogrammetric analysis of four concepts of prosthetic fixation. Med. Dissertation, Universität Lund

Mittelfristige Ergebnisse nach Schlitten- und Scharnierendoprothesen Modell St. Georg

J. Röttger

Seit über 15 Jahren verwenden wir am Kniegelenk 2 verschiedene Endoprothesenmodelle, eine sog. Schlittenendoprothese – ein Oberflächenersatz mit Erhalt der physiologischen Beweglichkeit, einem Höchstmaß an Freiheitsgraden und alleiniger Stabilisierung durch den Bandapparat – sowie die sog. intrakondyläre Scharniergelenkendoprothese mit nur einem Freiheitsgrad; die Gelenkstabilisierung ist durch das Prothesensystem gegeben. Diese Modelle (Abb. 1), die bezüglich Gelenkstabilisierung und Freiheitsgraden extrem unterschiedlich sind, verwenden wir seit 1969/1970, wobei im Laufe der Jahre konstruktionstechnische Modifikationen erfolgten.

Nachkontrollgruppen

Von Anfang 1970–Ende 1985, also in einem Zeitraum von 15 Jahren, sind in unserer Klinik, d. h. vor 1976 im Allgemeinen Krankenhaus St. Georg in Hamburg, aber ohne wesentliche personelle Fluktuation und mit einheitlichen Richtlinien in der operativen Technik, ca. 5200 Knieendoprothesen dieser beiden Modellgruppen primär eingesetzt worden.

Es wurden die Fälle aus dem Operationszeitraum von 1970–1978 ausgewertet. In diesen Jahren haben wir 2066 Knieprothesen eingesetzt, und zwar 1173 Schlit-

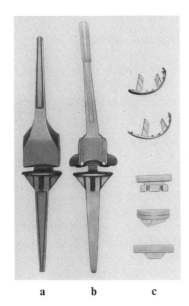

Abb. 1. Entwicklungsstufen der Scharnier- und Schlittenendoprothesen „St. Georg". a Modell St. Georg 1. Generation, b Modell St. Georg 2. Generation, c sog. Schlittenendoprothese

ten- und 893 Scharnierendoprothesen. Im Rahmen einer von einem unabhängigen Untersucher durchgeführten Nachuntersuchung im Jahre 1981/1982 konnten von diesen 2066 Prothesen 387 Prothesen nicht mehr erfaßt werden, da die Patienten entweder verstorben oder nicht mehr erreichbar waren.

Es verbleiben also 1679 nachuntersuchte Knieprothesen; dies entspricht 82% der Gesamtzahl und muß wohl als repräsentativ für das Gesamtkollektiv angesehen werden.

Die Schlittenendoprothese Modell St. Georg blieb weitgehend unverändert. Das Tibiaplateau wurde 1976 den anatomischen Verhältnissen angepaßt (s. Abb. 1).

Von den in den Jahren 1970–1978 implantierten Schlittenprothesen konnten 945 erfaßt werden. Die Standzeit dieser Schlittenprothesen betrug mindestens 2 und höchstens 10 Jahre.

Die Scharnierendoprothese Modell St. Georg wurde 1975 in ihrer Form verändert. Der intrakondyläre Teil der femoralen Komponente wurde verschmälert, valgisiert und mit seitlichen Stützflügeln versehen. Von dem Scharniermodell der 1. Generation (s. Abb. 1) konnten 226 Prothesen mit einer Standzeit von mindestens 5 bis höchstens 10 Jahren nachuntersucht werden.

Das Scharniermodell der 2. Generation (s. Abb. 1) verwendeten wir von 1976 an, und es wurden die Implantationen bis einschließlich 1978 berücksichtigt, so daß 508 Prothesen mit einer postoperativen Standzeit von mindestens 2 und höchstens 5 Jahren ausgewertet wurden.

Im Nachuntersuchungsjahr 1981/1982 wurde besonderer Wert auf eine lückenlose Kontrolluntersuchung inklusive Röntgenkontrollaufnahmen gelegt. Aus unterschiedlichen Gründen konnte nicht immer eine persönliche Nachuntersuchung durchgeführt werden, so daß auf Fragebogenhinweise ausgewichen werden mußte. Im einzelnen wurden folgende Unterlagen herangezogen:
1. Krankenakte,
2. Fragebogen,
3. Ergebnisse der persönlichen, klinischen und röntgenologischen Nachuntersuchung, sowie
4. Beurteilung auswärtiger Röntgenaufnahmen und die Antwort der Patienten auf gezielte Fragen.

Die Verstorbenen oder Nichterreichten wurden aus der Studie herausgenommen.

Statistische Auswertung

Um die Effektivität eines operativen Eingriffs abschätzen zu können, werden bei unterschiedlichen Behandlungsmethoden in operativen Fachgebieten die Planung und Durchführung kontrollierter Therapiestudien mit Vergleichsgruppen gefordert [5, 9]. Für ein methodisches Vorgehen wird verlangt, daß sich die zu vergleichenden Patientengruppen nur in der zur Überprüfung anstehenden Fragestellung unterscheiden. Wenn sie sich noch in weiteren Punkten unterschieden, entsteht ein vermengter Effekt, der eine eindeutige Entscheidungshilfe nicht erlaubt [9]. Die betreffenden operativen Behandlungsmethoden müssen einen ge-

Tabelle 1. Absolute Häufigkeit der Fehlschläge von Operationen mit Scharnierprothesen Modell St. Georg (n = 734)

Typische Komplikationen		1970–1975 1. Generation (n = 226) (Implantations- dauer 6,2 Jahre)	1976–1978 2. Generation (n = 508) (Implantations- dauer 2,8 Jahre)
Aseptische Lockerung	Femorale Komponente	3 ⎫	2 ⎫
	Tibiale Komponente	– ⎬ 13	2 ⎬ 14
	Beide Komponenten	10 ⎭	10 ⎭
Femurfraktur am Prothesenstielende		5	3
Infektion		5	6

wissen Standard erreicht haben, bevor ein klinischer Versuch durchgeführt wird. Mit monozentrischen Fallkontrollstudien kann am besten der Ausreifungsgrad dieser Methoden festgestellt werden.

In unserer Fallkontrollstudie über Kniegelenkendoprothesen haben wir uns auf diejenigen Komplikationen konzentriert, die zu einer operativen Korrektur an der Prothese zwingen. Die Komplikation mußte mit genügender Sicherheit klinisch und röntgenologisch verifiziert werden, auch wenn die erforderliche Korrekturoperation noch nicht durchgeführt wurde.

Bei der Schlittenprothese handelt es sich um die tiefe Infektion, die sekundäre Bandinsuffizienz mit Subluxation, Lockerung der Prothesenkomponenten und die kontrakondyläre Arthrose bei monokondylärem Ersatz.

Bei der Scharnierendoprothese handelt es sich neben der tiefen Infektion und der Lockerung der Komponenten um den Femurschaftbruch am proximalen Prothesenstielende.

Nur bei den Schlittenprothesen kam es in 2 Fällen zu einem Materialbruch an den Metallkufen, offensichtlich bei unzureichender Zementierungstechnik bzw. fehlerhafter Positionierung des Implantats. Materialbrüche wurden bei den Scharnierendoprothesen nicht beobachtet.

Die absoluten Häufigkeiten der oben genannten Komplikationsfälle dieser Studie sind in Tabelle 1 und 2 aufgeführt.

Die relative Häufigkeit der Komplikationen ist verbunden mit dem Faktor „Zeit als unerbittlicher Richter für ein endgültiges Urteil" [6].

Für die Beurteilung einer Therapiemethode muß berücksichtigt werden, auf welche Weise die zur Verfügung stehenden Daten berechnet werden. Es muß besonders berücksichtigt werden, daß zu einem unterschiedlichen Zeitpunkt eine bestimmte Zahl von Patienten von einem Komplikationsrisiko betroffen ist. Es gilt deshalb der Grundsatz: Wo immer ein zeitabhängiges Risiko besteht, müssen sog. Sterbetafeln angewandt werden [1]. Für die Beurteilung des Komplikationsrisikos nach Gelenkersatzoperationen eignet sich besonders die Methode zur Berechnung von Überlebensraten, wenn komplikationsfrei beobachtete Prothesen als „Überlebende" und Patienten mit definierten Komplikationen rechnerisch als „Verstorbene" behandelt werden [2, 8]. Die sog. Sterbetafeln bzw. Überlebenskurven sind hervorragend geeignet für den unmittelbaren statistischen Vergleich

Tabelle 2. Absolute Häufigkeit der Fehlschläge von Operationen mit Schlittenprothesen von 1970–1978 (n = 945; Implantationsdauer 4,3 Jahre)

Typische Komplikationen		Unicondylär medial (n = 366)	Unicondylär lateral (n = 72)	Bicondylär (n = 507)
Aseptische Lockerung	Femorale Komonente	–	–	–
	Tibiale Komponente	16	4	16
	Beide Komponenten	2	–	–
Kufenbruch		1	–	1
Operationstechnischer Fehler		4	1	7
Versagen des Kapselbandapparats		15	3	30
Kontrakondyläre Arthrose		10	5	–
Infektion		–	1	5
Sudeck		–	–	2

mehrerer Therapieverfahren bei gleich strukturierten Patientenreihen oder aber verschieden strukturierten Patientenreihen bei gleichen therapeutischen Verfahren.

Konventionelle Statistiken bringen für die Beurteilung der Höhe der Komplikationsraten immer günstigere Einschätzungen, da einfach die Zahl der Fehlschläge durch die Zahl der Implantationen dividiert wird, ohne dabei den Zeitfak-

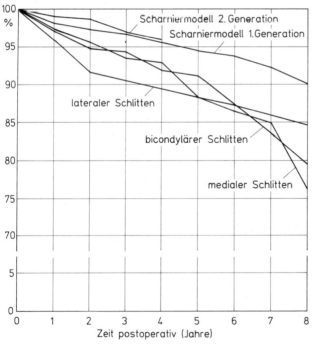

Abb. 2. Versagensraten der verschiedenen Knieendoprothesen (aseptische Fehlschläge, Überlebenskurven)

tor zu berücksichtigen. Wenn die Länge der Verlaufszeit unberücksichtigt bleibt, sind die konventionell errechneten Werte irreführend, denn die Zahl der Patienten, die vom Risiko eines Implantatfehlschlags bedroht sind, nimmt ab, wenn die Verlaufskontrollzeit ansteigt.

Die computergesteuerte Überlebensdatenanalyse ist bis heute die einzige Möglichkeit, einen unmittelbaren statistischen Vergleich mehrerer Therapieverfahren durchzuführen.

Nach dieser Methode haben wir das Therapieergebnis der Scharnierprothese der 1. und 2. Generation Modell St. Georg dem der Schlittenendoprothesen Modell St. Georg gegenübergestellt.

In den Abb. 2–4 sind die jeweils kumulierten Überlebenswahrscheinlichkeiten graphisch dargestellt. Mit einem Signifikanztest für Überlebensraten (Log-rank-Test [11]) (Abb. 5) konnten Unterschiede im Lockerungsverhalten festgestellt werden.

Die Verteilung der Fehlschläge bei den Scharniersystemen – im Vergleich zu den Fehlschlägen bei mono- und bikondylären Schlittensystemen – ist signifikant geringer (p>0,05). Keine signifikanten Unterschiede in bezug auf die Verteilung der Fehlschläge ergeben sich innerhalb der Gruppen von Schlitten- und Scharnierprothesen, wenn man diese beiden Modellgruppen gesondert betrachtet (p>0,05).

Bei der Aufschlüsselung nach Diagnosen zeigen sich in der Überlebensrate in der Gruppe der Scharnierprothesen bessere Ergebnisse.

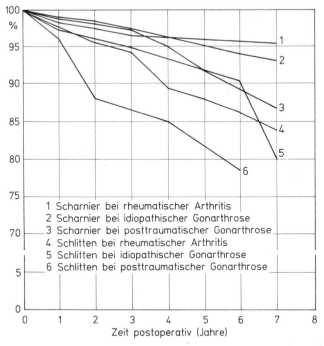

Abb. 3. Versagensraten der Schlitten- und Scharnierendoprothesen, aufgeschlüsselt nach Diagnosen (aseptische Fehlschläge, Überlebenskurven)

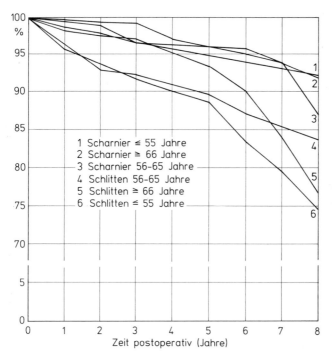

Abb. 4. Versagensraten von Schlitten- und Scharnierendoprothesen, aufgeschlüsselt nach Altersgruppen (aseptische Fehlschläge, Überlebenskurven)

Die häufigsten Fehlschläge zeigen sich bei den Schlittenprothesen, die wegen einer posttraumatischen Gonarthrose implantiert wurden (s. Abb. 3 und 5).

Bei der Aufschlüsselung nach Altersgruppen finden sich bei dem Vergleich der Prothesensysteme die besten Ergebnisse bei der Scharnierprothese des älteren Menschen, während die Schlittenprothesen in allen Altersgruppen die schlechtesten Resultate erbrachten (s. Abb. 4).

Die Schlittenendoprothesen – also der Oberflächenersatz – schneiden insgesamt ungünstiger ab. Die häufigste Komplikation war der insuffiziente Bandapparat bzw. die Lockerung der tibialen Prothesenkomponente (s. Tabelle 2).

Bei dem Scharnierendoprothesensystem wird die Lockerung der Prothesenstielkomponente auf biomechanische Nachteile dieses Modells, das nur einen Freiheitsgrad aufweist, zurückgeführt [3, 5]. Eine stabile Verankerung konnte durch Auswechseln der gelockerten Komponenten erreicht werden.

Das Scharniermodell der 2. Generation mit der konstruktiven Verbesserung zeigte eine um 3- bis 4mal geringere Komplikationsrate hinsichtlich der Häufigkeit der Femurschaftfrakturen am proximalen Prothesenstielende (s. Tabelle 1). Die unterschiedlich langen Standzeiten der Scharniermodelle können unberücksichtigt bleiben, da die Frakturen ausnahmslos innerhalb des gemeinsamen postoperativen Intervalls von 2 Jahren beobachtet wurden und später nicht mehr auftraten (Abb. 6). Es muß angenommen werden, daß ein verbesserter Kraftfluß durch Valgisierung des Prothesenstiels im Oberteil und durch die Verwendung ei-

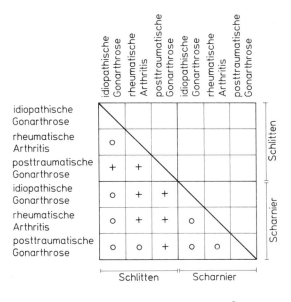

Abb. 5. Gruppenvergleich von Überlebensraten der Diagnosegruppen auf signifikante Unterschiede (Log-rank-Test); ○ p>0,05 und + p<0,05

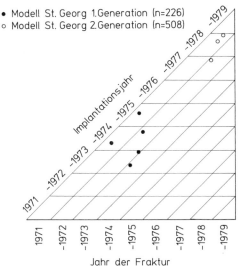

Abb. 6. Femurfraktur am proximalen Prothesenstielende bei den Scharniermodellen St. Georg der 1. und 2. Generation

nes Polyethylenaufsatzes, der den Prothesenstiel intramedullär zentriert und Spannungsspitzen reduziert, erreicht wurde.

Die Infektionsrate nach 4 Jahren Verlaufszeit war bei den Scharniersystemen signifikant höher (p>0,05). Die Spätinfektion nach dem 4. Standjahr wurde ausschließlich bei der Schlittenprothese gesehen. Nach dem bisher überschaubaren Nachuntersuchungszeitraum von 10 Jahren beträgt die Gesamtinfektionsrate ca. 1,5% bei beiden Prothesengruppen (Abb. 7; s. Tabelle 1 und Tabelle 2).

Bei ca. 20% der Patienten mit Scharnierprothesen und bei 15–17% der Patienten mit Schlittenprothesen fanden sich Restbeschwerden im Femoropatellargelenk. Diese Beobachtung stimmt mit der von Gschwend et al. [7] überein. Nur bei

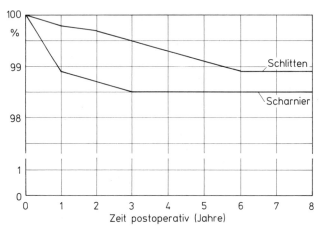

Abb. 7. Fehlschläge durch tiefe Infektion bei Schlitten- und Scharnierprothesen (Überlebenskurven)

4% dieser Patienten mußte aufgrund der gravierenden Beschwerden eine Patellektomie durchgeführt werden.

Schlußfolgerungen

Das ungünstigere Abschneiden der Schlittenendoprothesen führte zu einer Einschränkung der Indikationsstellung. Die Schlittenendoprothese wird aber weiterhin bei gut erhaltenem Kapselbandapparat implantiert.

Die klinischen Erfahrungen, die umfangreichen Meßversuche [4] und die Trendauswertung der Fallkontrollstudien haben zu einer vorrangigen Weiterentwicklung des Totalersatzes am Kniegelenk geführt. Die Weiterentwicklung zur intrakondylären Scharnierprothese mit axialer Rotationsmöglichkeit erschien uns notwendig, um die Häufigkeit biomechanischer Komplikationen wie aseptische Lockerung und Femurfraktur am Prothesenstielende zu senken [3–5].

Analog den Erfahrungen mit Hüftendoprothesen ist ein großer Teil der sich heute offenbarenden Fehlschläge beim Kniegelenkersatz auf operationstechnische Fehler der Anfangs- oder Experimentierphase zurückzuführen. Bei der Vielzahl von Fehlschlägen stehen unserer Ansicht nach die mangelnde Erfahrung des Operateurs mit einem Prothesensystem, die zu wenig kritische Indikationsstellung und die technischen Mängel der Modelle im Vordergrund.

Die Behauptung, daß die Versagerquote von Endoprothesen im Laufe der Zeit immer mehr ansteigt, ist nicht zutreffend. Sowohl bei den Schlitten- als auch bei den Totalendoprothesen bleibt die jährliche Versagerquote konstant. Sie beträgt bei den Schlittenprothesen aus den ersten Jahren, d. h. von 1970–1974 implantierten Prothesen, jährlich durchschnittlich 3,1%; mit zunehmend strengerer Indikationsstellung geht die Versagerquote der Schlittenprothesen aus den Jahren 1975–1976 auf jährlich durchschnittlich 1,8% zurück.

Bei der Totalprothese ist die Versagerquote insgesamt geringer. Sie beträgt bei dem Modell der 1. Generation durchschnittlich jährlich 1,7%; bei dem Modell der

2. Generation ist prognostisch eine Versagerquote von weniger als 1% jährlich zu erwarten.

Bei strenger Indikationsstellung und somit Vermeidung von Komplikationen aufgrund von Indikationsfehlern werden nach 10 Jahren ca. 20% der Schlittenprothesen versagt haben und einer Korrektur bedürfen. Von dem Modell der 2. Generation der Totalprothesen werden nach 10 Jahren weniger als 10% versagt haben und einer Korrektur bedürfen.

Die Größenordnung der von uns ermittelten Komplikationsraten darf allerdings nicht als repräsentativ angesehen werden; schließlich sind im Therapieerfolg die Auswirkungen der eigenen Schule enthalten.

Zusammenfassung

Es wurden 2 in ihrer Konstruktion unterschiedliche Endoprothesenmodelle – einmal der Oberflächenersatz in Form einer Schlittenendoprothese ohne Formschluß der Kontaktflächen und zum anderen das totale Scharniergelenksystem – eingesetzt. Aus den Jahren von 1970–1978 wurden fast 1700 Endoprothesen nachkontrolliert. Die Gesamtzahl der implantierten Endoprothesen in diesem Zeitraum betrug über 2000.

Um zu der Frage der Standzeit von Knieendoprothesen Stellung nehmen zu können, wurden für die Auswertung nur wesentliche Komplikationen wie Implantatlockerung, Materialbrüche und Infektion ausgewertet. Es werden die absolute sowie die relative Häufigkeit der Komplikationsfälle dargestellt. Für die Berechnung der Prothesenhaltbarkeit wurde die computergesteuerte Überlebensdatenanalyse angewandt. Es wird der Behandlungserfolg der Scharnier- dem der Schlittenendoprothese gegenübergestellt. Die Versagensraten der verschiedenen Knieendoprothesen werden in bezug auf aseptische Fehlschläge, verschiedene Diagnosen und verschiedene Altersgruppen aufgezeichnet. Das Auftreten von tiefen Infektionen wird im Vergleich der Schlitten- zu den Scharniergelenkendoprothesen untersucht. Es wird ein Gruppenvergleich der Diagnosen bei Schlitten- und Scharnierendoprothesen auf signifikante Unterschiede (Log-rank-Test) aufgestellt.

Summary

Some 2000 total knee endoprostheses were inserted from 1970–1978 and about 1700 of these have been followed. Two different types of knee replacement were used, a surface replacement of a non-constrained design and a total hinge prosthesis.

Serious complications, such as infection, loosening and fracture of the components were regarded as significant determinants in the evaluation of the durability of total and partial knee replacement. The highest and lowest incidence of complication were recorded. The longevity of knee arthroplasty and the survival rates were estimated by constructing survivorship tables. Patients with knee replacement having no complications were designated "failures". The success rates of total hinge prosthesis were compared with those of the sledge prosthesis. Failure rates of aseptic complications were assessed and compared with failure rates due to septic complications. A differentiation was also made between the sledge prosthesis and the total hinge prosthesis. Furthermore, significant differences in the indication for the insertion of the sledge or the total hinge were determined by group assessment (log-rank-test).

Unlike the general trend to use a semiconstrained knee replacement the evaluation of this clinical trial has induced us to improve our hitherto used total knee prosthesis model rather than to develop a new surface replacement.

Literatur

1. Devroede GJ, Taylor WF, Greenstein AJ, Janowitz HD (1979) Natürlicher Verlauf einer Krankheit: Berechnungen und Fehlermöglichkeiten. Chirurg 50:297–307
2. Dobbs HS (1980) Survivorship of total hip replacements. J Bone Joint Surg [Br] 62/2:168–173
3. Engelbrecht E (1984) Entwicklung einer totalen intracondylären Kniegelenksendoprothese mit axialer Rotation. (Im Druck)
4. Engelbrecht E, Nieder E, Strickle E, Keller A (1981) Intracondyläre Kniegelenksendoprothese mit Rotationsmöglichkeit. Chirurg 52:368–375
5. Engelbrecht E, Heinert K, Nieder E (1983) Überlegungen nach Abschluß von Fallkontrollstudien mit Hüft- und Kniegelenkersatz. Chirurg 54:221–225
6. Gschwend N (1981) Die GSB-Knieprothese. Aktuel Probl Chir Orthop 15:24–31
7. Gschwend N, Scheier HG, Bähler A (1980) Die GSB-Knieprothese. MOT 4:128–134
8. Heinert K (1983) Langzeitergebnisse von Hüftendoprothesen nach einer durchschnittlichen Verlaufszeit von mehr als 10 Jahren. Statistische Auswertung von 2293 TEP bei 1782 Patienten aus der ENDO-Klinik. Medizinische Dissertation, Universität Hamburg
9. Lorenz W, Ohmann C, Immich H et al. (1981) Patientenzuteilung bei kontrollierten klinischen Studien. Chirurg 53:514–519
10. Marmor L (1976) The modular (Marmor) knee. Clin Orthop 120:86–94
11. Peto R, Pike MC, Armitage P et al. (1976/77) Design and analysis of randomized clinical trials requiring prolonged observation of II. analysis and examples. Br J Cancer 35:1–37
12. Ranawat CS, Insall J, Shine J (1976) Duo-condylar knee arthroplasty. Clin Orthop 120:76–82
13. Sheehan JM (1978) Arthroplasty of the knee. J Bone Joint Surg [Br] 60/3:333–338
14. Vanhegan JAD, Dabrowski W, Arden GP (1979) A review. J Bone Joint Surg [Br] 61/4:445–450

Unsere Entwicklung und Einteilung von Kniegelenkendoprothesen

A. Siegel

Der Ursprung für die Entwicklung und Konstruktion von Kniegelenkendoprothesen in Hamburg liegt in England. Mitte der 60er Jahre brachte Buchholz von einer seiner Reisen zu Charnley – nach Einführung der Low-friction-Arthroplastik für das Hüftgelenk in Hamburg – auch die Idee mit, dieselben Grundsätze auf das Kniegelenk anzuwenden. Sie stammte von dem Kanadier Gunston [4], der bei Charnley arbeitete und dort seine "polycentric knee arthroplasty" entwickelte.

Gunstons Idee einer Kniegelenkendoprothese mit zementierten Komponenten aus Metall und Polyethylen hat den Weg gewiesen. Es zeigte sich aber, daß seine Konstruktion Probleme beim Einsetzen mit sich brachte und zu einer Einschränkung der Bewegungsfreiheit im Kniegelenk führen kann. Das gab den Anstoß zur Entwicklung unserer Schlittenendoprothese.

Die Schlittenendoprothese Modell „St. Georg"

Die Schlittenendoprothese Modell „St. Georg" [2] besteht aus einer Metallkufe, die dem polyzentrischen Verlauf der Femurkondylen angepaßt ist, und einem Polyethylenblock mit ebener Oberfläche zum Ersatz der Tibiagelenkfläche.

Aus diesem Prinzip der Konstruktion folgt eine fast punktförmige Berührung beider Komponenten in jedem Stadium der Bewegung unter Führung der intakten Seiten- und Kreuzbänder des Kniegelenkes. Die physiologischen Scharnier-, Gleit- und Drehbewegungen des Kniegelenkes unter axialer Belastung können somit ausgeführt werden.

Im September 1969 wurde die erste Schlittenendoprothese dieser Art eingesetzt. Das Prinzip hat sich nach nunmehr fast 17jähriger Anwendung bewährt. In der weiteren Entwicklung wurde die distale Komponente den anatomischen Umrissen der Tibiagelenkflächen angepaßt. Zur Stabilisierung des Polyethylens wird seit 1982 eine Metallunterlage verwendet. Die Möglichkeiten zur Verankerung

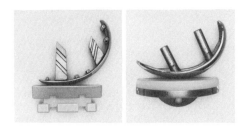

Abb. 1. Schlittenprothese *links* Modell „St. Georg", *rechts* Endo-Modell

sind verbessert und die Einbautechnik ist erleichtert worden. Die notwendige Knochenresektion ist auf ein Minimum verringert.

Die Schlittenendoprothese Endo-Modell liegt heute in 3 verschiedenen Größen vor; sie kann je nach Ausgangssituation nur am medialen oder lateralen Gelenkabschnitt, aber auch an beiden gleichzeitig eingesetzt werden (Abb. 1).

Die Indikation für die Schlittenendoprothese ist durch das jeweilige Ausmaß der Gelenkzerstörung bestimmt und auf leichte bis mittelschwere Veränderungen beschränkt. Beugekontrakturen und Fehlstellungen mit sekundären Instabilitäten müssen auch ohne Bandersatz korrigierbar sein.

Die totale Scharniergelenkendoprothese Modell „St. Georg"

Die Notwendigkeit, auch Kniegelenke mit Endoprothesen zu ersetzen, welche die Voraussetzungen für die Anwendung einer Schlittenendoprothese nicht erfüllen, führte zur Entwicklung einer eigenen Scharnierendoprothese, dem Modell „St. Georg" [1].

Im Gegensatz zu den bis dahin gebräuchlichen Metall-Metall-Kombinationen, die jeweils eine erhebliche Knochenresektion im Bereich des Kniegelenks erforderten, unterscheidet sich die totale Kniegelenkendoprothese Modell „St. Georg" in 2 wesentlichen Punkten:
1. das Prinzip der Metall-Polyethylen-Paarung findet Anwendung und
2. erfolgt die intrakondyläre Versenkung der proximalen Prothesenkomponente und damit eine Erhaltung der Femurkondylenform und des Patellagleitlagers.

Der Drehpunkt dieser Scharnierendoprothese wurde empirisch gewonnen, mit dem Ziel, die volle Streck- und Beugefähigkeit des Kniegelenks zu ermöglichen.

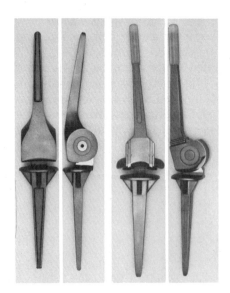

Abb. 2. Scharnierkniegelenkendoprothese Modell „St. Georg" *rechts* 1. Generation, *links* 2. Generation

Auf eine Nachahmung der physiologischen Valgusstellung im Kniegelenk wurde zunächst verzichtet. Die erste Anwendung dieser Prothese erfolgte 1970.

In der Annahme, daß das Polyethylen aufgrund seines niedrigeren E–Moduls den mechanischen Eigenschaften des Knochens näherkommt als das Metall, wurde eine besondere Ausführung konstruiert, deren proximale Komponente ausschließlich aus Polyethylen bestand. Es gab damit aber nur günstige Anfangsergebnisse. Das Polyethylen erwies sich als zu wenig tragkräftig. Es kam gehäuft zu suprakondylären Femurfrakturen und zu Rissen und Abbrüchen im Polyethylen. Dieser Weg ist ganz verlassen worden.

Statt dessen führte die weitere Entwicklung zu einer Verbesserung der vorhandenen Scharnierendoprothese: Die Beobachtung von Lockerungen der proximalen Komponente und Femurfrakturen gaben den Anlaß. Das erste Modell wurde 1975 unter Beibehaltung des Prinzips durch Anbringung von Abstützungskufen für die Femurkondylen, Einführung einer Valgusposition der proximalen Komponente, Verschmälerung seines Scharnierteils und Modifizierung der Stiele verbessert (Abb. 2). Es gelang damit, die beschriebenen typischen Komplikationen von Lockerung und Femurfraktur auf die Hälfte zu reduzieren [5].

Die Rotationsendoprothese Endo-Modell

Eine starre Scharnierendoprothese zwingt den Ablauf der Kniebeugung und -streckung in eine reine Scharnierbewegung, also in einen Freiheitsgrad. Dieser Nachteil wird den Patienten in der Regel beim Gehen nicht bewußt, da die fehlende Rotation über die angrenzenden Gelenke weitgehend ausgeglichen wird. Die erzwungene Scharnierbewegung führt aber zu einer erhöhten Beanspruchung der Fixierung im Knochen, und zwar in erster Linie im Femur. Die unphysiologische, feste Verbindung zwischen Ober- und Unterschenkelknochen bringt bei Unfällen die Gefahr von Rotationsbrüchen des Femurknochens mit sich, insbesondere wenn das entsprechende Hüftgelenk wegen seiner Bewegungseinschränkung keine Ausweichmöglichkeit mehr bietet.

Diese Nachteile waren ausschlaggebend für den Entschluß, eine intrakondyläre Scharnierendoprothese mit axialer Rotation zu entwickeln [3]. Die axiale Rotation ermöglicht einen Bewegungsablauf im Kniegelenk, der dem normalen Gehvorgang näherkommt. Das Einsetzen dieser Prothese ist bei Anwendung des Zielinstrumentariums leichter und die Knochenresektion geringer als bei der Scharnierendoprothese. Die Verankerungsgrenzen werden geschont; die Frakturgefahr ist gemindert.

Die Übertragung der Last von der proximalen zur distalen Komponente dieser Prothese (Abb. 3) erfolgt über Gleitkufen, die der Schlittenendoprothese ähnlich sind, zu einer speziell geformten Polyethylenfläche für die Tibiakomponente – teilweise auch über ein Kreuzgelenk, das die Bedingungen für die axiale Rotation und die seitliche Stabilität schafft. Die spezielle Form der Polyethylengleitfläche bremst die Rotation mit zunehmender Streckung und hebt sie – wie bei der physiologischen Schlußrotation – unter Belastung in vollständiger Streckung auf. Der Drehpunkt dieser Prothese ist in den Bereich der sog. Kompromißachse verlagert, es resultiert ein mögliches Beugeausmaß von 145°.

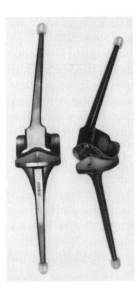

Abb. 3. Totale Kniegelenkendoprothese mit Rotationsmöglichkeit, Endo-Modell

Die Anwendung dieser Prothese bei schwersten Instabilitäten erfordert eine exakte Position, da ein Rotationsfehler beim Einsetzen die Standfestigkeit gefährden kann, wenn die Oberschenkelmuskulatur schwach ist.

Das Femoropatellargelenk

Das Femoropatellargelenk bleibt bei den 3 beschriebenen Systemen primär unberücksichtigt. Die klinische Anwendung in großer Zahl hat gezeigt, daß die Problematik im Femoropatellargelenk bei gut 80% unserer operierten Patienten mit Kniegelenkendoprothesen ohne Bedeutung ist. Die Korrektur der Achsen durch Einsetzen einer Kniegelenkendoprothese allein mindert schon einen Teil der vorher bestehenden Probleme. Bei der Verwendung von Scharnierendoprothesen mit einem Drehpunkt im Bereich der sog. Kompromißachse werden die Belastungsbedingungen im Femoropatellargelenk nicht so ungünstig verändert, wie es bei weiter vorn liegendem Drehpunkt geschehen kann. Auf einen sorgfältigen Einbau, der nicht zu einer Ventralverschiebung der Femurkondylen führen darf, ist dabei ganz wesentlich zu achten!

Bei nur 4% der totalen Kniegelenkendoprothesen und 3% der Schlittenendoprothesen erfolgte später eine Patellektomie oder teilweise Resektion der Patella [3]. Für Spezialfälle ist die Anwendung eines aus Metall bestehenden Patellagleitlagers für beide Scharnierendoprothesen möglich, und entsprechende Modelle sind vorhanden.

Einteilung von Kniegelenkendoprothesen

Eine Einteilung nach Konstruktionskriterien ist zweckmäßig. Ausschlaggebend ist dabei die Möglichkeit verschiedener Freiheitsgrade der Bewegung und die Art

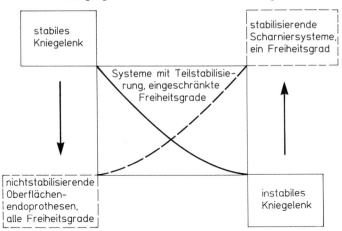

Abb. 4. Einteilung der Kniegelenkendoprothesen: Neben nichtstabilisierenden Oberflächenendoprothesen, die alle Freiheitsgrade erlauben, und stabilisierenden Scharniersystemen gibt es eine Vielzahl von Konstruktionen, die sich jeweils von dem einen oder dem anderen Konstruktionsprinzip ableiten lassen

der Gelenkstabilisierung. Mit zunehmender Stabilisierung wird die Bewegungsfreiheit eingeschränkt. Die Schlitten- und die Scharnierendoprothese sind die Endpunkte dieser Möglichkeiten. Zwischen diesen Endpunkten gibt es eine Vielzahl von Konstruktionen, die mehr oder weniger stark die Freiheitsgrade der Beweglichkeit einschränken, bzw. eine mehr oder weniger feste Verbindung zwischen den Prothesenkomponenten für das Femur und die Tibia aufgrund ihrer Konstruktion bewirken. Dies sind einmal Oberflächenprothesen, die aufgrund ihrer Form einen vermehrten Halt beider Teile gewähren sollen, zum anderen modifizierte Scharnierendoprothesen, die aufgrund der möglichen Tibiarotation oder der Möglichkeit einer Gleitbewegung die starre Scharnierfunktion z. T. aufheben (Abb. 4).

Zusammenfassung

Nach 16 Jahren Erfahrung mit Kniegelenkendoprothesen blicken wir auf ca. 6000 Operationen mit den geschilderten Modellen St. Georg und Endo-Modell zurück. Wir haben in unserer Entwicklung 2 Wege für unterschiedliche Indikationen beschritten und keine Systeme gewählt, die durch die Form der Kontaktflächen eine Stabilisierung bewirken. Diese Konstruktionen scheinen uns für das Bewegungsausmaß häufig zu limitierend und für die notwendige Schaffung der Stabilität nicht immer ausreichend zu sein.

Wichtig ist es, dem operierenden Chirurgen gut verwendbare Kniegelenkendoprothesen in die Hand zu geben, die sich über einen unkomplizierten Weg einsetzen lassen, in der Konstruktion einfach und übersehbar sind, und auch bei Komplikationen den Rückzugsweg erlauben.

„Victrix causa diis placuit sed victa Catoni" (Die siegende Sache gefiel den Göttern, aber die verlorene dem Kato), heißt es bei Lucan. Auch für die Beurteilung von Kniegelenkendoprothesen nach weiteren 10–20 Jahren ist damit eine Meßplatte gegeben. Die Victrix causa ist der Langzeiterfolg, und der ist entscheidend, dagegen nicht das Beharren auf Prinzipien oder auf noch so guten theoretischen Grundlagen, wenn sie in der Praxis den Erfolg nicht bringen.

Literatur

1. Buchholz HW, Engelbrecht E (1973) Die intrakondyläre totale Kniegelenksendoprothese Modell „St. Georg". Chirurg 44:373–378
2. Engelbrecht E (1971) Die Schlittenprothese, eine Teilprothese bei Zerstörungen im Kniegelenk. Chirurg 42:510–514
3. Engelbrecht E (1984) Die Rotationsendoprothese des Kniegelenks. Springer, Berlin Heidelberg New York Tokyo
4. Gunston FH (1971) Polycentric knee arthroplasty. J Bone Joint Surg [Br] 53:272
5. Röttger J, Heinert K (1984) Die Knieendoprothesensysteme St. Georg (Schlitten- und Scharnierprinzip). Z Orthop 122:818–826

Entwicklung und Anwendung des anatomischen GT-Kniegelenkendoprothesensystems

W. Thomas

Basis der Entwicklung unseres neuen anatomischen GT-Kniegelenkendoprothesensystems war die Analyse von Problemfällen bis dahin operierter, herkömmlicher Kniegelenkendoprothesen.

Es handelte sich dabei hauptsächlich um technisch vereinfachte Zweckformen von Schlittenendoprothesen sowie echte achsengekoppelte Scharnierendoprothesen. Bei dieser Analyse ergab sich hauptsächlich, daß 3 Problemkreise die Qualität eines endoprothetischen Eingriffs bestimmen, wobei sie sich auch gegenseitig beeinflussen:
1. die Materialauswahl,
2. die Formgestaltung und
3. die Fixation.

Bei der Materialauswahl muß in jedem Fall eine rein metallische Paarung vermieden werden. Nach Versorgungen mit metallisch geführten Scharnierendoprothesen kam es häufig sehr schnell zu einer metallotischen Synovialitis mit entsprechend gefärbten Ergußbildungen. Bei den Revisionsoperationen zeigten sich dann die hochgradigen metallotischen Granulationsgewebe, welche oftmals auch für eine frühe Lockerung der Implantatverankerung verantwortlich waren. Die explantierten Metallteile zeigten bereits makroskopisch erkennbare Abriebe.

Da sich in der Endoprothetik am Hüftgelenk vollkeramische Paarungen wegen ihrer idealen tribologischen Eigenschaften durchaus bewährt haben, lag es nahe, diesen Werkstoff auch für die Herstellung von Kniegelenkendoprothesen zu überprüfen. In Simulationsversuchen hat sich hierbei jedoch gezeigt, daß die einwirkenden Kräfte am Kniegelenk eine vollkeramische Version zerstören. Lediglich die Paarungen aus Keramik und Polyethylen zeigten tribologisch ideale Verhaltensweisen. Für die praktische Herstellung hat sich jedoch ergeben, daß der keramische Werkstoff für die Herstellung derart komplizierter Formen wie am Kniegelenk zunächst nicht ideal geeignet erscheint.

Die von uns von 1972–1977 entwickelte anatomische GT–Schlittenendoprothese ist in der femoralen Komponente aus dem metallischen Werkstoff Endokast hergestellt, während die Gelenkflächenpartner für die Tibiaplateaus und die Patellafläche aus Polyethylen RCH 1000 hergestellt sind. Diese Paarungen haben sich aus tribologischer und praktischer Sicht für die Herstellung von Kniegelenkendoprothesen bewährt [7].

Das größte Problem für die Herstellung von Kniegelenkendoprothesen ist die Formgestaltung. Unsere Analysen haben ergeben, daß physiologische Bewegungsresultate nur durch die Nachbildung normal anatomischer Gelenkformen erreicht werden können. Anatomisch vereinfachte Zweckformen behindern mehr oder weniger den Rollgleitvorgang und die rotatorische Bewegungskomponente zwischen Femur und Tibia, insbesondere dann, wenn starre scharnierartige Verkoppelungen vorliegen oder wenn die Implantatteile so geformt sind, daß Einschränkungen der Bewegungsfreiheitsgrade entstehen [4]. Unsere anatomische GT-Schlittenendoprothese besteht aus diesem Grunde aus einem bikondylären metallischen Femurschlitten mit unterschiedlichen Krümmungsradien in sagittaler und frontaler Ebene und normaler Divergenz der Femurkondylen von ventral nach dorsal mit einem integrierten Patellagleitweg. Die Polyethylenplateaus für den Tibiakopf besitzen eine anatomisch gestaltete Oberfläche mit Erhöhung zu den Kreuzbandhöckern hin und mit einer von vorn nach hinten abfallenden Gelenkfläche. Das Patellainlay aus Polyethylen ist in Nachahmung des normalen Patellatyps Wiberg II konzipiert. Durch diese Formgebung entsteht nach der Implantation eine Kongruenz der Implantatflächen in allen Bewegungsphasen. Diese Schlittenendoprothese wurde erstmals im Mai 1977 implantiert. In einer Gemeinschaftsstudie von 10 Kliniken wurden Verlaufsbeobachtungen von 660 Implantationen nach 5 Jahren dokumentiert [2, 5]. Der Altersgipfel lag zwischen dem 7. und 8. Lebensjahrzehnt; 79,4% waren Frauen und 20,6% Männer. In 78,4% der Fälle war der Grund für die Implantation eine Arthrosis deformans, in 9,8% eine Arthritis rheumatica und in 11,1% sonstige Diagnosen, wie Trauma, Tumor u. ä. In der Studie konnte gezeigt werden, daß man mit guten Bewegungsmöglichkeiten rechnen kann, und daß in einzelnen Fällen sogar extreme Beugegrade erreicht werden, insbesondere in Ländern, wo starke Beugestellungen gewohnheitsgemäß sind (Japan). Der Gesamtbewegungsumfang hat sich nicht wesentlich geändert. Die Anzahl der Beugekontrakturen von mehr als 15° hat jedoch deutlich abgenommen. Ein besonderes Augenmerk wurde auf die Anzahl der Aufhellungssäume an der Knochen-Zement-Grenze der einzelnen Implantatelemente gerichtet. Derartige "radiolucent lines" lagen nach 5 Jahren noch in folgender Verteilung vor:

Femurteil	9,6%
Laterales Tibiaplateau	5,8%
Patella	3,8%
Mediales Tibiaplateau	32,4%

Auch in unserer Studie haben diese Aufhellungssäume nicht unbedingt mit einer Implantatlockerung korreliert. Nach 5 Jahren beobachteten wir folgende Komplikationen:

16 Lockerungen der Implantatteile
7 Todesfälle (nur einmal im direkten Zusammenhang mit der Operation; Lungenembolie)
5 progrediente Instabilitäten des Kapselbandapparates
5 Infektionen
5 Patellalateralisationen
2 Patellafragmentbrüche
2 Synovialitiden
2 Kniestreckesteifen
1 Fraktur
1 freier Osteophyt dorsal

Da aus unserer Sicht für die Versorgung mit einer Schlittenendoprothese aber eine eingegrenzte Indikation vorliegt, andererseits aber oftmals Patienten mit hochgradig destruierten Kniegelenken in die Behandlung kommen, haben wir in der gleichen Entwicklungsphase auch eine verkoppelte Endoprothese konstruiert – die anatomische GT-Gleitachsenendoprothese [8].

Nach den neuesten Erkenntnissen über die Kinematik des Kniegelenks muß man bei einer derartigen Konstruktion eine starre Achslage nach Möglichkeit vermeiden, um den Rollgleitvorgang und die Rotationskomponente zwischen Tibia und Femur nachahmen zu können, weil sonst die entsprechenden Bewegungskräfte zu starken Beanspruchungen des Verankerungslagers führen. Unsere anatomische GT–Gleitachsendoprothese erlaubt einen annähernd physiologischen Rückschub mit zunehmender Rotierbarkeit der Tibia gegenüber dem Femur in Beugestellung. Die sog. Gleitachse ist hierbei nicht lasttragend, sondern lediglich bewegungsführend. Es wird mit dieser Endoprothese möglich, bei hochgradig destruierten und instabilen Kniegelenken wieder Schmerzfreiheit, Stabilität und physiologische Bewegungen zu erzielen.

Der 3. Problemkreis ist die Fixation der Endoprothesenteile am Kniegelenk.

In herkömmlicher Art benutzen wir Polymethylmetacrylat als Polymerisationskunststoff zur Verankerung der Endoprothesenteile. An den spongiösen Implantatbetten für die Schlittenendoprothese hat sich hierbei ein visköser Knochenzement bewährt. Da dieser an sich ideale Verankerungskunststoff bekanntermaßen auch nachteilige Eigenschaften besitzt, welche sich insbesondere auf seine Dauerstabilität beziehen, muß mit zunehmender Tragedauer mit Lockerung der Fixation gerechnet werden. Wir konnten derartige Zementlockerungen an den Kniegelenken oftmals relativ früh beobachten. Um diese Eigenschaften zu verbessern, arbeiten verschiedene Forschergruppen an neuen Zementeigenschaften. Wir sind dazu übergegangen, bei Patienten mit einer Lebenserwartung über 10–15 Jahren eine zementlose Fixation anzustreben. Herkömmliche Endoprothesen benutzen zur zementlosen Fixation eine kleinkugelige Oberflächenvergrößerung (PCA) oder eine Gewindetechnik (Motta). Solche Oberflächenvergrößerungen erfüllen aber im wesentlichen nur die erste Bedingung einer zementlosen Fixation, nämlich die sofortige stabile Befestigung im Verankerungslager. Viel wichtiger erscheint aber aus unserer Sicht die zweite Bedingung für eine zementlose Fixation, nämlich die dauerhafte Fixation durch vitale Knocheneinheilung. Reine Oberflächenvergrößerungen bewirken eine Sklerosierung des Verankerungsknochens und keine eigentliche biologische Einheilung. Wie wir aus den Untersuchungen von Galante wissen, ist erst eine kapillare Struktur in der Lage, eine Osteozyteninvasion zu bewirken [1]. Es ist uns 1982 gelungen, eine kapillare Metallstruktur zu entwickeln, welche die von Galante geforderten Eigenschaften besitzt. Dieses Spongiosametall besitzt Porendimensionierungen wie der normale Knochen. Es wird hierdurch ein Substratfluß durch das Implantat an den Verankerungsknochen möglich [6].

Nachdem Tierversuche mit Verblockungen von Ileosakralgelenken bei Schafen eine reizfreie und vollkommene Einheilung gezeigt haben, benutzen wir für unsere Kniegelenkendoprothesen bei zementloser Verankerungsversion diese metallspongiösen Oberflächenstrukturen. Durch die ideale Primärstabilität ist es sowohl bei der Implantation der zementlosen GT–Schlittenendoprothese (Abb. 1) als auch der zementlosen Gleitachsendoprothese (Abb. 2) möglich, eine Frühmobilisation durchzuführen. Neben der Hauptindikation für noch jugendliche Patien-

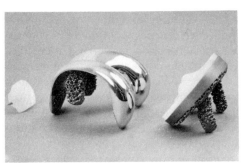 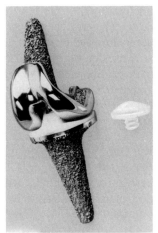

Abb. 1 **Abb. 2**

Abb. 1. Anatomische GT-Schlittenendoprothese (für zementlose Fixation). (Nach [8])
Abb. 2. Anatomische GT-Gleitachsendoprothese (für zementlose Fixation). (Nach [8])

ten mit vitalen Knochenstrukturen sind diese Endoprothesen ideal geeignet für Revisionsfälle von gelockerten oder infizierten Endoprothesen mit Zementfixation. Für besondere Fälle müssen Sonderanfertigungen benutzt werden, welche nach Röntgenmeßaufnahmen hergestellt werden.

Eine Verbesserung der Ergebnisse der Endoprothetik am Kniegelenk ist hauptsächlich dann möglich, wenn die Probleme der Materialauswahl, der formalen Gestaltung und der Fixation der Endoprothesenteile im Verankerungslager gemeinschaftlich gelöst werden.

Literatur

1. Galante J, Rostocker W, Lueck R, d. Ray R (1971) Sintered fiber metal composites as a basis of attachment of implants to bone. J Bone Joint Surg [Am] 53:101–114
2. Hanslik L, Thomas W, Scholz J et al. (1985) 5 Jahres Ergebnisse über die Anwendung der anatomischen GT-Schlittenendoprothese Lübeck im Rahmen einer Gemeinschaftsstudie. MOT 105:59–64
3. Karpf PM, Biehl T, Gradinger R (1985) Der endoprothetische Ersatz bei hüftgelenksnahen Tumoren. In: Hipp E, Biehl T, Gradinger R (Hrsg) Diagnostik und Therapie der primären malignen Knochentumoren. Demeter, Gräfelfing, S 78–85
4. Thomas W (1981) Biomechanische Gesichtspunkte zur Konstruktion von Kniegelenkendoprothesen. MOT 101:169–175
5. Thomas W (1985) Anwendungsmöglichkeiten des anatomischen GT–Kniegelenkprothesensystems. MOT 105:59–64
6. Thomas W (1986) Spongy-metal surface structures for the cementless fixation of endoprosthesis in hip and knee joints. Wissenschaftl. Ausstellung AAOS 53rd Annual Meeting New Orleans
7. Thomas W, Grundei H (1979) Die anatomische GT-Schlittenendoprothese Lübeck. Z Orthop 117:67–76
8. Thomas W, Grundei H (1982) Die anatomische GT–Gleitachsendoprothese des Kniegelenkes. Z Orthop 120:22–28

Teil II
Ergebnisse nach Hüftendoprothesen

Erfahrungsbericht und mittelfristige Ergebnisse der zementfreien Judet-Hüftendoprothese

M. Arcq

Einleitung

Wir benutzen seit 1975 zementfreie Hüftendoprothesen. Seit Ende 1977 verwenden wir vorwiegend die Judet-Endoprothese, die bei über 900 Fällen implantiert wurde. Für die vorliegende Arbeit wurden 702 Fälle (die zwischen 1978 und 1985 operiert wurden) mit einer durchschnittlichen Beobachtungszeit von 4,7 Jahren (1–7 Jahre, Tabelle 1) analysiert.

Tabelle 1. Nachuntersuchungen (n=702; 1978–1985) bei Implantation der Judet-Hüft-TEP (n>900; Ende 1977–1986)

Primäre Operation	528
Voroperierte Hüfte	97
Prothesenaustauschoperation	77
Altersdurchschnitt	59,7 Jahre (17–86 Jahre)
Frauen	464
Männer	238
Links	322
Rechts	380
Beiderseits	41
Beobachtungszeit (Durchschnitt)	4,7 Jahre (1–7 Jahre)

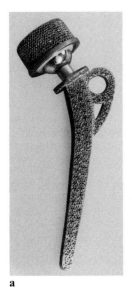 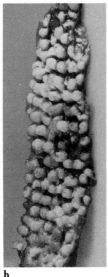

Abb. 1a, b. Judet-Endoprothese, Design und Oberflächenbeschaffenheit. **a** Die Pfanne besteht aus einer zylindrischen, metallischen Hülle die eine Polyethylenpfanne beinhaltet. Der Femurteil der Prothese läßt in der Trochanter-major-Höhe einen flügelartigen Aufbau erkennen. Die wabenähnliche Oberfläche der Prothese besteht aus Ausbuchtungen (200 µ– 2 mm in der Länge, 1–2 mm in der Tiefe). **b** Diese anläßlich eines Prothesenwechsels gewonnene Membran verdeutlicht das Prinzip der biologischen Verankerung der Prothese durch das Hineinwachsen des Knochens innerhalb der Ausbuchtungen der Prothesenoberfläche

a   b

Primär- und Revisionsalloarthroplastik
Hrsg.: Endo-Klinik, Hamburg
© Springer-Verlag Berlin, Heidelberg 1987

Diese Prothese wird durch zweierlei gekennzeichnet: einerseits ihre Form und andererseits ihre Oberflächenbeschaffenheit (Abb. 1).

Die Form der Prothese

Die zylindrische Form der Pfanne bietet eine sehr gute Haftung, die mechanisch besser ist als bei einem Konus oder einer Sphäre. Bei Bedarf steht eine Pfanne mit verschraubbarem Pfannenrand zur Verfügung, die eine zusätzliche Fixation mit Schrauben ermöglicht.

In der metallischen Hülle ist die Polyethylenpfanne eingebaut, die nötigenfalls ausgewechselt werden könnte, ohne daß der metallische Teil aus dem Knochen zu entfernen wäre.

Der Prothesenschaft läßt in Höhe des Trochanter major einen flügelartigen Aufbau erkennen, welcher die Stabilität und insbesondere die Rotationsstabilität erhöht.

Die Oberfläche der Prothese

Die Oberfläche ist alveolär gestaltet, mit Ausbuchtungen in Größen zwischen 200 µ und 2 mm in der Länge und 1–2 mm in der Tiefe, so daß der Knochen innerhalb dieser Aushöhlungen hineinwachsen kann und somit die sekundäre biologische Verankerung sichert.

Operationstechnik und Nachbehandlung

Die Wichtigkeit einer richtigen Operationstechnik muß hier besonders betont werden. In der Tat verläuft die Verankerung eines zementfreien Implantats in 3 Stadien:
1. Die intraoperative mechanische Verankerung
2. Die biologische, knöcherne Verankerung
3. Die Stabilisationsphase

Die unmittelbare intraoperative mechanische Stabilisierung

Sie ist unerläßlich für die sekundäre, biologisch-knöcherne Verankerung. Eine unzureichende intraoperative Stabilisierung gefährdet die sekundäre biologische Verankerung in ähnlicher Weise, wie eine instabile Osteosynthese zur Pseudarthrose führt.

Zur intraoperativen Stabilisierung werden Schablonen verwendet, die eine exakte Vorbereitung des Knochenlagers ermöglichen, welches etwa 2 mm enger als der Durchmesser der prothetischen Elemente gestaltet wird. Beim Einhämmern der prothetischen Elemente entsteht dadurch automatisch eine Vorspannung, die die Stabilisierung sichert. Die Form der Prothese (zylindrische Pfanne, flügelartiger Aufbau des Prothesenschafts) begünstigt noch diese Stabilisierung, so daß bei guter Knochenbeschaffenheit die intraoperative Stabilisierung regelmäßig optimal ist. Dieses ist naturgemäß bei schwerer Osteoporose oder bei Rekonstruktionsproblemen (Knochenlagerzerstörung bei Prothesenwechsel, Knochenspananlagerung, schwere Rekonstruktion bei Hüftdysplasie oder hohen Hüftluxationen, zerstörter arthritischer Pfanne usw.) nicht immer möglich. Daher muß die *postoperative Nachbehandlung* der intraoperativ erreichten Stabilisierung entsprechend angepaßt werden.

Sekundäre knöcherne Verankerung

Die sekundäre biologische Verankerung der Prothese geschieht durch das Hineinwachsen des Knochens in die Ausbuchtungen der Prothesenoberfläche, was bei günstigen Verläufen innerhalb von 6–8 Wochen der Fall ist, in ungünstigen Verläufen bis zu 2 Monate andauern kann (s. Abb. 1).

Daher ist die *postoperative Nachbehandlung* unmittelbar von der intraoperativ erreichten mechanischen Stabilisierung abhängig. Bei optimaler Operationstechnik und Verankerung ist eine Frühmobilisation erlaubt. Der Patient steht nach 5–7 Tagen auf, die Belastung wird nach Wundheilung eingeleitet und die volle Belastung nach 6–7 Wochen erlaubt.

Wenn die operative Stabilisierung mechanisch nicht ausreicht, wird dementsprechend die Entlastungszeit verlängert: Ruhigstellung für 1–3 Wochen, Teilbelastung erst nach 4–6 Wochen und volle Belastung nach 10–12 Wochen.

Bei Bedarf (schwierige Rekonstruktionsprobleme mit Spongiosaanlagerung, instabile Montage sowohl der Pfanne als auch des Schafts) wird sogar eine Beckenbeingipsruhigstellung für 6 Wochen eingehalten.

Stabilisierungsphase

Die definitive Stabilisierung einer Prothese geschieht naturgemäß erst viel später, nachdem die Architektur des umgebenden Knochens sich an die neuen Belastungsverhältnisse angepaßt hat, was bis zu 12 Monate postoperativ andauern kann.

Während dieser Zeit werden gelegentlich Belastungsbeschwerden erwähnt (ein Spannungsgefühl v. a. im Oberschenkelbereich wird nicht selten dabei beschrieben), ohne daß klinisch und röntgenologisch Auffälligkeiten erhoben werden können.

Eine Beeinflussung dieser Stabilisierungsphase ist therapeutisch kaum möglich, bei Bedarf wird eine relative Entlastung über längere Zeit (Benutzung eines Gehstocks) empfohlen.

Indikation der zementfreien Judet-Hüftendoprothese

Patientenalter

Aus grundsätzlichen Überlegungen über die Lockerungsrate bei zementierten Prothesen wurde am Anfang unserer Erfahrung die zementfreie Endoprothese zu-

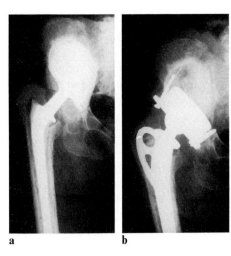

Abb. 2a, b. Patientin H. K., 59 Jahre alt. **a** Zustand nach dreimaliger Prothesenaustauschoperation mit Einbau einer massiven Knochenzementmasse mit Eichler-Ring in Höhe des Os ileum. **b** Einbau einer zementfreien Endoprothese vom Typ Judet. Ausgiebige Rekonstruktion sowohl der Beckenschaufel als auch des Schafts durch autologe und homologe Knochenspäne. Benutzung einer verschraubbaren Pfanne

nächst bei Patienten unter dem 70. Lebensjahr verwendet. Darüber hinaus wurden konventionelle einzementierte Prothesen eingebaut. In der Zwischenzeit, aufgrund der guten Erfahrung, die wir mit der zementfreien Prothese gemacht haben, halten wir die Verwendung von Knochenzement für überflüssig, so daß wir praktisch nur noch zementfreie Endoprothesen gebrauchen.

Spezielle Indikation

Unabhängig vom Alter halten wir die Anwendung der zementfreien Endoprothese bei folgenden Indikationen für besonders geeignet bzw. für erforderlich.

Prothesenaustauschoperationen (Abb. 2)

Nach Entfernung einer gelockerten zementierten Prothese ist das Knochenlager v.a. im Pfannenbereich häufig ausgesprochen zerstört. Dieses erfordert eine Rekonstruktion, die durch Knochenspananlagerung möglich ist (autologe oder homologe Knochenspäne aus der Knochenbank bzw. beides). Abgesehen davon, daß die Anwendung eines Knochenzements in solchen Fällen oft unmöglich erscheint (in Abwesenheit eines ausreichenden Knochenlagers ist jede Einzementierung unmöglich), erfordert jede erneute Einzementierung eine weitere Anfrischung des Knochenlagers und somit eine weitere Fragilisierung desselben. Eine derartige Kettenreaktion führt oft zu erneuten Lockerungen.

Rekonstruktionsprobleme (Abb. 3)

Bei schwierigen anatomischen Verhältnissen (hohe Hüftluxation, Pfannendysplasie, arthritische Destruktionen der vorderen und oberen Pfanne, vorausgegangene Osteotomien im Becken bzw. im trochanteren Bereich etc.) ermöglicht die zementfreie Endoprothese einen Wiederaufbau des Knochens. Dieses gilt besonders für schwere Rekonstruktionen der Pfanne, bei denen nicht selten eine Pfannendachplastik bzw. ein Pfannenbodenaufbau nötig ist. Wiederum ist hier die An-

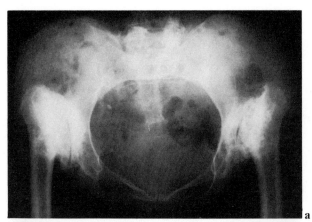
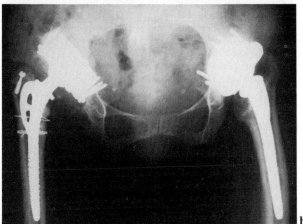

Abb. 3a, b. Patientin M. F., 54 Jahre alt. **a** Luxationskoxarthrose beidseits, Zustand nach mehrfachen Operationen (wiederholte Pfannendachplastik). **b** Einbau einer Judet-Endoprothese beidseits, mit verschraubbarer Pfanne. Die erschwerten operativen Bedingungen führten intraoperativ auf der rechten Seite zu einem Schaft- und Pfannenbruch und vorübergehender Ischiaslähmung sowie auf der linken Seite zu einer sekundären Luxation, die nachoperiert wurde (Endergebnis)

wendung von Knochenzement schon aus operationstechnischen Gründen ungünstig, da die Kittmasse sich zwischen den angelegten Knochenspänen bzw. innerhalb der rekonstruierten Stellen einmischt und somit die Kallusbildung und den Knochenaufbau verhindert. Hinzu kommt, daß in solchen Fällen der einzige Vorteil der Einzementierung, nämlich die Frühstabilisierung, verloren geht.

Osteoporose (Abb. 4)

Entgegen einer allgemein verbreiteten Meinung stellen wir immer wieder fest, daß die zementfreie Endoprothese gerade bei Osteoporose ihre Rechtfertigung findet. Dabei werden die Knochenaufbauprozesse anscheinend angeregt, und man stellt röntgenologisch im Laufe der Jahre eine immer mehr zunehmende Verdichtung

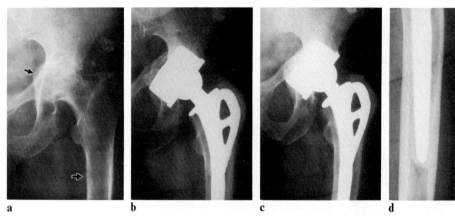

a　　　　　　　　b　　　　　　　　c　　　　　　　　d

Abb. 4a–d. Patientin A. M., 72 Jahre alt. **a** Ausgeprägte Osteoporose mit Pfannenbodenfraktur und starker Atrophie der Femurkortikalis bei chronischer Polyarthritis. **b** Tiefer Einbau der Pfanne mit intraoperativer Schaft-Pfannen-Fraktur; Auffüllung des Pfannenbodens mit autologen Knochenspänen. **c** Die Ausheilung erfolgt ohne Schwierigkeiten sowohl im Pfannenbereich als auch im Bereich des Schafts. **d** An der Spitze des Prothesenschafts läßt sich eine Konsolenbildung erkennen, die als Konsolidierung der Verankerung zu deuten ist. Die Femurkortikalis ist außerdem in der Zwischenzeit deutlich dicker geworden

und Verdickung des Knochens fest. Dieses gilt v. a. für rheumatische Hüften, aber auch für die idiopathische Altersosteoporose. Ein besonderes Zeichen der Festigung ist die Konsolenbildung, die man nicht selten an der Spitze des Prothesenschafts findet.

Ergebnisse (Tabelle 2 und Tabelle 3)

Die gesamten Ergebnisse der analysierten Fälle sind in den Tabellen 2 und 3 zusammengefaßt.

Es handelt sich hier tatsächlich um mittelfristige Ergebnisse (durchschnittliche Beobachtungszeit 4,7 Jahre), die dementsprechend auch auszuwerten sind.

Tabelle 2. Gesamtergebnisse bei 702 Judet-TEP (Beobachtungszeit durchschnittlich 4,7 Jahre)

Diagnose	n	Gut oder sehr gut	Mäßig	Mißerfolg	Verstorben
Koxarthrose	438	387	29	18	4
Arthritis	92	81	8	3	–
Posttraumatische Folgen	31	13	14	2	2
Idiopathische Hüftkopfnekrose	52	37	13	2	–
Arthrodese	12	4	7	1	–
TEP-Wechsel	77	41	26	8	2
Gesamt n	702	563	97	34	8
%	100	80,19	13,81	4,84	1,13

Tabelle 3. Ergebnisse, je nach Vorbehandlung, nach 4,7 Jahren

	Gut – sehr gut		Mäßig		Schlecht		Verstorben	
	n	%	n	%	n	%	n	%
1. Operation (528 Fälle)	461	87,31	52	9,8	11	2,08	4	0,7
2. Operation (97 Fälle)	61	62,88	19	16,49	15	15,46	2	2,06
TEP-Wechsel (77 Fälle)	41	53,24	26	33,76	8	10,38	2	2,59
Gesamt (702 Fälle)	563	80,19	97	13,81	34	4,87	8	1,13

Naturgemäß sind die besten Ergebnisse bei primären Operationen zu finden (s. Tabelle 3): Voroperierte Fälle (Prothesenaustauschoperationen, Zustand nach Arthrodese etc.) sind vorbelastet und ihre Ergebnisse dementsprechend auch schlechter.

Komplikationen (Tabelle 4)

Unter den intraoperativen Komplikationen sind die Schaft- und Pfannenfraktur als typisch für die zementfreie Endoprothese zu betrachten.

Die Schaftfraktur verursacht in der Regel keine wesentliche Beeinträchtigung des Endergebnisses und beeinflußt auch in der Regel nicht die Dauer und die Art der postoperativen Behandlung, da in der Regel die so entstandene Fraktur spontan stabil war. In 3 von 21 Schaftfrakturen allerdings mußte eine Reoperation durchgeführt werden (Verplattung bzw. Cerclage), da diese Frakturen unstabil waren. In einem weiteren Fall entstand sekundär eine weitere Dislokation der Fraktur, nachdem der Patient im Delirium tremens 3mal unaufgefordert kurz nach der Operation aufgestanden und gefallen war. Diese Fraktur heilte sekundär in Rotationsfehlstellung, die aufgrund der allgemeinen Situation nicht reoperiert wurde.

Alle Pfannenfrakturen entstanden in Höhe des vorderen Pfeils (s. Abb. 4a) und heilten spontan komplikationslos.

Die Pfannenperforationen dagegen mußten aufgrund der entstandenen Protrusio, die früher oder später zur Lockerung bzw. zu Beschwerden führen würde, reoperiert werden (Pfannenaustauschoperation mit Spananlagerung).

Unter den Frühkomplikationen möchten wir besonders die Frühlockerungen erwähnen. Es handelte sich hier in allen Fällen um operationstechnische Fehler (z. B. Pfannenbodenperforationen, unzureichende intraoperative Stabilisierungen) bzw. mangelhafte Stabilisierung bei ungünstigen anatomischen Verhältnissen (Hüftluxationen, schwere Rekonstruktion bei sklerotischem Knochenlager) sowie auch Verwendung von zu kleinen Prothesen bei schwergewichtigen Patienten, bei denen die anatomischen Verhältnisse den Einbau von größeren Elementen nicht erlauben.

Diese Frühlockerungen konnten anläßlich einer erneuten Operation (Prothesenaustausch unter Verwendung eines größeren Modells und bei Bedarf mit Spananlagerung) beseitigt werden.

Tabelle 4. Komplikationsarten (n = 702)

Zeitpunkt	Art	Anzahl	
Intraoperative Komplikationen	Allgemeine Komplikationen Herzstillstand	0 (?) 0	
	Gefäßverletzungen	2	
	Nervenverletzungen	8	(2 definitiv)
	Schaftperforation	2	
	Schaftfraktur	21	(3 Reoperationen)
	Pfannenperforation	2	(2 Pfannenwechsel)
	Pfannenfraktur	6	
	Muskel-Sehnen-Schädigung	?	
	Kniedistorsion	?	

Postoperative Frühkomplikationen	Allgemeine Komplikationen
	  Thrombose
	  Lungenembolie
	  Pleuritis/Pneumonie
	  Herzdekompensation
	  Herzinfarkt
		
		43
		22
		13
		2
		3
			
			(4 Verstorbene)
			(2 Verstorbene)
			(1 Verstorbene)
			(1 Verstorbene)

	Lokale Komplikationen
	  Nachblutung
	  Hämatom
	  Luxation
	  Nervendehnungsschädigung
	  Sudeck-Knie
	  Sudeck-Fuß
	  Frühinfektionen
	
	  Frühlockerung
		
		?
		?
		6
		7
		3
		4
		6
		
		4
			
			(2 Reoperationen)
			(1 definitiv)
			
			(3 Rezidive nach TEP-Wechsel; 2 voroperierte Hüften)
			(4 Reoperationen, TEP-Wechsel)

Spätkomplikationen	Periartikuläre Verknöcherungen
	  Kalzifikation 1
	  Kalzifikation 2
	  Kalzifikation 3
		69
		40
		15
		14
			
			(11 Reoperationen)

	Spätinfektion	1	(Reoperation, Entfernung)
	Spätlockerung	7	(6 TEP-Wechsel)
	Prothesenschaftbruch	1	(1 TEP-Wechsel)
	Spätluxation	2	(konservativ)
	Faszienreizung	3	(3 Reoperationen)
	Unklare Schmerzen	6	(2 TEP-Wechsel)

Die Frühinfektionen sind – mit einer Ausnahme – auf der Basis von vorausgegangenen Operationen entstanden (Rezidive nach Prothesenentfernung wegen Infektion oder vorausgegangenen Operationen mit sekundärer Wundheilung), so daß diese Fälle kaum als primäre Infektionen betrachtet werden können.

Unter den Spätkomplikationen wurde eine Spätinfektion angetroffen, die in üblicher Weise durch Prothesenentfernung und später durch einen erneuten Einbau einer 2. Prothese behandelt wurde.

Wir fanden weiter 7 Spätlockerungen, wobei in einem Fall die Lockerung ausschließlich radiologisch besteht, d. h. ohne klinische Symptomatik, so daß eine operative Nachbehandlung bis jetzt nicht notwendig erschien.

In 6 dieser Fälle wurde eine Prothesenaustauschoperation vorgenommen. Dabei konnten wir feststellen, daß die biologische Verträglichkeit des Implantats trotz vorausgegangener Lockerung erstaunlich gut war: Das Knochenlager ließ eine reaktive Membran ohne Metallose erkennen, v. a. ohne das bei einzementierten Prothesen bekannte Knochenmehl.

Wir müssen jedoch hier betonen, daß auch bei zementfreien Prothesen eine Spätlockerung so früh wie möglich reoperiert werden sollte, da diese Lockerung eine sekundäre Zerstörung des Knochenlagers, insbesondere im Pfannenbereich, zur Folge hat, die die sekundäre Rekonstruktion erheblich erschwert, in ähnlicher Weise wie bei einer vorausgegangenen Einzementierung.

Es scheint uns allerdings erwähnenswert, daß die Entfernung der gelockerten zementfreien Prothese im Vergleich zur Entfernung einer einzementierten Prothese (mit der schwierigen und langwierigen Entfernung des tiefliegenden Zements im Schaftbereich) erheblich erleichtert wird.

Weiter ist 1 Prothesenbruch 2 Jahre nach der durchgeführten Operation zu erwähnen. Die Prothesenaustauschoperation geschah in diesem Fall ohne große Schwierigkeiten, nachdem durch eine tiefliegende Fensterung die abgebrochene Spitze der Prothese entfernt werden konnte. Die Analyse des gebrochenen Materials konnte keine Erklärung für diese Komplikation liefern.

Über unklare Schmerzen klagen auch 6 Patienten, bei denen röntgenologisch eine lokale Atrophie der Kortikalis entlang des Prothesenschafts zu erkennen war. Diese Veränderungen interpretieren wir als eine Art von lokaler Sudeck-Atrophie, deren Entstehung unklar bleibt. (Zu starke Beinverlängerung? Operative Traumatisierung? Zu starke intramedulläre Spannung?)

In 4 Fällen klang die Symptomatik nach $1\,{}^1\!/_2$ Jahren spontan ohne Behandlung ab. In 2 Fällen wurde die Prothese mit Erfolg ausgetauscht.

Zusammenfassung

Die Ergebnisse nach Implantation einer Judet-Endoprothese sind ermutigend. Bei einem analysierten Krankengut von 702 operierten Hüften konnten 80% gute bis sehr gute Ergebnisse registriert werden. Die besten Ergebnisse sind bei primären Operationen zu finden, die schlechteren naturgemäß bei sekundären Eingriffen.

Die sog. aseptischen Spätlockerungen sind in unserem Krankengut sehr selten gewesen (7 Fälle). Sie sind z. T. aufgrund mechanischer, operationstechnischer Schwierigkeiten oder Fehler zu interpretieren (hohe Hüftluxation, schwere Rekonstruktionen bei sklerotischem Knochenlager oder auch die Wahl einer für das Gewicht des betroffenen Patienten zu kleinen Prothese). Für 3 Fälle ist die Lockerung als sui generis zu betrachten.

Wir möchten allerdings noch einmal betonen, daß es sich hier noch um mittelfristige Ergebnisse handelt (durchschnittliche Beobachtungszeit: 4,7 Jahre). Dennoch auch bei den Fällen, die über 7 Jahre zurückliegen, ist die Häufigkeit der

Spätlockerung ausgesprochen niedrig. Dieses bestätigt die von JUDET gemachte Erfahrung und rechtfertigt die Hoffnung, daß die Verankerung der zementfreien Prothese mit der Zeit immer fester wird.

Aufgrund der guten Erfahrung die wir mit der zementfreien Prothese gemacht haben, scheint uns die Verwendung von Knochenzement geradezu überflüssig, so daß wir zementfreie Prothesen auch bei älteren Patienten verwenden. Unabhängig vom Alter scheint uns jedoch die Verwendung der zementfreien JUDET-Endoprothese besonders geeignet bei Prothesenaustauschoperationen, bei schweren Rekonstruktionsproblemen und bei Osteoporose.

Literatur

Bemerkung:
Aus der Fülle der Literatur wurden allgemeine Informationen aus folgenden, im Text nicht erwähnten Werken und Arbeiten entnommen:

1. Bauer R, Kerschbaumer F (1984) Die Coxarthrose. Medizinische Literaturgesellschaft, Uelzen (Orthopädie und orthopädische Grenzgebiete, Bd 9)
2. Maaz B, Menge M (1985) Aktueller Stand der zementfreien Hüftendoprothetik. Thieme, Stuttgart New York
3. Morscher E (1983) Die zementlose Fixation von Hüftendoprothesen. Springer, Berlin Heidelberg New York Tokyo
4. Schneider R (1982) Die Totalprothese der Hüfte. Huber, Bern Stuttgart Wien
5. S.O.B.C.O.T. (1985) Acta Orthop Belg 51:133–456
6. Polster J, Blömer E (1979) Die Problematik der Mehrfachoperationen bei totalendoprothetischem Ersatz des Hüftgelenkes. Z Orthop 117:461

Mittelfristige Ergebnisse von Hüftendoprothesen des Modells „St. Georg Mini" bei ausgeprägter Dysplasiekoxarthrose

G. W. Baars

Einleitung

Im letzten Jahrzehnt ist in der Endoprothetik, ausgehend von Charnley, die Operationstechnik sowie das Prothesen- und Zementmaterial wesentlich weiterentwickelt worden. Aufgrund der Erfolge bei alloarthroplastischen Operationen konnte die Indikationsstellung für eine Hüftgelenkendoprothese wesentlich erweitert werden. Besonders bei Patienten mit sekundärer Coxarthrosis deformans bei Luxatio coxae congenita wurde die endoprothetische Versorgung in die Überlegung der therapeutischen Möglichkeiten miteinbezogen. Die Dysplasiekoxarthrose bietet bei notwendiger endoprothetischer Versorgung spezielle Probleme für die Endoprothesengestaltung und die Operationstechnik. Bei den ausgeprägten Hüftgelenkdysplasien zeigt sich häufig im sagittalen und vertikalen Durchmesser eine kleine Pfannenanlage mit fehlendem Pfannendach. Spezielle azetabuläre Implantate erfordern zusätzliche operative Maßnahmen in Form von Pfannendachplastiken. Stark ausgeprägte Coxae valgae, die nicht selten mit grazilen Femurschäften kombiniert sind, lassen sich meist nicht zufriedenstellend mit Standardschaftendoprothesen versorgen. Unsere Erfahrungen mit der endoprothetischen Versorgung bei Dysplasiekoxarthrosen zwischen 1964 und 1974 haben Mitte der 70er Jahre zur Entwicklung spezieller Dysplasieendoprothesen, den sog. Steilschaftendoprothesen mit einem 24-mm-Kopfdurchmesser, geführt.

Patientengut

Von März 1976–Mai 1979 wurden in der Endo-Klinik Hamburg 101 Patienten mit ausgeprägter Dysplasiekoxarthrose mit 137 Spezialtotalhüftendoprothesen des Modells „St. Georg Mini" versorgt. Die 101 Patienten dieser Studie waren zum Zeitpunkt der Operation 17–76 Jahre alt (Durchschnitt 44,7 Jahre). Dreizehn Hüftendoprothesen (9%, n=137=100%) wurden bei Patienten im Alter

Tabelle 1. Voroperationen bei angeborener Dysplasiekoxarthrose (n=137)

	%
Voroperationen	52
Osteotomie	26
Pfannendachplastik	6,3
Sonstige Operationen	19,7

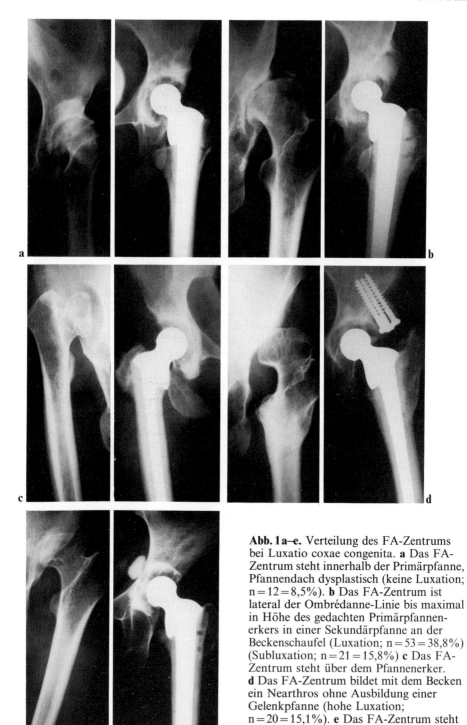

Abb. 1a–e. Verteilung des FA-Zentrums bei Luxatio coxae congenita. **a** Das FA-Zentrum steht innerhalb der Primärpfanne, Pfannendach dysplastisch (keine Luxation; n=12=8,5%). **b** Das FA-Zentrum ist lateral der Ombrédanne-Linie bis maximal in Höhe des gedachten Primärpfannenerkers in einer Sekundärpfanne an der Beckenschaufel (Luxation; n=53=38,8%) (Subluxation; n=21=15,8%) **c** Das FA-Zentrum steht über dem Pfannenerker. **d** Das FA-Zentrum bildet mit dem Becken ein Nearthros ohne Ausbildung einer Gelenkpfanne (hohe Luxation; n=20=15,1%). **e** Das FA-Zentrum steht frei in der Glutäalregion (hohe Luxation; n=31=21,8%)

zwischen 17 und 25 Jahren implantiert. Die Geschlechtsverteilung zeigte 94% weibliche und 6% männliche Patienten.

Von 137 Hüftgelenken waren 52% z. T. mehrfach voroperiert (Tabelle 1).

Zur Beurteilung des Schweregrades der Luxatio coxae congenita der Patienten wurde für diese Studie in Anlehnung an Tönnis [19, 20] eine 5stufige Unterteilung vorgenommen. Bedingt durch resorptive Umbauvorgänge oder Voroperationen, artikuliert mit dem Becken entweder der Femurkopf, der Femurhals, der Trochanter minor oder der Femurschaft. Der knöcherne Femurteil, der mit dem Becken artikuliert, wird das Femurartikulationsäquivalent (FA) genannt.

Die Verteilung des FA-Zentrums bei Luxatio coxae congenita (n = 137 = 100%) zeigt Abb. 1.

Endoprothesenmodell

Das TEP-Modell „St. Georg Mini" folgt dem "low friction principle" [3, 4]. Die Pfanne besteht aus hochmolekularem Polyethylen, ist symmetrisch und hat einen Außendurchmesser von 38 mm und einen Innendurchmesser von 24,5 mm. Der Prothesenschaft, eine Kobalt-Chrom-Molybdän-Gußlegierung, hat einen Kopfdurchmesser von 24 mm. Bei einer Halslänge von 30 mm beträgt der Hals-Schaft-Winkel 135°. Der Prothesenkragen zeigt einen Winkel von 45°. Bei einer Schaftlänge von 150 mm stehen 4 Schaftstärken zur Verfügung.

Operationstechnik

Bei allen Hüftgelenkoperationen wurde der laterale Zugang (Lexer-Murphy) modifiziert angewandt. Zur Verankerung der Prothese wurde als Knochenzement Refobacin-Palacos verwendet [2]. Pfannendachplastiken wurden bei 18 Operationen durchgeführt (4 autologe Kopffragmente, 14 Zementschraubendachabstützungen). Bei der endoprothetischen Versorgung konnte, unabhängig vom Schweregrad der Hüftgelenkdysplasie, in 90% der Fälle die Polyethylenpfanne im primären Pfannenbereich implantiert werden [4, 5, 6, 10]. In 10% der Fälle lag das Pfannenimplantat bis zu 1 Röntgenbildzentimeter kranial davon. Entsprechend dem Ausmaß der ursprünglich beinverkürzenden Dislokation und arthrosebedingten Beuge- und Adduktionskontraktur konnte ohne präoperative Extensionsbehandlung bis zu 7 cm funktionale Beinlänge gewonnen werden (Durchschnitt 3,4 cm).

Informationsgewinn, Beurteilungskriterien

Die Auswertung der Ergebnisse gelang durch Sichtung der Krankengeschichten und Röntgenbilder. Klinisch nachuntersucht wurden 82 Patienten; von den restlichen Patienten konnte ein aktuelles Röntgenbild beurteilt werden. Alle Patienten erhielten während der Beobachtungszeit mehrmals einen Fragebogen. Neben medizinischen Fragen wurden auch Fragen zum sozialen Umfeld des Patienten gestellt.

Zur Bewertung des postoperativen Ergebnisses wurden 4 Parameter zugrunde gelegt: der Schmerz im Hüftgelenk, die Gehleistung, die Hüftgelenkbeweglichkeit und der Gebrauch einer Gehhilfe.

Die Parameter wurden einzeln und als „kombinierte Leistung" [8] mit Hilfe des Bewertungsschemas von Merle d'Aubigné u. Postel [16] untersucht. Zwei Verlaufskontrollen wurden nach bis zu $3^{1}/_{2}$ Jahren (Durchschnitt $2^{1}/_{2}$ Jahre) und $6^{1}/_{2}$–$9^{1}/_{2}$ Jahren nach Operation der TEP durchgeführt.

Ergebnisse

Frühkomplikationen (Tabelle 2)

Während des stationären Aufenthalts nach TEP-Implantation zeigte sich in 20 Fällen (13,3%, n=142=100%) eine Frühkomplikation.

Bei 9 *Luxationen* wurde in 5 Fällen ein Pfannenwechsel erforderlich, in 2 Fällen führten wir einen TEP-Wechsel durch. In 2 Fällen konnte ein unkomplizierter Verlauf nach unblutiger Reposition erreicht werden.

6 *Hämatome* bedurften einer Revision.

Die *Fehlstellung der Schaftendoprothese* – es war zu einer Kortikalisperforation gekommen – führte in 2 Fällen zu einem Schaftwechsel.

Zwei *Paresen*, 1 N.-peronaeus-Parese und 1 N.-ischiadicus-Parese, traten postoperativ auf. Im ersten Fall bildete sich diese ohne verbleibenden Schaden zurück.

Eine oberflächliche *Weichteilinfektion* heilte nach operativer Weichteilrevision folgenlos aus.

Erste Verlaufskontrolle (bis zu $3^{1}/_{2}$ Jahre nach TEP-Operation)

Durch die TEP-Implantation konnte in der kombinierten Leistung gegenüber der präoperativen Situation in 93% der Fälle eine postoperative Verbesserung erreicht werden, bei 6,1% zeigte sich keine Verbesserung und bei 0,9% verschlechterte sich die Ausgangssituation.

Tabelle 2. Frühkomplikationen der totalen Hüftgelenkendoprothese „St. Georg Mini" bei Dysplasiekoxarthrose während des stationären Krankenhausaufenthalts (20 TEP =13,3%; n=142=100%)

Komplikationen	Anzahl
Luxationen	9
Hämatome	6
Fehlstellung der Schaftprothese	2
Paresen	2
Weichteilabszeß	1

Bei 69,7% der Hüften mit präoperativ positivem Trendelenburg-Zeichen war dieses postoperativ negativ.

Mit dem Operationsergebnis waren 91,7% der Patienten zufrieden, nicht zufrieden 6%, keine Angaben machten 2,3% der Patienten.

Zweite Verlaufskontrolle (n = 116 = 100%, $6\,^1/_2$–$9\,^1/_2$ Jahre nach TEP–Operation)

Einen komplikationslosen Verlauf zeigten 98 TEP (84,7%), von denen 86 TEP (74%) weiterhin für den Patienten ein zufriedenstellendes Operationsergebnis aufwiesen. Sieben Patienten (6%) waren mit dem Operationsergebnis nicht zufrieden. Keine Angaben über die Zufriedenheit mit dem Operationsergebnis machten 5 Patienten (5%).

Das Ergebnis der kombinierten Leistung bei der Spätkontrolle (maximal $9\,^1/_2$ Jahre) gegenüber der Frühkontrolle (maximal $3\,^1/_2$ Jahre) hatte sich durch die Einschränkung der Gangleistung aufgrund der jetzt älteren Patienten und des Gebrauchs einer Stockhilfe nur unwesentlich verändert.

Spätkomplikationen

Spätkomplikationen traten bei 18 TEP (15,3%) auf (Tabelle 3). Die Implantationsdauer bis zum Auftreten der Komplikationen sowie die operative Revisionsmaßnahme zeigt Tabelle 4.

Bei den 9 beobachteten Pfannenlockerungen konnten in 6 Fällen ein Pfannenwechsel ohne Schaftwechsel, teils mit homologer Dachplastik durchgeführt werden. In 2 dieser 6 Fälle kam es zu einem erneuten Versagen des Pfannenimplantats, so daß schließlich eine Sattelendoprothese implantiert wurde. Bei 2 Fällen dieser Pfannenlockerungen wurde der festsitzende Schaft mit ausgetauscht, da nach der Dachplastik ein größeres Pfannenimplantat als das mit 38 mm Außendurchmesser vonnöten wurde. Der Kopfdurchmesser dieser Schaftendoprothesen betrug nun 33 mm. Eine Pfannenlockerung mit mehrfachem Pfannenwechsel führte schließlich zu einer Pfannenentfernung bei liegender Schaftendoprothese.

Die 2 beobachteten Schaftprothesenbrüche führten zu einem Schaftprothesenwechsel. Zwei TEP–Lockerungen machten einen TEP–Wechsel erforderlich.

Tabelle 3. Spätkomplikationen der totalen Hüftgelenkendoprothese „St. Georg Mini" bei Dysplasiekoxarthrose (18 TEP = 15,3%, n = 116 = 100%). Verlaufszeit 6½–9½ Jahre

Komplikationen	Anzahl	%
Pfannenlockerung	9	7,7
Prothesenschaftbruch	2	1,7
TEP-Lockerung	2	1,7
Rezidivierende Luxationen	2	1,7
Oberschenkelfraktur	2	1,7
Infektion	1	0,8

Tabelle 4. Beobachtung der Spätkomplikation nach TEP-Implantation „St. Georg Mini" bei Dysplasiekoxarthrose (Monate der Implantationsdauer und operative Revisionsmaßnahmen; 18 TEP = 15,3%, n = 116 TEP = 100%)

Anzahl	Komplikation	Implantationsdauer (Monate)	Revisionsoperation	
9	Pfannenlockerung	min.: 4; max.: 98	Pfannenwechsel	6
			TEP-Wechsel	2
			Pfannenentfernung	1
2	Prothesenschaftbruch	35	Schaftwechsel	
		108		
2	TEP-Lockerung	41	TEP-Wechsel	
		82		
2	Mehrfachluxation	18	Girdlestone	
		94	Schaftwechsel	
2	Oberschenkelfraktur	26	Verplattung	
		86		
1	Infektion	28 Monate nach Pfannenwechsel	TEP-Wechsel	

Zwei rezidivierende Luxationen, 18 und 94 Monate nach TEP-Implantation ohne Lockerung der TEP, führten in auswärtigen Krankenhäusern zu einer Girdlestone-Hüfte und einem Schaftwechsel. Die 2 Oberschenkelbrüche wurden ohne Folgen für die TEP verplattet. Die einzige Infektion dieser Verlaufsgruppe, die wir beobachteten, trat 28 Monate nach Pfannenwechsel auf.

Beurteilung

Daten des Erfolgs sind mit Daten des Mißerfolgs zu vergleichen; nur so kann eine Begründung für die operative Versorgung auch schwerster Dysplasiekoxarthrosen mit einer Spezial-TEP herausgearbeitet werden.

Frühkomplikationen traten in 13,3% auf (20 TEP, n = 142 = 100%). Spätkomplikationen bis zu einer Beobachtungszeit von $9^{1}/_{2}$ Jahren machten in 15,3% der Fälle (18 TEP, n = 116 = 100%) eine operative Revision erforderlich.

Die hier überwiegend beobachteten Pfannenlockerungen waren Folgen zu steil implantierter Kunstpfannen, da nicht ausreichend abstützende Knochensubstanz im Belastungsbereich vorhanden war und man derzeit eine Rekonstruktion des Pfannendachs nicht für erforderlich hielt. Die frühzeitige Beobachtung von kaudalen Saumbildungen im Bereich der Zement-Knochen-Grenze wies bei diesen steil implantierten Kunstpfannen schon auf die drohende Komplikation hin.

Die heutige bessere knöcherne Rekonstruktion der dysplastischen Pfannenanlage, teils durch Eigen- oder Fremdknochen, würde diese Komplikationsrate, so vermuten wir, deutlich verringern.

Als Erfolg ist der komplikationslose Verlauf von 84,7% der TEP-Implantationen (98, n = 116 = 100%) nach bis zu $9^{1}/_{2}$ Jahren anzusehen.

Bei 97,7% der komplikationslosen Verläufe war die Schmerzsituation postoperativ weiterhin deutlich verbessert.

Von 116 TEP waren 74% der Patienten weiterhin mit dem gesamten Operationsergebnis zufrieden. Insbesondere bei den jüngeren Patienten spielte die Verbesserung der Leistungsfähigkeit und die Reintegration in die Arbeitswelt eine große Rolle.

Über den Zeitpunkt einer TEP-Implantation in bezug auf das Alter der Patienten und die Schwere der Krankheit bestehen in der Literatur unterschiedliche Auffassungen [1, 3, 5, 8, 9, 11, 17, 21].

Wenn Schmerz und Funktionseinschränkung zu einer deutlichen Minderung der Lebensqualität führen, und wenn die private und berufliche Entwicklung aufgrund der Erkrankung erheblich gestört ist, halten wir die Versorgung auch jüngerer Patienten mit schwerer Dysplasiekoxarthrose durch eine Hüftgelenkalloarthroplastik aus medizinischen und humanitär-sozialen Gründen für gerechtfertigt. In diesen Fällen ist die Verbesserung der Lebensqualität durch eine alloarthroplastische Versorgung gegenüber den Risiken gemeinsam mit dem Patienten abzuwägen.

Literatur

1. Buchholz HW (1972) Derzeitiger Stand und Anwendungsmöglichkeiten des künstlichen Hüftgelenkes. Schleswig-Holst Ärzteblatt 25:231–236
2. Buchholz HW, Siegel A (1973) Erfahrungen mit Refobacin-Palacos® in der Prothesenchirurgie. Aktuel Traumatol 3:233–239
3. Charnley J (1979) Low friction arthroplasty of the hip. Theory and practice. Springer, Berlin Heidelberg New York
4. Charnley J, Feagin JA (1973) Low friction arthroplasty in congenital subluxation of the hip. Clin Orthop 91:98–113
5. Crowe JF, Mani VJ, Ranawat CS (1979) Total hip replacement in congenital dislocation and dysplasia of the hip. J Bone Joint Surg [Am] 61:15–23
6. Dunn HK, Hess WE (1976) Total hip reconstruction in chronically dislocated hips. J Bone Joint Surg [Am] 58:838–845
7. Gartenmann WP, Gschwend N (1976) The influence of the hip arthroplasty on the profession of the patient, his rehabilitation time, and on his sex life. In: Gschwend N, Debrunner HU (eds) Total hip prosthesis. Huber, Bern Stuttgart Wien, pp 53–56
8. Halley DK, Charnley J (1975) Results of low friction arthroplasty in patients 30 years of age or younger. Clin Orthop 112:180–191
9. Hanslik L (1973) Der alloplastische Ersatz des Hüftgelenks bei ausgeprägter Pfannendysplasie. Z Orthop 111:17–23
10. Harris WH (1974) Total hip replacement for congenital dysplasie of the hip: Technique. In: The hip. Proceedings of the Second Open Scientific Meeting of the Hip Society. Mosby, St. Louis, pp 251–265
11. Höhndorf H, Fehse M (1979) Hüftgelenkstotalprotheseniplantation vor dem 6. Lebensdezennium. Beitr Orthop Traumatol 26:1–6
12. Leitz G (1985) Einfache alloplastische Versorgung schwerster Hüftdysplasien und Wechseloperationen bei extremer Auslockerung. Z Orthop 123:278–282
13. Lund KHD, Termansen NB (1985) Hip replacement for congenital dislocation and dysplasia. Acta Orthop Scand 56:464–496
14. Mayer G, Hartseil K (1984) Artificial replacement of the hip joint in severe coxarthrose secondary to acetabular dysplasie. Arch Orthop Trauma Surg 103:332–336
15. Merle d'Aubigné R, Postel M (1954) Functional results of hip arthroplasty with acrylic prosthesis. J Bone Joint Surg [Am] 36:451–475

16. Nöh E, Oest O, Hartung A, Setter M (1974) Der künstliche Hüftgelenkersatz aus der Sicht des Patienten. Arch Orthop Unfallchir 78:277–285
17. Reckling FW (1976) Normal pregnancy and delivery following total hip joint replacement. Clin Orthop 115:169–171
18. Reichelt A (1973) The place of femoral head resektion and angulation osteotomy in modern arthroplastic techniques. In: Chapchal G (ed) Arthroplasty of the hip. Thieme, Stuttgart, pp 62–64
19. Tönnis D (Hrsg) (1978) Hüftluxation und Hüftkopfnekrose: Die Hüftkopfnekrose bei verschiedenen konserv. und operat. Einrenkungsverfahren der angeb. Hüftluxation; eine Sammelstatistik des Arbeitskreises für Hüftdysplasie der Dt. Gesellschaft für Orthop. u. Traumat. Enke, Stuttgart
20. Tönnis D (1984) Totalprothesen zur Behandlung der Dysplasiearthrose des Hüftgelenkes. In: Tönnis D (Hrsg) Die angeborene Hüftdysplasie und Hüftluxation im Kindes- und Erwachsenenalter. Springer, Berlin Heidelberg New York Tokyo, S 327–332
21. Torklus D von (1977) Indikation zur Hüfttotalendoprothese. Fragen aus der Praxis 38–1363

Auftreten und Ursache von Fehlschlägen nach der Low-friction-Arthroplastik des Hüftgelenks

N. S. Eftekhar

Einleitung

Seit 1961, als Charnley über seine Erfolge mit einem totalen Hüftgelenkersatz, der Low-friction-Arthroplastik, berichtete, sind die frühen Ergebnisse der Operationen von Untersuchern in der ganzen Welt hinreichend dokumentiert worden. Zusammen mit den positiven Ergebnissen ist mit zunehmender Verlaufsbeobachtung auch über eine alarmierende Anzahl von Fehlschlägen berichtet worden. Dies hat dazu geführt, daß das Operationsverfahren zugunsten von Methoden mit kürzeren Verlaufsbeobachtungen aufgegeben wurde, z. B. Double-cup-Arthroplastik und die jetzt angewandte sog. zementlose Hüftgelenkendoprothese. In vielen Fällen stellte sich der Zement tatsächlich als Hauptversagensursache heraus.

Das Zentrum für Hüftchirurgie in Wrightington gibt in seinen Berichten über die Technik der Low-friction-Arthroplastik (LFA) niedrige Versagensraten für mechanische Fehlschläge (0,25–2,0%), je nach Zusammensetzung der Serie und Länge der Verlaufsbeobachtung [2, 4–6], an.

Die Bezeichnung Fehlschlag gilt für mechanische Versagen, die zur Austauschoperation zwingen. Aus mehreren röntgenologischen Studien, über die Charnley berichtet hat, geht hervor, daß das Femur die Zementfixation für 12–15 Jahre nach der Operation tolerierte [2], daß die röntgenologische Versagensrate für das Azetabulum jedoch signifikant war. Bei einer Kontrolluntersuchung von 112 Hüftendoprothesen nach 12–15 Jahren realer Belastung, zeigten 25% der Pfannenkomponenten eine komplette Demarkation (14%) oder zumindest eine deutliche Migration (11%) [2, 3]. Paradoxerweise war im gleichen Zeitraum die Infektionsrate mit 2,2–4,3% deutlich höher als die Versagensrate aus mechanischer Ursache. Faßt man alle Fehlschläge aus den von Wrightington bekanntgegebenen Serien zusammen, so ergibt sich eine Versagensrate zwischen 3,1 und 6,3% (Tabelle 1). Im Gegensatz zu den meisten anderen in der Literatur beschriebenen Untersuchungsserien des totalen Hüftgelenkersatzes wurden die Wrightington-Serien einheitlich nach einem strikten Protokoll und unter der persönlichen Leitung von John Charnley durchgeführt. Ein lateraler Zugang und ein Prothesenkopf mit einem äußeren Durchmesser von 22 mm kamen einheitlich zur Anwendung. Die perioperative Sorgfalt war in allen Fällen gleich. Zum Ausschluß exogener Infektionen wurden die Reinraumtechnik sowie verschiedene aseptische Maßnahmen eingesetzt. Eine Infektionsprophylaxe mit Antibiotika kam jedoch nicht zur Anwendung. Einige Chirurgen, die ihre eigenen Fehlschläge und Revisionsoperationen sorgfältig aufgezeichnet haben, berichten jetzt über ähnliche Ergebnisse [1, 11, 12]. Den von Wrightington bekanntgegebenen Ergebnissen der Charnley-LFA stehen zwei Ergebnisberichte aus den USA gegenüber. Der erste

Tabelle 1. Versagensraten verschiedener Autoren (nach Veröffentlichungsjahr und Art des Versagens) mit verschiedenen Verlaufszeiten. (1–8 Wrightington-Serie; 7–9 persönliche Serien verschiedener Autoren; 10.11 Erfahrungen verschiedener Institutionen)

Studie Nr.	Autor	Publikationsjahr	Anzahl der Hüften	Verlaufszeit (Jahre)	Mechanisches Versagen %	Infektionen %	Kombinierte Versagen %
1	Eftekhar	1971	138	7– 8	1,4	3,6	5,0
2	Charnley	1972	210	4– 5	1,0	3,8	4,8
3	Cupic	1973	106	9–10	2,0	4,3	6,3
4	Charnley	1979	171	12–15	1,5	3,5	5,0
5	Griffith et al.	1978	549	7– 9	0,9	2,2	3,1
6	Charnley	1979	10913	2–13	0,25	–	–
7	Lazansky	1981	57	10	7,0	3,5	10,5
8	Hamilton	1985	450	3–11	6,6	1,6	7,6
9	Eftekhar et al.	1985	696	5–15	3,8	0,7	4,5
10	Salvati et al.	1981	67	10	11,7	2,9	14,6
11	Stauffer	1982	207	10	30,5	2,2	32,7

stammt aus der Mayo-Klinik und gibt eine Versagensrate von 30,5% für Fehlschläge aus mechanischer Ursache an. Es besteht eine zusätzliche Infektionsrate von 2,2% nach 10 Belastungsjahren. Im zweiten Bericht wird eine Versagensrate von 14,6% bei 67 nachuntersuchten Low-friction-Arthroplastiken nach 10 Jahren realer Belastung genannt. Alle Operationen waren im Hospital for Special Surgery in New York durchgeführt worden [13, 14].

Die jetzige Serie

Seit April 1969 haben wir 8000 Low-friction-Arthroplastiken im New York Orthopaedic Hospital des Columbia Presbyterian Medical Center eingesetzt. In dieser Studie wurden 1009 Hüftgelenke ausgewertet, die zwischen 1969 und 1980 mit einer Low-friction-Arthroplastik versorgt worden waren. Bei dem Krankengut handelte es sich um Privatpatienten, die alle im gleichen Hospital nach dem Operationsprotokoll von Charnley operiert und mit seinem Prothesenmodell versorgt worden waren [5, 6, 9]. Alle Patienten stammten aus der Privatklinik des Autors und wurden von ihm persönlich nachuntersucht. Die aufgezeichneten Fehlschläge waren Teil einer prospektiven Studie. Die Studie wurde zur Identifikation von Fehlschlägen im Hinblick auf die Versagensursachen gestartet. Die Nachuntersuchungszeit betrug mindestens 5 und höchstens 15 Jahre; der Durchschnitt lag bei 12,1 Jahren. Bei den Hüftprothesen waren 313 von der Untersuchung ausgeschlossen, da sie entweder verlorengegangen oder der Patient vor Erreichung der Mindestverlaufszeit von 5 Jahren verstorben war (Tabelle 2 und 3). Somit verblieben 696 Hüftprothesen in der Studie (499 Primär- und 197 Revisionsoperationen). Die Primärdiagnosen, die zur Implantation der Low-friction-Arthroplastik und die Gründe, die zu einer Revisionsoperation geführt haben, sind in den Tabellen 4 und 5 aufgeführt.

Tabelle 2. Anzahl der vom Autor persönlich nachuntersuchten Hüftprothesen 5–15 Jahre nach der Operation

	Anzahl
Operationen gesamt	1009
Primäroperationen	499
Revisionsoperationen	197
Ausgeschlossene	313

Tabelle 3. Gründe für einen Ausschluß aus der Studie (Hüften)

	Anzahl
Von anderen Chirurgen	123
Verlorengegangen	105
Andere chirurgische Eingriffe	10
Weniger als 5 Jahre postoperativ verstorben	75
Gesamt	313

Tabelle 4. Anzahl der Patienten in den einzelnen Diagnosegruppen

Diagnose	Anzahl
Koxarthrose	332
Rheumatische Arthritis	116
Traumatische Koxarthrose	90
Hüftgelenkdysplasie	78
Hüftkopfnekrose	66
Andere	14

Tabelle 5. Ursachen der Revisionsoperationen (Hüfte)

Revisionsoperationen	Anzahl
Austausch der femoralen Komponente	50
Frakturstabilisierung	41
Austausch beider Komponenten	40
Osteotomie/Arthrodese	18
Pfannendachplastik	24
Verschiedene	24
Gesamt	197

In dieser Studie wurden die operative Entfernung und der Austausch einer Prothese als Fehlschlag behandelt sowie das Vorliegen eines deutlichen Beschwerdebildes (Grad IV oder darunter). Eingriffe, die zur Entfernung von Trochanterdrähten oder Osteophyten und zur Hämatomausräumung vorgenommen werden mußten, galten nicht als Fehlschäge. Unklare röntgenologische Veränderungen galten als „potentielle Versager" und wurden als komplette röntgenologische Demarkation bezeichnet, sobald eine Aufhellungslinie mit einem Sklerosesaum von mehr als 2 mm an der Knochen-Zement-Grenze (mit tatsächlicher oder wahrscheinlicher Migration der Komponente) erkennbar war. Diese röntgenologische Definition stimmt mit der Klassifikation Typ IV nach DeLee und Charnley überein, die von ihnen für das Azetabulum sowie für das Einsinken oder eine Migration des Prothesenstamms in den Femurknochen – mit kompletter Demarkation an der Knochen-Zement-Grenze – aufgestellt wurde [3]. Bei genauer Anwendung dieser strikten Kriterien konnten 11 (2,2%) von 499 Primärimplantationen als Versager klassifiziert werden. Bei weiteren 5 Patienten konnten 6 Hüften (1,2%) röntgenologisch als „potentielle Versager" herausgestellt werden. Fünf von 197 revidierten Patienten waren tatsächliche Versager, was einer Versagensquote von 2,5% entspricht. Außerdem wurden 4 Hüften (2,0%), die wahrscheinlich irgendwann einer weiteren Operation zugeführt werden müssen, als „potentielle Versager" klassifiziert. In 1 Fall konnte bei der Gruppe der Primäroperationen 4,5 Jahre nach der Operation wegen Koxarthrose eine tiefe Infektion beobachtet werden. Bei den Revisionsoperationen traten 5 tiefe Infektionen auf (2,5%). Faßt man die tatsächlichen und die potentiellen Versager beider Gruppen zusammen, so zeigt sich, daß von 696 Hüften 31 (4,5%) entweder revidiert oder in eine Girdlestone-Hüfte umgewandelt worden waren oder als „potentielle Versager" behandelt wurden, die irgendwann einer weiteren chirurgischen Intervention zugeführt werden müssen. Die Versagensraten bei den Primär- und Revisionsoperationen waren bei einer Gesamtversagensrate von 4,5% angenähert (3,4% gegenüber 4,5%). Betrachtet man die Infektionen, so ergibt sich bei den Primäroperationen eine Versagensrate von 3,6% und bei den Revisionsoperationen eine Versagensrate von 7,1%. Danach waren die Fehlschläge bei den Revisionsoperationen doppelt so hoch wie bei den Primäroperationen. Bei den Männern waren die Fehlschläge doppelt so häufig wie bei den Frauen ($P < 0.001$), und Patienten im Alter zwischen 40 und 60 Jahren waren doppelt so anfällig für Fehlschläge ($P > 0.001$), wenn sie mit der Gruppe der über 65jährigen verglichen wurden. Besonders bemerkenswert ist eine Feststellung, die bei Patienten mit einem Körpergewicht von über 80 kg gemacht werden konnte: Patienten, die über 80 kg wogen, hatten ein 18mal größeres Versagensrisiko als jene, die unter 80 kg wogen. Ganz besonders interessant ist das Versagen von 4 Hüften bei 2 physisch außerordentlich aktiven Patienten mit juveniler Polyarthritis. Präoperativ waren diese Patienten lediglich von seiten ihrer zerstörten Hüftgelenke behindert. Nach der Korrekturoperation mit einem künstlichen Hüftgelenk wurden sie extrem aktiv. Beide wogen weniger als 50 kg, aber es konnte ein deutlicher Abrieb der Pfannenkomponente beobachtet werden, und alle 4 Hüften wurden wegen fortschreitender Pfannenlockerung als Fehlschlag klassifiziert, während sich die Schaftprothese auch nach mehr als 10 Belastungsjahren unverändert zeigte.

Entwicklung der operativen Technik

Die operative Technik der Low-friction-Arthroplastik und auch die einzelnen Verbesserungen, die im Laufe der Jahre in Wrightington entwickelt wurden, haben wir von Charnley übernommen [5, 6]. Bis 1975 gehörte ein maximales Vertiefen des Pfannenbodens zur operativen Technik dieser Methode. Für die Schaftkomponente wurde bei der Vorbereitung der Femurmarkhöhle eine besondere Stellung nicht angestrebt. Die einzigen zur Verfügung stehenden Prothesen waren eine Standard "flat back" und ein gerader, schmaler Prothesenschaft. Nach heutiger Kenntnis reichen beide Schaftformen für eine starke Belastung, die von einem kräftigen und aktiven Körper ausgeht, nicht aus. Nach Auftreten der ersten Prothesenstielbrüche, über die Charnley 1975 berichtete, wurde die 2. Generation Prothesenschäfte entwickelt. Zu diesem Zeitpunkt hatte man die Nachteile einer Prothesenschaftstellung in Varusposition innerhalb der Markröhre bereits erkannt, und man kannte auch die Bedeutung einer unvollständigen Entfernung lockerer Spongiosa vom medialen Schenkelhals [2]. Wir schlossen uns den von Charnley befürworteten technischen Einzelheiten an, erkannten aber auch, daß ein zu großzügiges Auffräsen des Azetabulums sowie die Entfernung der subchondralen Knochenschicht bei einem relativ hohen Prozentsatz von Hüftendoprothesen eine progressive Pfannenwanderung nach 5jähriger Belastungszeit zur Folge haben könnte. Als maßgebliche Abweichung von Charnleys ursprünglicher Technik vermieden wir ein zu großzügiges Auffräsen des Azetabulums, um so einer Medialisation der Pfannenkomponente entgegenzuwirken [10]. Der Einsatz von Stufen- und Kopfraumfräsen hatte zur Folge, daß das Bohrloch im Boden des Azetabulums einen äußeren Durchmesser von 12,5 mm hatte, und daß bei routinemäßiger Anlage von 3 Bohrlöchern für die Pfannenverankerung jedes weitere Bohrloch ebenfalls, ohne Rücksicht auf die Größe des Azetabulums, einen Durchmesser von 12,5 mm hatte. Seit 1974 haben wir keine großen Verankerungslöcher mehr gesetzt. Aufgegeben wurde auch der Routineeinsatz von Stufen- und Kopfraumfräsen, jedoch nicht das routinemäßige Setzen eines Bohrlochs von 12,5 mm Außendurchmesser in den Boden des Azetabulums. Von nun an wurden bei den meisten Pfannenanlagen mehrere Bohrlöcher mit einem Außendurchmesser von 6 mm gesetzt. Nur bei größeren Pfannenanlagen galten auch weiterhin zusätzliche Bohrlöcher mit einem Außendurchmesser von 12,5 mm als indiziert. In dieser Serie wurden weder Spülungen vorgenommen, noch „Zementdruckpfannen" zum Einsatz gebracht.

Histologie der Grenzzone

Charnley war der erste, der auf histologische Unterschiede an der Knochen-Zement-Grenze in Azetabulum und Femurschaft hingewiesen hat [2]. An Hand von Proben konnte er feststellen, daß die Bindegewebemembran des Femur allgemein außerordentlich dünnwandig ist und die Innenfläche des Femurschafts nicht vollständig auskleidet. Die Belastung schien über „Brücken" aus Faserknorpel oder eine modifizierte Knochenmatrix zu erfolgen. An diesen Stellen gab es zwischen Zement und Knochen kein interponiertes Bindegewebe. Die Kontaktpunkte zeigten, daß über diese „Kappen" eine perfekte Fixation an das Skelett möglich war, und daß die Lastübertragung durch diese Punkte an der Femurinnenfläche zum knöchernen Azetabulum erfolgte. Die Knochenmarkzellen wurden vom Zement durch eine Membran, die keine Makrophagen oder Granulationsgewebe enthielt, getrennt.

Bei einer großen Anzahl von Pfannenkomponenten ist an der Knochen-Zement-Grenze ein Aufhellungssaum erkennbar. Dieser ist häufig nicht progredient, gibt jedoch Anlaß zur Besorgnis und weist auf eine histologische Instabilität zwischen Knochen und Zement hin [2, 8].

Charnley glaubte, daß die in der Anfangsphase durchgeführte ungenügende Vorbereitung des Azetabulums – ohne Knochenspülung und ohne den Versuch einer Zementverpressung – die Bildung einer dicken Grenzmembran infolge ungenügender Zementierungstechnik zur Folge gehabt hat. Er glaubte, daß das Problem der Pfannenlockerung durch eine verbesserte Erstfixation gemindert werden könnte, und folgerte daraus, daß die bessere Zementfixation, die im Femur erreicht wurde, der Grund war für die histologischen Unterschiede zwischen Femur und Azetabulum.

Histopathologie der Grenzschicht bei Lockerung

In einer kürzlich durchgeführten Gemeinschaftsstudie an Grenzmembranen, die bei Austauschoperationen gewonnen worden waren, wurden 100 Gewebeproben von aseptisch gelockerten Hüftendoprothesen zur histologischen Beurteilung im Licht- und Elektronenmikroskop untersucht [8]. An einigen Proben wurden außerdem histochemische Untersuchungen vorgenommen. Keine dieser Proben stammte aus infizierten Hüften, was einwandfrei aus bakteriologischen Untersuchungen zum Zeitpunkt der Operation und einer negativen histochemischen Reaktion in der alkalischen Phosphatase hervorging. Lysosomale Enzymaktivitäten, wie sie von der sauren Phosphatase oder Naphtholesterase demonstriert werden, konnten besonders stark in den Makrophagen- und Riesenzellpopulationen dieser Membranen beobachtet werden. Die Bindegewebezellen dieser Membranen waren positiv auf saure Phosphatase, schienen ihre Aktivität jedoch nicht zu verändern, ganz gleich, an welcher Stelle innerhalb der Membran sie sich befanden.

Zement- oder HDPE-Partikelchen schienen eine Aktivierung der Makrophagen oder Riesenzellen mit resultierender starker lysosomaler Reaktion, besonders in Zellen mit phagozytierten Abriebpartikeln, hervorzurufen. Betagalaktosidase, ein Enzym das besonders von Makrophagen während der Aktivierung synthetisiert wird, war ein besonders gutes Markierungsmittel für Zellen mit phagozytierten Abriebpartikelchen. Meistens lösten diese Partikel eine positive Zellreaktion auf Betagalaktosidase aus, dagegen zeigten andere lysosomale Enzyme diese Wirkung nicht immer. Reaktionen auf endogene Peroxydase und Glukoseoxydase wurden als weiterer Indikator für eine Makrophagenaktivierung durchgeführt. Diese Reaktionen ließen sich in den untersuchten Proben nicht einheitlich feststellen. Die Makrophagen oder Riesenzellen mit phagozytierten Abriebpartikelchen zeigten nicht immer eine hohe Enzymaktivität. Es wäre möglich, daß große Anteile der Membran während der Lebensdauer einer Prothese kontinuierlich aktiven und ruhigen Phasen unterliegen. Im Grenzbereich einer gelockerten Prothese findet man häufig prämakrophage Stammzellen, Makrophagen, mehrkernige

Riesenzellen, Osteoklasten und Histiozyten. Beim Versuch, die Zement- oder HDP–Partikelchen zu vermindern, kam es zu einer Makrophagenvermehrung und zum Anstieg ihres Enzymaktivitätsspiegels. Deshalb könnte der durch Mikrobewegungen hervorgerufene Knochenverlust auf eine Zunahme der Osteoklastenaktivität oder Osteoklastenvermehrung an dieser Stelle zurückgeführt werden oder auf eine Lysierung des Knochens durch Enzyme, wie z. B. Kollagenasen. Es wäre möglich, daß durch Druck des Materialvolumens (Spaltraum-ausfüllende Masse) auf den Knochen eine Reduzierung des Osteoblastenpotentials hervorgerufen wird.

Theorie der Mikrobewegung

Es ist durchaus denkbar, daß durch Mikrobewegungen an der Knochen-Zement-Grenze die ruhenden Histiozyten und Makrophagen zur weiteren Anziehung und Vermehrung von prämakrophagischen Stammzellen stimuliert werden. Histologisch und chemisch kann eine stabile Grenzfläche durch das Auftreten dieser Zellen verändert werden, was schließlich in eine ausgeprägte Osteoklastenvermehrung und einen groben Knochensubstanzverlust übergeht. Alle Veränderungen im Grenzbereich, die bei jungen und aktiven Patienten mit großer Knochenelastizität, bei Individuen mit Übergewicht, bei Patienten mit einer rheumatischen Erkrankung oder auch bei älteren Patienten mit fortschreitender Osteoporose beob-

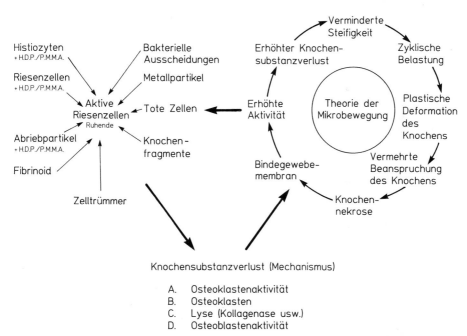

Abb. 1. Versagensursachen zementierter Hüftprothesen nach der Theorie der Mikrobewegung. Zellreaktionen mit nachweisbaren histochemischen Veränderungen führen zur erhöhten Knochenresorption und damit zur Lockerung. (Reproduziert nach: Eftekhar et al. [8])

achtet werden konnten, gehen den gleichen Weg. Durch stärkere Mikrobewegungen an der Grenzfläche und Loslösung von Zementpartikelchen aus ihrem Lager werden Makrophagen stimuliert. Durch Zunahme der Membranstärke und mehr Bewegung entsteht ein zunehmender Knochenverlust, der wiederum zu einer weiteren Anziehung von Makrophagen an diese Stelle führt. Sobald die ursprüngliche Stabilität verlorengegangen ist, muß mit weiteren Knochensubstanzverlusten durch Mikrobewegungen gerechnet werden (Abb. 1). Das führt zu der Schlußfolgerung, daß bei der Entwicklung einer verbesserten Zementfixation auf eine stabile Erstfixation im Knochen geachtet werden muß. Danach sollte der Grenzbereich nicht überlastet werden. Der Beginn von Mikrobewegungen im Grenzbereich ist ein Signal für das Versagen der Zementfixation.

Bessere Techniken – bessere Ergebnisse

Im vergangenen Jahrzehnt haben zahlreiche Untersucher den Versuch unternommen, die Qualität der Zementfixation bei der Prothesenverankerung zu verbessern. Diese Bemühungen lassen sich in 4 Kategorien einteilen:

1. Verbesserung der mechanischen Zementstabilität und der Fließeigenschaft. Die Einführung der Zentrifugation und eines Zements mit geringer Viskosität sind Beispiele.
2. Als wesentlicher Faktor gilt ein besseres Eindringen des Zements in den Knochen. Einige Chirurgen benutzen zur besseren Zementverpressung Werkzeuge für das Azetabulum und Zementpistolen für das Femur. Der Verschluß des Femurrohrs mit einem Zementblock ist ein weiteres Beispiel dieser Entwicklungsrichtung.
3. Um eine bessere Verzahnung und einen besseren Kontakt des Zements mit dem Knochen zu erreichen, wird vor der Zementeinbringung die Entfernung von Abraum und Fett aus dem Grenzbereich empfohlen. Spülungen und die Verwendung unterschiedlicher Bürsten verdeutlichen die Bemühungen auf diesem Gebiet.
4. Verbesserte Modelle, die den Druck auf den Zement verringern, und bessere Legierungen mit einer größeren Biege- und Bruchfestigkeit sollten zweifellos zu einer Verminderung der Schaftlockerungen führen.

Leider ist eine quantitative Einschätzung der durch Anwendung dieser Methode erreichten Verbesserungen nicht möglich, und gut geführte klinische Untersuchungen können den Umfang der Auswirkungen infolge der multivariablen Natur der Operationen nicht verifizieren. Es ist jedoch ganz natürlich, daß Einzelheiten der modernen Technologie wirtschaftlich nachvollziehbar sind und ihre Durchführung daher begünstigt wird. Dennoch ist die empirische Auswahl von jungen, aktiven Patienten nicht gerechtfertigt, bevor nicht die sog. „neuere Technik" in der klinischen Anwendung langfristig erprobt wurde und keine langfristigen Ergebnisse vorliegen.

In einer kürzlich durchgeführten Überprüfung wurden 50 totale Hüftendoprothesen nach Charnley mit einer Verlaufsbeobachtung von 6–11 Jahren (1976–1977) nachuntersucht. Bei der Vorbereitung des Azetabulums war bei allen der heutige Stand der operativen Technik angewandt worden (Erhalt des subchondralen Knochens sowie Säuberung des Femurrohrs). Als wir bei einem Vergleich mit einer ähnlichen Serie aus Wrightington feststellen konnten, daß der Anteil der azetabulären Resorptionssäume zurückgegangen war, fühlten wir uns bestätigt. In der hier beschriebenen Serie konnte keine Demarkation im Femur, weder vollständig noch unvollständig, beobachtet werden. Andere Autoren, die nach Entfernung des subchondralen Knochens eine metallhinterlegte Pfannenkomponente verwendet haben, konnten über ähnliche Verbesserungen der Ergebnisse berichten.

Zusammenfassung und Schlußfolgerung

In einer Serie von 1009 Low-friction-Arthroplastiken mit einer Beobachtungszeit von 5–15 Jahren haben wir die tatsächlichen und potentiellen Fehlschläge, die einen weiteren operativen Eingriff erforderlich machten, untersucht. Die Versagensrate, die sich im Vergleich mit ähnlichen Berichten aus Wrightington über mechanische und infektiöse Fehlschläge günstig ausnimmt, betrug 4,5%.

Die Versagensursachen bei der Low-friction-Arthroplastik mögen mannigfaltig sein, aber unsere Erfahrung hat gezeigt, daß die Versagensursache beim Azetabulum im übermäßigen Vertiefen und Erweitern begründet ist, obgleich man einmal geglaubt hat, daß dieses Vorgehen ein wesentlicher Faktor dieser Operationsmethode sei. Eine ungenügende Zementverpressung sowohl im Femur als auch im Azetabulum hat möglicherweise ebenfalls zu den späten Fehlschlägen dieser Operationsmethode beigetragen. Klinische Zeichen einer frühen Demarkation im Grenzbereich waren nur bei jungen und aktiven oder übergewichtigen Patienten vorherrschend. Demarkation und Lockerung waren zeitabhängige Phänomene. Demarkation und Lockerung traten auch mit fortschreitendem Alter und bei erhöhter Osteopenie auf. Ein erhöhtes Lockerungsvorkommen konnte auch bei jungen und leichtgewichtigen Personen beobachtet werden, wahrscheinlich bedingt durch eine größere Elastizität der Beckenknochen.

Es ist noch verfrüht anzunehmen, daß als Folge einer verminderten Festigkeit des Knochens durch die Entfernung der Subchondralschicht im Azetabulum oder durch eine ungenügende Zementfixation im oberen Anteil des Femurs der Knochen unter zyklischer Belastung weiter deformiert und somit die vermehrte Beanspruchung eine Nekrose verursacht. Andererseits sorgt die Bindegewebemembran für eine vermehrte Bewegung an der Knochen-Zement-Grenze, wodurch ruhende Riesenzellen aktiviert werden. Die Folge davon wäre ein erhöhter Knochensubstanzverlust durch Osteoklastenvermehrung, mit Produktion von Kollagenasen oder anderen Enzymen sowie einer Verminderung der Osteoblastenaktivität. Dieser Circulus vitiosus hält so lange an, bis die Bewegung zwischen Implantat und Knochen durch einen weiteren chirurgischen Eingriff beseitigt wird.

Literatur

1. Brady LP, McCutchen JW (1976) A ten-year follow-up study of 170 Charnley total hip arthroplasties. Clin Orthop 211:51–54

2. Charnley J (1979) Low friction arthroplasty of the hip. Theory and practice. Springer, Berlin Heidelberg New York
3. DeLee J, Charnley J (1976) Radiographic demarcation of cemented sockets in total hip replacement. Clin Orthop 121:20
4. Eftekhar NS (1971) Charnley low friction "Torque" arthroplasty. Clin Orthop 81:93–104
5. Eftekhar NS (1978) Principles of total hip arthroplasty. Mosby, St. Louis
6. Eftekhar NS (1984) Total hip replacement by principles of low friction arthroplasty. In: Evans (ed) Surgery of the musculoskeletal system. Churchill Livingstone, Edinburgh
7. Eftekhar NS, Pawluk R (1979) The hip. Proceedings of Scientific Meeting of the Hip Society, Chapt 15. Mosby, St. Louis
8. Eftekhar NS, Doty SB, Johnston AD, Parisien MV (1985) Prosthetic synovitis. The Hip, Proceedings of the 13th Open Scientific Meeting of the Hip Society, Chapt 133, pp 169–183
9. Eftekhar NS, Tzitzikalakis GI (1976) Failure and reoperations following Charnley low-friction arthroplasty. Clin Orthop 211:65–78
10. Grelsamer R, Eftekhar NS (in Vorbereitung)
11. Hamilton H, Joyce M (1976) Long-term results of low friction arthroplasty performed in a Community Hospital, including a radiologic review. Clin Orthop 211:55–64
12. Lazansky MG (1981) Ten year results of Charnley total hip replacement. Orthop Transact 5 3:350
13. Salvati EA, Wilson PD Jr, Jolly MN, Vakili F, Aglietti P, Brown GC (1981) A ten year followup study of our first one hundred consecutive Charnley total hip replacements. J Bone Joint Surg [Am] 63:753–768
14. Stauffer RN (1982) Ten year followup study of total hip replacement. J Bone Joint Surg [Am] 64:983–990

Die zementlose Hüftgelenktotalendoprothese Lord – Eigenarten, Erfahrungen, Möglichkeiten

H. Gruber und D. Steiner

Anlaß zur Aufnahme zementloser Hüftendoprothetik war für uns die steigende Zahl von Patienten mit Hüftkopfnekrose. Zementierte Endoprothesen sind bei diesen relativ jungen und aktiven Patienten erhöht von der typischen aseptischen Lockerung bedroht. Seit Ende 1979 kam bei uns bei biologisch ausreichend jugendlichen Patienten das Lord-System zur Anwendung.

Diese Endoprothese aus Kobalt-Chrom-Molybdän-Legierung besitzt einen langen, relativ schmalen Schaft. Es besteht ein breiter Kragenaufsitz rechtwinklig zur Oberschenkelachse. Die Knochenkontaktflächen der Prothese weisen die sog. madreporische Oberfläche auf. Die Pfanne in der Form einer abgeschnittenen Halbkugel aus Metall wird geschraubt; sie hat ein Inlay aus Polyethylen. Der Endoprothesenkopf ist aus Keramik oder Stahl.

Die Implantation erfolgt vom südlichen Zugang aus. Die Pfanne wird zentriert vorgefräst, das Gewinde vorgeschnitten. Typisch für den Schaft ist die tiefe intertrochantäre Resektion. Für primär festen Sitz soll sich die Schaftendoprothese mit deutlicher Reibung eintreiben lassen. Gleichzeitig soll sie bündig an den Resektionsflächen von Oberschenkel und Trochanter major aufsitzen. Diese Forderung macht den handwerklichen Reiz der Implantation aus. Sie ist gleichzeitig Ursache typischer Komplikationen.

Zur Zeit erfolgt eine vorläufige Bestandsaufnahme unseres Materials. Bis Ende 1984 wurden an 122 Patienten 138 Lord-Prothesen implantiert. Es handelt sich um 82 Männer und 40 Frauen. 16mal wurde beidseits implantiert. Das Alter schwankte zwischen 16 und 83 Jahren, im Durchschnitt betrug es 51,4 Jahre. Bezüglich präoperativer Diagnose dominiert die Koxarthrose mit 55%, gefolgt von der Hüftkopfnekrose mit 32% und Dysplasien mit 4%, hierunter nur wenige extrem schwere. Rheumatische Erkrankungen sowie posttraumatische Koxarthrosen stellten die Ausnahme dar.

Schon 1982 hat von Wilmsdorff 30 Patienten nach Ablauf 1 Jahres nachuntersucht und kam zu ermutigenden Frühergebnissen. Eigentlicher Grund dieser frühen Untersuchung war eine szintigraphische Verlaufskontrolle der Lord-Endoprothese innerhalb des ersten postoperativen Jahres. Die endoprothetisch versorgte Seite wurde mit gesunden Referenzseiten verglichen. Man fand mit zunehmender Zeit abnehmende, nach 1 Jahr aber noch um 20% erhöhte Aktivität. Man versuchte, aus der untypisch hoch bleibenden Aktivität auf Komplikationen zu schließen. Praktische Konsequenzen wurden allerdings hieraus letztendlich nicht gezogen.

Im Rahmen der laufenden Nachuntersuchung überblicken wir z. Z. erst 24 Verläufe nach 3–5 Jahren in allen wünschenswerten Einzelheiten. In dem von uns verwendeten Auswertungsschema nach Merle d'Aubigné werden Schmerz, Beweglichkeit und Gang gesondert beurteilt:

Schmerz: Es überrascht, daß über die Hälfte der Patienten noch über Schmerzen klagt. Diese werden überwiegend in der Trochanterregion lokalisiert, ausstrahlend nach distal in den lateralen Oberschenkelbereich.

Beweglichkeit: Dieses Ergebnis kann befriedigen. Fast 90% erreichen eine Flexion von 90° oder mehr bei entsprechend freien übrigen Bewegungsqualitäten. Die gute durchschnittliche Mobilität vor der Operation erklärt sich durch die Jugend des Patienten und den hohen Anteil von Hüftkopfnekrosen, welche ja weniger über Bewegungsbehinderung, als vielmehr über Belastungsschmerz zu klagen haben.

Gang: Hier ergab sich ein ernüchterndes Ergebnis; über die Hälfte der Patienten zeigt zumindest Ansätze von Hinken. Ein Drittel benutzt zeitweise oder regelmäßig einen Handstock.

Angenehm überrascht insgesamt, daß über 80% der Patienten die Operation als Erfolg werten und sie wieder durchführen lassen würden.

Im folgenden soll der Versuch unternommen werden, die Ergebnisse zu analysieren. Hierzu werden Röntgenverläufe sowie Verlaufsbeispiele beitragen.

Die Pfannenfixierung wurde bereits erläutert. Für jede Größe (46-50-54-58-62 mm) existiert jeweils eine spezielle Fräse und ein spezieller Gewindeschneider. Es muß vergleichsweise viel Knochen geopfert werden, da das Gewinde nur faßt, wenn die Sklerosierung des Pfannenlagers durchbrochen ist. Im Vergleich mit anderen Schraubpfannen aus Metall ist die Lord-Pfanne relativ voluminös. Für dysplastische Hüftpfannen wird empfohlen, die Pfanne entsprechend tiefer zu setzen, ggf. auch unter Durchbrechung der medialen Kortikalis.

Die Pfanne ist der am wenigsten problematische Teil des Lord-Systems. Der Knochen in dieser Region ist erfreulicherweise imstande, selbst operative Fehler zu kompensieren. Bei unterbliebenem Vorschneiden des Gewindes füllt sich die postoperativ entstandene Lücke zum gefrästen Pfannenlager spontan auf. Verkantet eingebrachte Pfannen haben sich spontan in die richtige Position korrigiert.

Komplikationen von seiten der Pfanne waren selten. Falls der dorsale Pfeiler abgesprengt wird, muß eine Osteosynthese erfolgen, ggf. mit zementierter Pfanne. Eine Pfanne wurde beobachtet, welche so tief gesetzt war, daß sie spontan weiter ins Becken durchwanderte.

Bei Anwendung der kleinsten Pfanne von 46 mm Durchmesser kann nur ein Kopf von 22 mm Durchmesser verwendet werden. Dieser liegt aus konstruktiven Gründen nicht in Keramik, sondern nur in Stahl vor. Dies bedeutet, daß ca. 25% aller weiblichen Patienten nicht mit der derzeitig optimalen Gleitkombination Keramik-Polyethylen versorgt werden können.

Schaftimplantation im Femur

Beim Beobachten typischer Verläufe fällt die Trochanterregion auf, insbesondere die Kontaktfläche zwischen Endoprothese und der Resektionsfläche des Trochanters. Hier zeigt sich in verschieden starker Ausprägung, aber fast regelhaft ein Saum, dann eine Sklerosierungslinie. Die schmalste Stelle der Trochanterbasis, sozusagen die Resektionsecke, ist ebenfalls regelmäßig sklerosiert. Wir erklären dies wie folgt:

Durch die typische tiefe Resektion wird der Trochanter instabil. Dies fällt auch intraoperativ immer wieder auf. Um den Zug der Hüftabduktoren zu tolerieren, ist Abstützung an der Außenfläche der Endoprothese erforderlich. Abhängig von den Größenverhältnissen des Femurs findet diese Abstützung teils befriedigend, teils unvollständig, teils gar nicht statt. Läuft die Abstützung nur über eine Spongiosakontaktfläche, so ist dieses Stützlager überfordert. Ungünstig kommt hinzu, daß wegen dem fast kreisrunden Querschnitt des Schafts der Lord-Endoprothese die Fixierung gegen Rotationskräfte entscheidend von der Trochanterabstützung abhängt (Rotationsstreß vorwiegend beim Aufstehen aus dem Sitzen, insbesondere aber bei jedem Schritt in der Phase des Aufsetzens der Ferse). Die labile Trochanterabstützung ist dieser Beanspruchung nicht gewachsen. Es kommt zur Osteolyse und zur reaktiven Sklerosierung. An der Resektionsecke bildet sich eine Sklerosierung durch die Biegebeanspruchung und die Abstützungsversuche des Knochens. Mikrobewegungen und Instabilität des Trochanters können Schmerzen in der Hüftregion zweifellos erklären.

Nach Laufzeiten von ca. 1 Jahr oder länger beobachten wir im Lager des Schafts bei ca. der Hälfte der Patienten typische Veränderungen, wenngleich in unterschiedlich starker Ausprägung. In der Regel ist die Spitze des Endoprothesenschafts knöchern völlig fixiert und eingewachsen, häufig durch eine bündig anliegende Knochenkonsole im Markkanal zusätzlich fixiert. Proximal zeigt sich ein Saum um den Prothesenschaft, und zwar sowohl in a.-p.- als auch in Lauenstein-Position. Es bestehen also Relativbewegungen der Endoprothese gegen den Schaft. Sie sind in allen Richtungen vorhanden, vermutlich einschließlich der Rotation.

In etwa $1/4$ der Fälle beobachtet man eine entgegengesetzte Situation: Hier besteht der Saum um die distale Prothesenspitze. Die Stelle des lückenlosen Knochenkontakts liegt dann deutlich proximaler, seltener direkt unter dem Prothesenkragen. Daß es sich bei diesem Saum an der Prothesenspitze um Mobilität handelt, zeigen Knochenabdrücke, die von der madreporischen Oberfläche herrühren. An dieser Stelle wurden mehrfach sekundär abgescherte Metallkügelchen der madreporischen Oberfläche beobachtet.

Wir analysieren wie folgt:

Der Lord-Schaft ist proximal relativ schmal. Kortikalisabstützung erzielt er in der trichterförmigen Kortikalis des proximalen Femurs nur ausnahmsweise, z. B. bei dysplastischem Femur. Normalerweise tritt eine Verklemmung der geraden und rigiden Prothese in der sagittalen Antekurve des Femurs ein. Fixpunkt ist dann zwangsläufig die Schaftspitze. Um diesen Punkt arrangiert sich das übrige Prothesenlager. Proximal bestehen dann Relativbewegungen, welche mit Schmerzen verbunden sind. Wünschenswert wäre ein proximaler Fixierungspunkt, wie man ihn sich ja von Kragenaufsitz erhofft. Dies wurde nur in $1/4$ der Fälle beobachtet. Um dies regelmäßiger zu erreichen, müßte das Prothesendesign entscheidend verändert werden. Insbesondere müßte das Prinzip der Verklemmung im Schaft aufgegeben werden. Gute Ergebnisse haben wir in letzter Zeit bei leicht varischem Sitz der Endoprothese gesehen. Hierdurch wird eine Abstützung proximaler am Adem-Bogen erzielt. Von Lord als typisch veröffentlichte Bilder seiner

Endoprothese zeigen durchweg diese Situation, ohne daß allerdings auf diesen Punkt hingewiesen wird (Lord et al. 1980).

Typische Komplikationen der Schaftimplantation sind Fissuren und Frakturen. Im Bereich der Trochanterbasis ist die Fissur sehr häufig. Sie beweist andererseits den Preßsitz an dieser Stelle. Diese Fissuren können ignoriert werden. Sie heilen ohne spezielle Schonung aus. Das typische Bild von Resorption und Sklerosierung der Trochanterresektionsfläche entsteht dennoch. Es hat also seine Ursache nicht in mangelhaftem Preßsitz. Fissuren des Kortikalisrohrs, ausgehend von der Schaftspitze, entstehen durch Überziehen des Prinzips der 3-Punkt-Verklemmung. Sie lassen sich selbst bei routinierten Operateuren nicht vollständig vermeiden. Lord berichtet über 28 Fälle bei 623 Operationen (Lord et al. 1980). Sofortbelastung haben wir in diesen Fällen nicht riskiert. Mit Verzögerung von 6–8 Wochen ist die Endoprothese aber zunehmend belastbar.

Den größten anzunehmenden Unfall der Schaftimplantation stellt die Spiralfraktur vom Trochanter bis in die suprakondyläre Knieregion dar. Hier muß verplattet werden. Die sprengende Endoprothese haben wir belassen, weshalb ein Spalt klaffte. Dieser wurde mit einer Spongiosaplastik versorgt, worauf der Patient 4 Monate später schmerzfrei voll belasten konnte.

Systembedingte Komplikationen sind gewisse Luxationen. Diese haben wir bei übergroßen Patienten beobachtet, für die die Lord-Endoprothese einfach zu klein ist. Mehrwöchige Fixierung im Becken-Bein-Fuß-Gips beseitigte die Instabilität. Ein deutliches Hüfthinken durch Insuffizienz der Hüftabduktoren ließ sich allerdings nicht vermeiden.

Paradoxerweise waren es die günstigen Verläufe der beschriebenen Komplikationen, welche die Behandlung zwar verlängerten, aber den Erfolg der endoprothetischen Versorgung jedoch letztendlich nicht beeinträchtigten, was uns ermutigte, das Lord-System auch für Endoprothesenwechsel einzusetzen. Dies ist möglich. Allerdings widersetzen sich die nach Lockerung einer zementierten TEP vorliegenden sklerosierten Kortikalisreste einer primär stabilen Fixierung. Zudem ist der fast zylindrische Lord-Schaft ziemlich ungünstig für die meist trichterförmig ausgeleierten Kortikalisrohre. Das Implantatlager ist schlecht. Fast immer ist Spongiosaplastik, evtl. mit Zuschlag von Hydroxylapatit, erforderlich. Dann wird eine Gipsruhigstellung von 4 Wochen notwendig.

Extreme Indikationen

Es lag nahe, bei jugendlichen Patienten mit guter Lebenserwartung auch Tumorersatzendoprothesen zementlos durchzuführen. Dies wird gezeigt am Beispiel eines totalen Femurersatzes mit dem Kotz-Modular-System, wobei die Lord-Pfanne zur Anwendung kam (Osteosarkom des linken Femurs). Auch eine Umkehrplastik nach Borggrewe (Osteosarkom des rechten Oberschenkels) wurde mit einer Lord-Endoprothese versorgt. Der Fall einer jungen Patientin mit hoher Hüftluxation beidseits und Gehunfähigkeit bei beidseitiger Hüftbeugekontraktur von 45° wird demonstriert. Hier erfolgte die Weichteillösung, die Reposition mit Wagner-Apparat, Pfannendachplastik nach Chiari mit temporärer Cup-Plastik als

Platzhalter bis zum Wachstumsende. Nach Lockerung der Cup-Plastik erfolgte bei der jetzt 16jährigen Patientin die Implantation einer Lord-Endoprothese.

Zusammenfassung

Wir haben die Möglichkeiten zementloser Hüftendoprothetik am Beispiel der Lord-Endoprothese erfahren, die Probleme durchlebt und die Grenzen erkannt. Der ursprünglich positive Eindruck hat sich nicht ganz bestätigt. Die Ergebnisse sind mit Sicherheit nicht so günstig wie die optimal mit Knochenzement implantierter Endoprothesen. Wir haben allerdings Grund zur Hoffnung, daß die zementlose Implantation ein vitales Knochenlager erhalten wird. Vollständige mechanische Lockerung und Endoprothesenbrüche sind uns bisher nicht begegnet.

Es besteht der Eindruck, daß weniger befriedigende Ergebnisse nicht dem Prinzip zementfreier Endoprothetik als solcher, als vielmehr Unausgewogenheiten des Lord-Systems zuzuschreiben sind.

Dies betrifft im wesentlichen die folgenden Punkte:
– Das System hat enge Grenzen bezüglich sehr zierlicher und andererseits sehr großer Patienten
– Konstruktionsbedingt wird viel Knochen reseziert
– Intraoperative Fissuren und Frakturen sind nicht immer vermeidbar
– Typische Instabilität des Trochanter major mit typischem Beschwerdebild
– Die Dreipunktverklemmung des Schafts schließt kraftschlüssigen Kragenaufsitz aus
– Die Abstützung gegen Rotationskräfte ist oft nicht ausreichend
– Die vollständige madreporische Oberfläche ist bei Langschaftprothesen unsinnig
– Der proximale Prothesenschaft ist zu schmal, um eine Abstützung auf der Kortikalis zu gewährleisten
– Für eine zementlose Langschaftprothese muß unbedingt eine Rechts-links-Differenzierung verlangt werden
– Teillockerungen, vorwiegend proximal, sind offenbar häufig. Es ist zu befürchten, daß sie mit zunehmender Zeit noch deutlicher werden

Literatur

Lord G, Marotte JH, Blanchard JP, Guillamon JL, Bancel P (1980) Valeur de l'assise horizontale et de l'appui diaphysaire dans la repartition des contraintes du femur prothese: etude comparative des contraintes exercees en charge sur le femur normal et sur le femur porteur d'une prothese a appui trochantero-diaphysaire madreporique. Rev Chir Orthop 66:141–156

Computergesteuerte Langzeitauswertungen zementierter Hüftendoprothesen

K. Heinert

Einleitung

Vor fast 25 Jahren verhalf Charnley mit der Bekanntgabe der zementfixierten Hüftendoprothese dieser Operationsmethode zum weltweiten Durchbruch [4]. Dabei kündigte er an, daß nach Femurkopfersatz durch eine sphärische Oberfläche aus reaktionslosem Material die Versager im wesentlichen nach langer Verlaufszeit auftreten. Zunächst würde der Patient keinen Unterschied zwischen dem künstlichen und seinem bis dahin physiologischen Femurkopf verspüren. Er meinte, daß es unser Problem sei, diesen temporären Zustand dauerhaft zu machen. Dabei müßten allerdings die Ziele erfüllbar bleiben, denn keinem Chirurgen und keinem Ingenieur würde es gelingen, eine Hüftendoprothese mit einer Lebensdauer von mehr als 30 Jahren herzustellen, die es dem Patienten zudem noch gestatte, in dieser Zeit Fußball zu spielen [5]. Die langfristige Fixation ist ein jung gebliebenes Problem, wie die heute zu beobachtende Kontroverse über die zementfreie oder die zementierte Prothese zeigt.

Biomechanische Spätkomplikationen, wie Knochenfrakturen oder Implantatlockerungen mit Verlust an Knochensubstanz, treten erst in späteren Verlaufsjahren nach realer Belastung deutlich in Erscheinung. Allerdings muß dabei berücksichtigt werden, daß ein großer Teil der heute beobachteten Fehlschläge auf inzwischen vermeidbare Fehler der Anfangs- und Experimentierphase zurückgeht [2].

Wegen der großen Verbreitung von Gelenkersatzoperationen sind infektiöse und mechanische Spätkomplikationen für alle größeren Operationszentren zu einem Massenproblem geworden. Die Diagnose „Prothesenlockerung" hat eigenen Krankheitswert erlangt. Dies wird zu wenig beachtet, was man auch daraus erkennen kann, daß bei gesetzlich vorgeschriebener Benutzung des ICD-Schlüssels zur Dokumentation von Krankheiten in Deutschland dieses Ausmaß an Schädigung noch keine Berücksichtigung fand. In Spezialabteilungen beträgt der Anteil von Austauschoperationen am Hüftgelenk um die 30%, wobei das Durchschnittsalter der Patienten höher ist als bei der Primärimplantation. Da Materialverschleiß mit Abrieb oder Materialfrakturen nicht das Hauptproblem sind, wird der Knochenzement für das ständige Anwachsen der Prothesenlockerungen angeschuldigt. Die Biokompatibilität des Zements wird, wegen der massiven Gewebereaktion auf zerrüttetes Polymethylmethacrylat nach Langzeitimplantation, bezweifelt. Dabei wird manchmal noch irrtümlich die hohe Polymerisationstemperatur und der toxische Effekt des Monomers mit nachfolgender Knochennekrose als initialer Faktor für den Verlust an Knochensubstanz angesehen. Richtiger scheint die Ansicht, daß im Spätverlauf die Gewebereaktion auf alternden und bröckelnden Zement mit der Bildung von aggressivem Granulom einsetzen kann, wenn Osteolysen und Resorptionen nach biomechanischer Fehlbelastung des Knochens zur Lockerung einer vorher festen Zementverankerung führt. Aus diesen Gründen überrascht es nicht, daß eine große Bewegung in Richtung zementloser Fixation eingesetzt hat. Häufig äußern Patienten schon den Wunsch, daß man ihnen das „moderne Verfahren" mit der zementlosen Prothese implantiert.

Material und Methode

Da wir in unserer Klinik seit 20 Jahren nur Erfahrung mit der zementierten Prothese haben, war die Höhe der Lockerungsrate von Pfannen- und Schaftkomponente, nach realer Belastungszeit von mindestens 10–15 Jahren, bei einem umfangreichen und homogenen Krankengut einzuschätzen. Bei der Langzeitbeobachtung müssen das Patientenalter, das präoperative Ausmaß der Hüftgelenkschädigung, der Erfahrungsstand des Operateurs und der Ausreifungsgrad des verwendeten Prothesenmodells mit Implantationstechnik berücksichtigt werden. Aus statistischen Vergleichsgründen ist es wichtig, auch homogene Gruppen gegeneinander zu vergleichen. Es bleibt der Grundsatz, daß durch Nachkontrolle ermittelte Lockerungsraten über die verwendete Methode entscheiden [10]. Dabei zeigt sich, daß bei der Bewertung von Versagensraten eigenständige methodische Probleme entstehen. Als ein weiteres Nebengebiet hat die Biometrik und Empirik Eingang in die Gelenkersatzchirurgie gefunden. Denn auch in operativen Fachgebieten werden bei konkurrierenden Behandlungsmethoden die Planung und Durchführung kontrollierter Therapiestudien gefordert, um die Effektivität des Eingriffs abschätzen zu können [8, 11, 14].

Studienansatz mit dem Datenmaterial der Endo-Klinik war die Identifikation von Risikogruppen mit einem postoperativen Mindestbelastungsintervall von 10 Jahren. Im AK St. Georg wurden 1964–1975 5093 Patienten operiert. Dabei wurde bis 1969 das Modell Wittebol mit antibiotikafreiem Zement implantiert. Ab 1969 wurde dem Zement prophylaktisch 0,5 g Antibiotikum, zuerst Erythromycin und Penicillin, und ab 1972 routinemäßig Gentamycin, beigemengt [1]. Das Modell St. Georg A wurde von 1969–1975 verwendet. Die Chirurgengruppe blieb gleich, sie gehörte 1976 zu den Gründern der Endo-Klinik Hamburg. Die Langzeitstudie wurde 1985 abgeschlossen, so daß uns jetzt die aktuellsten Langzeitergebnisse zur Verfügung stehen. Bei der Langzeitauswertung ist zu beachten, daß nach mehr als 10 Jahren 30–40% der damals meist älteren Patienten inzwischen verstorben bzw. nicht mehr erreichbar sind. Dadurch vermindert sich das Untersuchungskollektiv. Gleichzeitig vermindert sich die Anzahl der im Risiko stehenden Patienten, weil inzwischen Austauschoperationen vorgenommen wurden und eine neue Prothese mit neuen Bedingungen der Belastungszeit unterworfen wird. Außerdem bleibt zu berücksichtigen, daß es keinen fest fixierten Zeitpunkt gibt, zu dem alle Prothesen operiert und nachuntersucht worden sind. Wendet man konventionelle Statistiken an, indem man die Anzahl der Lockerungen durch die Anzahl der Operierten in bestimmten Zeiträumen dividiert, ergeben sich Zahlenwerte in beliebiger Höhe, ohne daß auf signifikante Unterschiede zur Identifikation bestimmter Risikogruppen und Fehlerquellen aufmerksam gemacht werden

Computergesteuerte Langzeitauswertungen zementierter Hüftendoprothesen

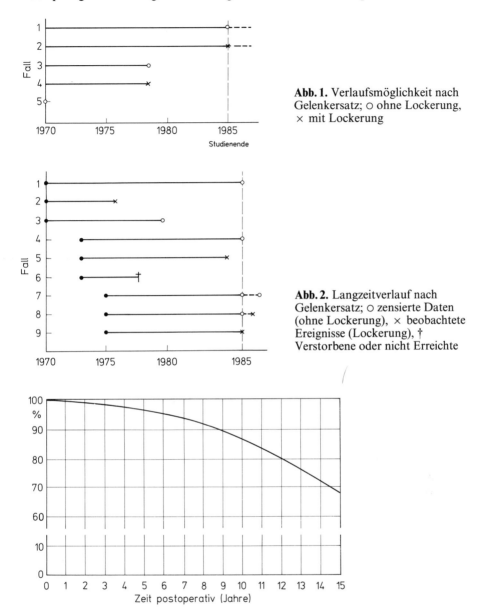

Abb. 1. Verlaufsmöglichkeit nach Gelenkersatz; o ohne Lockerung, × mit Lockerung

Abb. 2. Langzeitverlauf nach Gelenkersatz; o zensierte Daten (ohne Lockerung), × beobachtete Ereignisse (Lockerung), † Verstorbene oder nicht Erreichte

Abb. 3. Mechanische Lockerung bei 3566 TEP (Langzeitbeobachtung der Überlebensraten – in % –) aus den Jahren 1969–1975

kann. In Abb. 1 sind die typischen Verläufe nach Implantation aufgeführt. Zu jedem Zeitpunkt der Nachuntersuchung wurde festgehalten, ob eine reale Prothesenlockerung vorlag, d. h. ob eine Indikation zur Austauschoperation gegeben war. Eine potentielle Lockerung lag vor, wenn nach einem kurzen Intervall noch weitere Nachkontrollen stattzufinden hatten, weil die Lockerungsdiagnose noch nicht eindeutig war. Als dritte Möglichkeit ergibt sich der regelrechte Sitz der Komponenten bei vollständiger Beschwerdefreiheit, so daß erst nach 3–5 Jahren eine weitere Nachkontrolle zu erfolgen hat. Mit Operationsdatum und Zeitpunkt der Nachuntersuchung haben wir also verschiedene Anfangs- und Endpunkte zur Verfügung, und damit eine kollektivabhängige große Zahl von Beobachtungszeiten, die zwischen Anfang- und Endpunkt liegen (Abb. 2). Die Methode der Überlebensdatenanalyse [7, 12] berücksichtigt diesen Auswertungsmodus, so daß diese in der Tumorbehandlung seit langem eingeführte Methode auch in der Implantatchirurgie nützlich ist. Somit können methodische Mängel der konventionellen Statistik aufgefangen und das zeitabhängige Problem der Lockerung real abgeschätzt werden (Abb. 3).

Ergebnisse

Betrachtet man 3566 Operationen mit bekannten Informationen nach der Überlebensdatenmethode und stellt die Überlebenskurven der verschiedenen Gruppen zum Vergleich einander gegenüber, ergeben sich signifikante Unterschiede: Patienten mit primärer Koxarthrose haben die besten Ergebnisse; Patienten mit rheumatischer Arthritis und Hüftgelenkdysplasie zeigen die schlechtesten Ergebnisse (Abb. 4). Auch im Vergleich der Altersgruppen gegeneinander, wobei bei der Zuordnung zu einer Altersgruppe auf gleichmäßige Verteilung geachtet werden muß, ergeben sich die schlechtesten Ergebnisse bei jüngeren und die besten bei älteren Patienten (Abb. 5). Mittels Regressionsanalyse [6] wurde gesichert, daß, unabhängig von der Diagnose, auch ein Alterseffekt besteht [9].

Für eine gesicherte Prüfung ist das Auffinden überlagernder Effekte wichtig [8]. Schichtet man die Daten nach Implantationsjahren auf, wobei aus der Gruppe der Anfangsjahre das nachfolgende Jahr jeweils den Stand der eingebrachten operationstechnischen Erfahrungen reflektiert, so ergeben sich signifikant bessere Ergebnisse zugunsten der späteren Implantationsjahre (Abb. 6). Dies verleitet zu dem Schluß, daß der Erfahrungsstand der Operateure mit einem Prothesensystem der ausschlaggebende Faktor für die Haltbarkeitsdauer der Prothesen ist [9, 10].

Dieser Effekt tritt auch auf, wenn man die Lockerung von Pfannen- und Schaftkomponente getrennt betrachtet (Abb. 7).

Stellt man die Überlebenskurven der Pfannen- und Schaftlockerung einander gegenüber, so ergeben sich gleich hohe Lockerungswahrscheinlichkeiten bis zum 10. postoperativen Belastungsintervall (s. Abb. 7). Nach dem 10. Belastungsjahr lockert sich die Pfannenkomponente signifikant häufiger als die Schaftkomponente. Bei den Ergebnissen ist abzuwägen, ob die Höhe der Versagensrate mit der zementierten Hüftprothese in einem vertretbaren Rahmen stattfindet oder ob sich diese Methode als im Spätverlauf zu risikoreich herausstellt. Diese Frage ist erst zu beantworten, wenn eine neuere, d. h. eine Methode ohne Zement oder ein anderes Fixationsverfahren unter gleichen Bedingungen geprüft wird und dieses, wenn nicht gleiche, so doch bessere Ergebnisse aufweist. Zum gegenwärtigen Zeitpunkt liegen derartige Überlebenszeitschätzungen für diese Methoden noch nicht vor. Nach bisheriger Erfahrung müssen noch 10 Jahre mit großen Operationsserien abgewartet werden.

Computergesteuerte Langzeitauswertungen zementierter Hüftendoprothesen 97

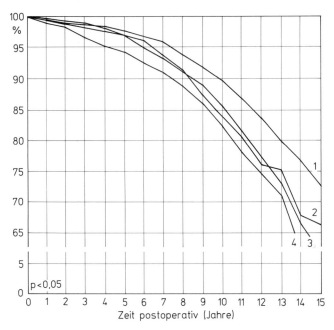

Abb. 4. Mechanische Lockerung bei TEP differenziert nach verschiedenen Diagnosen (Überlebensraten in %); *1* primäre Koxarthrose, *2* posttraumatische Koxarthrose, *3* Dysplasie, *4* rheumatische Arthritis

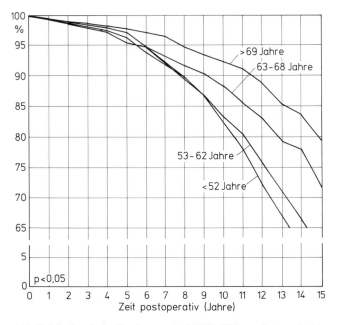

Abb. 5. Mechanische Lockerung bei TEP differenziert nach Altersgruppen

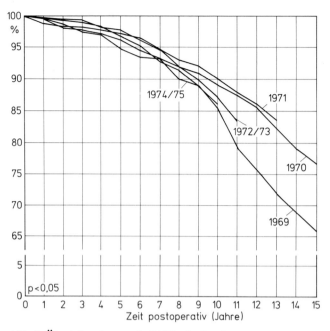

Abb. 6. Überlebenskurven bei TEP der Implantationsjahrgänge 1969–1975

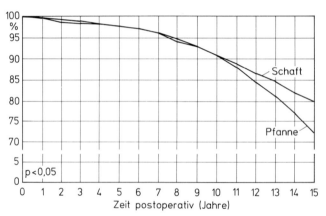

Abb. 7. Vergleich zwischen Pfanne und Schaft bei TEP – n: 3566 – (Überlebenskurve, mechanische Lockerung)

Datenerfassung

Da die Planung und Durchführung von Studien mit großen Fallzahlen sehr arbeits- und zeitintensiv ist, muß auf elektronische Datenverarbeitung übergegangen werden. Die logische Struktur aller Systeme, die der medizinischen Statistik wie auch der allgemeinen Datenverarbeitung zugrunde liegt, kann aufgeteilt werden in die Komponenten: Datenerfassung, -management, -deskription, -analyse,

-interpretation und -präsentation. Die oben erwähnten Auswertungen mit der Überlebensdatenanalyse wurden über bekannte und leicht bedienbare Prozeduren der Computerstatistik BMDP und SAS der Universität Hamburg durchgeführt [3, 13]. Wichtig für diese Auswertung ist, daß der Datensatz vorher entsprechend eingerichtet ist, bzw. mit Eingabeprogrammen eingerichtet wird. Meistens sind dies Tätigkeiten von Dokumentationsassistenten bzw. an Datenverarbeitung interessierten Ärzten, die an einer Dissertation oder einer anderen Publikation arbeiten. Auf der anderen Seite wird in der Medizin der Ruf nach Datenverarbeitung mit Qualitätskontrolle bzw. Arbeitserleichterung immer lauter. Dies führte zur Überlegung, ein klinikinternes Datenerfassungssystem zu errichten, in dem sog. Steuerungsdaten, d. h. Informationen mit für Schlußfolgerungen wichtigen Inhalten an verschiedenen Orten zu verschiedenen Zeiten permanent gespeichert und abgerufen werden können (s. Abb. 8). Bisher mußten die dafür erforderlichen Informationen langwierig aus Krankenakten herausgesucht werden. Erst danach konnte nach manueller Aufbereitung ein Datensatz für bestimmte Auswertefragestellungen zusammengestellt werden.

Die Datenerfassung betrifft den Kliniker. Auf seine Erhebungen bauen sich retroelektive Studien als die häufigste Entscheidungshilfe für die Klinik auf. Meist führt aber schlechte und rasche Durchführung, besonders vom klinisch Unerfahrenen, zu den Nachteilen retrospektiver Studien. Hier sind im wesentlichen unvollständige Datenerfassung, nicht vorhandene Kontrolle im statistischen Sinne und ungleiche Verteilung prognostischer Faktoren zu nennen. Dadurch entsteht eine schwierige Kontrolle der Störvariablen, die Auswahl der Vergleichsgruppen wird problematisch, eine Beobachtungsgleichheit ist schlecht herzustellen, und die Repräsentativität ist nicht gewährleistet. Oft fehlen medizinische Aufzeichnungen aus verschiedenen Behandlungszeiten. Selbst wenn Aufzeichnungen vorhanden sind, machen schlechte Organisation oder Unleserlichkeit das Aufsuchen der gewünschten Informationen zu einer arbeitsreichen und zeitverschlingenden Aufgabe, so daß für die eigentliche Fragestellung und wissenschaftliche Überlegung wenig Energie übrigbleibt. Die zweifellos jedem Datensatz innewohnende klinische Erfahrung ist so nur in wenigen Ausnahmefällen und nur mit aufwendiger statistischer Methodik zu ermitteln. Die erste Hilfe für den Kliniker kann daher in einer a priori festgelegten Beschreibung der Merkmalstruktur medizinischer Inhalte erfolgen. Diese besteht aus derjenigen Menge von geschätzten Informationen, die vor Erfassung der Daten bekannt ist.

Nach den Erfahrungen aus vielen, nach manueller Auswertungsmethode durchgeführten Studien, nach intensivem Literaturstudium und Festlegung auf bestimmte beobachtete Gesetzmäßigkeiten in der Implantatchirurgie konnten solche Merkmale aufgesucht und nach Größenordnung oder Intensität skaliert werden. Das Datenmanagement kann in Belegform erfolgen, wobei eine verspätete Korrektur, Unleserlichkeit und Verschwinden von Zetteln zu den Nachteilen gehören. Soll von Belegform auf Computererfassung am Terminal übergegangen werden, so ist es wichtig, daß hier am Bildschirm erscheinende Daten bis zu einem gewissen Grad statistische Modelle beschreiben können. Sind sie umfassend und disjunkt, kann eine geeignete statistische Fragestellung unmittelbar abgeleitet werden. Sehr wichtig ist, daß die Datenangabe im Bedienerdialog zwingend an jedem klinischen Ort, an dem die Information anfällt, zu erfolgen hat, nämlich im

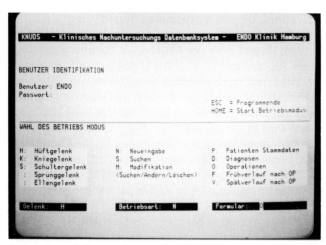

Abb. 8. Ausschnitt aus der sog. Operations- und Nachuntersuchungsmaske

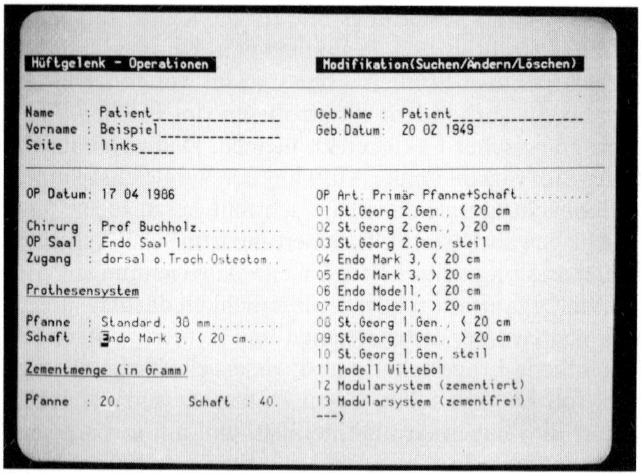

Abb. 9. S. Bild 8

Operationssaal und im Untersuchungsraum. So können die Nachteile retrospektiver Betrachtungen gemindert werden, denn sie stehen zu jedem Zeitpunkt aktuell zur Verfügung und können bei Bedarf korrigiert oder ergänzt werden. Die Dateninhalte müssen sachbezogen und dürfen nur in gesicherten Ausnahmefällen fachbezogen sein, wobei die Aufsicht und Unterstützung von speziell eingewiesenem, medizinisch und nicht nur dokumentarisch ausgebildetem Personal geleistet wird. Die permanente Kontrolle des Systems hat zur Folge, daß der eingebende Operateur „sich dauernd beobachtet" fühlt und somit die Datendokumentation als Teil seiner täglichen Arbeitsaufgabe ansieht. Da die Dokumentation niemals als lästiges Übel behandelt werden sollte, muß großer Wert auf geringe, „machbare" Datenmengen gelegt werden und auf die Akzeptanzprobleme von Computerfremdtätigen Rücksicht genommen werden. Die Entwicklung in der Compu-

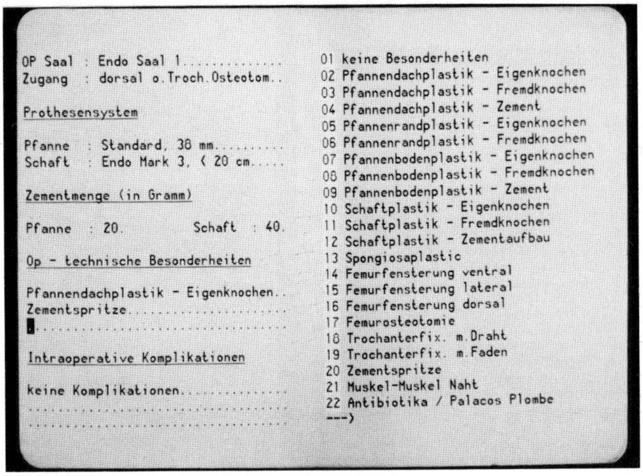

Computergesteuerte Langzeitauswertungen zementierter Hüftendoprothesen

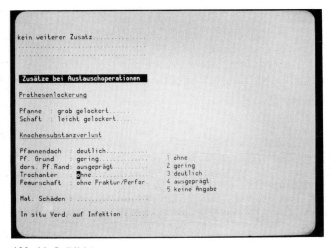

Abb. 10. S. Bild 8

Abb. 11. S. Bild 8

tertechnologie der letzten Jahre führte meist zu bedienerfreundlichen und ergonomischen Effekten. So ist seit 2 Jahren in unserer Klinik eine Datenbank installiert, die weitgehend störungsfrei läuft. Unmittelbar im Anschluß an die Operation gibt der Operateur im Outline-multiuser-Verfahren die wesentlichen Informationen seiner Operation ein. Die Abb. 8–12 zeigen Ausschnitte aus der sog. Operations- und Nachuntersuchungsmaske.

Da die Grunddaten aus der oben erwähnten Untersuchungsserie bis 1975 in die Datenbank eingespeichert und die Nachuntersuchungsergebnisse nur dazu addiert wurden, konnte diese Datenbank als Gesamterfassungssystem dienen und direkt mit dem Statistikpaket gekoppelt werden. Eingabe, Verarbeitung und statistische Ausgabe mit Datenanalyse erfolgte durch EDV. Eine Qualitätskontrolle in der Gelenkersatzchirurgie, d. h. die Abschätzung von Versagensraten, kann so

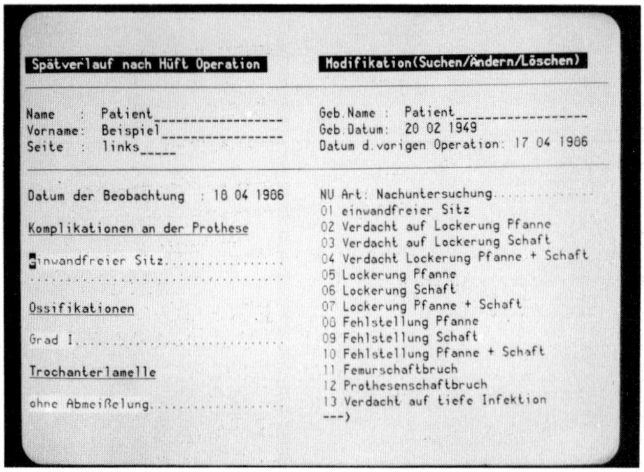

Abb. 12. s. Bild 8

jederzeit reproduziert werden, wobei der Zeitaufwand auf ein Minimum gekürzt wird. Gegenzurechnen sind allerdings der Zeit- und Geldfaktor für Entwicklung und Installation sowie Pflege der Datenbank.

Als Resultat kann der Ausreifungsgrad der implantierten Gelenkprothese zu jedem beliebigen Zeitpunkt unter Nutzung der Effektivität des Computers festgestellt werden.

Literatur

1. Buchholz HW (1970) Traumatologie des Hüftgelenks. Die mediale Schenkelhalsfraktur und ihre Behandlung. Chirurg 41:62–67
2. Buchholz HW, Heinert K, Wargenau M (1985) Verlaufsbeobachtungen von Hüftendoprothesen nach Abschluß realer Belastungsbedingungen von 10 Jahren. Z Orthop 123:815–820
3. BMDP (1979) Biomedical computer programs. University Press, Los Angeles
4. Charnley J (1961) Arthroplasty of the hip. Lancet I:1129–1132
5. Charnley J (1979) Low-friction arthroplasty of the hip. Springer, Berlin Heidelberg New York
6. Cox DR (1972) Regression models and life tables. J Oy Stat Soc 34:187
7. Elandt-Johnson RC, Johnson NC (1980) Survival models and data analysis. John Wiley & Sons, New York
8. Feinstein AR (1977) Clinical biostatistics. Mosby, St. Louis Toronto
9. Heinert K (1982) Langzeitergebnisse von Hüftendoprothesen nach einer durchschnittlichen Verlaufszeit von mehr als 10 Jahren. Med. Dissertation, Universität Hamburg
10. Heinert K, Engelbrecht E (1985) Qualitätskontrollen in der Gelenkersatzchirurgie durch Computerunterstützung. Hamburger Ärztebl 39:401–405
11. Immich H (1974) Medizinische Statistik. Eine Einführungsvorlesung. Schattauer, Stuttgart New York
12. Kaplan EL, Meier P (1958) Non-parametric estimation from incomplete observation. J Am Stat Assoc 53:457–481
13. SAS (1980) Supplemental library user's guide. SAS Institute, North Carolina
14. Weinstein MC, Fineberg HV (1980) Clinical decision analysis. Saunders, Philadelphia London Toronto

Zwölf Jahre Erfahrung mit zementfreien Keramikhüftprothesen

H. Mittelmeier, J. Heisel und E. Schmitt

Entwicklung zur zementfreien Keramikhüftprothese (Autophor)

Die ursprünglichen *pilzförmigen Hüftteilprothesen* von R. und J. Judet (1949) aus *Acrylharz* (dem gleichen Material wie dem später eingeführten Knochenzement) zeigten infolge Abriebs erhebliche granulomatöse Fremdkörperreaktionen, Dauerschwingbrüche und aseptische Lockerungen infolge *osteoklastischer Knochenresorption* aufgrund von Überlastung des Knochenlagers (Mittelmeier u. Singer 1956). Bereits damals haben wir empfohlen, das Verankerungsproblem durch *knochenseitige Vergrößerung der Prothesenoberfläche* zwecks Reduzierung des Knochendrucks zu lösen.

Bei den nachfolgenden *zementfreien, metallischen Hüftteilprothesen* nach Moore (1952) und Thompson (1952) wurde die erhoffte dauerhafte Stielverankerung im Markkanal des Femurs leider nur teilweise erreicht. Epikritische *Langzeituntersuchungen* von Leonhäuser an unserer Klinik (1975) ergaben in 24% aseptische Lockerungen und in 49% eine Pfannendestruktion, welche wir später auf die mikroskopischen, aus der Metalloberfläche hervorragenden *Blockkarbide* zurückführen konnten (Abb. 1).

Zur Vermeidung der azetabulären Destruktion wurde zunächst von McKee u. Farrar (1966) eine *zusätzliche metallische Pfannenprothese* eingeführt und damit die „Totalprothese" geschaffen, welche jedoch hohe Reibung und Metallosen durch Metallabrieb beinhaltete.

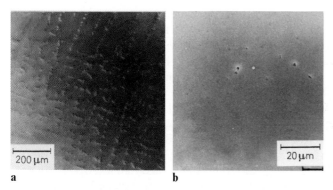

Abb. 1 a, b. *Mikroskopischer Vergleich der Gleitflächen fabrikneuer Metall- und Keramikprothesen.* **a** Oberfläche von *Kobalt-Chrom-Guß-Hüftköpfen* mit zahlreichen vorstehenden, politurresistenten Blockkarbiden („Reibeiseneffekt"; Interferenzmikroskopie); **b** Oberfläche von *Biolox-Keramik* (REM 1000 x), praktisch glatte Oberfläche, vereinzelt mikroskopische Poren im µm-Bereich

Primär- und Revisionsalloarthroplastik
Hrsg.: Endo-Klinik, Hamburg
© Springer-Verlag Berlin, Heidelberg 1987

Die von Charnley von 1960–1963 entwickelte Totalprothese mit der *Metall-Plastik-Kombination und Verankerung durch PMMA-Knochenzement* brachte eine wesentlich niedrigere Reibung (low friction principle) und auch eine hervorragende Primärstabilisierung, welche auf die *Zementverzahnung* und die damit verbundene Realisierung des Oberflächenvergrößerungsprinzips zurückzuführen ist. Die *hervorragenden Anfangserfolge* der Charnley-Prothese haben zu einer weiten Verbreitung seines Prothesenprinzips geführt und auch *zahlreiche Modifikationen* nach sich gezogen, wobei hierzulande insbesondere auch das Modell von Buchholz hervorzuheben ist.

In Erwartung von Materialproblemen hat Charnley die *Altersindikation* zur Hüftalloplastik jedoch auf *ältere* Menschen (jenseits des 60. Lebensjahres) mit verminderter Aktivität und relativ kurzer Lebenserwartung beschränkt. *Das Problem schwerer Hüftzerstörung bei jungen Menschen blieb folglich zunächst ungelöst*, bzw. weiterhin den schon älteren, stark funktionsmindernden Methoden der Arthrodese bzw. Resektionsplastik überantwortet. Der Charnley-Prothese und ihren Modifikationen haften jedoch *Langzeitprobleme* an, die insbesondere im Abrieb des Plastikmaterials und daraus resultierenden Fremdkörpergranulomen sowie Ermüdungsbrüchen des Knochenzements bestehen, welche zu erheblichen Zerstörungen des Knochenlagers und schmerzhaften, aseptischen Prothesenlockerungen mit der Notwendigkeit schwieriger Revisionen führen. Der PE-Abrieb beträgt durchschnittlich 250µm/Jahr und die Dauerfestigkeit des Zements nur ca. $^1/_{40}$ von rostfreiem Stahl.

Nach einer umfassenden *multizentrischen Sammelstatistik* von Griss et al. (1982) wurden in der *ersten Dekade der zementierten Hüftprothetik* in der BRD (1968–1978), nach durchschnittlich 4- bis 7jähriger Verlaufszeit, insgesamt *ca. 30% revisionsbedürfte Mißerfolge* ermittelt, neben den damals noch häufigen Infektionen sowie teilweise schweren periartikulären Verknöcherungen v. a. 19,6% *aseptische Prothesenlockerungen*. Insbesondere bestätigten neuere Untersuchungen in Amerika, daß bei jüngeren aktiven Patienten schon nach 7 Jahren bis zu 66% aseptische Lockerungen bei zementierten Prothesen auftreten (Perrin et al., persönliche Mitteilung, 1985).

In Vorausschau und bei zunehmender Beobachtung von Zementproblemen wurde seit Anfang der 70er Jahre, insbesondere von R. Judet und H. Mittelmeier, die *Vermeidung des Zementproblems durch Rückkehr zur zementfreien Verankerung* unter Rückgriff auf das Verankerungsprinzip durch Oberflächenvergrößerung empfohlen. Neben der „Porometallprothese" mit *Mikrostruktur* von Judet (1975) haben wir 1973 die sog. *„Tragrippenprothese" mit Makroprofil* unter Verwendung einer stumpfkegeligen Schraubpfanne und zunächst horizontaler Stielrippung eingeführt, nachdem vorausgehende *Tierexperimente* die erwartete Anpassung durch Oberflächenvergrößerung belegten (Biehl et al. 1975). Dabei wurde anfangs noch die Metall-Polyethylen-Paarung verwendet. Neben Boutin (1974) haben wir dann 1974 jedoch die *Aluminiumoxidkeramik* (Al_2O_3) als Prothesenmaterial für die Gleitflächen von Hüftprothesen verwendet (BIOLOX), nachdem *Simulatoruntersuchungen* in unserer Arbeitsgruppe für die Keramik-Keramik-Paarung gleichfalls niedrige Reibung, jedoch einen *wesentlich verminderten Abrieb* gegenüber der Metall-Polyethylen-Paarung (auf ca. $^1/_{20}$) zeigten (Dörre et al. 1975, 1976). Willert u. Semlitsch haben 1975 diese niedrigen Abriebwerte be-

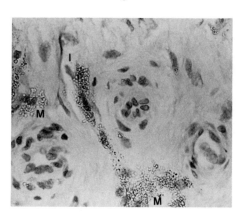

Abb. 2. *Histologisches Kapselbild* (Materialentnahme anläßlich Wechseloperation bei aseptischer Stiellockerung): Es besteht nur ein stäubchenförmiger, feinkörniger Abrieb (Partikelgröße 1–3 µm). Die Partikel sind in Makrophagen (*M*) phagozytiert, die auf ein Lymphgefäß (*I*) zuwandern und teilweise die Gefäßwand gerade durchdringen. Im Unterschied zu den teilweise größeren und damit nicht resorbierenden Abriebpartikeln des PE besteht bei der Keramik die Möglichkeit des biologischen Abtransports des geringen Keramikabriebs

stätigt und zugleich eine *Verminderung des Polyethylenabriebs bei Paarung mit Keramikköpfen* festgestellt. Weitere Vorteile der Keramik liegen auch in der Herstellungsmöglichkeit mit praktisch völlig glatter Oberfläche, überlegener Selbstschmierung, hoher Mikrohärte und damit Unverletzlichkeit durch metallische Instrumente.

In zahlreichen tierexperimentellen Untersuchungen wurde aber v. a. die auf extreme *Korrosionsbeständigkeit* zurückzuführende *überlegene Bioverträglichkeit* belegt (Griss et al. 1973; Harms u. Mäusle 1976) (Abb. 2).

Wegen beschränkter Biegefestigkeit der Keramik war es jedoch erforderlich, die *Verankerungsstiele weiterhin aus Metall* zu fertigen, wobei von Krupp in Verbindung mit uns die verbesserte Kobalt-Chrom-Molybdän-Legierung Endocast entwickelt wurde, die überlegene Korrosionsfestigkeit und hervorragende Gewebeverträglichkeit (Harms u. Mäusle 1976, 1977) zeigt. Unter diesen Voraussetzungen erschien es möglich, bei Umgehung des Zementproblems unter Verwendung lediglich dauerschwingfester Materialien sowie mit der hohen Verschleißfestigkeit der Keramik, auch einen *Gelenkersatz für junge Menschen* zu schaffen, was schließlich mit der sog. *Autophorprothese* realisiert wurde. Diese bestehen aus keramischen Schraubpfannen und Keramikköpfen mit unterschiedlicher Halslänge sowie einem metallischen Tragrippenstiel. Der *Stieltyp I* mit nur zirkulären Tragrippen wurde wegen teilweise unzureichender Rotationsstabilität Ende 1976 durch *Stieltyp II* mit zusätzlichen Längsrippen und Wabenprofil ersetzt. 1984 erfolgten geringfügige Verbesserungen, insbesondere bezüglich der Neigung und Länge des Halszapfens und Bereinigung der Proportionalität (*Autophor 900*); gleichzeitig wurde zusätzlich eine Substruktur der Prothese mit metallischer Kugelbeschichtung zwecks weiterer Oberflächenvergrößerung geschaffen (*Autophor 900 S*) (Abb. 3).

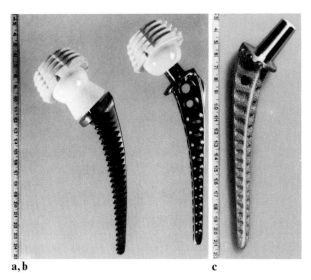

a, b   c

Abb. 3 a–c. *Keramikhüftprothesen Autophor.* **a** *Typ 1* (1974–1976), stumpfkegelige keramische Schraubpfanne, keramischer Hüftkopf mit Halsteil, metallischer Verankerungsstiel aus Wisil mit nur transversalen Tragrippen. **b** Autophorprothese mit *Stieltyp II* aus der verbesserten Kobalt-Chrom-Legierung Endocast (1976–1984). Zusätzliche rotationsstabilisierende Längsrippen, Kragenrippung und lateraler Stabilisierungsflügel. Bei Verwendung kragenfreier Keramikkugeln größeres Bewegungsspiel, geringere Anschlagsgefahr. **c** Beschichteter *Autophorstiel 900 S* (seit Mai 1984). Makroskopisches Profil der Autophor-II-Generation beibehalten; zusätzliche Substruktur durch aufgesinterte Metallkügelchen unter Aussparung der Längskanten

Um auch älteren Patienten, bei denen uns eine zementierte Verankerung weiterhin berechtigt erschien, die Vorzüge der Keramik zu geben, wurde 1974 außerdem eine *konventionell gestaltete, zementierbare Keramikprothese Xenophor* geschaffen, anfangs mit Keramik-Keramik-Gleitpaarung, später (vorwiegend aus Kostengründen) mit Polyethylenpfannen und Keramikkugeln. Im Jahre 1982 wurde weiterhin für Fälle mit gut erhaltenem Azetabulum (z. B. ischämische Schenkelhalsfrakturen) eine *Keramikhemiarthroplastik* mit korrespondierenden Kugelköpfen eingeführt (Kopfgrößen im 2-mm-Abstand von 40–54 mm, 2 Halslängen).

Zehnjahresstatistik

Bis zum 30. 10. 1984 wurden an unserer Klinik *insgesamt 1666 Keramikhüftalloplastiken* (100%) durchgeführt, davon 959 (57,6%) zementfreie Autophortotalprothesen, 637 (38,2%) zementierte Xenophortotalprothesen, 55 (3,3%) teilzementierte Kombinationsprothesen (Au/Xe) und 15 (0,9%) Hemiarthroplastiken (überwiegend zementiert). Ein Überblick über die Jahresquoten zeigt eine *relative Zunahme* der *zementfreien Prothesen*. Unter den insgesamt 1015 Alloplastiken mit Autophorkomponenten befanden sich 884 primäre Alloplastiken und 138 Wechseloperationen. Entsprechend unserer *Indikationsstellung* handelt es sich bei den Autophorprothesen überwiegend um Patienten im *jüngeren aktiven Lebensalter* (beginnend mit der Adoleszenz; jüngster Patient 13 Jahre), mit einem Durchschnittsalter von 48,9 Jahren (gegenüber 68,7 Jahren bei den zementierten Xenophorprothesen).

Bei den *präoperativen Diagnosen* handelt es sich – im Unterschied zu dem älteren Krankengut der Xenophorprothesen – nur in etwa 33% der Fälle um eine idiopathische Hüftdestruktion. Die anderen Fälle sind *verschiedenartige* schwere Hüftdestruktionen, darunter insbesondere 18% Dysplasiekoxarthrosen, aber auch größere Quoten idiopathischer Kopfnekrosen, posttraumatischer Koxarthrosen, rheumatischer Koxarthrosen u.a., in kleiner Zahl auch unspezifische Koxitiden und insbesondere auch 131 Wechseloperationen bei fehlgeschlagener Primärarthroplastik.

Bezüglich der weiteren Auswertung erscheint es angebracht, die Primäralloplastiken von den Wechseloperationen mit wesentlich schlechterer Ausgangssituation zu unterscheiden.

Bei den *Primäralloplastiken* waren an *intraoperativen Komplikationen* (bei grundsätzlicher Vermeidung einer Trochanterosteotomie) 5,8% *Trochanter-major-Frakturen* zu verzeichnen, die wir jedoch in ihrer Auswirkung geringer einschätzen als primäre Trochanterosteotomien. Weiter waren 2% *Femurschaftfissuren bzw. -frakturen* zu verzeichnen, vorwiegend mit dem gekrümmten Stieltyp I und in der Anfangsphase von Stieltyp II, als nur 4 Größen zur Verfügung standen. Bei 1,1% der Fälle waren aufgrund der Reduktion hoher Luxationskoxarthrosen (in einer Sitzung) *dehnungsbedingte Nervenläsionen* zu verzeichnen. Aus diesem Grunde wurden in den letzten Jahren derartige Fälle zweizeitig mit primärer externer Distraktion (Wagner-Spanner) und sekundärer Protheseneimplantation operiert.

An *postoperativen Komplikationen* ist 1 Todesfall durch Leberatrophie aufzuführen, erfreulicherweise kein einziger Fall einer tödlichen Lungenembolie, bei einer klinisch evidenten Thrombose- und Embolierate von 3,9%. Weiter sind 2,1% *tiefe Infektionen* aufgetreten, welche bei 18 Fällen (2,1%) Anlaß zur *Frührevision* ergaben, wobei durch Saug-Spül-Drainage und Antibiotikagabe die Infektion beseitigt werden konnte, aber in 11 Fällen wegen Persistenz derselben eine Prothesenentfernung erfolgte.

Ergebnisse der Primäralloplastiken

Aseptische Lockerungen mit Anlaß zur Revision (domo und alio loco) wurden bei *Stieltyp I* (109 Implantationen) in 19,27% verzeichnet, bei *Stieltyp II* (851 Implantationen) nur bei 3,17% und bei den keramischen *Schraubpfannen* (983 Implantationen) bei 0,71%.

Materialbrüche wurden bis zum Zeitpunkt der statistischen Erhebung (Dezember 1984) wie folgt verzeichnet: 1 Stielbruch beim Typ I (WISIL), 1 Pfannenbruch und 2 Kopfbrüche, was zusammen 4‰ entspricht.

Besonders bemerkenswert erscheint, daß es sich bei den aseptischen Lockerungen um eine *Früherscheinung* handelt, die gewöhnlich im 1.–2. postoperativen

Jahr in Erscheinung trat, während diejenigen Fälle, die frühzeitig problemlos stabilisierten, i. allg. auch über die weitere Beobachtungszeit stabil verblieben. Insoweit besteht ein wesentlicher *Unterschied zu den zementierten Prothesen*, welche i. allg. am Anfang stabil sind und dann schließlich zunehmenden Fehlerquoten unterliegen.

Auswertbare Nachuntersuchungsergebnisse (Mindestbeobachtungszeit: 9 Monate, Maximalzeit: 10,1 Jahre, Durchschnittszeit: 2,8 Jahre) konnten bei 638 (87,6%) der primären Autophoralloplastiken erhoben werden; die restlichen 12,4% hatten entweder eine zu geringe Beobachtungszeit oder waren außer Kontrolle.

Die *Auswertung* der Primäralloplastik nach dem *Hüftschema von Merle-d'Aubigné* ergab *durchschnittliche Verbesserungen* bezüglich des Schmerzes von 1,87 auf 5,02 Punkte, bezüglich der Gelenkbeweglichkeit von 2,4 auf 5,05 Punkte und bezüglich der Gehleistung von 2,43 auf 4,97 Punkte. Die *zusammenfassenden Ergebnisse* der 638 ausgewerteten Fälle waren:

Sehr gut   (16–18 Punkte): 442 Fälle (69,3%)
Gut   (13–15 Punkte): 121 Fälle (19,0%)
Mäßig   (10–12 Punkte): 60 Fälle (9,4%)
Schlecht   (<10 Punkte):   15 Fälle (2,3%)

Periartikuläre Ossifikationen wurden in geringer Form bei 24,3%, in mittelstarker, nur teilweise behindernder Form in 5,0% und in schwerer Form bei 2,5% der Fälle festgestellt. Bei 0,8% der Fälle war deshalb eine operative Entfernung von Verknöcherungen vorgenommen worden.

Röntgenologisch zeigte sich bei den dargelegten Fällen im Bereich der Pfanne gewöhnlich eine gute *Anpassung des Knochengewebes* an die Gewindezüge in Form einer Verdichtungslinie, welche einer Kraftaufnahmeschicht (entsprechend der natürlichen subchondralen Kortikalis) entspricht. Teilweise ist eine dünne röntgendurchlässige Abgrenzungslinie zu erkennen, die – im Unterschied zu den zementierten Alloplastiken – keiner granulomatösen Separation, sondern einer biomechanischen Dämpfungslinie entspricht, welche die unterschiedlichen Elastizitätsverhältnisse zwischen Keramik und Knochen ausgleicht. Auch bei langfristiger Observation sind im Bereich des Kunstgelenks – im wesentlichen Unterschied zu den Metall-Polyethylen-Paarungen – keine abriebbedingten Exzentrifizierungen des Kopfs und kaudale Gelenklücken zu beobachten (Abb. 4). *Bei fehlerhafter Steilimplantation* (über 55°) kann aber auch bei der Keramik-Keramik-Paarung ein kranialer Abrieb beobachtet werden. *Korrekte Pfannenimplantation ist deshalb bei Keramik-Keramik-Paarung von wesentlicher Bedeutung.* Bei den Femurverankerungsstielen vom Typ I kann gleichfalls eine gute Verzahnung des Knochens mit den Tragrippenbuchten sowie die Bildung einer internen Kraftaufnahmeschicht und teilweise eine mehr oder minder ausgeprägte Sockelbildung unter der Stielspitze beobachtet werden, oft auch eine sichtbare Abstütztendenz im Bereich des Kalkars und der kranialen Stielperforationen. Auch hier kommt es teilweise zu dünnen bindegewebigen Zwischenschichten, denen die gleiche biomechanische Bedeutung wie an der Pfanne beigemessen wird, ausgenommen breite strahlendurchlässige Lockerungszonen, die gewöhnlich auch mit klinischen Lockerungszeichen einhergehen (Abb. 5).

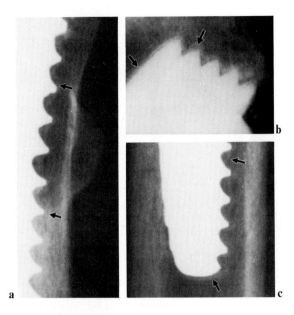

Abb. 4 a–c. *Röntgenologische Detailaufnahmen* der Autophorprothese Typ I zeigen die Verzahnung des Makroprofils mit einer konformen, verdichteten knöchernen Kraftaufnahmeschicht. **a** im proximalen Stielbereich, **b** an der Stielspitze, **c** an der Pfanne

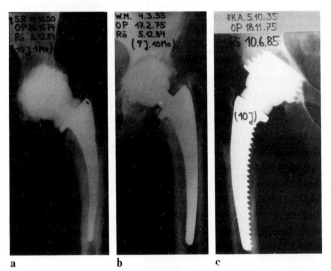

Abb. 5 a–c. Drei verschiedene *Röntgenbeispiele von Zehnjahresverläufen*. Keine Exzentrifizierung des Hüftkopfes in der Pfanne als Ausdruck hoher Abriebfestigkeit, gute zementfreie Stabilisierung durch Oberflächenkonturierung der Verankerungsflächen an Pfanne und Stiel, keine radioluzenten Separationsgranulome, keinerlei Knochendestruktion

Während Pfannenlockerungen, Abrieb und Materialbrüche nur eine geringfügige Rolle spielten, stellen die aseptischen *Stiellockerungen* beim Typ II (3,17%) und auch noch eine geringe Quote von Fällen mit anhaltenden, aber noch tolerablen *Femurbeschwerden* (wahrscheinlich infolge Mikrolockerungen) das *verbleibende Hauptproblem* dar (Abb. 6–9).

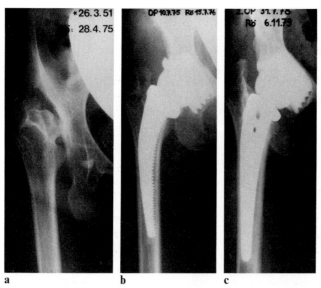

Abb. 6 a–c. *Röntgenologischer Verlauf* einer hohen Luxationskoxarthrose bei einer 24jährigen Patientin mit präoperativ intolerablen Schmerzen und Glutäalinsuffizienz bei 6 cm Beinverkürzung. **a** Präoperativer Ausgangsbefund, **b** Zustand 1 Jahr nach Implantation der Autophorprothese Typ I (erzielte Beinverlängerung 5 cm), **c** wegen aseptischer Stiellockerung 1978 isolierter Stielwechsel (Autophor I gegen Autophor II), danach gute Stabilisierung bis dato

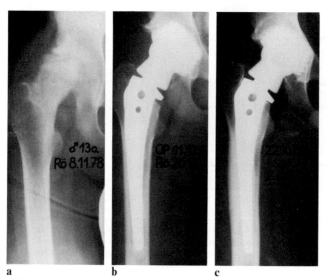

Abb. 7 a–c. *Röntgenserie* unseres jüngsten Patienten (bei Operation 13 Jahre alt). **a** Präoperativer Ausgangsbefund: Hüftkopfnekrose mit sistierender Wachstumsfuge, Subluxation, Sekundärarthrose und hochgradigem Schmerzzustand sowie Beinverkürzung nach traumatischer Epiphysenlösung und -nagelung. **b** Postoperatives Röntgenbild. **c** Kontrolle 2 Jahre postoperativ mit guter Stabilisierung von Pfanne und Femurkomponente. Man beachte den Wiederaufbau der atrophischen Knochenstruktur, insbesondere am Femur. Der heute 20jährige Patient ist beschwerdefrei und betreibt in mäßigem Umfang Sport

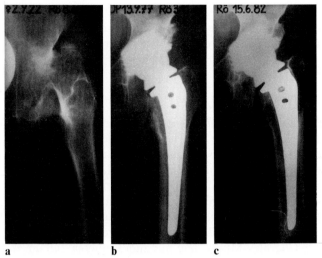

Abb. 8 a–c. *Röntgenverlauf* einer Dysplasiesubluxationskoxarthrose mit erheblicher Osteoporose bei 54jähriger Patientin. **a** Päoperativer Ausgangsbefund, **b** Situation 2 Monate postoperativ, **c** unverändert gute Stabilisierung 5 Jahre postoperativ. Man beachte die gute Integration am Pfannendach sowie die knöchernen Abstützungsvorgänge am Kalkar, am proximalen Prothesenloch sowie im Stielverlauf und an der Stielspitze

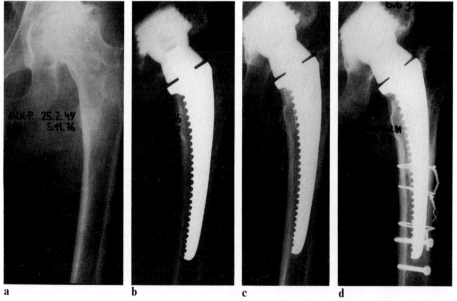

Abb. 9 a–d. *Röntgenverlaufsserie* bei 27jährigem Patienten mit posttraumatischer Kopfnekrose nach Schenkelhalsfraktur und -nagelung. **a** Präoperativer Ausgangsbefund, **b** postoperatives Röntgenbild, **c** gute Stabilisierung von Pfanne und Stiel 1 Jahr postoperativ, **d** 1981 bei Verkehrsunfall Fraktur des Femurschafts, *kein Bruch der Keramik!* Osteosynthese mit Cerclagen und Schrauben a.l. Kontrolluntersuchung $6^{1}/_{2}$ Jahre nach Implantation und 2 Jahre nach Unfallversorgung zeigt einwandfreie Verhältnisse im Pfannen-, Gelenk- und Stielbereich. Keine Inaktivitätsatrophie des Femurs

Die früher höheren *Infektionsquoten* (3,8% in den Jahren 1978–1980) konnten durch Einführung einer *systemischen perioperativen Antibiotikaprophylaxe* mit Cephalosporinen in den folgenden Jahren drastisch auf unter 1% gesenkt werden.

Wechseloperationen mit Autophorprothesen

Unter dem Gesichtspunkt, daß *bei Lockerung zementierter Prothesen* erhebliche, durch Abrieb und Zementwirkung bedingte Knochendestruktionen bestehen und eine *erneute Verwendung des gleichen Systems deshalb prinzipiell fraglich* erscheint, haben wir (insbesondere seit 1978) in zunehmendem Maße Autophorprothesen für Wechseloperationen herangezogen, insbesondere bei Fällen, bei denen uns eine Zementierung keinesfalls mehr gerechtfertigt erschien.

Bei den *131 Fällen* von Prothesenwechseln unter Verwendung der Autophorprothesen handelte es sich bei 101 Fällen (77,1%) um frühere zementierte Prothesen, überwiegend vom Typ Charnley-Müller, und nur zum kleineren Teil um zementfreie Prothesen (teils ältere Typen, teils auch gelockerte Autophorprothesen – vorwiegend Stieltyp I, aber auch Typ II. Bemerkenswert erscheint, daß diese zu wechselnden, überwiegend zementierten Prothesen größtenteils nur eine sehr kurze Standzeit, durchschnittlich 5,2 Jahre, aufwiesen. In 76,3% der Fälle mußte ein kompletter Wechsel, in 23,7% ein Teilwechsel durchgeführt werden. Teilweise handelte es sich um septische Fälle.

An *intraoperativen Komplikationen* wurde hier eine etwas erhöhte Quote von Trochanter-major-Abrissen und (inkompletten) Schaftsprengungen beobachtet.

Bezüglich der Operationstechnik wurde hier vermehrt auf *Knochenplastiken*, teils autolog, teils jedoch mit den neuen Knochenersatzmaterialien Collapat und Pyrost zurückgegriffen.

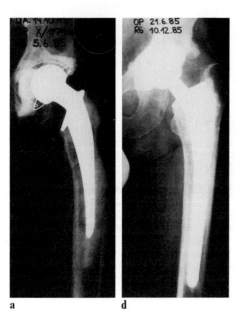

Abb. 10a, b. *Verwendung der zementfreien Autophorprothese beim Wechsel einer gelockerten zementierten Metall-PE-Prothese.* **a** Aseptische Prothesenlockerung mit Exzentrifizierung des Kopfs durch kranialen Polyethylenabrieb, massiv destruierende Fremdkörpergranulationen an der Knochen-Zement-Grenze der Pfanne sowie am Femur; **b** guter Wiederaufbau der Knochenstruktur (Azetabulum und Femur) und Prothesenstabilisierung $^1/_2$ Jahr nach Prothesenwechsel mit Autophor 900 S unter Verwendung des neuen Knochenersatzmaterials Pyrost

Nachbehandlung: Anfangs wurden z. T. Gipshosen angelegt, dessen ungeachtet jedoch Frühaufstehen der Patienten erfolgte.

Ergebnisse der Wechseloperationen

Mißerfolge wurden bis zur Fertigung der Statistik *bei 5 Fällen* (3,8%) beobachtet, wobei es sich um 2 aseptische Lockerungen, 1 aseptische Lockerung aufgrund eines technischen Fehlers, 1 Lockerung bei schwerer Osteoporose und 1 rezidivierende Infektion handelte. Bei den 3 erstgenannten Fällen war mit neuerlicher Revision ein bislang befriedigendes Resultat zu erreichen, bei den beiden letztgenannten Fällen erfolgte der Rückzug auf die Resektionshüfte. Bis dato sind noch 1 weitere aseptische Lockerung und 1 septische Lockerung (bei früherer Infektion) hinzugekommen, so daß die *Gesamtmißerfolgsquote* sich auf *5,4%* erhöht.

Im allgemeinen kam es jedoch auch bei diesen Fällen trotz schlechter Ausgangssituation und *auch bei direktem septischem Prothesenwechsel* zu einer befriedigenden Wiederherstellung, welche jedoch *deutlich unter den Ergebnissen der Primäroperationen* liegt.

Die *subjektiven Ergebnisse* der auswertbaren 88 Fälle, mit einer Mindestbeobachtungszeit von 9 Monaten und einer durchschnittlichen Überwachungszeit von 2,8 Jahren, ergaben:

keine Beschwerden	10 Fälle (11,2%)
wesentliche Verbesserung	59 Fälle (67,0%)
mäßige Verbesserung	19 Fälle (21,6%)
keine Verbesserung	–
Verschlechterung	–
	88 Fälle (100%)

Auch die *Beweglichkeit* war gegenüber den Primärfällen etwas geringer, meistens aber befriedigend. Bezüglich der postoperativen Gehfähigkeit war bei 67% der Fälle keine Stockhilfe, bei 25% ein Handstock und bei 8% eine Unterarmstütze erforderlich; Abhängigkeit von 2 Krücken oder Gehunfähigkeit bestand in keinem der Fälle.

Röntgenologisch zeigte sich aufgrund der durchgeführten Knochenplastik und zunehmender Belastung meistens ein befriedigender *Wiederaufbau der Knochenverhältnisse*; teilweise traten aber bei Fällen mit klinischen Lockerungen auch lokale Knochenresorptionen auf (Abb. 10).

Weitere Erfahrungen, insbesondere mit der beschichteten Autophorprothese 900 S

Aufgrund weiterer Steigerung unserer Operationszahlen mit Keramikprothesen (1985 über 300 Fälle) haben wir am 26.10.1985 die *2000. Keramikimplantation* und bis heute über 2100 Implantationen durchgeführt. Seit Mai 1984 wurden in zunehmendem Maße die beschichteten *Autophorstiele 900 S* eingesetzt (bisher über 300 Fälle).

Weiter liegen an der Orthopädisch-Traumatologischen Abteilung in Langensteinbach (Direktor Prof. Dr. Harms) inzwischen 200 Fälle mit beschichteten Autophorstielimplantationen vor.

Mit Freude konnten wir dabei feststellen, daß die *klinischen Verläufe hier trotz sehr früher Belastung bisher außerordentlich zufriedenstellend* sind. Bisher wurde nur bei einem Fall ein sich schließlich stabilisierender Setzeffekt beobachtet. Eine Revision wegen Lockerung war nur in einem weiteren Fall erforderlich, und in einem dritten Fall dürfte ein Wechsel bei Implantation eines zu kleinen Stieles anstehen. Bei den übrigen Fällen jedoch beobachteten wir bisher einen problemlosen Verlauf, obwohl bei $2/3$ der Fälle die kritische Anpassungszeit nach Aufnahme der vollen Belastung bereits verstrichen ist. Trotz der vollständigen, *bis zur Stiefelspitze reichenden Beschichtung* – allerdings unter wesentlicher *Aussparung der verrundeten Stielkanten* – zeigt sich in den bisherigen röntgenologischen Verläufen keine wesentliche inaktivitätsbedingte Knochenatrophie des proximalen Femurabschnitts. Trotz der relativ kurzen Beobachtungszeit haben wir deshalb den Eindruck, daß die Selbstverankerung der beschichteten Autophorprothese wesentlich problemloser verläuft und wir damit vielleicht auch im Bereich der femoralen Komponente zu gleich hohen Stabilisierungsquoten kommen, wie wir sie im Beckenbereich mit der stumpfkegeligen Schraubpfanne bereits von Anfang an erreicht haben. Aufgrund dieser guten Ergebnisse haben wir in letzter Zeit die *Altersindikation für die zementfreie Implantation noch angehoben*, so daß derzeit an unserer Klinik nur noch etwa 20% der älteren Patienten mit osteoporotischen Knochenverhältnissen, kurzer Lebenserwartung und allgemeiner Hinfälligkeit der Implantation mit zementierbaren Xenophorprothesen zugeführt werden.

Zusammenfassung

Abschließend möchten wir unsere Auffassung dahingehend zum Ausdruck bringen, *in der zementfreien und zementierbaren Verankerung nicht nur konkurrierende Verfahren*, sondern vielmehr Ergänzungen zu sehen, welche spezifische Indikationsbereiche besitzen. Allerdings sehen wir aufgrund der unbefriedigenden Ergebnisse der Zementierungstechnik *bei jüngeren Patienten* hier ausschließlich eine Indikation für die *zementfreie Prothese*. Inwieweit die zementfreie Implantation als die wirklich erhoffte Dauerlösung angesehen werden kann, muß abgewartet werden. Nach den bisherigen fast 12jährigen Erfahrungen, insbesondere auch mit der letzten Entwicklungsstufe, sind wir jedoch optimistisch und glauben, daß damit auch der Gelenkersatz bei jungen Menschen vertretbar geworden ist.

Literatur

Biehl G, Harms J, Mittelmeier H (1975) Tierexperimentelle und histopathologische Untersuchungen über die Anpassungsvorgänge des Knochens nach der Implantation von Tragrippen-Endoprothesen. Arch Orthop Unfallchir 81:105

Boutin P (1972) Arthroplastie totale de la hanche par prothèse en alumine fritée. Rev Chir Orthop 58:229

Boutin P (1974) Les prothèses totales de la hanche en alumine. L'ancrage direct sans ciment dans 50 cas. Rev Chir Orthop 60:233

Charnley J (1964) Anchorage of the femoral head prosthesis to the shaft of the femur. J Bone Joint Surg [Br] 46:516

Charnley J (1970) Total hip replacement by low friction arthroplasty. Clin Orthop 72:7
Charnley J (1979) Low friction arthroplasty of the hip. Theory and practice. Springer, Berlin Heidelberg New York
Dörre E (1976) Aluminium-Oxyd-Keramik als Implantatwerkstoff. MOT 96:104
Dörre E, Beutler H, Geduldig D (1975) Anforderungen an oxidkeramische Werkstoffe als Biomaterial für künstliche Gelenke. Arch Orthop Unfallchir 83:269
Dörre E, Geduldig D, Happel M, Lade R, Prüssner P, Willert HG, Zichner L (1976) Animal studies on bone ingrowth kinetics of ceramic material under dynamic stress. J Biomed Mater Res 10:493
Griss P, Krempien B, Andrian-Werburg H von, Heimke G, Fleiner R (1973) Experimentelle Untersuchung zur Gewebeverträglichkeit oxidkeramischer (Al_2O_3) Abriebteilchen. Arch Orthop Unfallchir 76:270
Griss P, Werner E, Buchinger P, Heimke G (1977) Die Mannheimer Oxid-Keramik/Metallverbund-Prothesen. Arch Orthop Unfallchir 87:73
Griss P, Hackenbroch MH, Jäger M, Preussner B (1982) Therapie-Ergebnisse der Totalendoprothetik am Hüftgelenk (Multizentrische Studie über 10 Beobachtungsjahre). Forschungsbericht. Bundesministerium f. Forschung und Technik 1980. In: Griss P, Hackenbruch MH, Jäger M, Preussner B, Schäfer T, Seebauer R, van Eimeren W, Winkler W (Hrsg) Findings on total hip replacement for ten years. Huber, Stuttgart Wien. Aktuelle Probleme in Chirurgie und Orthopädie, Bd 21
Harms J, Mäusle E (1976) Biologische Verträglichkeitsuntersuchungen von Implantatwerkstoffen im Tierversuch. MOT 96:103
Harms J, Mäusle E (1977) Vergleichende makroskopische und mikroskopische Befunde am Kapselgewebe der Hüfte nach Totalplastik. Orthop Prax 11:33
Harms J, Mäusle E (1980) Biokompatibilität von Implantaten in der Orthopädie. Springer, Berlin Heidelberg New York (Hefte zur Unfallheilkunde, Heft 144)
Heisel J (1984) Prophylaktischer Antibiotikaeinsatz bei orthopädischen Eingriffen. Krankenhausarzt 57:317
Heisel J, Schmitt E (im Druck) 10-Jahresergebnisse mit der zementfreien AUTOPHOR-Hüftendoprothese bei primärer Arthroplastik. In: Symposiumsband „10 Jahre Erfahrungen mit Keramik-Hüftendoprothesen (AUTOPHOR/XENOPHOR)".
Heisel J, Schmitt E (im Druck) Erfahrungen mit der AUTOPHOR-Prothese bei Wechseleingriffen. In: Symposiumsband „10 Jahre Erfahrungen mit Keramik-Hüftendoprothesen (AUTOPHOR/XENOPHOR)".
Heisel J, Mittelmeier H, Schmitt E (1985) Prothesenwechsel mit zementfreier Keramik-Prothese. In: Spranger M, Eder H (Hrsg) Zementfreie Hüft-Endoprothesen-Systeme. Huber, Bern Stuttgart Toronto, S 47
Judet J, Judet R (1949) Essais de réconstruction prothétique de la hanche après résection de la tête fémorale. J Chir 65:17
Judet J (1975) Rotal-Hüftendoprothesen aus Porometall ohne Zementverankerung. Z Orthop 113:828
Judet R, Judet J (1950) The use of an artificial femoral head for arthroplasty of the hip joint. J Bone Joint Surg [Br] 32:166
Judet R, Judet J (1952) Technique with acrylic prosthesis. J Bone Joint Surg 94:173
Leonhäuser I (1975) Nachuntersuchungsergebnisse der partiellen Hüftalloarthroplastik. Inaugurale Dissertation, Universität Homburg/Saar
Lord G (1980) Erfahrungsbericht über 400 zementlose Hüfttotalprothesen. MOT 100:39
McKee GK, Farrar J (1966) Replacement of arthritic hips by McKee-Farrar-prostheses. J Bone Joint Surg [Br] 48:245
Mittelmeier H (1974) Zementlose Verankerung von Endoprothesen nach dem Tragrippenprinzip. Z Orthop 112:27
Mittelmeier H (1983 a) Derzeitiger Stand der Alloarthroplastik des Hüftgelenkes (unter besonderer Berücksichtigung von Keramikendoprothesen). Krankenhausarzt 56:481
Mittelmeier H (1983 b) Keramikhüftgelenksendoprothesen mit zementfreier Verankerung. In: Morscher E (Hrsg) Die zementlose Fixation von Hüftendoprothesen. Springer, Berlin Heidelberg New York
Mittelmeier H (1984) Hüftgelenksersatz bei jungen Menschen. Z Orthop 112:20

Mittelmeier H, Harms J (1977) Die Anwendung von Keramik in der Gelenkersatz-Chirurgie. MOT 97:55
Mittelmeier H, Harms J (1979) Derzeitiger Stand der zementfreien Verankerung von Keramik-Metall-Verbundprothesen. Z Orthop 117:478
Mittelmeier H, Heisel J (1984) Hüftgelenkersatz mit Keramik-Teilprothesen. Orthop Prax 20:656
Mittelmeier H, Singer L (1956) Anatomische und histopathologische Untersuchungen von Arthroplastikgelenken mit Plexiglasendoprothesen. Arch Orthop Unfallchir 48:519
Mittelmeier H, Dawihl W, Dörre E, Altmeyer G, Hanser U (1979) Zur Tribologie von Hüftgelenksendoprothesen aus Aluminiumoxydkeramik. MOT 99:114
Moore AT (1952) Metal hip joint. A new selflocking vitallium prosthesis. South Med J 45:1015
Moore AT (1957) The selflocking metal hip prosthesis. J Bone Joint Surg [Am] 39:811
Müller ME (1963) Hüftkopf- und Totalprothesen in der Hüftchirurgie. Dtsch Z Chir 305:48
Müller ME (1970) Total hip prosthesis. Clin Orthop 72:46
Salzer M, Zweymüller K, Locke H, Plenk H Jr, Punzet G (1975) Erste Erfahrungen mit einer Hüfttotalendoprothese aus Biokeramik. MOT 95:162
Schmitt E, Heisel J (im Druck) Erfahrungen mit der XENOPHOR-Prothese bei Wechseleingriffen. In: Symposiumsband „10 Jahre Erfahrungen mit Keramik Hüftendoprothesen (AUTOPHOR/XENOPHOR)".
Schmitt E, Heisel J, Maue M (im Druck) 10-Jahresergebnisse bei XENOPHOR-Hüftendoprothesen bei primärer Arthroplastik. In: Symposiumsband „10 Jahre Erfahrungen mit Keramik-Hüftendoprothesen (AUTOPHOR/XENOPHOR)".
Semlitsch M (1973) Oberflächenuntersuchungen an Metall und Kunststoffen für künstliche Hüftgelenke mit dem Rasterelektronenmikroskop. In: Cotta H, Schulitz KP (Hrsg) Der totale Hüftgelenksersatz. Thieme, Stuttgart
Semlitsch M, Willert HG (1971) Gewebeveränderungen im Bereiche metallischer Hüftgelenke – mikroanalytische Untersuchungen mittels Spektralphotometrie, Elektronenmikroskopie und der Elektronenstrahlmikrosonden. IV. Intern. Symp. f. Microchemie. Microchem Acta 1:21
Semlitsch M, Lorenz M, Wintsch W (1973) Bruchuntersuchungen an gegossenen und geschmiedeten Kobalt-Basis-Legierungen mit dem R.E.M. und Verhütungsmaßnahmen gegen Ermüdungsbrüche an Hüftgelenksprothesen. Beitr Elektronenmikr Direktabb Oberfl 6:263
Thompson FR (1952) Vitallium intramedullary hip prosthesis. NY State J Med 52:3011
Thompson FR (1954) Two and half years experience with a vitallium intramedullary hip prosthesis. J Bone Joint Surg [Am] 36:3
Willert HG, Semlitsch M (1976) Kunststoffe als Implantatwerkstoffe. MOT 96:94

Vergleich der Resultate zementierter und nichtzementierter Hüftgelenkpfannen

E. Morscher, R. Graf, O. Kohler und A. Schmassmann

Einleitung

Die Einführung des Methylmetacrylats als Knochenzement in die Hüftendoprothetik durch Charnley 1960 hat die weite Verbreitung des künstlichen Hüftgelenkersatzes im heutigen Ausmaß möglich gemacht [4–7]. So schrieb McKee 1970 [16]: „1960 wurde das Methylmetacrylat als Zement eingesetzt und augenblicklich verbesserte sich die Erfolgsrate gewaltig und liegt jetzt bei über 90%. Dies ist auf die Tatsache zurückzuführen, daß der Zement die Last über eine große Knochenfläche verteilt ...". Ohne Zweifel sind die Frühresultate der zementierten Hüftprothesen zufriedenstellend und wir können davon ausgehen, daß der Patient unmittelbar nach der Operation über eine schmerzfreie und belastbare Hüfte verfügt.

Erst im Laufe der Zeit wurden dann die Unvollkommenheiten des Zements erkennbar, v. a. daß es damit nicht gelungen war, eine zeitlich unbegrenzte stabile Fixation des Implantats im Regelfall sicherzustellen. Während sonstige Probleme wie Infektrate, Materialermüdungen, Gleitverhalten u. ä. befriedigend gelöst werden konnten, blieb als das Hauptproblem der Endoprothetik die aseptische Spätlockerung. Dies konnte unschwer am ständigen Ansteigen der Reoperationen im Verhältnis zu den Ersteingriffen verfolgt werden.

Das Bestreben, die Dauerhaftigkeit der Prothesenfixation zu verbessern, kann prinzipiell in 2 Richtungen zielen: auf eine Verbesserung der Zementierungstechnik (z. B. "pressurising") und der Zementzusammensetzung („Bioglas"), oder auf eine direkte Verankerung der Prothese ohne Zement im Knochen. Wir selbst haben uns schon 1973 auf die Entwicklung zementfreier Hüftprothesen konzentriert.

So wie jedes neue Antiphlogistikum sich aber an der Wirksamkeit des Indometacins zu messen hat, muß jede neue zementfreie Endoprothese imstande sein, vor den Resultaten der zementfixierten Prothese zu bestehen. Wir müssen dabei aber die inzwischen erreichten Fortschritte der Operations- und im speziellen der Zementtechnik berücksichtigen und auch den Faktor Zeit mit einschließen.

Jedes neue zementfreie Implantat sollte also Resultate ergeben, die mindestens so gut sind wie solche zementierter Prothesen. Im folgenden soll nun versucht werden, die bisher erreichten Resultate zementierter Müller-Pfannen mit zementfrei fixierten RM-Polyethylenpfannen zu vergleichen.

Beurteilung der Resultate

Die wohl strengste Wissenschaftlichkeit in bezug auf die Objektivierung von klinischen Resultaten wird durch *randomisierte Doppelblindstudien* erreicht, die in der Chirurgie aber einfach nicht möglich sind. Vergleiche sind aber auch deshalb schwierig, weil bei 2 Methoden, die in verschiedene zeitliche Abschnitte fallen, die mit der älteren, in der Zwischenzeit erzielten *Fortschritte* – z. B. durch Verbesserung der Zementiertechnik oder ganz einfach durch die Erfahrung – nicht berücksichtigt sind. In der Hüftendoprothetik stehen sich heute aber das Zementierungsprinzip des "pressurising" und die Direktfixation mittels "press-fit" und "bonyingrowth" gegenüber.

Bei Vergleichsstudien sollte die *Zahl der Variablen* so klein wie möglich gehalten werden. Einen für die Haltbarkeit einer Endoprothese recht wichtigen Faktor stellt z. B. die Individualität des Patienten, d. h. sein Alter und Geschlecht, seine körperliche Aktivität, aber auch seine Ansprüche und seine Empfindlichkeit auf Schmerzen dar. Diese Unsicherheitsfaktoren lassen sich eliminieren, wenn am selben Patienten, im Falle einer doppelseitigen Operation, die beiden zu vergleichenden Methoden seitengetrennt angewandt werden. Anläßlich der Nachuntersuchung unserer ersten 250 zementfrei implantierten Polyethylenpfannen konnten wir bei 31 Patienten, insgesamt somit 62 Endoprothesen, einen solchen Vergleich anstellen [17]. In der kurzen Beobachtungszeit von ½–4 Jahren, bzw. einem Mittel von 1,6 Jahren, ergab sich weder subjektiv noch objektiv ein Unterschied. Es ist hinzuzufügen, daß die Femurschäfte bei allen Patienten auf beiden Seiten zementiert waren.

Zementierte und nichtzementierte Endoprothesen unterscheiden sich aber nicht nur in der *Art der Fixierung*, d. h. in der Beschaffenheit der Implantat-Knochen-Grenze, sondern in der Regel auch im *Design* und in der *Operationstechnik*, d. h. der Bearbeitung des Knochens. In unserem Fall handelte es sich bei beiden Methoden um hemisphärische Hüftgelenkpfannen, und in beiden Fällen wurde bei der Operation darauf geachtet, die kräfteübertragende subchondrale Knochenschicht des Azetabulums [8, 14, 15] nach Möglichkeit zu erhalten. Perforiert wurde diese bei Zementfixation lediglich zur Verankerung des Knochenzements, bei der RM-Polyethylenpfanne zur Fixation der beiden Verankerungszapfen.

Histologische Untersuchungen der Implantat-Knochen-Grenze von zementfrei fixierten, unbeschichteten Polyethylenpfannen verstorbener Patienten, bei denen die Endoprothese während längerer Zeit in Gebrauch gewesen war, zeigten regelmäßig einen gewissen Polyethylenabrieb an der Pfannenoberfläche [21]. Diese Beobachtung veranlaßte uns bereits 1982, auf die Gefahr eines direkten Polyethylen-Knochen-Kontaktes bei zementfreier Technik aufmerksam zu machen. Von 1983–1985 wurden deshalb fast ausschließlich mit Hydroxylapatit beschichtete Pfannen – bei im übrigen völlig gleichem Design und gleicher Operationstechnik – eingesetzt. Es ergibt sich damit zusätzlich die Möglichkeit des Vergleichs von 2 zementfreien Methoden, die sich lediglich durch das sog. "coating" unterscheiden. Da die maximale Beobachtungsdauer dieser mit Hydroxylapatit beschichteten Polyethylenpfannen aber erst etwas über 3 Jahre beträgt, sind Aussagen über Langzeitresultate natürlich nicht möglich. Histologische und radiologische Untersuchungen lassen aber durchaus eine gegenüber unbeschichteten Pfannen längere Lebensdauer erwarten.

Die Lockerung einer zementierten Hüftprothese stellt in der Regel ein *Spätproblem* dar. An Hand der Verläufe von 2669 Charnley-Müller-Prothesen konnten wir ein mathematisches Modell erstellen, aus dem hervorgeht, daß die Zahl der

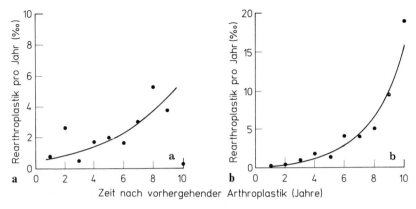

Abb. 1 a, b. *Häufigkeit der Reoperation in Abhängigkeit von der Zeit seit der Primäroperation.* **a** Bei Schaftlockerung, **b** bei Pfannenlockerung von zementierten Charnley-Müller-Hüftendoprothesen. (Aus Morscher u. Schmassmann [18])

aseptischen Schaftlockerungen jährlich etwa gleich stark zunimmt, die Zahl der Pfannenlockerungen jedoch nach 8 Jahren exponentiell ansteigt, während sie in den ersten 5 Jahren ausgesprochen selten sind [18] (Abb. 1). Zur gleichen Schlußfolgerung kamen Sutherland et al. [23].

Dies bedeutet, daß zwar etwaige grobe Mißerfolge eines neuen Prothesensystems in wenigen Jahren erkennbar werden können, daß aber eine postulierte Verbesserung der Dauerhaftigkeit erst dann belegt werden kann, wenn von dem betreffenden Prothesenmodell eine ausreichend große Anzahl 7–8 Jahre implantiert war. In praxi heißt dies, daß erst rund 10 Jahre nach der Ersteinführung der Beweis einer etwaigen Überlegenheit erbracht werden kann, und diese Zeit beginnt bei jeder wesentlichen Modifikation am System neu!

Die orthopädische Literatur ist voll von Statistiken über Resultate von Hüftarthroplastiken. Kaum 2 Nachkontrollen sind aber miteinander vergleichbar; nicht nur weil viele Variablen miteinander verglichen oder eben nicht verglichen werden können, sondern weil der Versuch eines Vergleichs schon an der *Definition des Mißerfolgs* scheitert. Sollen klinische Angaben des Patienten, z. B. das Wiederauftreten von Schmerzen, oder radiologische Zeichen einer Lockerung, z. B. eine Saumbildung von mehr als 2 mm um den Zementmantel herum als Kriterium angewandt werden? Letzteres Kriterium muß sowieso wegfallen, wenn zementierte mit nichtzementierten Prothesen verglichen werden. Vor allem aber ist auch das zeitliche Auftreten der genannten Mißerfolgskriterien schwer und nur ungenau zu bestimmen. Klar definiert ist nur der Zeitpunkt einer etwaigen Revisionsarthroplastik. Implantate – und dies gilt für Hüftgelenkpfannen in wesentlich stärkerem Maße als für Prothesenschäfte – können auch im Stadium der offensichtlichen Lockerung noch unterschiedlich lange in situ bleiben. So hängt der Zeitpunkt der Reoperation wesentlich von der Empfindlichkeit des Patienten, dem subjektiven Ermessen des Arztes, dem allgemeinen Operationsrisiko und vielen anderen Faktoren ab. Aus diesen Gründen drängt sich für die Beurteilung eines Prothesensystems und v. a. zum Vergleich von 2 oder mehreren Systemen die Anwendung des Prinzips der sog. *Überlebenskurven* auf. Nur mit dieser Methode ist es auch möglich, über die den Patienten am meisten interessierende Frage nach der Lebensdauer „seines künstlichen Hüftgelenks" eine Vorstellung zu erhalten. Diese Frage kann mit den bis heute üblicherweise durchgeführten Nachkontrollen kaum beantwortet werden. Diese Kontrollen werden in der Regel auch zu einem Zeitpunkt durchgeführt, zu dem es der überwiegenden Mehrzahl der operierten Patienten (noch) gut geht und über die weitere Lebensdauer der Prothese somit nichts ausgesagt werden kann. Auch weiß man nichts über die Lebensdauer der Endoprothesen von Patienten, die gestorben sind oder aus irgendwelchen Gründen nicht kontrolliert werden können.

Dobbs [9] dürfte der erste gewesen sein, der 1980 eine Nachuntersuchung von Hüftgelenkarthroplastiken nach dem Prinzip der Überlebenskurve durchgeführt hat. Wir selbst [18] haben 1983 mit dieser Methode die Frage nach der Lebensdauer der Charnley-Müller-Prothese aufgrund von 2669 Primäroperationen und 141 Rearthroplastiken zu beantworten versucht, und kürzlich haben Dorey u. Amstutz [10] erneut auf die Wichtigkeit der "Survivorship Analysis" bei der Evaluation von Arthroplastiken hingewiesen. Tew u. Waugh haben 1982 auf diese Methodik für die Beurteilung der Kniegelenkarthroplastiken aufmerksam gemacht [24]. Nur mit Hilfe der Überlebenszeit läßt sich auch der Nachteil der zeitlich unterschiedlichen Anwendung verschiedener Systeme und unterschiedlich langer Nachkontrollzeiten überwinden. Die Aufzeichnung beginnt mit einem bestimmten Ereignis, z. B. mit der Operation, und endet an einem bestimmten Punkt, z. B. eben mit der Reoperation. Für die Beurteilung der Leistungsfähigkeit einer Totalprothesenarthroplastik wird als Überlebenszeit somit die Zeit genommen, während der sich die Prothese noch in situ befindet. Die Überlebensdauer wird also vom Datum der Operation bis zum Datum der Entfernung der Prothese gemessen. Diese Dauer – und nur diese – wird bei der Beurteilung berücksichtigt und nicht, ob der Patient Schmerzen hat oder sich im Röntgenbild Zeichen einer Lockerung bemerkbar machen.

Bis 1977 wurden die Polyethylenpfannen an unserer Klinik mit PMMA im Azetabulum fixiert. Wir begannen 1977 mit der zementfreien Fixation von unbeschichteten Polyethylenpfannen und von 1983–1985 verwendeten wir diese Pfannen mit einer Hydroxylapatitbeschichtung.

Für den in dieser Arbeit beabsichtigten Vergleich zwischen zementierten und zementfrei eingesetzten Polyethylenhüftgelenkpfannen stehen 6 an unserer Klinik durchgeführte Nachkontrollserien zur Verfügung:
– Aufgrund von 141 Revisionsarthroplastiken bei 2669 in den Jahren 1970–1982 durchgeführten Charnley-Müller-Arthroplastiken haben wir versucht, eine Prognose der Lebensdauer einer Hüftgelenkendoprothese in Abhängigkeit von der Ursache des Prothesenwechsels zu stellen ([18], Gruppe I).
– Wir haben 1982 unsere Erfahrungen mit den ersten 250 zementfrei eingesetzten Polyethylenpfannen mitgeteilt ([17], Gruppe III).
– Gemeinsam mit Freeman und Ring, bzw. deren eigenen Polyethylenpfannen, wurden 788 nichtzementierte Polyethylenpfannen (in die unsere ersten 250 Pfannen miteingeschlossen waren) einer erweiterten Nachkontrolle unterzogen ([1], Gruppe IV).
– Basierend auf der Beobachtung von Polyethylenabrieb an der Oberfläche dieser Pfannen, wurden im Jahre 1985 diejenigen Polyethylenpfannen, die eine Mindest-

verweildauer von 5 Jahren aufwiesen, nochmals klinisch und v. a. radiologisch nachkontrolliert, da mit zunehmender Beobachtungsdauer mit Lockerungszeichen gerechnet werden mußte (Gruppe V).
– Diese Gruppe mit einer Beobachtungsdauer von 6,6 Jahren soll mit einer analogen Gruppe aus dem Kontingent der 2669 zementierten Charnley-Müller-Arthroplastiken speziell verglichen werden. Es handelt sich um 1420 Fälle (Gruppe II).
– Schließlich sollen auch noch die in den Jahren 1983–1985 eingesetzten, mit einer Hydroxylapatitschicht versehen Polyethylenpfannen, die allerdings eine Beobachtungsdauer von durchschnittlich nur 1,3 Jahren aufweisen, aufgeführt werden (Gruppe VI).

Berücksichtigt werden bei allen 6 Gruppen ausschließlich Reoperationen, die wegen einer aseptischen Pfannenlockerung durchgeführt wurden. Pfannenlockerungen, die der Operation nicht oder noch nicht zugeführt wurden, Pfannenlockerungen wegen eines Infekts oder ein Wechsel der Pfanne aus irgendwelchen Gründen „nebenbei" anläßlich der Reoperation aus anderer Ursache, z. B. wegen Stiellockerung oder Entfernung paraartikulärer Ossifikationen, sind nicht berücksichtigt. Nur so ist es auch möglich, einen reellen Vergleich der wegen aseptischer Lockerung bedingten Ausfallquote von Hüftgelenkpfannen herzustellen.

In *Tabelle 1 und Abb. 2* werden die Ergebnisse unserer eigenen Nachuntersuchungen zusammengefaßt. Als wesentlichste Schlußfolgerung ist daraus zu entnehmen, daß im Vergleich der beiden speziell interessierenden Gruppen II und V, d. h. zwischen zementierten und unbeschichteten nichtzementierten Polyethylenpfannen mit gleich langer Beobachtungszeit von 6,6 Jahren, kein signifikanter Unterschied bezüglich aseptischer Lockerungsrate besteht. Unterschiedlich ist die Zahl der Fälle (1420 in Gruppe II gegenüber 147 in Gruppe V).

Nach unseren Erfahrungen sind *Frauen* signifikant mehr gefährdet, eine aseptische Lockerung der Hüftgelenkpfanne zu erleiden als Männer. In der Nachuntersuchung der Gruppe I betrug der Anteil der Frauen mit einer Pfannenlockerung 75% (bei ausgeglichenem Geschlechtsverhältnis anläßlich der Primärarthroplastik). In Gruppe V (zementfreie unbeschichtete Polyethylenpfannen) finden sich mehr Frauen. Beide Patienten mit einer wegen Pfannenlockerung erfolgten Rearthroplastik sind Frauen.

Bei einer durchschnittlichen Beobachtungsdauer von 6,6 Jahren kann auch heute noch kein definitiver Entscheid bezüglich Überlegenheit im Langzeitverhalten der einen gegenüber der anderen Methode gefällt werden, da – wie erwähnt – das Problem der Pfannenlockerung erst nach 8–10 Jahren akut zu werden pflegt. Überdies muß nochmals betont werden, daß beide Methoden inzwischen verbessert worden sind. Bei der Zementtechnik wird heute die sog. "Pressurisation" angewandt und Polyethylenpfannen werden beschichtet, um die Fixation durch "bony-ingrowth" zu verbessern. Gerade hier aber manifestiert sich der Nachteil der Überlebenskurven ("Survivorship analysis"), indem man annimmt, daß sich das Verhalten der Vergangenheit auch in der Zukunft wiederholt [9].

Der Fortschritt auf dem Gebiet der Endoprothetik geht unaufhaltsam weiter. Verbesserungen bestehender Systeme können nicht erst eingeführt werden, wenn sich klinische Mißerfolge bemerkbar machen. Wir sind deshalb weiterhin auf andere als nur klinische Beweise der Überlebensdauer eines Implantats angewiesen.

Tabelle 1. Synopsis von 6 an der Orthopädischen Universitätsklinik Basel durchgeführten Nachkontrollen zementierter und nichtzementierter Polyethylenpfannen bei Hüfttotalprothesenarthroplastiken

Fixationsmethode	Zementiert		Nicht zementiert			
			Unbeschichtet			Hydroxyapatitbeschichtur
Gruppe	I	II	III	IV	V	VI
Publikation (Literatur)	[18]	–	[17]	[1]	–	–
Operationsperiode	1970–1982	1970–1977	1977–1982	1977–1984	1977–1980	1983–198
Anzahl (n)	2669	1420	250	788	147	340
Anteil der Männer (%)	49,9	49,7	46,8	48,7	44,8	50,6
Altersdurchschnitt (Jahre)	67	66	66	66	65	65
Beobachtungszeiträume (Minimum–Maximum) (Jahre)	0–12	6,6	½–4	½–6	5–8	½–3
Beobachtungsdurchschnitt (Jahre)	5,4	6,6	1,6	2	6,6	1,3
Prothesenwechsel:						
Total (n)	141	80	5	14	6	1
Total (%)	5,3	5,6	2	1,8	4,1	0,3
Prothesenwechsel wegen *aseptischer Pfannenlockerung:*						
Anzahl (n)	58	24	0	0	2	0
Anzahl (%)	2,2	1,7	0	0	1,4	0

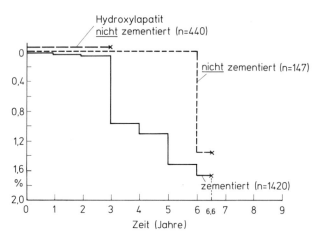

Abb. 2. *„Überlebenskurven"* *aseptischer Pfannenlockerungen*. Jährliche Ausfallquoten zementierter Müller-Pfannen und nichtzementierter RM-Polyethylenpfannen bis zu einer Beobachtungsdauer von 6,6 Jahren. Kein Ausfall (Pfannenwechsel) bei 440 mit Hydroxylapatit beschichteten RM-Pfannen mit einer Beobachtungsdauer von 3 Jahren. Bis zu einer Beobachtungsdauer von 6,6 Jahren zeigt sich zwischen zementierten und nichtzementierten hemisphärischen Polyethylenpfannen kein signifikanter Unterschied bezüglich aseptischer Lockerung. Unterschiedlich ist allerdings die Fallzahl und der Beginn des Abfalls der Kurven

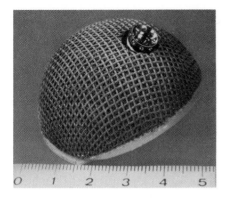

Abb. 3. „Schnapppfanne" mit Titannetzbeschichtung (Sulmesh)

Da sich das Kernproblem der Endoprothetik an der Knochen-Implantat-Grenze abspielt, sind histomorphologische Untersuchungen von Implantaten, die beim Menschen in Gebrauch waren, ein zuverlässiges Kriterium, das uns den Weg in die weitere Zukunft weist. Radiologische und erst recht klinische Nachkontrollen können erst mit Zeitverlust das im Mikroskop Gesehene bestätigen.

Basierend auf den Erkenntnissen, die durch histomorphologische Untersuchungen, durch Beobachtungen im Röntgenbild und aus tierexperimentellen Untersuchungen über das Einwachsen von Knochengewebe in eine gegebene Oberflächenstruktur gewonnen werden konnten, sind wir an die Entwicklung eines neuen Pfannentyps mit speziellem Design und spezieller Oberflächenstruktur gegangen.

Die im Januar 1983 erstmals angewandte Hydroxylapatitbeschichtung einer Polyethylenpfanne bedeutete einen weiteren Fortschritt der zementfreien Fixation einer Hüftgelenkpfanne. Neben der hervorragenden Biokompatibilität des Hydroxylapatits bewirkt dessen rauhe Oberfläche einen besseren primären "press-fit" des Implantats als Voraussetzung für das Einwachsen von Knochengewebe ("bony-ingrowth"). Ein nicht zu übersehender Nachteil des Hydroxylapatits besteht aber darin, daß es am Implantat nicht fest haftet und damit die – mindestens theoretische – Möglichkeit in Betracht gezogen werden muß, daß Teile der Keramik ins Gelenkinnere gelangen und dort zu einem beschleunigten Abrieb des Polyethylens führen könnten.

Damit Knochengewebe in eine gegebene Struktur einwachsen kann, muß das betreffende Implantatmaterial nicht nur biokompatibel sein, sondern gewisse geometrische Bedingungen erfüllen. So wissen wir von den Untersuchungen von Galante et al. [11], Pilliar et al. [20], Bobyn et al. [2], Cameron [3], Homsy [12, 13] und vielen andern mehr, daß die Porengröße an der Oberfläche über 100 μ, ideal zwischen 200 und 500 μ, und das Porositätsvolumen zwischen 30 und 70% aufweisen muß.

Aufgrund dieser Erkenntnisse wurde in Zusammenarbeit mit der Firma Sulzer / Winterthur eine Netzbeschichtung (Sulmesh) geschaffen, bei der 3 Schichten mit genau definierter Porengröße und bekanntem Porositätsvolumen zusammengesintert und mit dem Polyethylen fest verbunden werden (s. Abb. 3). Zur Optimierung der Biokompatibilität wurde Titan als Werkstoff gewählt. Das oberflächliche Netz weist eine Porengröße von etwa 500 μ und ein Porositätsvolumen von ca. 70% auf. In der mittleren Schicht schwanken die entsprechenden Maße um 400 μ und ca. 50%, während die innerste, mit dem Polyethylen fest verbundene Schicht ca. 200 μ Porengröße und 30–40% Porositätsvolumen aufweist.

"Design"

Als Design der „RM"-Polyethylenpfanne war die Halbkugelform gewählt worden, in der Annahme, diese würde am besten die Forderung der möglichst geringen Störung der normalen anatomischen und physiologischen Verhältnisse erfüllen. Da die Kräfte vom Becken auf den Femurkopf über den subchondralen Knochen weitergeleitet werden [8, 14, 15], muß dieser bei der Operation erhalten bleiben. An diesen subchondralen Knochen kann die hemisphärische Pfanne direkt angelegt werden, und die Kräfte lassen sich harmonisch und in einem Gleichgewicht zwischen Druck und Scherkräften übertragen (Abb. 4a). Es ergeben sich demnach maximale Druckkräfte im Dom der Halbkugel. Wie nun aber die Nachuntersuchungen der zwischen 5 und 8 Jahren in situ befindlichen „RM"-Pfannen gezeigt haben, findet in einem recht hohen Prozentsatz eine Wanderung dieser Implantate in mediokranialer Richtung statt. In unserer entsprechenden Nachuntersuchung (Gruppe V, Tabelle 1) konnte eine signifikante Verschiebung der Pfanne oder gar Lockerung derselben in 6% der Fälle nachgewiesen werden. Wie Russe u. Tschupic zeigen konnten, kann eine Pfannenwanderung bei Verwendung der Röntgenstereometrie in einem noch höheren Prozentsatz festgestellt werden [22]. Zu dieser Wanderung tragen neben den Impressionen des Knochens in die Polyethylenoberfläche und die Mikrofrakturen, deren Trümmerzonen resorbiert werden, v. a. der zentral offensichtlich zu hohe Druck zwischen Pfannenboden und Implantat bei. Eine gleichmäßigere, v. a. auf die Flanken der Pfanne sich konzentrierende Verteilung der Kraftübertragung erscheint somit unumgänglich. Dies haben auch die Untersuchungen von Pedersen et al. [19] gezeigt, was diese Autoren zur Entwicklung des sog. "metal-backing" geführt hat. Aus der gleichen Überlegung ist unsere Pfanne im „Dom" abgeflacht und dadurch,

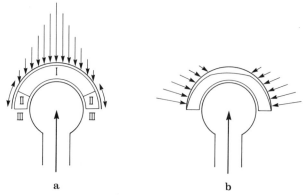

Abb. 4 a, b. Verteilung der Kräfte zwischen Knochen und Implantat, **a** bei hemisphärischer Pfanne (ideale Kongruenz), **b** bei abgeflachter und im Verhältnis zur Azetabulumfräsung überdimensionierter Pfanne (Schnappmechanismus)

daß bei der Implantation eine Pfannengröße gewählt wird, bei der der Durchmesser ca. 2 mm größer als die Fräsung des Azetabulums ist, entsteht beim Einsetzen derselben ein sog. Druckknopfmechanismus („Schnapppfanne", Abb. 3). Dadurch wird die Pfanne v. a. seitlich im Knochen verklemmt, ein Prinzip, das auch bei der Polyethylenpfanne von Spotorno (persönliche Mitteilung) angewendet wird (Abb. 4b). Andererseits vermindert die Titannetzbeschichtung (Sulmesh) die Gesamtelastizität der Pfanne, wodurch ein sog. "metal-backing"-Effekt entsteht. Je nach Richtung der einwirkenden Kräfte macht die Versteifung des Implantats zwischen 37% und 47% aus.

Jedenfalls kommt sowohl die Abflachung der Pfanne als auch deren Versteifung der Forderung nach gleichmäßiger Verteilung der Kräfte entgegen. Das Postulat des größtmöglichen Knochen-Implantat-Kontakts wird durch die Titannetzbeschichtung erreicht.

Die sog. Druckknopfpfanne erfüllt somit die bis heute bekannten Forderungen einer zementlos zu verankernden künstlichen Hüftgelenkpfanne:
1. Biokompatibilität des mit dem Knochen in direktem Kontakt stehenden Implantatmaterials (Titanium),
2. Mikroporosität der Oberfläche zur Ermöglichung des Einwachsens von Knochengewebe ("bony-ingrowth"),
3. primäre Stabilität des Implantats durch sog. Druckknopfmechanismus,
4. gleichmäßige Verteilung der Kräfte zwischen Knochen und Implantat sowie umgekehrt, und damit Vermeidung sog. Streßkonzentrationen,
5. minimaler operativer Defekt durch Erhaltung der subchondralen Knochenschicht als druckübertragende Struktur und
6. einfache Operationstechnik.

Nachdem gezeigt werden konnte, daß mindestens in kurz- und mittelfristigem Zeitraum die bis heute verwendeten, zementfrei eingesetzten Pfannen Resultate ergaben, die mindestens so gut, wenn nicht besser sind als zementierte, dürfte der Vergleich eindeutig zugunsten der zementfreien Pfannen entschieden sein. Dies gilt v. a., wenn man bedenkt, daß die Operationstechnik nicht nur wesentlich einfacher, sondern die Implantationszeit auch entschieden kürzer ist als bei Verwendung von Zement.

Literatur

1. Bertin KC, Freeman MAR, Morscher E, Oeri A, Ring PA (1985) Cementless acetabular replacement using a pegged polyethylene prosthesis. Arch Orthop Trauma Surg 104:251–261
2. Bobyn JD, Pilliar RM, Cameron HU, Weatherly GC (1980) The optimum pore size for the fixation of porous surface metal implants by the ingrowth of bone. Clin Orthop 150:263
3. Cameron HU (1982) The results of early clinical trials with a microporous coated metal hip prosthesis. Clin Orthop 165:188–190
4. Charnley J (1960) Anchorage of the femoral head prosthesis to the shaft of the femur. J Bone Joint Surg [Br] 42:28
5. Charnley J (1970) Editorial comment. Clin Orthop 72:2
6. Charnley J (1970) Acrylic cement in orthopaedic surgery. Livingstone, Edinburgh London

7. Charnley J (1979) Low friction arthroplasty of the hip. Springer, Berlin Heidelberg New York
8. Dietschi C (1978) Problematik des künstlichen Hüftgelenkes: Experimentelle Untersuchungen über die Biomechanik des Hüftgelenkes und Langzeitergebnisse nach Hüfttotalendoprothesen. Habilitations-Schrift 1976. Gentner, Stuttgart
9. Dobbs HS (1980) Survivorship of total hip replacements. J Bone Joint Surg [Br] 62:168–173
10. Dorey F, Amstutz HA (1986) Survivorship analysis in the evaluation of joint replacement. J Arthroplasty 1:63–69
11. Galante J, Rostoker W, Lueck R, Ray RD (1971) Sintered fiber metal composite as a basis for attachment of implants to bone. J Bone Joint Surg [Am] 53:101–114
12. Homsy CA (1973) Implant stabilization, chemical and biochemical considerations. Orthop Clin North Am 4:295–311
13. Homsy CA, Cain TE, Kessler FB, Anderson MS, King JM (1972) Porous implant systems for prosthesis stabilization. Clin Orthop 89:220–235
14. Huggler AH, Schreiber A, Dietschi C, Jakob H (1974) Experimentelle Untersuchung über das Deformationsverhalten des Hüftacetabulums unter Belastung. Z Orthop 112:44–50
15. Jakob H, Huggler AH, Dietschi C, Schreiber A (1976) The mechanical function of subchondral bone as experimentally determined on the acetabulum of the human pelvis. J Biomech 9:625–627
16. McKee GK (1970) Development of total prosthetic replacement of the hip. Clin Orthop 72:85–103
17. Morscher E, Dick W, Kernen V (1982) Cementless fixation of polyethylene acetabular component in total hip arthroplasty. Arch Orthop Trauma Surg 99:223–230
18. Morscher E, Schmassmann A (1983) Failures of total hip arthroplasty and probable incidence of revision surgery in the future. Arch Orthop Trauma Surg 101:137–143
19. Pedersen DR, Crowninshield RD, Brand RA, Johnston RC (1982) An axisymmetric model of acetabular components in total hip arthroplasty. J Biomech 15:305–315
20. Pilliar RM, Cameron HU, Macnab I (1975) Porous surfaced layered prosthetic devices. J Biomed Eng 10:126
21. Remagen W, Morscher E (1984) Histological results with cement-free implanted hip joint sockets of polyethylene. Arch Orthop Trauma Surg 103:145–151
22. Russe W, Tschupic IP (1986) Wanderung der isoelastischen RM-Pfanne – röntgenphotogrammetrische Erfassung. Vortrag am Symposium „Ultrahochmolekulares Polyethylen (UHMWPE) als Biomaterial", Göttingen 14./15.3.1986
23. Sutherland CJ, Wilde AH, Borden LS, Marks KE (1982) A ten-year follow-up of one hundred consecutive Müller curved-stem total hip replacement arthroplasties. J Bone Joint Surg [Am] 64:970–982
24. Tew M, Waugh W (1982) Estimating the survival time of knee replacements. J Bone Joint Surg [Br] 64:579–582

Ergebnisse nach Remobilisierung versteifter Hüftgelenke

M. Zinck

Einleitung

Bis zur breiten Anwendung der Alloarthroplastik war die operative Hüftgelenkversteifung eine Methode zur Behandlung schmerzhafter und irreversibel geschädigter Gelenke. Doch hatten die Patienten damit auch die von der Versteifung herrührende Behinderung und fast regelmäßig im Laufe der Jahre auftretende Schmerzen in den periankylotischen Bewegungszentren zu ertragen. Die hier auftretenden Beschwerden sind für uns eine Indikation zur Remobilisierung der versteiften Hüftgelenke und zur Implantation einer totalen Hüftgelenkendoprothese.

Material

In den Jahren 1967–1982 wurden in den Krankenhäusern St. Georg und der Endo-Klinik Hamburg 194 ankylosierte oder arthrodesierte Hüftgelenke remobilisiert und mit totalen Hüftgelenkendoprothesen versorgt.

Fiek [2] hat 1983 in seiner Dissertation 114 dieser Patienten mit 125 Hüftgelenken nachuntersucht. Zur Hüftversteifung führte in 61 Fällen eine Koxitis, davon allein 27 durch Tuberkuloseerreger. Als Grundkrankheit lag 28mal eine Dysplasie vor, 15mal ein Morbus Bechterew, 12mal eine posttraumatische Arthrose, 9mal ein nicht näher genannter Grund (Abb. 1). Ohne operativen Eingriff waren 77 Hüftgelenke ankylosiert, 48 wurden operativ versteift.

Durchschnittlich trat die Gelenksteife 12 Jahre nach der Grunderkrankung auf, und zwar an 89 erkrankten Hüftgelenken vor dem 30. Lebensjahr (Abb. 2).

Die Remobilisierung erfolgte im Schnitt 20 Jahre nach dem Eintreten der Versteifung. Das Durchschnittsalter der Patienten zum Zeitpunkt der Remobilisierung betrug 49 Jahre. In den 20 Jahren vor Einsetzen der Totalendoprothese wurden an 45 Hüftgelenken noch 65 operative Eingriffe vorgenommen, davon allein 41mal Umstellungsosteotomien.

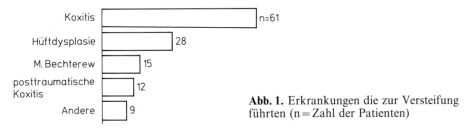

Abb. 1. Erkrankungen die zur Versteifung führten (n = Zahl der Patienten)

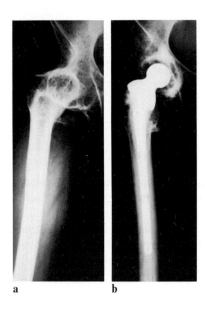

Abb. 2a, b. Patientin, 29 Jahre. **a** Dysplasiekoxarthrose beidseits, Zustand nach Arthrodese rechts. **b** 4 Jahre nach Remobilisation des rechten Hüftgelenks

Unter Beschwerden in *mindestens 1* der Nachbargelenke litten 106 Patienten, 4 Patienten hatten Schmerzen im Bereich der versteiften Hüfte und 4 Patienten waren schmerzfrei.

Bei 22 Patienten wurde der Eingriff wegen einer Fehlstellung oder erheblichen Beinverkürzung mit daraus resultierender Funktionseinbuße durchgeführt. Davon hatten 7 Patienten eine beidseitige Hüftversteifung.

Ergebnisse

Die Nachuntersuchung – durchschnittlich 58 Monate nach der Remobilisierung – ergab aus der Sicht der Patienten in 99 Fällen eine „volle Zufriedenheit" mit dem Operationsergebnis. Diese Patienten fühlten sich gegenüber dem Zustand vor der Operation sehr gebessert. Zwanzig remobilisierte Hüftgelenke wurden mit „gut" bewertet. Grund für die etwas zurückhaltende Bewertung waren muskuläre Instabilität im operierten Gelenk oder Bewegungseinschränkung durch Ossifikationen (Abb. 3).

Zwei Patienten gaben an, daß sich die Situation „nicht verändert" habe. Mit einer 7-cm-Verlängerung nach dem Remobilisationseingriff war 1 Patient deswegen nicht zufrieden, da auch postoperativ noch 5 cm Verkürzung verblieben. Ein anderer Fall war nach Remobilisierung im Hüftgelenk instabil, hatte auf der kontralateralen Seite eine TEP mit Ossifikationen III. Grades und gleichzeitig auch eine Kniearthrose in 20°-Beugestellung.

„Nicht zufrieden" und in ihrer Situation schlechter als vor dem Remobilisationseingriff bezeichneten sich 4 Patienten. In allen 4 Fällen war ein positives Trendelenburg-Zeichen bei anhaltenden Schmerzen vorhanden, entweder im remobilisierten Gelenk oder in den umgebenden Bewegungszentren. In 1 Fall war 18 Monate nach Remobilisation ein septischer TEP-Wechsel erforderlich geworden,

Ergebnisse nach Remobilisierung versteifter Hüftgelenke

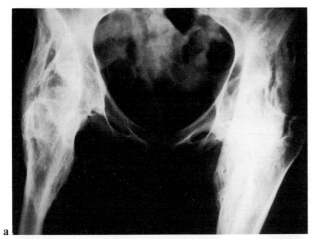

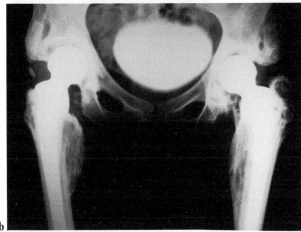

Abb. 3a, b. Patientin, 22 Jahre, Schädelhirntrauma 3. Grades. **a** Ankylose mit Ossifikationen beidseits, **b** 4 Jahre nach Operationen beider Hüftgelenke

wobei sich in der Folgezeit eine muskuläre Gelenkinstabilität entwickelte und der Patient unverändert unter starken Lumbalgien litt (Abb. 4).

Aus ärztlicher Sicht waren 61 Patienten mit 71 operierten Hüftgelenken „zufriedenstellend ohne Einschränkung". Nur „bedingt zufriedenstellend" waren 37 Patienten mit 38 Hüftgelenken. In dieser Gruppe wiesen 31 ein positives Trendelenburg-Zeichen auf der remobilisierten Seite auf. Die übrigen 7 Fälle waren zwar stabil, doch lagen hier Verknöcherungen oder Resorptionssäume im Bereich der Implantate vor, allerdings ohne klinische Zeichen einer Lockerung.

Der Untersucher war 12mal „nicht zufrieden", da in 6 Fällen eine muskuläre Instabilität und zusätzliche Beschwerden bestanden. Das operierte Gelenk war zwar 5mal stabil, es fanden sich aber beginnende Lockerungszeichen, stark eingeschränkte Beweglichkeiten oder Fehlstellungen von mehr als 10°. In 1 Fall wurde eine Gelenkrevision wegen eines gerissenen Trochanterdrahts angeraten.

Es wurden 4 operierte Hüftgelenke als „unbefriedigend und schlecht" bewertet, mit der Konsequenz einer durchzuführenden Wechseloperation; in 1 Fall wegen

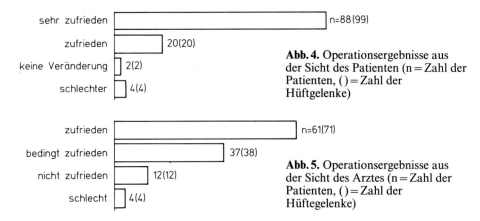

Abb. 4. Operationsergebnisse aus der Sicht des Patienten (n = Zahl der Patienten, ( ) = Zahl der Hüftgelenke)

Abb. 5. Operationsergebnisse aus der Sicht des Arztes (n = Zahl der Patienten, ( ) = Zahl der Hüftegelenke)

Tabelle 1. Komplikationen der frühen postoperativen Phase

Art der Komplikation	Zahl der Patienten
Alteration des N. ischiadicus	1
Alteration des N. femoralis	1
Trochanterlamellenhochstand	3
Hämatom mit Wundrevision	3
Gelenkrevision wegen einer eingenähten Redondrainage	1

einer Rotationsfehlstellung der Schaftprothese mit Ossifikationen und 3mal wegen Implantatlockerung (Abb. 5).

Komplikationen

Zwei Patienten erlitten Nervenschäden; einer eine Irritation des N. ischiadicus durch eine Beinverlängerung um 5 cm und einer eine Femoralisschwäche. Nur die letztere bildete sich vollständig zurück.

Bei 3 Patienten kam es zum Trochanterlamellenhochstand; 2mal mußte hier eine Revision durchgeführt werden. Ebenfalls mußten 3 Hämatome revidiert werden. Es lag 2mal eine Staphylokokkeninfektion vor. Wegen einer festgenähten Redondrainage mußte 1 Gelenk noch einmal eröffnet werden (Tabelle 1).

Es wurden 13 Reoperationen an 12 Patienten zwischen Entlassung aus stationärer Behandlung und dem Nachuntersuchungszeitpunkt vorgenommen. Dabei handelte es sich um Wechseloperationen (7mal), Trochanterdrahtentfernung (1mal), Trochanterrefixationen (3mal), Adduktorentenotomie (1mal) und Neurolyse des N. ischiadicus (1mal).

Diskussion

Legt man als Maßstab für die Berechtigung der Hüftgelenkremobilisierung die 3 Kriterien: Schmerzfreiheit, ausreichende Beweglichkeit und ausreichende Ge-

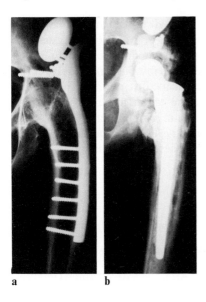

Abb. 6a, b. Patientin, 68 Jahre. **a** Arthrodese wegen primärer Koxarthrose links, **b** 2 Jahre nach Remobilisation

lenkstabilität zugrunde, so sind die beiden ersten Kriterien bei unseren Patienten mit Sicherheit erfüllt worden, denn neben der Beschwerdebesserung konnten wir nach dem Schema von Merle d'Aubigné eine Zunahme der Beweglichkeit durch die Implantation einer totalen Hüftgelenkendoprothese von 1,0 Gradpunkten auf 4,4 Gradpunkte messen.

Für uns stellte die Stabilität des remobilisierten Hüftgelenks mit Abstand das größte Problem dar. In unserer Serie waren 41 remobilisierte Hüftgelenke postoperativ instabil mit positivem Trendelenburg-Zeichen, jedoch gaben nur 5 Patienten an, deswegen in einer unveränderten bzw. verschlechterten Situation im Vergleich zu vorher zu sein. Trotz einer verbliebenen Instabilität des remobilisierten Gelenks haben 36 Patienten diese Verbesserung ihrer Situation durch die Operation angegeben, da für sie der Schmerzrückgang und der Zugewinn an Beweglichkeit im Hüftgelenk den Nachteil der muskulären Instabilität bei weitem überwog. Um präoperativ eine Prognose über die Muskelsituation im Bereich des zu remobilisierenden Gelenks stellen zu können, haben wir in 15 Fällen ein EMG des M. glutaeus medius durchführen lassen, bei dem in 2 Fällen weder mygene noch neurogene Schädigungszeichen und in 13 Fällen lediglich Atrophiezeichen zu erkennen waren. In allen 15 Fällen wäre mit einer muskulären Instabilität des Hüftgelenks zu rechnen gewesen. Wur mußten jedoch die Erfahrung machen, daß es sowohl bei den Patienten mit unauffälligem EMG als auch in 4 Fällen mit Atrophiezeichen zu einer muskulär bedingten Instabilität des Hüftgelenks kam [1, 3].

Da das präoperative EMG des M. glutaeus medius keine sichere Aussage über die postoperative Funktion ermöglicht, scheint es wichtiger, eine genaue Anamnese über das zu remobilisierende Gelenk zu erheben und dabei die Art der Versteifung und andere Voroperationen am Gelenk zu berücksichtigen. So waren 7 der 14 Gelenke, die durch einen iliotrochantären Span versteift wurden, nach der Remobilisierung muskulär instabil, ebenso die Gelenke, die mit einer Druckosteosynthese versorgt worden waren (Abb. 6). Im Vergleich dazu waren 15 Hüftgelenke, die aufgrund eines Morbus Bechterew versteift und auch nur in 3 Fällen voroperiert worden waren, nach der Remobilisierung nur in 3 Fällen muskulär instabil. Diese Zahlen bestätigen uns, daß die genaue Anamnese des zu remobilisierenden Gelenks wichtiger und bezüglich der späteren Stabilität aussagekräftiger ist als ein präoperatives EMG des M. glutaeus medius.

Die Ergebnisse unserer Nachuntersuchungsserie ermutigen uns, bei strenger Indikationsstellung bezüglich der Voroperationen am remobilisierten Gelenk und der vordergründigen Beschwerde des Patienten, eine Remobilisation des steifen Hüftgelenks mit einer totalen Hüftgelenkendoprothese vorzunehmen.

Literatur

1. Baumann F (1969) Elektromyographische Untersuchungen der Hüftmuskulatur nach Arthrodese. Arch Orthop Unfallchir 66:1–17
2. Fiek T (1985) Remobilisationsergebnisse arthrodesierter Hüftgelenke. Med. Dissertation, Universität Münster
3. Hackenbroch M (1960) Arthrodese, Arthroplastik, Arthrolyse. Arch Orthop Unfallchir 51:549–566

Teil III
Morphologische und werkstoffliche Langzeituntersuchungen

Morphologie der Knochen-Grenzschicht-Veränderungen nach Implantation von zementierten Endoprothesen

G. Delling, M. Hahn, T. Dreyer, K. Donath und E. Engelbrecht

Einleitung

Knochenzement auf der Basis von Polymethylmetacrylat (PMMA) wird in der Knochenchirurgie mit verschiedenen Zielen verwendet. In besonders großem Umfang erfolgt die Anwendung für die Fixation künstlicher Gelenke (Charnley 1970, 1979). Dem Ersatz des Hüftgelenks kommt dabei zahlenmäßig die größte Rolle zu. Da bisher kein Biomaterial die Eigenschaften des Knochens vollständig ersetzen kann, ist das Auftreten unerwünschter Nebenwirkungen nach Implantation von Fremdmaterial in das Knochengewebe unvermeidlich. Dies gilt, wie für alle übrigen Werkstoffe, auch für PMMA. Unter dem Einfluß dieser Materialien kommt es zu morphologischen Veränderungen, die Aufschluß über die an der Grenzschicht zwischen Knochengewebe und Fremdmaterial auftretenden Gewebereaktionen sowie Störungen der Knochenzellen und mögliche prolongierte toxische Einflüsse geben können. Durch die Anwendung unentkalkter Präparationsverfahren sowie der quantitativer Auswerteverfahren lassen sich neue Aussagen zur Problematik der PMMA-Knochengrenzfläche vornehmen (Delling u. Engelbrecht 1980; Draenert u. Rudigier 1978; Lintner et al.

Das Ziel der vorliegenden Arbeit ist die Darstellung

- der Grenzschichtphänomene nach bis zu mehr als 10jähriger Endoprothesenimplantation,
- von Grenzschichtphänomenen nach Implantation mechanisch anders gelagerter Femurkappenendoprothesen bei Verwendung von PMMA und
- von ersten Ergebnissen an der Femurkortikalis nach Anwendung neuer Präparationsverfahren.

Material und Methoden

Um die mechanischen Einflüsse nach eingetretener Lockerung einer Endoprothese auszuschließen, werden in der vorliegenden Untersuchung nur Fälle mit festsitzenden Endoprothesen berücksichtigt.

122 Biopsien aus dem Femurschaft, der Hüftpfanne bzw. dem Tibiakopf wurden bei festsitzenden Endoprothesenteilen entnommen. Die Implantationsdauer betrug maximal 220 Monate. Außerdem wurden die Grenzflächen von 40 klinisch festsitzenden Hüftkappenendoprothesen (überwiegend sog. Wagner-Kappen), die wegen Lockerung der Hüftpfanne entfernt werden mußten, untersucht. 10 Hüftgelenkendoprothesen mit einer Implantationsdauer bis zu 5 Jahren wurden an Hand von Autopsiepräparaten in mehreren Ebenen untersucht.

Alle Präparate (Biopsien, Femurkappen und Autopsiematerial) wurden für die histologische Untersuchung unentkalkt aufgearbeitet (Delling 1972; Donath u. Breuner 1982). Die Biopsiepräparate sowie Teile aus den Hüftkappen wurden in Methylmetacrylat eingebettet und 4–5 µ dick geschnitten. Von sämtlichen Präparaten wurden eine Goldner-Färbung, Toluidin-Blau-Reaktion sowie z.T. eine Berliner-Blau-Reaktion, zum Nachweis von Eisen, durchgeführt. Die Endoprothesen wurden geröntgt und horizontal in definierten Ebenen, unter Erhalt der Metall-Zement-Knochen-Relation, mit einem Diamantsägeblatt aufgesägt. Die Scheiben wurden wiederum geröntgt, um grobe Substanzdefekte und die Übergangszone Zement/Knochen in ihrer Struktur zu erfassen. Die Einbettung erfolgte in einen speziellen Kunststoff (Kulzer), der den Knochenzement nicht auflöst. Dadurch wird der unmittelbare Kontakt zwischen Zement und Knochen erhalten. Zur technischen Vereinfachung wurde der Metallanteil im Zentrum vorher entfernt, da in diesem Zusammenhang die Grenzschichtphänomene zwischen Zement und Metall nicht interessierten. Aufgrund des großen zeitlichen und technischen Aufwands liegen zu diesen Untersuchungen erst vorläufige Ergebnisse vor.

Die quantitative Auswertung erfolgte mit einem elektronischen Bildanalysesystem (Zeiss/Kontron). Im Schnittpräparat wurden jeweils 10 Stellen (immer im gleichen Abstand) ausgewertet. Bestimmt wurde die Breite der Bindegewebemembran sowie des Osteoids. Mit einem entsprechenden Rechnerprogramm erfolgte die Mittelwertbildung und die graphische Darstellung in Abhängigkeit von der Implantationsdauer.

Ergebnisse

Allgemeine Phänomene

In Abhängigkeit vom Zeitpunkt der morphologischen Untersuchung nach Implantation der Endoprothese bzw. nach Einbringen des Knochenzements lassen sich charakteristische morphologische Phänomene beobachten, die in ihren Grundzügen bereits von Semlitsch u. Willert (1970), Willert u. Puls (1972) sowie Willert u. Semlitsch (1976) exakt beschrieben wurden. Entsprechend den Untersuchungen dieser Autoren (Willert et al. 1974) kommt es unmittelbar im Anschluß an die Implantation (Initialphase, 1.Phase) zu lokalen Fettgewebe- und Knochennekrosen. Daneben bestehen, bedingt durch die mechanische Traumatisierung, ossäre Mikrosequester (Abb.1). Zusätzlich kommt es zu einer thermischen Schädigung (Polymerisation des Knochenzements), die mit einer Degeneration des angrenzenden Fettgewebes einhergeht. Im Zusammenhang mit dieser Nekrose sowie der damit verbundenen Abräumreaktion treten in den ersten Wochen nach Implantation der Endoprothese lymphozytäre Infiltrate sowie erste Histiozyten und Fremdkörperriesenzellen auf. Letztere führen zur Resorption der mechanisch entstandenen Mikrosequester. Die anschließende 2.Phase (Reparationsphase nach Willert) schließt sich fließend der Initialphase an. Sie ist v. a. durch eine Resorption der Mikrosequester charakterisiert, außerdem kommt es in unmittelbarer Nachbarschaft zum eingebrachten Knochenzement zur Neubildung

Morphologie der Knochen-Grenzschicht-Veränderungen 137

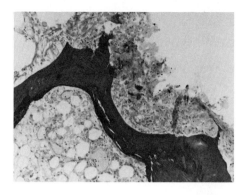

Abb. 1. Späte Initialphase nach PMMA-verankerter Hüftgelenkendoprothese. Mikrosequester und beginnende Entwicklung eines Granulationsgewebes. Im darunterliegenden Markraum degenerativ veränderte Fettzellen. Goldner, unentkalkt, 40 x

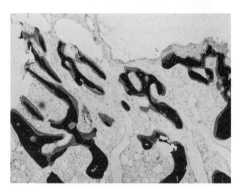

Abb. 2. Reparationsphase nach PMMA-verankerter Hüftgelenkendoprothese. Neben Bindegewebebildung an der Grenzschicht zum Zement (*rechte obere Bildhälfte*), deutliche Neubildung eines fibrösen Knochens mit verzögerter Mineralisation (*Osteoid grau*). Kossa-Modifikation, unentkalkt, 40 x

von Knochentrabekeln, die jetzt parallel zur Zementfläche verlaufen (Abb. 2). Die nekrotischen Fettzellen werden abgeräumt und durch Bindegewebe oder wahrscheinlich auch durch Zellen der Hämatopoese ersetzt.

An der unmittelbaren Grenzfläche zwischen Zement und Knochen spielen sich komplexe Reaktionen ab. Es kommt zur Entwicklung von Riesenzellen, die zwischen Zement und angrenzenden Kollagenfasern liegen. Diese Riesenzellen haben die Möglichkeit, Bewegungen durchzuführen, so daß sie in begrenztem Umfang aus dem Zement austretendes oder sogar dort lokalisiertes Material abräumen können. Außerdem gibt es Hinweise dafür, daß Riesenzellen auch Knochenzement resorbieren und allmählich in den Zement eindringen können. Bereits in der Reparationsphase entwickelt sich eine unterschiedlich breite Bindegewebemembran. Diese besteht aus parallel zum Zement orientierten Kollagenfasern mit dazwischen gelegenen Fibroblasten. Innerhalb dieses Bindegewebes liegen Histiozyten, die unterschiedliches Material, v. a. aber Röntgenkontrastmittel (Bariumsulfat), in Abhängigkeit von der Implantationsdauer, speichern können. Die Knochenneubildung erfolgt auffälligerweise zum überwiegenden Teil auf der vom Zement abgekehrten Seite, d. h., nur hier sind Osteoblasten tätig. Im unmittelbaren Kontaktbereich zwischen Zementoberfläche und Spongiosa besteht eine Mineralisationsstörung unterschiedlichen Ausmaßes. Es kommt zur Entwicklung pathologisch verbreiterter osteoider Säume, ohne daß noch funktionsfähige kubische Osteoblasten beobachtet werden. Dies bedeutet, daß es zu einem lokalen Mineralisationsstop bzw. zu einer erheblichen Verzögerung der Mineralisation kom-

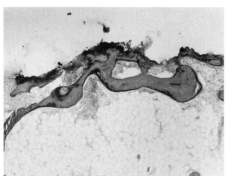 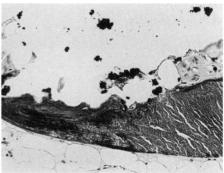

Abb. 3. Stabilisator nach PMMA-verankerter Hüftgelenkendoprothese. Neugebildete, plumpe Trabekel, die z. T. parallel zur Knochen-Zement-Grenze verlaufen. Schmale Bindegewebemembran. Vereinzelt direkter Kontakt zum Knochen in Form flacher Mulden (*untere Bildfläche*). Goldner, unentkalkt, 40 x bzw. 150 x

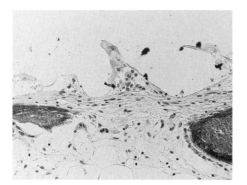

Abb. 4. Veränderungen der Knochen-Zement-Grenze bei festsitzender Endoprothese. Schmale Bindegewebemembran mit angrenzendem Knochengewebe. Mineralisationsstörung Osteoid (*schwarz*). Osteoblasten an der dem Zement abgekehrten Seite. Zwischen Zement und Bindegewebe mehrkernige Riesenzellen, die trichterförmig in den Zement hineinragen. Goldner, unentkalkt, 100 x (*oben*) 200 x (*unten*).

men muß. Es ist bisher unklar, zu welchem Zeitpunkt diese Mineralisationsstörung auftritt und welches der zugrundeliegende Mechanismus ist. Denkbar wäre die Schädigung der Osteoblasten, die die Mineralisation wesentlich steuern, durch Substanzen des Zements, oder aber die Einlagerung von Schwermetallen in die gerade mineralisierenden Osteoidanteile. In der 3. Phase (Stabilisierungsphase nach Willert) tritt die Resorption von Mikrosequestern zurück. Die Bindegewebemembran wird eher zellärmer. Dagegen besteht die Mineralisationsstörung am Knochengewebe in unmittelbarem Kontakt zum Knochenzement fort. Osteoblasten lassen sich auf der Seite des Zements nur in sehr geringen Anteilen beobachten. Dagegen sind Osteoidsäume mit Osteoblasten als Ausdruck eines fortbestehenden Umbaus der unmittelbar an der Grenzschicht gelegenen Knochenteile weiterhin existent. Systematische Untersuchungen über das Ausmaß dieser noch erhaltenen Knochenbaudynamik fehlen allerdings bisher. Einbuchtungen in den Knochenzement mit darin gelegenen Osteoklasten lassen sich mit fortschreitender Implantationsdauer nachweisen. Möglicherweise ist dies die Ursache für die Ablagerung von Röntgenkontrastmittel in den weiter im Bindegewebe gelegenen mononukleären histiozytären Zellen (Abb. 3–6).

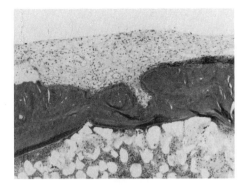

Abb. 5. Breite, zellarme Bindegewebemembran an der Knochen-Zement-Grenze. Daneben persistierendes Osteoid als Ausdruck einer Mineralisationsstörung. In der *unteren* Bildhälfte Zellen der Hämatopoese. Goldner, unentkalkt, 100 x

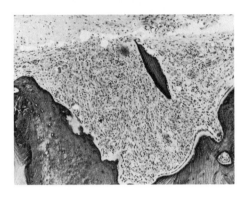

Abb. 6. Histiozyten mit gespeichertem staubförmigem Fremdmaterial (Röntgenkontrastmittel?). Daneben Knochenneubildung durch Osteoblasten (*Bildmitte*). Toluidin-Blau-Reaktion, unentkalkt, 230 x

Unsere quantitativen Untersuchungen zeigen, daß die Osteoidsaumbreite als Maß für die Mineralisationsstörung mit der Implantationsdauer statistisch nicht eindeutig progredient ist. Die Breite der Bindegewebemembran zeigt ebenfalls keine Korrelation zur Dauer der Implantation. Die Bindegewebemembran ist zwar in einzelnen Biopsiepräparaten unterschiedlich breit, gemessen am Gesamtkollektiv ergibt sich jedoch im Femurschaft- und Kniebereich keine Zunahme über die Zeit (Abb. 7 und 8).

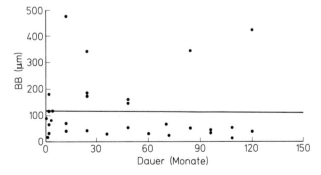

Abb. 7. Beziehung zwischen Breite der Bindegewebemembran an der Knochen-Zement-Grenze (*BB*) und Implantationsdauer bei 31 Fällen mit Totalendoprothese (Hüfte, Knie). Keine signifikante Korrelation

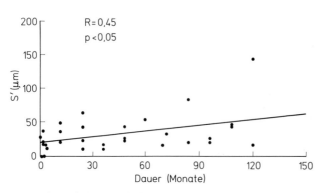

Abb. 8. Beziehung zwischen Osteoidsaumbreite (*S'*) an der Knochen-Zement-Grenze und Implantationsdauer bei 31 Fällen mit Totalendoprothese (Hüfte, Knie)

Spezielle Besonderheiten in Abhängigkeit von Lokalisation und untersuchtem Material

Reaktionen an der Knochen-Zement-Grenze im Bereich der Hüftpfanne

An der Hüftpfanne ist die Bindegewebereaktion etwas stärker ausgebildet als in den übrigen untersuchten Abschnitten der Endoprothesen. Ein direkter Knochen-Zement-Kontakt wird in dieser Region praktisch nie oder nur in einem Anteil von unter 5% beobachtet. Auffällig ist weiterhin, daß die Breite der Bindegewebemembran bereits in den einzelnen untersuchten Biopsiepräparaten eine starke Varianz zeigt. Häufig sieht man außerdem histiozytäre Granulombildungen, die im polarisierten Licht doppeltbrechendes Material in Form kleinster, staubförmiger Partikel enthalten. Diese histiozytären Granulome reichen z. T. in die angrenzenden Markräume hinein. Ob dies eine direkte Destruktion des Knochengewebes bewirkt, läßt sich nicht eindeutig entscheiden. Eine massive Stimulation von Osteoklasten bestand jedenfalls nicht. Das Ausmaß der Mineralisationsstörung im Bereich der implantierten Hüftpfanne ist geringer als in der Grenzschicht der Femurdiaphyse.

Veränderungen der Knochen-Zement-Grenze im Bereich der Femurdiaphyse

Die Verankerung der Hüftgelenkendoprothese in der Femurdiaphyse stellt eine besondere mechanische Situation mit völlig anderen Druck- und Zugbelastungen als unter physiologischen Bedingungen dar. In den distal gelegenen Abschnitten der Femurdiaphyse besteht ein unmittelbarer Kontakt des Zements mit der Kortikalis. Das Ausmaß der Bindegewebebildung ist in der Femurdiaphyse in weiten Abschnitten gering. Häufig sieht man dagegen Mineralisationsstörungen mit sehr breiten osteoiden Säumen. Die Osteoblasten liegen bei dem anhaltenden Knochenumbau immer auf der zementabgekehrten Seite der Trabekel. Die Knochenneubildung kann also nicht in Richtung zum Zement hin erfolgen. Zwischen Zement und Bindegewebemembran liegen unterschiedlich viele Riesenzellen. Auch hier

Morphologie der Knochen-Grenzschicht-Veränderungen 141

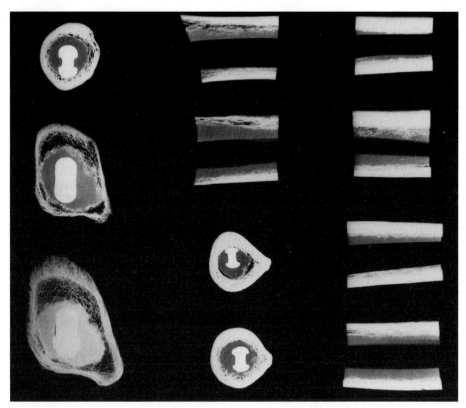

Abb. 9. Röntgenologische Darstellung einer aufgearbeiteten Hüftgelenkendoprothese in 5 Ebenen

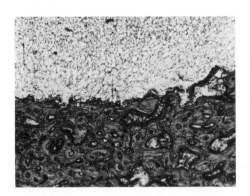

Abb. 10. Einschluß der Spongiosa in den Knochenzement (*obere Bildfläche*) sowie langstreckiger direkter Kontakt zwischen Knochenzement und spongiosierter Kortikalis. Der Knochenzement ist *schwarz gepunktet* (Kontrastmittel). Dünnschlifftechnik, Toluidin-Blau-Reaktion, 10 x

enthalten die histiozytären Zellen doppeltbrechendes Material von feingranulärer Struktur. In den Biopsiepräparaten läßt sich das Ausmaß der Spongiosierung der Kortikalis nicht beurteilen.

In den Schliffpräparaten von Endoprothesen, unter Erhalt des eingebrachten Knochenzements, finden sich überraschend in längeren Strecken, die z.T. 20% der Zirkumferenz ausmachen, direkte Kontakte zwischen Knochenzement und

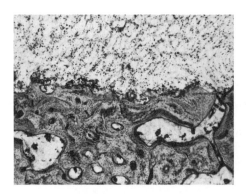

Abb. 11. Beziehung zwischen Kortikalis und Knochenzement nach 3jähriger Hüftgelenkendoprothesenimplantation. Große Resorptionszonen in den zementfernen Regionen. Osteonenstruktur erhalten (*untere Bildfläche*). Dünnschlifftechnik, Toluidin-Blau-Reaktion, 4 x

Knochen. In diesen Abschnitten ist keine Bindegewebemembran nachweisbar. Da die angefertigten Schliffe eine maximale Dicke von 10 μ haben, sind Überlagerungseffekte ausgeschlossen. Besteht jedoch eine Bindegewebemembran, so finden sich immer histiozytäre Zellen mit Einschluß von Röntgenkontrastmittelresten (Abb. 9–11).

Veränderungen der Knochen-Zement-Grenze im Bereich des Kniegelenks

Nach Implantation von Kniegelenkendoprothesen sieht man gleichartige Phänomene wie für die Pfanne und die Femurdiaphyse beschrieben. Auch hier läßt sich bei quantitativer Auswertung keine Progredienz der Bindegewebeproliferation bzw. Mineralisationsstörung in Beziehung zur Implantationsdauer beobachten. Eine Besonderheit bietet lediglich die Bildung von lokalen Mikrosequestern innerhalb des Zements. Diese entstehen durch das Hineinragen von Knochentrabekeln in den Zement. Über einen Zeitraum von mehreren Jahren werden derartige Trabekel allmählich noch durch Osteoklasten resorbiert. Daneben existieren jedoch auch nekrotische Trabekel über viele Jahre, die nicht resorbiert werden und von Knochenzement völlig umgeben sind.

Veränderungen der Knochen-Zement-Grenze bei Femurkappenendoprothese

Die Beobachtungen an festsitzenden Femurkopfkappen sind von uns an anderer Stelle ausführlich mitgeteilt worden (Delling et al. 1984). Interessant ist besonders die morphologische Struktur am Scheitel der Femurkopfkappe im Vergleich zu den Veränderungen an den Kappenrändern. Bei festsitzender Kappe beobachtet man am Scheitel eine schmale Bindegewebemembran, eine lokale Mineralisationsstörung mit verbreitertem Osteoid sowie Histiozyten. An den Rändern wird die Bindegewebemembran breiter und es sind immer Fremdkörperriesenzellen in granulomartiger Anordnung zu beobachten. Der gravierendste Befund tritt jedoch an der tiefer gelegenen Spongiosa auf. Hier kommt es zur Entwicklung schwerster lokaler Inaktivitätsatrophien mit einer Verschmälerung der Trabekel. Das Ergebnis ist ein hochgradiger Verlust an Knochenmasse, der zu Mikrofrakturen führt und möglicherweise eine Lockerung einleitet (Abb. 12). Bei gelocker-

Morphologie der Knochen-Grenzschicht-Veränderungen 143

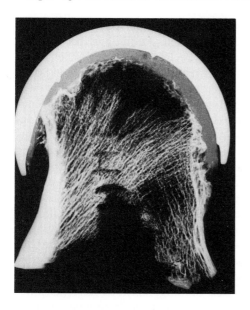

Abb. 12. Röntgenologische Darstellung eines Schnittpräparats aus einem Femurkopfrest mit Kappenendoprothese. Schmale, zirkulär verlaufende Trabekel unmittelbar unter dem Knochenzement. Daneben ausgeprägte Rarefizierung der Spongiosa

ten Kappenprothesen treten ausgedehnte Nekrosezonen neben osteosklerotischen Herden auf.

Diskussion

Die eigenen bisher durchgeführten Untersuchungen zur Problematik der Reaktionen des Knochengewebes auf Knochenzement basieren auf menschlichem Material mit unterschiedlicher mechanischer Belastung. Die Gewinnung von Biopsiematerial, gerade aus festsitzenden Endoprothesenanteilen, hat heute Einblicke in die bestehenden Strukturen ermöglicht.

Dabei lassen sich die generellen Phänomene in Übereinstimmung mit den experimentellen Untersuchungen sowie Beobachtungen anderer Autoren bringen. Aus dem relativ umfangreichen und vielfältigen Material ergeben sich folgende Besonderheiten:

Die von Willert u. Puls (1972) gewählte Einteilung der Knochenreaktion auf die Implantation von Knochenzement ist reproduzierbar und für die Beurteilung hilfreich. Besonders die Initialphase zeigt ein sehr gleichförmiges Bild (Biehl et al. 1974; Lintner et al. 1976; Lindner 1982; Lintner 1983). Die Reparationsphase scheint nach unseren Ergebnissen nur wenige Monate zu betragen. Die Zeit bis zum Abschluß oder zur Wiederherstellung eines konstant ablaufenden Turnovers und der Abschluß der Bindegewebeentwicklung scheint bereits nach Monaten und nicht erst nach 1–2 Jahren erreicht zu sein. Überraschenderweise ergibt sich bei einmal festsitzender, mit Zement implantierter Endoprothese keine Zunahme der Bindegewebeproliferation und der Osteoidsaumbreite in Beziehung zur Implantationsdauer. Dieser Befund konnte an Hand quantitativer Auswertungen objektiviert werden. Dabei war schon in den vergangenen Jahren aufgefallen, daß das menschliche Auge über keine subjektiven Merkmalserkennungen verfügt, um das morphologische Bild einer vor 10 Jahren implantierten von einer erst vor 2 Jahren implantierten Endoprothese zu unterscheiden. Auffällig ist bei Betrachtung der Langzeitveränderungen, daß sehr große Riesenzellen zwischen Knochenzement und Bindegewebe auftreten, die durchaus in der Lage sind, in Spalträume des Zements einzudringen. Nach unserem bisherigen Eindruck sind diese Spaltbildungen trichterförmig, so daß die Möglichkeit einer Resorption des Knochenzements durch Riesenzellen bzw. osteoklastenähnliche Zellen durchaus möglich erscheint. Weiteres Indiz dafür ist die Ablagerung von Röntgenkontrastmittelresten im angrenzenden Bindegewebe. Dieser Befund müßte als Freisetzung und damit vorausgegangener Resorption von Zement erklärt werden. Das freiwerdende Röntgenkontrastmittel wird dann von mononukleären Histiozyten im angrenzenden Granulationsgewebe aufgenommen. Ob das Röntgenkontrastmittel einen besonderen Faktor darstellt, der die Entwicklung von Riesenzellen begünstigt, muß abgewartet werden (Rudigier et al. 1976). In der Femurdiaphyse, bei der ein direkter Knochen-Zement-Kontakt nachweisbar ist, sind in der Umgebung keine Röntgenkontrastmittelablagerungen zu beobachten. Immer dort, wo Histiozyten auch viel Kontrastmaterial speichern, besteht eine erhebliche Bindegewebeproliferation mit einer Destruktion des angrenzenden Knochengewebes. Auch die auftretende Mineralisationsstörung zeigt keine Progredienz mit zunehmender Implantationsdauer. Sie weist anscheinend regionale Unterschiede auf. Die Kortikalis bzw. Spongiosa des Femurs ist anscheinend stärker betroffen. Dies kann einmal von der Menge des eingebrachten Knochenzements und einer lokalen toxischen Schädigung abhängen, zum anderen jedoch auch von der Ausgangssituation des endostalen bzw. kortikalen Knochenumbaus bei Implantation der Endoprothese. Da an der dem Zement zugekehrten Seite praktisch keine Osteoblasten auftreten, muß ein direkt toxischer Effekt auf die Osteoblasten angenommen werden. Dafür verantwortliche Substanzen wurden von Bösch et al. (1980, 1982) aufgezeigt und in ihrer Bedeutung diskutiert. Bei unterschiedlicher statistischer Belastung (Hüftgelenkendoprothese, Kniegelenkendoprothese, Femurkappenprothese) ergeben sich gleichartige Veränderungen und Reaktionen des Knochengewebes (Cserhati et al. 1979). Mechanische Komponenten bewirken darüber hinaus Mikrosequestration des Knochens, das Auftreten von Abriebmaterial mit der Induktion von Fremdkörperriesenzellen bis zur völligen Nekrose des Knochengewebes. Diese Entwicklungen sind unabhängig vom verwendeten Material und damit auch vom Knochenzement. Eigene Untersuchungen an zementlosen Endoprothesen weisen darauf hin, daß auch hier ausgedehnte Bindegewebemembranen zwischen Implantat und Knochengewebe auftreten können (Delling et al. 1983). Die Entwicklung von Fremdkörperriesenzellen und histiozytären Zellen fehlt dagegen bzw. ist in einem wesentlich geringeren Prozentsatz entwickelt. Das morphologische Bild der Riesenzellen zwischen Bindegewebemembran und Knochenzement sowie die Entwicklung von histiozytären Granulomen scheint somit spezifisch für die bisher verwendeten Knochenzemente zu sein. Denkbar wäre aber auch, daß die Veränderungen die Reaktion der Bindegewebebzw. Knochenzellen auf Fremdpartikel mit bestimmten Eigenschaften darstellen, also zementunabhängig sind. Eine wesentliche Rolle käme nach den eigenen Beobachtungen dem Röntgenkontrastmittel zu. Ein zeitlich limitierender Faktor für den Erhalt der Funktion einer Endoprothese, der sich in einer Progredienz der

Veränderungen an der Grenzschicht zwischen Knochen und Zement nachweisen ließe, ergibt sich aus den eigenen Untersuchungen nicht. In der Kortikalis kommt es dagegen in sehr unterschiedlicher Weise zu Substanzdefekten, die die mechanischen Eigenschaften der Kortikalis reduzieren. Die quantitative Analyse der Osteonenstruktur sowie der ablaufenden Resorptionsprozesse, gewissermaßen hinter der „Front", werden derzeit von uns durchgeführt.

Zusammenfassung

Es werden die eigenen Erfahrungen über die Reaktion des Knochengewebes auf Knochenzement berichtet. Die Untersuchungen basieren auf 122 Biopsien aus festsitzenden Endoprothesenteilen (Hüftpfanne, Femurschaft, proximale Tibia), 40 festsitzenden Femurkappenprothesen sowie Untersuchungen an Hüftgelenkendoprothesen von 10 Autopsiefällen, unter Erhalt des Knochenzements in Beziehung zum angrenzenden Knochengewebe. Alle Schnittpräparate wurden nach unentkalkter Präparation angefertigt. Das Autopsiematerial wurde an Hand von 10 µ dicken Schliffpräparaten untersucht. Die Ergebnisse bei gelockerten Endoprothesen nach Verwendung von Knochenzement wurden nicht berücksichtigt. Zur Objektivierung der morphologischen Phänomene wurde eine quantitative Auswertung der Breite der bindegewebigen Grenzmembran sowie der Osteoidsaumbreite vorgenommen. Für die derzeit verwendeten Knochenzemente in der klinischen Routine ist die Entwicklung von Riesenzellen sowie Histiozyten, mit einer damit verbundenen Bindegewebeproliferation, charakteristisch. Ein direkter Knochen-Zement-Kontakt tritt an der Hüftpfanne nur in einem kleinen Prozentsatz auf. Wahrscheinlich ist dieser direkte Kontakt im Femurschaft höher, als bisher von uns selbst vermutet wurde. In den Autopsiepräparaten ergeben sich bis zu 20% direkter Knochen-Zement-Kontakt. Die Ergebnisse sind an weiterem Material zu überprüfen. Unabhängig von der Implantationsdauer tritt eine lokale Mineralisationsstörung auf, deren Pathogenese ungeklärt ist. Verantwortlich sind möglicherweise zusätzlich im Zement enthaltene Stoffe. Ein limitierender Faktor für den festen Sitz einer Endoprothese ist an der unmittelbaren Grenzschicht nicht zu erkennen. Weiter entfernt gelegene Phänomene, d. h. Änderungen der endostalen Umbauaktivität in der Umgebung der Endoprothese mit dem Aufbau mechanisch unzureichend belastbarer Strukturen, bedürfen einer weiteren intensiven Bearbeitung.

Literatur

Biehl G, Harms J, Hansen U (1974) Experimentelle Untersuchungen über die Wärmeentwicklung im Knochen bei der Polymerisation von Knochenzement. Arch Orthop Unfallchir 78:62

Bösch P, Kristen H, Zweymüller K (1980) An analysis of 119 loosenings in total hip endoprotheses. Arch Orthop Trauma Surg 96:83

Bösch P, Harms H, Lintner F (1982) Nachweis des Katalysatorbestandteiles Dimethylparatoluidin im Knochenzement, auch nach mehrjähriger Implantation. Arch Toxicol 51:157–166

Charnley J (1970) The reaction of bone to self-curing acrylic cement. J Bone Joint Surg [Br] 52:340
Charnley J (1979) The alloarthroplasty of the hip. Springer, Berlin Heidelberg New York
Cserhati MD, Oliveira LG, Jacob HAC, Schreiber A (1979) Histomorphological investigations of coxa femoral end following double-cup arthroplasty according to Freeman. Arch Orthop Trauma Surg 94:233
Delling G, Engelbrecht E (1980) Morphologische Veränderungen an der Knochen-Zementgrenze nach mehrjähriger Endoprothesenimplantation. Acta Med Austriaca [Suppl 20] 7:16
Delling G, Krumme H, Engelbrecht E, Heise U, Kotz R (1983) Reaction of bone tissue after longterm implantation of total joint arthroplasty a morphological study. In: Kotz R (ed) Proceedings, 2nd International Workshop on the design and application of tumor protheses for bone and joint reconstruction. Egermann, Wien
Delling G, Reichelt A, Engelbrecht E (1984) Knochen- und Grenzschichtveränderungen nach Implantation von Double-Cup-Arthroplastiken. Z Orthop 122:770–776
Donath K, Breuner G (1982) A method for the study of undecalcified bones and teeth with attached soft tissues – the Säge-Schliff (sawing and grinding) technique. J Oral Pathol 11:318–326
Draenert K, Rudigier J (1978) Histomophologie des Knochen-Zement-Kontaktes. Chirurg 49:276–285
Lindner L (1982) The tissue response to bone cement. In: Williams DF (ed) Biocompatibility of orthopedec implants, vol 2. CRC Press, Boca Raton
Lindner L, Romanus M (1976) Acute local tissue effects of polymerizing acrylic bone cement. Clin Orthop 115:303–312
Lintner F (1983) Die Ossifikationstörung an der Knochenzement-Knochengrenze. Acta Chir Austriaca [Suppl 48]
Lintner F, Bösch P, Brand G (1982) Histologische Untersuchungen über Umbauvorgänge an der Zement-Knochengrenze bei Endoprothesen nach 3- bis 10-jähriger Implantation. Pathol Res Pract 173:376–389
Rudigier J, Draener K, Grüner A, Ritter G, Krieg H (1976) Biologische Effekte von Bariumsulfat als Röntgenkontrastmittelbeimengung in Knochenzementen. Arch Orthop Unfallchir 86:279–290
Semlitsch M, Willert HG (1970) Gewebsveränderungen im Bereich metallischer Hüftgelenke. VI. Internationales Symposium für Mikrochemie Sulzer Ag, Wintherthur / Schweiz
Willert HG, Puls P (1972) Die Reaktion des Knochens auf Knochenzement bei der Allo-Arthroplastik der Hüfte. Arch Orthop Unfallchir 72:33
Willert HG, Semlitsch M (1976) Problems with the cement anchorage of artificial joints. In: Schaldach M, Hohmann D (eds) Engineering in medicine, vol 2. Advances in artificial hip and knee joint technology. Springer, Berlin Heidelberg New York, pp 325–346
Willert HG, Ludwig J, Semlitsch M (1974) Reaction of bone to methacrylate after hip arthroplasty. J Bone Joint Surg [AM] 56:1368

Beobachtungen zur Morphologie zementierter Femurprothesen[*]

K. Draenert

Bei der Durchsicht zahlreicher experimenteller und klinischer Studien zum Problem der Implantatverankerung kann man erkennen, daß sich 2 ganz verschiedene Standpunkte herauskristallisieren: Für die einen ist ein Implantat dann knöchern integriert, wenn der Knochen in geschlossenem Kontakt am Implantat „bioaktiv" haftet (Hench 1985) – Bindegewebe gilt dabei als Ausdruck von Relativbewegungen und als sicheres Zeichen der Lockerung (Perren 1984) –, und für die anderen ist gerichtetes Bindegewebe in Analogie zum Zahnaufhängeapparat ein notwendiger Puffer, ohne den keine Verankerung funktioniert (Charnley 1979).

Die Einführung des Knochenzements durch Charnley (1960) und der durchbrechende klinische Erfolg wurde von Charnley mit der ca. 200mal größeren Kapazität im Hinblick auf die Kraftübertragung begründet (Charnley 1970).

Obwohl nun die biologische Verträglichkeit des Knochenzements tierexperimentell bewiesen wurde (Hoffmann 1955; Hoppe 1956; Wiltse et al. 1957; Charnley u. Crawford 1968; Slooff 1970; Feith 1975; Draenert 1981), und auch klinisch gute Ergebnisse vorlagen (Griffith et al. 1978; Müller u. Elmiger 1979; Charnley 1979; Weidmann et al. 1979), wurde die zunehmende Zahl der postoperativen Komplikationen mit dem Knochenzement in Verbindung gebracht (Morscher 1984). Nur so ist zu verstehen, daß verstärkt versucht wird, ohne Zement zu implantieren. Da die Einführung des Zements am Ende zahlreicher Versuche stand, Kunstgelenke in Knochen zu verankern, wurde aus Charnleys Erfolgen geschlossen, daß die Vergrößerung der Verankerungsoberfläche das entscheidende Kriterium sei, das für den Erfolg verantwortlich zu machen ist. Man ging davon aus, daß eine Vergrößerung der Oberfläche auch ohne Zement zu erreichen ist (Galante et al. 1971; Pilliar et al. 1975).

Die Komplikationen nach solchen zementfreien Implantaten mit großer Oberfläche unterscheiden sich gänzlich von denen der zementierten Prothesen (Brown u. Ring 1985). Systematische tierexperimentelle Untersuchungen lassen darüberhinaus erkennen, daß jedes Implantat, abhängig von seinen Materialeigenschaften, entweder vom Knochen deformiert wird oder diesen unter Beanspruchung deformiert (Draenert 1986). Die systematische Untersuchung von Leichenprothesen, die über viele Jahre implantiert waren und keine "radio lucent zone" auf dem Röntgenbild erkennen ließen, bestätigten die tierexperimentellen Befunde und wiesen darauf hin, daß der große Erfolg der Zementierung von Prothesenkomponenten einmal auf die enorme Vergrößerung der Oberfläche zurückzuführen ist, daß aber ein ganz wesentlicher Teil an diesem Erfolg der hervorragenden Mate-

---

[*] Die Untersuchungen wurden mit Unterstützung der Deutschen Forschungsgemeinschaft gemacht (DFG 120–4/1).

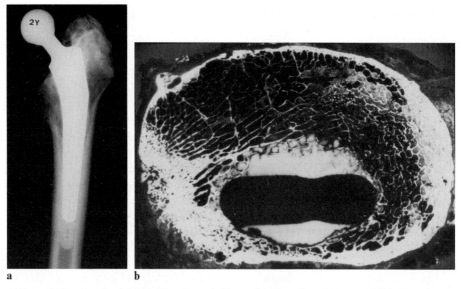

Abb. 1 a, b. Implantierte MEM-Prothese (selbstverblockend). **a** Röntgenbild 2 Jahre nach der Implantation. Die Zementscheide um den Metallschaft ist stellenweise hauchdünn. **b** Querschnitt (histologisch aufgearbeitet) in Höhe des Calcar femorale mit Darstellung geschlossener Knochen-Zement-Kontakte an den schmalen Polen des Prothesenquerschnitts und breiter Bindegewebebildung entlang der Facies anterior sowie schmaler Bindegewebesaumbildung entlang der Bälkchen der Facies posterior des Femurs

rialeigenschaft des Knochenzements, nämlich der Dämpfung der Krafteinleitung, zuzuschreiben ist.

Aus dieser systematischen Untersuchungsserie seien 2 Beispiele herausgegriffen, die 2 gänzlich unterschiedliche Verankerungsprinzipien verkörpern:

1. Eine zementierte sog. „selbstverblockende" Prothese vom Typ MEM der Firma Protek in Bern, welche 2 Jahre implantiert und beschwerdefrei bis zum Tode (Rütt 1984) getragen worden war. Die Untersuchung der queren Seriensägeschnitte dieser Prothese ergab 2 sehr interessante Befunde:

Ein Implantat kann auf ein und demselben Querschnitt geschlossene Knochen-Zement- bzw. Metall-Knochen-Kontakte zeigen, neben dicken und gerichteten Bindegewebelagen (Abb. 1 a, b). Auf dem Querschnitt in Höhe des Calcar femorale war ein geschlossener Kontakt an dem schmalen Pol der selbstverblockenden Prothese zwischen Metall und Zement, zwischen Zement und Knochen und an manchen Stellen auch direkt zwischen Metall und Knochen zu beobachten, während entlang der Facies anterior des Femurs ein dickes, tangentiell zur Implantatoberfläche ausgerichtetes Bindegewebe dargestellt werden konnte. Wurde makroskopisch entlang der Dorsalseite ein enger Kontakt zwischen den Knochenbälkchen und dem Zement beschrieben, so konnte mikroskopisch gezeigt werden, daß auch entlang der Dorsalseite eine dünne gerichtete Bindegewebeschicht zwischen dem Knochen und dem Knochenzement ausgebildet war. Die dicken Knochenappositionen entlang des Calcar femorale und die spikulaähnlich präformierten, noch nicht vollständig mineralisierten Knochenbälkchen deuteten an, daß sich

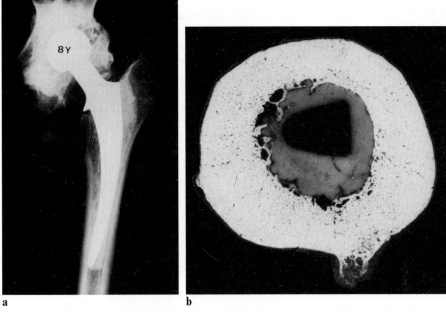

Abb. 2a, b. Implantierte, zementierte konventionelle Prothese, Typ Müller (Standard). **a** Röntgenaufnahme. Die Prothese ist einigermaßen gut zementiert. Die mediale Abstützung könnte besser mit Zement aufgefüllt sein. **b** Querschnitt aus der Schaftmitte des Implantats (histologisch aufgearbeitet). Entlang der medialen Zirkumferenz reichen die Knochenbälkchen bis tief in die Zementmasse hinein. Fast zirkulär um das Implantat bestehen feine bindegewebefreie Knochen-Zement-Kontakte. Die Knochenrinde selbst zeigt, unmittelbar angrenzend an das Implantat, ein völlig harmonisches Remodeling mit Ausbildung einer sekundären Markhöhle. Die Rinde selbst ist nicht verändert

das Femur an dieser Stelle noch weiter verstärken wird. Außerhalb des Implantats fand sich ein normales Spongiosagerüstwerk mit normalem Knochenmark.

2. Verglichen mit dem Typ der cemented-press-fit Prothese, zeigte eine über 8 Jahre implantierte konventionelle Prothese in ihrem Zementlager in Schaftmitte eine knöcherne Integration, wobei die Bälkchen entlang der dorsomedialen und auch der lateralen Seite tief in die Masse des Zements hineinragten und hier geschlossene und bindegewebefreie Knochen-Zement-Kontakte aufwiesen. Entlang der anteromedialen Seite waren diese Knochenformationen tangentiell zur Zementoberfläche ausgerichtet, und hier war ebenfalls ein Bindegewebe zwischen Zement und den Trabekeln, die die sekundäre Markhöhle umspannten, formiert. Das Remodelling der Knochenrinde beschränkte sich auf die unmittelbare Kontaktzone zum Implantat. Der gesamte übrige Querschnitt zeigte eine völlig normale Morphologie, und das 8 Jahre nach der Implantation (Abb. 2a, b).

Auch dieses Präparat stammte von einem Patienten, der wegen einer posttraumatischen Arthrose prothetisch versorgt worden war und der die Prothesen auf beiden Seiten 7 bzw. 8 Jahre normal beansprucht hatte.

Ein Befund, wie er bei der Müller-Geradschaftprothese histologisch erhoben werden konnte, läßt sich nur auf eine Art interpretieren, nämlich, daß sich der

Knochen um das Implantat deformiert, gleichgültig, ob dies der Muskelzug ist oder ob es sich um eine direkte Deformation durch das Implantat handelt. Das Gerüstwerk des Knochens wird in sich so deformiert, daß auf der einen Seite enge Kontakte zwischen Implantat und Knochen erhalten bleiben und sich auf der anderen Seite der Knochen vom Implantat entfernt, bzw. bei der dynamischen Betrachtungsweise mit Be- und Entlastungsphasen, sich auch wieder an die Implantatoberfläche anschließt; Solche Relativbewegungen führen zur tangentiell ausgerichteten Bindegewebebildung, die unmittelbar von der Richtung und der Größe der Relativbewegung induziert wird. Verglichen mit den zementierten Standardprothesen konnten bei den zementierten Press-fit-Prothesen 2 wichtige Phänomene erkannt werden: Einmal ist die Zementscheide an vielen Punkten sehr unvollständig, und zum anderen wird der Knochen durch diese Implantate sehr viel stärker deformiert, so daß man in bezug auf den Typ der Verankerung von einer zementfreien Prothese sprechen muß. Im Hinblick auf die Zementiertechnik konnten an diesen Prothesen 2 wesentliche Merkmale festgehalten werden: Dünne Zementschichten werden auf einer Grundlage, die sich sehr wenig deformiert, nämlich über kompaktem Knochen, nicht zerstört; dort wo sie als dünne Lagen dem sich leicht deformierbaren Spongiosaknochen anliegen, zerbrechen sie in viele kleine Stücke (s. Abb. 1 b).

Die zementierten konventionellen Prothesen zeigten demgegenüber eine weitaus geringere Deformation und ein völlig harmonisches Remodelling.

Literatur

Brown IW, Ring PA (1985) Osteolytic changes in the upper femoral shaft following porous-coated hip replacement. J Bone Joint Surg [Br] 67:218–221

Charnley J (1960) Anchorage of the femoral head prosthesis to the shaft of the femur. J Bone Joint Surg [Br] 42:28

Charnley J (1970) The reaction of bone to self-curing acrylic cement: A long term study in man. J Bone Joint Surg [Br] 52:340

Charnley J (1979) Low friction arthroplasty of the hip: Theory and practice. Springer, Berlin Heidelberg New York

Charnley J, Crawford WJ (1968) Histology of bone in contact with self-curing acrylic cement. J Bone Joint Surg [Br] 50:228

Draenert K (1981) Histomorphology of the bone-to-cement interface: Remodelling of the cortex and revascularization of the medullary canal in animal experiments. In: Salvati EA (ed) The hip. Proceedings of the ninth open scientific meeting of the Hip Society. Mosby, St. Louis Toronto London, pp 71–110

Draenert K (1986) Histomorphological observations on experiments to improve the bone-to-cement-contact. Nicolas Andry Award paper presented at the 38. Annual Meeting of the Association of Bone and Joint Surgeons, held in Vancouver, Canada May 27–31

Feith R (1975) Side effects of acrylic cement implanted into bone. Doctoral dissertation, Nijmegen, Brakkenstein

Galante JO, Rostoker W, Lueck R, Ray RD (1971) Sintered fiber metal composites as a basis for attachment of implants to bone. J Bone Joint Surg 53:101–114

Griffith MJ, Seidenstein MK, Williams D, Charnley J (1978) Eight year results of Charnley arthroplasties of the hip with special reference to the behaviour of cement. Clin Orthop 137:24–36

Hench LL (1985) Bioactive implants. The 11th Annual Meeting of the Society for Biomaterials, San Diego April 25–28

Hoffmann K (1955) Feingewebliche Untersuchungen zur Verträglichkeit von Palavit im Tierversuch. Verh Dtsch Orthop Ges 42:352

Hoppe W (1956) Tierexperimentelle Untersuchungen über Gewebsreaktionen auf Injektionen von autopolymerisierendem Kunststoff. Dtsch Zahnaerztl Z 11:837

Morscher E (1984) The cementless fixation of hip endoprostheses. Springer, Berlin Heidelberg New York Tokyo

Müller ME, Elmiger B (1979) Coxarthrose. 10-Jahres-Ergebnisse der sog. Setzholz-Totalprothese. Orthopäde 8:73

Perren SM (1984) The induction of bone resorption by prosthetic loosening. In: Morscher E (ed) The cementless fixation of hip endoprostheses. Springer, Berlin Heidelberg New York Tokyo, pp 39–41

Pilliar RM, Cameron HU, Macnab I (1975) Porous surfaced layered prosthetic devices. Biomed Eng 10:126

Rütt A (1984) Probleme der totalen Hüftendoprothese. In: Draenert K, Rütt A (Hrsg) Histo-Morphologie des Bewegungsapparates. Erfahrungen mit dem operativen Gelenkersatz, Bd 2. Art, München, S 103–114

Slooff TJ (1972) Experiments with acrylic cements. In: Orthopaedic surgery and traumatology. Proceedings of the twelfth congress of S.I.C.O.T. Exerpta Medica, Amsterdam

Weidmann E, Bereiter H, Schwarzenbach U, Huggler AH (1979) Langzeitergebnisse nach Totalendoprothesen der Hüfte. Orthopäde 8:83–86

Wiltse LL, Hall RA, Stenehjem DDS (1957) Experimental studies regarding the possible use of self-curing acrylic cement in orthopaedic surgery. J Bone Joint Surg [Am] 39:961

Werkstoffliche Langzeitergebnisse von Kunststoffimplantaten in der Gelenkendoprothetik (ultrahochmolekulares Polyethylen und PMMA-Knochenzement)

P. Eyerer, M. Kurth, R. Ascherl, F. Lechner, E. Engelbrecht, K. Dittel und U. Holz

Einleitung

Ausgehend von frühen Entwicklungen bei Charnley und Müller kamen UHMWPE-Prothesenkomponenten in einer Vielzahl verschiedener Modelle zur Anwendung.

Trotz über 20jähriger Erfahrung konnte die mittlere Lebensdauer von Hüft- und Knieprothesen dennoch nicht wesentlich gesteigert werden. Vor dem Hintergrund des klinischen Langzeitverhaltens sollen 250 Hüftpfannen einer systematischen Bauteilprüfung unterzogen werden. Ausgehend von charakteristischen Schadensmerkmalen wird modellspezifisch der Einfluß einzelner Konstruktionsmerkmale auf den klinischen Erfolg beurteilt. Zusätzlich soll eine Werkstoffanalyse die Bedingungen des praktischen Einsatzes und damit das Alterungsverhalten der UHMWPE-Komponenten näher beschreiben. Darüberhinaus soll die Frage geklärt werden, ob sich verschiedene Modelle der Hüft- und Knieprothesen hinsichtlich des Alterungsverhaltens voneinander unterscheiden.

Durch chemische Werkstoffanalysen an PMMA-Knochenzement sollen Alterungsvorgänge im Knochenzement untersucht werden und mögliche Zusammenhänge mit Lockerungserscheinungen erörtert werden.

Untersuchungsmaterial

Hüftpfannen

Müller-Prothese: Aus der Modifikation einer McKee-Farrar-Prothese heraus entwickelte Müller 1966 eine Prothese mit 32 mm Kopfdurchmesser. Sie erwies sich als erfolgreicher Prothesentyp, da sie gegenüber der Charnley-Prothese eine größere Beweglichkeit ermöglicht.

Die *Buchholz-Prothese Modell St. Georg* besitzt einen Kopfdurchmesser von 38 mm, wobei der Durchmesser von Kopf und Pfanne so weit differiert, daß zwischen beiden ein Spalt bis zu 1,5 mm vorhanden ist. Die Pfanne besitzt neben einer verstärkten Belastungszone eine Ausbuchtung des ventralen und medialen Rands. Durch die Inkongruenz zwischen Kopf und Pfanne soll die Gewebeflüssigkeit an jeden Punkt der Pfanne gelangen und für die Schmierung sorgen.

System Brunswik: Aus den Erfahrungen mit der Charnley-Prothese wurde ein größerer Kopfdurchmesser (38 mm) und höhere Wandstärken gewählt. Zwischen Kopf und Pfanne besteht 1 mm Spiel. Die Pfanne geht mit dem Femurkopf eine Schnappverbindung ein. Damit soll erreicht werden, daß während verschiedener Belastungsphasen im Gelenk ein Pumpeffekt für Gelenkflüssigkeit entsteht.

Modell Weber 2, seit 1972 als Folgemodell der Weber-1-Rotationstotalendoprothese, besitzt eine zylindrische Lagerfläche, die überwiegend Flexions-Extensions-Bewegung aufnimmt. Die Kugelflächen dagegen sollen überwiegend Abduktions- und Rotationsbewegungen übernehmen. Durch die bewegliche Verbindung zwischen Prothesenschaft und -kopf soll die Belastung und damit die Reibung an den artikulierenden Gelenkteilen erheblich herabgesetzt werden. Aufgrund des Baukastenprinzips wird diese Prothese bevorzugt bei jüngeren Patienten implantiert.

Knieprothesen

Als Beispiel einer ungekoppelten Endoprothese kommen 5 *Schlittenprothesen Modell St. Georg* mit physiologisch gekrümmtem Tibiaplateau zur Untersuchung. Die flache Paßform ermöglicht eine resektionssparende Operation an den Femurkondylen. Die Verankerung des Tibiaplateaus erfolgt durch 2 Zapfen im Knochenzement.

Als Beispiel einer gekoppelten mehrachsigen Knietotalprothese kommen 5 *Totalknieendoprothesen* zur Untersuchung. Die Gleitbewegung des femoralen Oberteils erfolgt auf einem eingeschobenen, auswechselbaren Tibiaplateau (UHMWPE), das als Hauptlastträger auf dem tibialen Unterteil befestigt ist.

Als totaler Kniegelenkersatz mit tassenförmigem Tibiaplateau wird eine *Insall-Burstein-posteriorstabilisierte Knieprothese* untersucht. Konstruktionsbedingt findet ab einer bestimmten Flexion eine Roll-Gleit-Bewegung nach posterior (ähnlich dem natürlichen Gelenk) statt. Die Befestigung der UHMWPE-KOMponente erfolgt auf einer Metallplatte mit Fuß, die in PMMA-Knochenzement fixiert ist.

Als totaler Gelenkersatz mit tassenförmigem Design stehen 2 *Total-condylar-Knieprothesen* amerikanischer Herstellung zur Verfügung.

PMMA-Knochenzement

Für die werkstofflichen, chemischen Untersuchungen standen 33 Palacos-R-Explantate und 8 Sulfix-6-Explantate zur Verfügung. Alle 41 PMMA-Knochenzemente stammten von zementierten UHMWPE-Hüftpfannen.

Untersuchungsmethoden

– Statistische Auswertung der Röntgen- und Krankenblätter
– Makroskopische Untersuchung der Revisionsteile nach der Definition bestimmter Schadensmerkmale:
   Absatzlinie: Sichtbarer Rand zwischen Verschleißzone und Bereichen mit geringer Belastung;
   Fremdkörpereinlagerung: Makroskopisch sichtbare Einlagerungen in der Pfannenoberfläche;
   Pfannenrandverschleiß: Verschleiß an Teilen des Pfannenrands durch den Schenkelhals;

Pfannenbruch bzw. -riß: Anreißen oder Auseinanderbrechen in vivo;
Pfannenverfärbung: Partielle oder völlige Verfärbung der Pfannenoberfläche
- Dichtemessungen entsprechend DIN 53 479, Verfahren D
- Infrarotspektroskopie mit Perkin-Elmer-Modell 683
- Rasterelektronenmikroskopie (REM)
- Extraktion entsprechend DIN 53 738
- Dichtemessungen entsprechend DIN 53 479, Verfahren B (Pyknometer bei PMMA-Knochenzement)

Ergebnisse

Hüftgelenke

Patientenstruktur

Bei der Entscheidung über den Einsatz einer Totalendoprothese (TEP) sollte die Lebenserwartung des Patienten und die Lebensdauer der TEP in einem adäquaten Verhältnis stehen. Da die Funktionsdauer einer TEP begrenzt ist, ist in der Regel eine untere Altersgrenze von 60 Jahren wünschenswert. Nach oben hin gibt es außer der Operabilität keine Grenzen. Die Altersverteilung der Patienten bei Erstoperation und Wechseloperation ist in Abb. 1 dargestellt. Die Anzahl der Er-

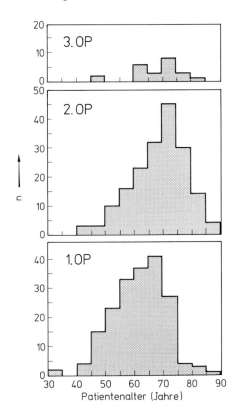

Abb. 1. Darstellung der Erst- und Wechseloperationshäufigkeit in Abhängigkeit vom Patientenalter an 250 untersuchten Fällen

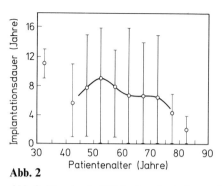 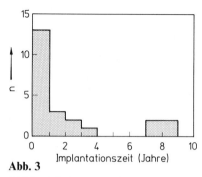

Abb. 2. Durchschnittliche Implantationszeit in Abhängigkeit vom Patientenalter
Abb. 3. Auftreten von Infektionen in Abhängigkeit von der Implantationszeit

stoperationen steigt ab einem Lebensalter von 45 Jahren steil an, und erreicht zwischen dem 65. und 70. Lebensjahr ihr Maximum. Der Durchschnitt liegt bei 60 Jahren. Die Zahl der Wechseloperationen zeigt ein um ca. 10 Jahre verschobenes Maximum zwischen dem 70. und 75. Lebensjahr. Die durchschnittliche Implantationszeit in Abhängigkeit des Patientenalters erreicht bei 53 Jahren seinen Maximalwert. Bei jüngeren bzw. älteren Patienten nimmt die durchschnittliche Funktionsdauer ab (Abb. 2). Unterschiede in der Revisionshäufigkeit zwischen dem rechten und linken Gelenk konnten nicht gefunden werden.

Indikationen für eine Wechseloperation

Nach Müller (1981) kann zwischen allgemeinen Komplikationen und typspezifischen Schwierigkeiten unterschieden werden. Postoperative Infekte gehören noch immer zu den schwersten Komplikationen. Je nach Erscheinen sprechen Steffen (1983) und Lang u. Oeller (1981) in ihren Untersuchungen von Früh- oder Spätinfektionen. Das Auftreten von Infektionen bei den untersuchten Fällen zeigt Abb. 3. Früh- und Spätinfektionen treten aufgrund pathogener Keime bis zu 4 Jahren postoperativ auf. Infektionen nach 8 Jahren oder länger haben vermutlich biomechanische Ursachen, wobei häufig hoher Materialabrieb zu nennen ist. Damit decken sich die Ergebnisse mit Berichten von Ruppe (1978) und Schreiber (1975), die ebenfalls biomechanische Ursachen für Spätinfektionen verantwortlich machen.

Als Hauptursache für Wechseloperationen steht neben der Infektion in über 130 Fällen die Pfannenlockerung, gefolgt von ca. 70 Fällen der Schaftlockerung (Abb. 4). Nach Buchhorn et al. (1979) scheint die Instabilität des Implantats eine der Hauptursachen für Lockerungsprozesse zu sein, wobei die Lockerungsrate proportional zur Verweildauer zunimmt. Eigene Untersuchungen bestätigen dies (Abb. 5).

Ein wichtiger Punkt bei der Operationstechnik ist die anatomisch gerechte Einsetzung der Pfanne, möglichst mit einer Anteversion von 10–15° und einer Inklination von 45°. Durch Umbauvorgänge im Knochenbett kommt es langfristig zu Lageänderungen der Pfanne. Die röntgenologische Untersuchung des Pfannenlagers ergab in 34 Fällen eine Befundänderung gegenüber dem postoperativen Bild.

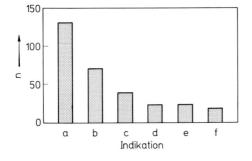

Ab. 4. Darstellung der Häufigkeit verschiedener Indikationen bei 250 untersuchten Wechseloperationen, *a* Pfannenlockerung, *b* Schaftlockerung, *c* kombinierte Pfannen- und Schaftlockerung, *d* Infektion, *e* Schaftbruch, Luxation u. ä., *f* Pfannenmigration

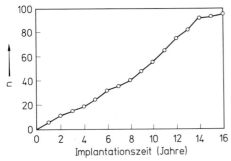

Abb. 5. Darstellung der Pfannenlockerung in Abhängigkeit von der Implantationszeit

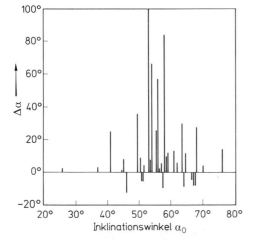

Abb. 6. Abhängigkeit der Lagestabilität von Hüftpfannen $\Delta\alpha$ als Funktion des Inklinationswinkels $\alpha 0$

In den meisten Fällen erschienen die Pfannen um durchschnittlich 20° steiler inkliniert als bei den Kontrollaufnahmen. Vermutlich tritt eine Inklinierung bevorzugt nach operativer Steilerstellung der Pfannen über 50° auf (Abb. 6).

Typspezifische Indikationen

Studien von Möcking (1981), Stauffer u. Rochester (1982) und Gierse u. Schramm (1984) beschreiben das klinische Langzeitverhalten verschiedener Prothesenmodelle. Dobbs (1980) bezog seine Langzeituntersuchungen modellspezifisch auf die jeweilige Überlebensrate. Damit kann die Verteilung der Revisions-

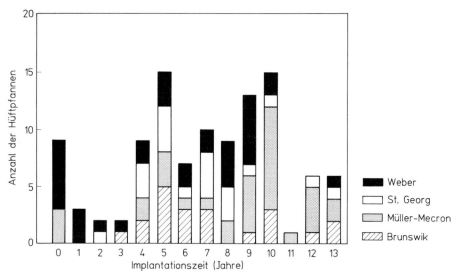

Abb. 7. Altersverteilung und Revisionshäufigkeit von 4 verschiedenen Prothesenmodellen

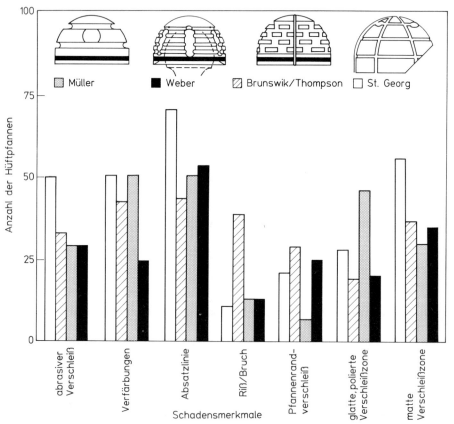

Abb. 8. Auftreten unterschiedlicher Schadensmerkmale im Vergleich verschiedener Hüftpfannen

fälle über der Implantationszeit erste Hinweise zum Erfolg oder Mißerfolg der jeweiligen Prothesenkonstruktion geben. Die Abb. 7 zeigt die jeweiligen Verteilungen der beobachteten Fälle.

Es zeichnen sich 2 Zeitbereiche ab, in denen es verstärkt zu Ausfällen kommt. Neben operationsbedingten Frühausfällen kommen verstärkt zwischen dem 4. und 6. Implantationsjahr und zwischen dem 7. und 10. Jahr deutlich mehr Pfannen zur Revision. Die Ursachen dafür lassen sich auf verschieden starkes Auftreten der im folgenden näher beschriebenen Schadensmerkmale zurückführen, wobei direkte Abhängigkeiten zu Konstruktionsmerkmalen bestehen (Abb. 8). Makroskopisch sichtbare Fremdkörpereinlagerung und partiell stark auftretender abrasiver Verschleiß erscheinen bevorzugt an dünnwandigen Schalenprothesen des Typs „Wagner" und am Typ „St. Georg" (Faktor 2 höher als bei Standardprothesen). Pfannen des Typs „Brunswik" besitzen ebenfalls eine höhere Fremdkörpereinlagerungsrate. Der Grund dafür liegt wahrscheinlich an der reduzierten Formsteifigkeit der Pfannen aufgrund zu geringer Wandstärke oder durch Formeinschnitte, was zum Bruch des PMMA-Zementlagers führen kann. Ferner ermöglicht ein großes Gelenkspiel das Eindringen größerer Zementpartikel nach Brüchen im Zementlager. Standardpfannen des Type „Müller" und „Weber-2" besitzen eine mittlere Lebensdauer von 8–11 Jahren. 50% dieser Pfannen zeigen deutlich Absatzlinien. Modell „St. Georg" weist bei 75% aller untersuchten Pfannen Absatzlinien auf. Während bei Standardpfannen v. a. Verschleißvorgänge zur Bildung einer Absatzlinie führen, wird beim Typ „St. Georg" dieser Vorgang durch starke Deformationen überlagert und verstärkt. Pfannenbrüche bzw. -risse treten bevorzugt nach langer Implantationszeit an Konstruktionen auf, die im Hauptbeanspruchungsbereich Rillen oder Kerben besitzen. Pfannen des Typs „Brunswik" brechen bei den vorliegenden Schadensfällen bevorzugt entlang des medianen Röntgenkontrastdrahts. Große Pfannentiefe, in Kombination mit ungünstiger Pfannenlage, begünstigt das Erscheinen des Pfannenrandverschleißes. Durch Anschlagen des Schenkelhalses an die Pfannen sind diese extrem lockerungsgefährdet (Typ „Weber" und „Brunswik"). Oberflächenuntersuchungen ergaben beim Typ „Müller" in 50% der Fälle eine glatte, polierte Verschleißzone, während beim Typ „St. Georg" ca. 60% der Verschleißzonen ein mattes Aussehen hatten. Rasterelektronenmikroskopische Oberflächenbilder aus den Verschleißzonen zeigten komplexe Verschleißerscheinungen, die sich aus Anteilen des Abrasiv-, Adhäsiv- und Ermüdungsverschleißes zusammensetzen. Der relative Anteil der Einzelvorgänge am tribologischen Verhalten ist offensichtlich zeitabhängig. Nach Untersuchungen von Rose u. Crugnola (1979) bestimmt abrasiver Verschleiß v. a. das Erscheinungsbild während der Einlaufphase und nach Fremdkörpereinlagerungen. Die Abb. 9 zeigt die Oberflächen verschieden lang implantierter Proben. Risse sind z. T. mit fibrillären Verstreckungen überspannt. In weiterführenden Studien berichtet Rose (1984) über die Zunahme des adhäsions- und ermüdungsbedingten Verschleißanteils aufgrund von Umgebungseinflüssen und nach dynamischer Beanspruchung bei Langzeitimplantationen. Das Erscheinungsbild des adhäsions- und ermüdungsbedingten Verschleißanteils zeigt Abb. 9d. Die relativ glatte Oberfläche besitzt eine ausgeprägte Feinstruktur ohne tiefe Defekte. Offensichtlich kommt es zur Delamination der obersten Grenzschicht nach Erschöpfung ihrer Verformungsfähigkeit. Durch die oszillie-

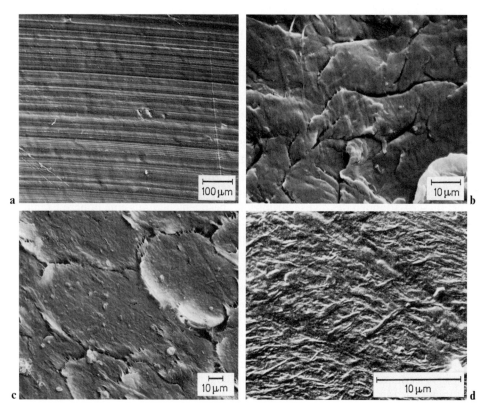

Abb. 9 a–d. REM-Aufnahmen der Verschleißoberfläche verschieden lang implantierter Hüftpfannen; **a** 0 Jahre, **b** 1 Jahr, **c** 4,3 Jahre, **d** 10 Jahre

rende Bewegung rollen sich die Verstreckungen zusammen und liegen in einer faserförmigen Struktur senkrecht zur Hauptgleitrichtung vor.

Werkstoffanalyse

Dichte bzw. Kristallinität. Vom Zusammenwirken chemischer und mechanischer Beanspruchungen bei In-vivo-Eigenschaftsänderungen berichten Shastri et al. (1983). Bei unseren Untersuchungen werden 4 Grenzflächen der UHMWPE-Komponenten näher auf Eigenschaftsänderungen überprüft: Der Pfannenrand und der Gelenkspalt stehen in direktem Kontakt mit Körpergewebe bzw. -flüssigkeit. Hier muß mit Abbaureaktionen durch oxidative Bestandteile der Synovialflüssigkeit gerechnet werden. In der Verschleißzone werden tribologische Beanspruchungen überlagert. Die Abb. 10 zeigt Dichtewerte des Pfannenrands in Abhängigkeit von der Implantationszeit. Trotz der großen Streubreite zeigt sich zunächst nur ein geringer Dichteanstieg, wobei es nach 7–8 Jahren zu einer beschleunigten Dichtezunahme kommt. Die Abb. 11 zeigt die Verhältnisse an der Grenzfläche Pfanne/PMMA-Knochenzement. Die Dichte steigt bereits nach kurzer Implantationszeit an und flacht nach ca. 10 Jahren ab. Besondere Verhältnisse

Werkstoffliche Langzeitergebnisse von Kunststoffimplantaten

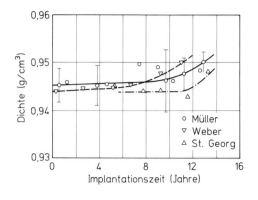

Abb. 10. Dichteverlauf als Funktion der Implantationszeit bei 3 Pfannenmodellen. Oberflächenproben aus dem Pfannenrand

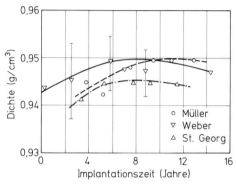

Abb. 11. Dichteverlauf als Funktion der Implantationszeit aus der Grenzfläche UHMWPE/PMMA-Knochenzement.

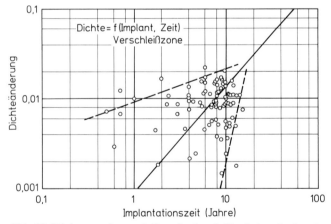

Abb. 12. Dichtezunahme mit Streubreite als Funktion der Implantationszeit bei Proben aus der Verschleißzone, bezogen auf eine Null Jahre alte Referenzprobe

liegen in der Verschleißzone vor. Hier könnten die stärksten Eigenschaftsänderungen erwartet werden. Jedoch kommt es durch Verschleißvorgänge zum Aufdecken tieferer Werkstoffbereiche, wobei deren Eigenschaften dann das Verhalten der Oberfläche bestimmen. Da sich die Verschleißrate von Fall zu Fall erheblich ändern kann, führt dies zu einer Verbreiterung des Dichtestreufelds

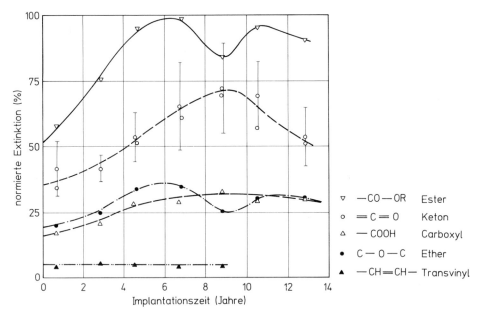

Abb. 13. Extinktion verschiedener oxidativer Abbauprodukte als Funktion der Implantationszeit. Oberflächenproben aus der Verschleißzone

(Abb. 12). Im Vergleich zum niederbelasteten Gelenkspalt zeigen die Proben aus der Verschleißzone ein zu geringerer Dichte hin erweitertes Streufeld. Der mittlere Dichteverlauf als Funktion der Implantationszeit nimmt auch hier zu, wie es in früheren Untersuchungen von Eyerer (1983) und Grood et al. (1982) gezeigt wurde. Typspezifische Unterschiede sind nicht erkennbar.

Infrarotspektroskopie. Franconi u. DeVries (1982) berichten über Entstehung und Reaktion freier Radikale in Polyethylen. Damit verbundene Alterungsvorgänge führen in nachfolgenden Reaktionsschritten zu einer Folge verschiedener Oxidationsprodukte (Keto-, Aldehyd- und Estergruppen), wobei Aldehyde zu Säuren weiter oxidiert werden können.

Zur Klärung der Frage, welche Gruppen während der Alterung abgebaut bzw. neu gebildet werden, sind in Abb. 13 die Konzentrationen (als normierte Extinktion) für Ester-, Keto-, Karboxyl- und Ethergruppen als Funktion der Implantationszeit dargestellt. Deutlich zeigt sich ein starker Konzentrationsanstieg der Ketogruppen, die als Zwischenprodukt zu Ether- und Estergruppen aufoxidiert werden. Die Ethergruppen zeigen nur eine geringe Zeitabhängigkeit, während die Estergruppen einen stark zeitabhängigen Konzentrationsanstieg aufweisen. Die oxidativen Zwischenprodukte werden folglich bevorzugt zu Esterverbindungen weiterreagieren. Bemerkenswert ist die gute Übereinstimmung zwischen Estergruppen, Konzentration und Dichteverlauf. Wie bereits von Eyerer u. Ke (1984) berichtet, besteht ein Zusammenhang zwischen Rekristallisation und Molmasse. Aufgrund oxidativen Kettenabbaus erhöht sich die Molekülmobilität im amorphen Werkstoffbereich. Zunehmende oxidative Schädigung verursacht eine höhere Kristallinität und dadurch eine „Versprödung" des UHMWPE 5. Eine direkte Abhängigkeit zwischen Prothesenmodell und oxidativer Schädigung verschiedener UHMWPE-Komponenten konnte auch hier nicht ermittelt werden.

Knieprothesen

Das Kniegelenk ist ein außerordentlich kompliziertes, vorwiegend durch den Bandapparat geführtes Gelenk mit ausgesprochener Asymmetrie der medialen und lateralen Gelenkflächen. Nach Untersuchungen von Gschwend (1976) und Swanson (1980) lassen hohe Beanspruchungen in Kombination mit schwierigen tribologischen Verhältnissen auf besonders hohe Werkstoffanforderungen schließen.

Werkstoffanalyse

Dichte bzw. Kristallinität. Die Abb. 14 zeigt die Dichte von Oberflächenproben aus der Verschleißzone im Vergleich zu Proben aus einem mechanisch unbeanspruchten Bereich als Funktion der Implantationszeit. Während sich die Dichte der unbeanspruchten Oberfläche linear erhöht, zeigen die Proben aus der Verschleißzone bis zum 6. Implantationsjahr eine starke Dichtezunahme. Ältere Proben besitzen allerdings wieder geringere Dichtewerte. Eine Ursache für die starke Dichteabnahme nach längerer Implantationszeit liegt vermutlich in der starken Zunahme der Verschleißrate, wobei tiefere Werkstoffbereiche aufgedeckt werden. Vermutlich besteht zwischen der plötzlichen Verschleißzunahme und dem Dichte- bzw. Kristallinitätsanstieg ein direkter Zusammenhang. Die Abb. 15 zeigt das Dichteprofil unterschiedlich lang implantierter Tibiaplateaus über der Plattendicke. Im Gegensatz zum Dichteprofil in Hüftpfannen (Eyerer u. Ke 1984) kann in Knieplatten der maximale Dichtewert unterhalb der Oberfläche liegen, wobei sich nach längeren Implantationszeiten die Dichteprofile aufgrund von Verschleiß stark ändern können. Eine Ursache für das beobachtete Dichtemaximum unterhalb der tribologisch beanspruchten Oberfläche kann die Verteilung der maximalen Schubspannungen sein, die nach Berechnungen von Bartel et al. (1986) bei Knieplatten ihren Maximalwert erst in einer Tiefe von 1–1,5 mm aufweist.

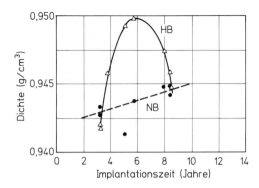

Abb. 14. Dichteverlauf als Funktion der Implantationszeit an Oberflächenproben aus der Verschleißzone und aus einem unbeanspruchtem Bereich von UHMWPE-Knieprothesen, Typ „St. Georg"

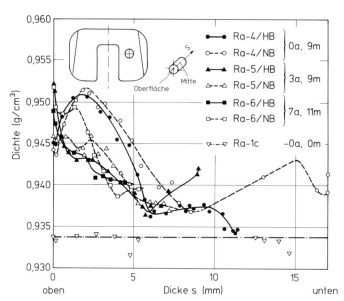

Abb. 15. Dichteverlauf als Funktion der Plattendicke an unterschiedlich lang implantierten UHMWPE-Knieplatten. Tibiakomponente aus einer Total-condylar-Prothese

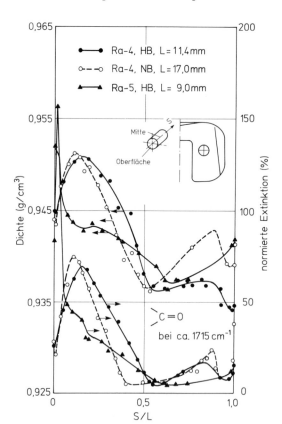

Abb. 16. Dichte- und Ketogruppenkonzentration als Funktion der Probendicke bei Tibiakomponenten der Total-condylar-Knieprothese

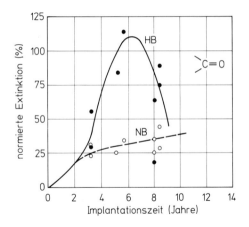

Abb. 17. Konzentrationsverlauf der Ketogruppen aus Oberflächenproben der Verschleißzone und des unbelasteten Bereichs als Funktion der Implantationszeit. Proben aus Knieprothesen Typ „St. Georg"

Infrarotspektroskopie. Die Abb. 16 zeigt den Konzentrationsverlauf der Ketogruppen über der Plattentiefe. Im Vergleich zur 9 Monate alten Probe mit einem Konzentrationsmaximum unterhalb der Oberfläche zeigt die 3,9jährige Probe unmittelbar an der Oberfläche den höchsten Konzentrationswert. Ferner ergibt die gemeinsame Darstellung mit dem jeweiligen Dichteprofil eine gute Übereinstimmung zwischen dem Oxidationsgrad und der Stärke der Nachkristallisation. Entsprechend gut stimmt der Konzentrationsgradient der Ketogruppe mit dem ermittelten Dichteverlauf als Funktion der Implantationszeit überein (Abb. 17). Damit zeigt sich, daß Strukturänderungen auch in UHMWPE-Knieplatten v. a. durch oxidativen Kettenabbau verursacht werden.

Befestigung von Implantaten mit Knochenzement

Aus der Vielzahl relevanter, meist sich gegenseitig beeinflussender Parameter soll an dieser Stelle das chemische Langzeitverhalten (Abbau infolge In-vivo-Implantation) von PMMA-Knochenzement untersucht werden. Neben der Zementporosität, die entscheidend die mechanischen Eigenschaften von PMMA-Knochenzement mitbestimmt, können auch chemische Alterungsvorgänge zu Eigenschaftsänderungen des PMMA und somit zu Implantatlockerungen führen. Dieser Meinung schloß sich Gächter (1983) an. Aufgrund farblicher Veränderungen und der subjektiven Feststellung einer zunehmenden Brüchigkeit nach langen Implantationszeiten schloß Gächter auf fermentativen Abbau des PMMA sowie Werkstoffermüdungen. Im einzelnen wies er an 80 Autopsiepräparaten (PMMA-Femur-Zementköcher) nach, daß die meisten Zementköcher bereits am Tage des Einbaus mikroskopisch sichtbare Defekte aufweisen. Hinzu kommen noch Schwachstellen wie schlechte Zementmischung, Lufteinschlüsse und ungenügende Polymerisation. Allerdings ist ein definitiver Zusammenhang zwischen Lockerung und einzelnen Einflußparametern nur in Einzelfällen möglich.

Unsere werkstofflichen chemischen Untersuchungen an 33 Palacos-R-Explantaten (Abb. 18) und 8 Sulfix-6-Explantaten (Abb. 19) können die Vermutung von Gächter nicht bestätigen, wonach Risse und Poren in der Zementstruktur zu verstärktem chemischem Abbau führen!

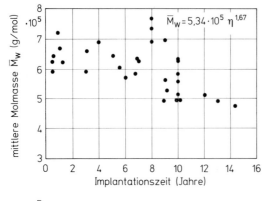

Abb. 18. Mittlere Molmasse von explantiertem Palacos-R-Knochenzement als Funktion der Implantationszeit (Proben aus der Pfannenbefestigung)

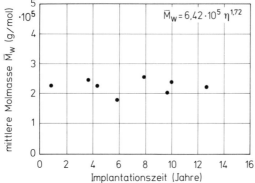

Abb. 19. Mittlere Molmasse von explantiertem Sulfix-6-Knochenzement als Funktion der Implantationszeit

Bestimmungen zur mittleren Molmasse an unterschiedlich lange implantierten Knochenzementen (alle für Pfannenbefestigung verwendet) zeigen keine signifikante Verringerung der Molmasse (Abb. 20) über der Implantationszeit. Diese Ergebnisse stehen im Einklang mit veröffentlichten Daten (Müller 1975). Einschränkend wurden dort allerdings nur Implantate bis zu einem Alter von 3,5 Jahren untersucht.

Damit ist festzuhalten, daß:
- chemische Abbauvorgänge, wie sie bei ultrahochmolekularem Polyethylen als Pfannenwerkstoff auftreten, im PMMA-Knochenzement signifikant nicht stattfinden;
- diese Aussage auch für Zemente mit sehr niederer Dichte (entspricht hoher Porosität) gilt. In diesem Fall könnte infolge der größeren spezifischen Oberfläche ein beschleunigter Abbau erwartet werden. Ein Vergleich der Einzelergebnisse (Eyerer u. Jin 1985) widerlegt diese Vermutung. Die Zementproben in Abb. 18 und 19 weisen ein Porositätsstreufeld auf;
- die mittlere Molmasse nach In-vivo-Beanspruchung für Palacos R im Bereich von $5-8 \cdot 10^5$ g/mol streut. Dies entspricht etwa auch dem Streubereich der Ausgangswerte (Eyerer u. Jin 1985). Ob zu sehr langen Implantationszeiten hin eine geringe Abnahme in der mittleren Molmasse auftritt, wie sich das möglicherweise in Abb. 18 andeutet, kann aufgrund der untersuchten Probenzahl und des vorliegenden Probenmaterials abschließend nicht beurteilt werden. Wichtiger als die mittlere Molmasse wird in diesem Zusammenhang die Bestimmung der Molmassenverteilung sein.

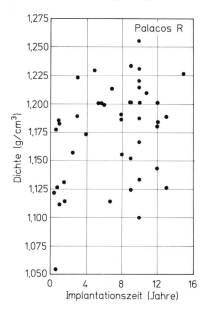

Abb. 20. Dichtewerte von explantiertem Palacos-R-Knochenzement als Funktion der Implantationszeit

Schlußfolgerungen

– Pfannenlockerungen zusammen mit Schaftlockerungen und Infektionen stellen die Hauptindikationen für Wechseloperationen dar.
– Pfanneninklinationen über 45° führen häufiger zum Kippen der Pfannen.
– Dem zeitabhängigen Ausfallanstieg ist im 4.–6. Implantationsjahr ein Bereich verstärkter Versagenshäufigkeit aufgrund von Fremdkörperverschleiß überlagert.
– Bestimmte Schadensbilder haben ihre Ursache in einzelnen Konstruktionsmerkmalen. Dünnwandige Pfannen mit Einschnitten und großem Gelenkspiel zeigen häufiger Fremdkörperverschleiß. Außenrillen in der Hauptbelastungszone wirken als Kerbgrund.
– Verschiedene Grenzflächen zum UHMWPE beeinflussen die Stärke der Abbaureaktionen. Chemische Beanspruchung des Körpermilieus allein bewirkt v. a. Langzeitveränderungen im Werkstoff. In Kombination mit mechanischen Beanspruchungen können frühzeitiger Eigenschaftsänderungen im UHMWPE auftreten. Modellspezifische Unterschiede in der Stärke der Eigenschaftsänderungen konnten nicht gefunden werden.
– Oxidative Abbauvorgänge erfolgen in verschiedenen Teilschritten mit der Bildung bestimmter sauerstoffhaltiger Zwischenprodukte. Sie sind hauptverantwortlich für Strukturänderungen im UHMWPE. Mechanische und tribologische Eigenschaften ändern sich während der Implantationszeit. Nachkristallisation und Werkstoffermüdung reduzieren die hohe Zähigkeit und Verschleißfestigkeit des UHMWPE.
– Oxidative Abbaureaktionen und Strukturänderungen treten in Knieplatten beschleunigt auf und beeinflussen in hohem Maße die Verschleißrate.
– PMMA-Knochenzement zeigt in vivo keinen signifikanten Abbau.

Literatur

Bartel DL, Wright TM, Burstein AH (1986) Stresses in polyethylene components for total joint replacement. Symposion Ultrahochmolekulares Polyethylen (UHMWPE) als Biomaterial, 14. und 15. März 1986, Göttingen

Buchhorn U, Griss P, Niederer G, Willert G (1979) Klinische Relevanz von Lockerungszeichen bei Hüftendoprothesen. Z Orthop 117:685–690

Dobbs S (1980) Survivorship of total hip replacements. J Bone Joint Surg [Br] 62/2

Eyerer P (1983) Werkstoffliche Untersuchungen an explantierten Hüftpfannen aus ultrahochmolekularem Polyethylen (UHMWPE). Biomed Tech 28:297–309

Eyerer P, Jin R (1985) Einfluß der Anrührbedingungen von PMMA-Knochenzementen auf deren Eigenschaften. Biomed Tech 30:316–325, 31:11–18, 31: erscheint in Kürze

Eyerer P, Ke YC (1984) Property changes of UHMW-polyethylene hip cup endoprostheses during implantation. J Biomed Mater Res 18:1137–1151

Franconi BM, DeVries KL (1982) Free radicals and new end groups resulting from chain scission. 2. Mechanical degradation of polyethylene. Polymer 23:1027–1033

Gächter A (1983) Die Knochenzementmanschette: Untersuchung an 80 Autopsiepräparaten mit Hüftendoprothesen. In: Morscher E (Hrsg) Die zementlose Fixation von Hüftendoprothesen. Springer, Berlin Heidelberg New York

Gierse H, Schramm W (1984) Nachuntersuchung von 997 Hüfttotalendoprothesen unter besonderer Berücksichtigung der Spätergebnisse 9–11 Jahre post operationem. Z Orthop 122:784–789

Grood ES, Shastri R, Hopson CN (1982) Analysis of retrieved implants: Crystallinity changes in UHMWPE. J Biomed Mater Res 16:399–405

Gschwend N (1976) Design criteria, present indication and implantation techniques for artificial knee joints. In: Schaldach M (ed) Advances in artificial hip and knee joint technology. Springer, Berlin Heidelberg New York

Lang K, Oeller G (1981) Revisionen bei infizierten Totalendoprothesen der Hüfte mit Refobacin-Palacos R. Med Welt 32:42

Möcking E (1981) Ergebnisse bei Hüftgelenktotalendoprothesen der Materialkombination Metall/Kunststoff. Dissertation, Orthopädische Universitätsklinik und Poliklinik Würzburg

Müller K (1975) Verhalten von Knochenzementen unter körperlichen Umgebungsbedingungen. In: Oest O, Müller K, Hupfauer (Hrsg) Die Knochenzemente. Enke, Stuttgart

Müller H (1981) Lokale Komplikationen nach totalem Hüftgelenkersatz. Unfallheilkunde 84:444–457

Rose RM (1984) Radiation sterilization and the wear rate of polyethylene. J Orthop Research 2:393–400

Rose RM, Crugnola A (1979) On the origin of high in vivo wear rates in polyethylene components of total joint prostheses. Clin Orthop 145:277

Ruppe R (1978) Aspekte der Hüftgelenkprothesenlockerung aus biomechanischen Ursachen. Dissertation, Orthopädische Klinik und Poliklinik des Universitätsklinikums der Gesamthochschule Essen

Schreiber A (1975) Klinische und biomechanische Probleme bei der Hüfttotalendoprothese. Helv Chir Acta 42:47–59

Shastri R, Grood ES, Roe RJ, Noyes FR (1983) Effect of aging on UHMW-polyethylene. ANTEC Conf. Proc. May 1983

Stauffer N, Rochester D (1982) Ten-year follow-up study of total hip replacement. J Bone Joint Surg [Am] 64/7

Steffen T (1983) Früh- und Spätinfektionen bei alloarthroplastischem Hüftgelenkersatz. Dissertation, Orthopädische Klinik und Poliklinik der freien Universität Berlin

Swanson SAV (1980) Biomechanics. In: Freeman R (ed) The arthritis of the knee. Springer, Berlin Heidelberg New York

Teil IV
Prophylaxe und Therapie postoperativer Ossifikationen nach totaler Hüftgelenkendoprothese – eine orientierende retroelektive Studie mit dem Antiverknöcherungsschema der Endo-Klinik

Prophylaxe und Therapie postoperativer Ossifikationen nach totaler Hüftgelenkendoprothese – eine orientierende retroelektive Studie mit dem Antiverknöcherungsschema der Endo-Klinik

K. Buchholz, G. von Foerster und K. Heinert

Periartikuläre Verknöcherungen stellen eine ernst zu nehmende Komplikation nach künstlichem Hüftgelenkersatz dar. Sie sind neben der tiefen Infektion und technischen Komplikationen von besonderer klinischer Bedeutung und können das Ergebnis einer Endoprothesenoperation erheblich beeinträchtigen [5, 9, 15, 16].

Zur Pathogenese der Verknöcherungen sind verschiedene Mechanismen und Dispositionen diskutiert worden; ein einheitlicher Pathomechanismus konnte bislang aber nicht schlüssig nachgewiesen werden [7, 15, 16, 23, 24]. Ganz offensichtlich handelt es sich hierbei um ein multifaktorielles Geschehen, wobei die in der Tabelle 1 aufgeführten Punkte eine besondere Rolle spielen.

Dagegen scheinen weder die Grunderkrankung noch die Operationsdauer, der Knochenzement oder das Knochenmehl eine besondere Rolle für die Entstehung von periartikulären Ossifikationen zu spielen.

Klinisch entwickeln sich die periartikulären Verknöcherungen nach totalem Hüftgelenkersatz in 3 Phasen (Tabelle 2). In der invasiven Phase klagt der Patient über uncharakteristische Beschwerden im Oberschenkel. Er ist schwer zu mobilisieren. Intensive Krankengymnastik verschlechtert diesen Zustand (Dauer: 3–6 Wochen).

Tabelle 1. Disponierende Faktoren für periartikuläre Verknöcherungen nach totaler Hüftgelenkendoprothese

Seitens des Patienten:	Männer im mittleren Lebensalter
	Primäre oder posttraumatische Koxarthrose
	Kräftige Muskulatur
	Grober Knochenbau
	Neigung zu Hyperostosen
	Psychisch labile Persönlichkeit
	Ängstlich, ehrgeizig oder mit neurologischen Grunderkrankungen
Seitens der Operation:	Umfang der Gewebetraumatisierung
	Art des OP-Zugangs
	Prothesentyp

Tabelle 2. Klinische Phasen der periartikulären Verknöcherungen. (Nach Arcq [1])

1. Invasive Phase	(3 Wochen – 6 Wochen)
2. Entzündliche Phase	(6 Wochen – 6 Monate)
3. Stabile Phase	(6 Monate – 12 Monate)

Tabelle 3. Klassifizierung der periartikulären Verknöcherungen. (Nach Arcq [1])

CA 0	Keine Ossifikationen
CA I	Mehrere kleine isolierte Verkalkungsschatten
CA II	Stärkere Verkalkungen ohne komplette Überbrückung
CA III	Vollständige Ummauerung durch postoperativ gebildetes Knochengewebe

In der entzündlichen Phase zeigen sich röntgenologisch erste Verkalkungen. Klinisch finden sich Befunde eines akut entzündlichen Geschehens oder einer tiefen Venenthrombose. Laborparameter helfen in der Regel nicht weiter (Dauer: 6 Wochen–6 Monate).

In der 3. Phase, die nach 6–12 Monaten abgeschlossen ist, beruhigen sich die akut entzündlichen Veränderungen, die Verkalkungen nehmen nur noch geringfügig zu, und es kommt zur Stabilisierung. Zumeist bleibt aber eine erhebliche Funktionseinschränkung.

Die röntgenologischen Veränderungen werden nach Arcq [1] in 4 Gruppen eingeteilt (Tabelle 3). Von klinischer Bedeutung sind die Verknöcherungsgrade CA II und III. Allerdings gehen die klinischen Beschwerden nicht immer mit den röntgenologischen Veränderungen parallel. Die zweidimensionale Betrachtungsweise der Röntgenbilder gibt oftmals keinen genügenden Hinweis auf die Gesamtfunktion des Gelenks.

Nach Angaben aus der Weltliteratur schwankt die Häufigkeit klinisch bedeutender Ossifikationen zwischen 2 und 30% [1, 2, 8, 9, 15, 16, 22, 23, 24]. In dem eigenen Krankengut von 1967–1971 fanden sich bei Männern 12,3% und bei Frauen 3,7% klinisch bedeutende Ossifikationen. Die klinische Bedeutung der periartikulären Ossifikationen ergibt sich aus der Einschränkung der Beweglichkeit, Schmerzen sowie einem schlechten Gangbild mit Sekundärschäden weiterer Gelenke oder der Wirbelsäule.

Die operative Entfernung von periartikulären Ossifikationen stellt das einzige Verfahren dar, diese schwerwiegende Komplikation nach totalem Hüftgelenkersatz zu beseitigen. Allerdings ist dieser Eingriff nicht unproblematisch und kann durch ein postoperatives Hämatom, eine tiefe Infektion und gelegentlich durch eine Luxation kompliziert sein. Zudem rechnet man in einem hohen Prozentsatz mit einem Rezidiv der Ossifikationen bzw. mit kontralateralen Verknöcherungen bei Operationen der 2. Seite. Nach Charnley [9] soll dies in über 90% der Fall sein. Im eigenen Krankengut von 92 Patienten sahen wir derartige Komplikationen in 88% der Fälle.

Neben der chirurgischen Entfernung der periartikulären Verknöcherungen gibt es mehrere Ansätze zu deren Behandlung oder Prophylaxe. In den USA wird die Röntgentiefenbestrahlung vielfach angewendet; Jowsey bestrahlt mit 20 Gy 14 Tage postoperativ, unter der Vorstellung, daß die Differenzierung von Fibroblasten zu Osteoblasten gestoppt werden kann [8, 10, 17].

Medikamentös kommen Diphosphonate zum Einsatz [11, 13]; sie adsorbieren sich an kristallinem und amorphem Kalziumphosphat und sollen dadurch das Wachstum von Hydroxyapatitkristallen verhindern. Hierdurch wird eine anormale Verkalkung gehemmt, gleichzeitig aber auch ein normales Knochenwachstum reduziert, ähnlich einer Immobilisationsosteoporose. Die Grundsubstanz des

Knochens wird durch diese Substanz nicht beeinträchtigt. Die verkalkungshemmende Wirkung des Medikaments hört auf, sobald die Therapie beendet wird. Eine mehrmonatige Behandlung mit Diphosphonaten wird daher gefordert [4, 5]. In placebokontrollierten Doppelblindstudien fand sich eine signifikante Verringerung der Verknöcherungen des Stadiums CA II und III von 8% gegenüber der Placebogruppe von 17% bei Primäroperationen. Nach Revisionsoperationen fand sich unter einer Therapie mit Diphosphonaten dagegen kein signifikanter Unterschied zur Placebogruppe.

In einzelnen Fällen wurde die kalziumsenkende Wirkung des Indometacins beschrieben, größere Behandlungsserien erfolgten jedoch nicht [12, 18].

Material und Methoden

Unter der Vorstellung der multifaktoriellen Entstehungsweise der periartikulären Ossifikationen nach totalem Hüftgelenkersatz haben wir 1980 ein medikamentöses Antiverknöcherungsschema entwickelt. Dieses setzt sich zusammen aus einem Antiphlogistikum, einem Sedativum und einem durchblutungsfördernden, gefäßerweiternden Medikament.

Mit dem Antiphlogistikum wird Einfluß genommen auf die entzündlichen Reaktionen des Bindegewebes und der bindegewebigen Knochenmatrix. Die schmerzdämpfende Wirkung des Antiphlogistikums ist, nach schmerzhafter Überdehnung der Muskulatur als Folge der Operation oder einer forcierten Krankengymnastik, erwünscht. Die Verwendung eines Sedativums berücksichtigt eine vielfach beobachtete ängstlich-verspannte psychische Verfassung des Patienten mit postoperativen Verknöcherungen. Zusätzlich zum Antiphlogistikum wird hierdurch die muskelentspannende Wirkung verstärkt. Die gefäßerweiternde Komponente des sog. Antiverknöcherungsschemas soll schließlich durch eine verbesserte Durchblutung die saure Stoffwechsellage im traumatisierten Weichteilmantel beheben. Dieses Antiverknöcherungsschema der Endo-Klinik besteht aus

Indometacin 3×50 mg,
Phenobarbital 2×40 mg,
Pentoxifyllin 2×400 mg.

Entsprechend den allgemein anerkannten Vorstellungen, daß die periartikulären Verknöcherungen sich in den ersten 4–6 Wochen postoperativ entwickeln und innerhalb des ersten $1/2$–1 Jahres zum Stillstand kommen, wurde unser Therapieschema auf die ersten 4 Wochen postoperativ beschränkt.

Zur ersten Beurteilung des Therapieerfolges fertigten wir eine orientierende retroelektive Studie an. Dabei kam es uns allein auf den röntgenologischen Befund an, der entsprechend der Einteilung nach Arcq [1] klassifiziert wurde. Der klinische Befund mit seinen verschiedenen Parametern, wie Schmerzen, Bewegungsausmaß und Gangbild, fand in dieser Studie keine Berücksichtigung, da hierdurch zu viele subjektive Bewertungen miteingeflossen wären.

In diese Studie nahmen wir 197 Patienten auf, die zwischen Januar 1977 und Oktober 1983 operiert worden waren (68 Frauen, 129 Männer). 80% der Patienten waren zwischen 50 und 70 Jahren alt.

Tabelle 4. Therapiegruppen für das Antiverknöcherungsschema

Gruppe	Therapie	Anzahl der Patienten	%
1	Ossifikationsentfernung bei CA II	34	17,3
2	Ossifikationsentfernung bei CA III	23	11,7
3	Prävention von Ossifikationen bei CA II kontralateral	2	1,0
4	Prävention von Ossifikationen bei CA III kontralateral	3	1,5
5	Ossifikationsentfernung und TEP-Wechsel bei CA II	39	19,8
6	Ossifikationsentfernung und TEP-Wechsel bei CA III	20	10,0
7	Prävention bei Risikogruppen	47	23,9

Folgende chirurgische Grundkrankheiten wurden festgestellt:
- Primäre Koxarthrose   119 Patienten (60,4%)
- Sekundäre Koxarthrose   73 Patienten (37,1%)
- Chronische Polyarthritis   2 Patienten (1,0%)
- Morbus Bechterew   3 Patienten (1,5%)

In der Tabelle 4 sind die Indikationen für das Antiverknöcherungsschema aufgeführt. Die Beurteilung des röntgenologischen Befundes erfolgte 12 Monate postoperativ, wobei die Einteilung der Verknöcherungsstadien nach Arcq von einem einzelnen, unabhängigen Untersucher vorgenommen wurde. Durch dessen lange Erfahrung auf diesem Gebiet fand die technische Schwankungsbreite der Röntgenbilder hierbei eine ausreichende und einheitliche Berücksichtigung.

Neben der rein zahlenmäßigen Erfassung der Patienten erfolgte eine weitere Analyse mit Kreuztabellen, die aufzeigen, wie die Werte 2er Variablen gegeneinander verteilt sind.

Ergebnisse

In der Tabelle 5 sind die röntgenologischen Befunde in der Graduierung nach Arcq [1] sowie einzelnen Therapiegruppen aufgeführt. Das Endergebnis CA 0

Tabelle 5. Therapieschema der ENDO-Klinik. Endergebnisse nach Operation und Prophylaxe periartikulärer Verknöcherungen

Gruppe	Therapie	CA 0 %	CA I %	CA II %	CA III %
1	Ossifikationsentfernung CA II	73,5	8,8	11,8	3,0
2	Ossifikationsentfernung CA III	91,3	4,4	4,4	–
3	Prävention CA II kontralateral	96,2	–	3,9	–
4	Prävention CA III kontralateral	100	–	–	–
5	TEP-Wechsel und Ossifikationsentfernung CA II	33,3	26	7,7	2,7
6	TEP-Wechsel und Ossifikationsentfernung CA III	45,0	25	20	–
7	Prävention bei Risikogruppe	83,0	6,4	4,3	4,3

und CA I haben, aufgrund der vorliegenden Studie, im Durchschnitt 85% der Patienten erreicht, dagegen konnte eine periartikuläre Verknöcherung CA II im Durchschnitt in 6,4% und CA III nur in 1,4% der Fälle beobachtet werden. Diese Zahlen verdeutlichen, daß mit dem vorgestellten Antiverknöcherungsschema der Endo-Klinik in der medikamentösen Prophylaxe und Therapie weitaus bessere Ergebnisse hinsichtlich der Verknöcherungsgrade erzielt werden konnten als bei nicht behandelten Patienten. Dies wird besonders deutlich im Vergleich mit der von Charnley [9] angegebenen Rezidivquote nach operativer Entfernung periartikulärer Verknöcherungen von 90% und den eigenen Beobachtungen von 88%. Für diese Indikationen fanden wir in der vorliegenden Studie ein gutes Endergebnis (CA 0, CA I) von 82,3% bzw. 95,7% und ein Rezidiv der klinisch bedeutenden Verknöcherungen (CA II, CA III) von 14,8% bzw. 4,4%.

Somit scheint es zu diesem Zeitpunkt berechtigt, bei Patienten mit den aufgeführten Therapiegründen, aber auch prophylaktisch in den entsprechenden Risikogruppen, dieses Antiverknöcherungsschema einzusetzen.

Zusammenfassung

Periartikuläre Verknöcherungen nach künstlichem Hüftgelenkersatz stellen eine wichtige Komplikation dar, deren Ursache bislang nicht bekannt und deren Rezidivneigung erheblich ist. Nach vorausgegangener operativer Entfernung von Verknöcherungen treten diese ohne eine begleitende medikamentöse Therapie in 80–90% erneut auf.

Es wird ein medikamentöses Behandlungsschema zur Prophylaxe von Verknöcherungen und zur Therapie nach operativer Entfernung von periartikulären Verknöcherungen vorgestellt. Dieses Behandlungsschema stützt sich auf die Beobachtung charakteristischer klinischer Befunde bei Verknöcherungspatienten und berücksichtigt diese Faktoren in seinen einzelnen Komponenten (Schmerzdämpfung, Sedierung und Durchblutungsförderung).

An Hand einer orientierenden retroelektiven Studie bei 197 Patienten aus verschiedenen Indikationsgruppen konnte gezeigt werden, daß eine eindeutige Senkung der Verknöcherungen gerade in den Fällen zu erreichen war, die bisher mit einer hohen Rezidivquote belastet waren.

Zum jetzigen Zeitpunkt scheint es berechtigt, dieses medikamentöse Schema bei den aufgeführten Therapiegründen zur medikamentösen Prophylaxe und Therapie von periartikulären Verknöcherungen einzusetzen.

Literatur

1. Arcq M (1973) Die para-artikulären Ossifikationen – eine Komplikation der Totalendoprothese des Hüftgelenkes. Arch Orthop Unfallchir 77:108–131
2. Bergstaedt U (1985) Der Einfluß des Zugangs zum Gelenk bei Hüftgelenkendoprothesen auf die klinischen Frühergebnisse. Dissertation, Universität Hamburg
3. Bijvoet OLM (1981) The use of EHDP in prevention of ossification around total hip prosthesis. Vortrag Heidelberger EHDP Symposium

4. Bijvoet OLM, Nollen AJG, Sloof JJH, Feith R (1974) Effect of a disphosphonate on para-articular ossification after total hip replacement. Acta Orthop Scand 45:926–934
5. Boitzy A, Zimmermann H (1969) Komplikationen bei Totalprothesen der Hüfte. Arch Orthop Unfallchir 66:192–200
6. Brereton H, Halushka P, Alexander W, Mason D, Keiser H, DeVita V (1974) Indometacin-responsive hypercalcemia in a patient with renal cell adenocarcinoma. N Engl J Med 291:83
7. Brooker AF, Bowerman JW, Robinson RA, Riley LH (1973) Ectopic ossification following total hip replacement. J Bone Joint Surg [Am] 55:1629–1632
8. Caron JC (1976) Para-articular ossifications in total hip replacements. In: Gschwend N, Debrunner HU (eds) Total hip prosthesis. Huber, Bern Stuttgart Wien, S 171–185
9. Charnley J (1972) The long-term result of low-friction arthroplasty of the hip performed as a primary intervention. J Bone Joint Surg [Br] 54:61
10. Coventry MB, Scanlon PW (1981) The use of radiation to discourage ectopic bone. J Bone Joint Surg [Am] 63:201–208
11. Lowell J (1981) Die Bedeutung des Diphosphonats EHDP in der Prophylaxe heterotoper Ossifikationen nach totalem Hüftgelenkersatz. Vortrag Heidelberger EHDP Symposium
12. Dahl HK (1975) Kliniske observasjones. Symposium MSO 37
13. Finerman AM, Brooker AF, Coventry MB (1977) Role of diphosphonate (EHDP) in the prevention of heterotopic ossification after total hip arthroplasty: A preliminary report. In: The hip. Proceedings of the 5th Scientific Meetings of the Hip Society. Mosby, St. Louis, pp 222–234
14. Hambleen DL, Harris WH (1971) Myositis ossificans as a complication of hip arthroplasty. J Bone Joint Surg [Br] 53:764
15. Hanslik L, Radloff H (1974) Der Krankheitswert para-artikulärer Verknöcherungen nach totalendoprothetischem Ersatz. Arch Orthop Unfallchir 80:153
16. Holz M, Kraner F, Weller S (1977) Periartikuläre Verknöcherungen nach Hüfttotalprothesen. Z Orthop 115:146
17. Jowsey I, Coventry MB, Robins PR (1977) Heterotopic ossifications: Theoretical consideration, possible eteologic factors, and a clinical review of total arthroplasty patients exhibiting this phenomenon. In: The hip. Proceedings of the 5th Open Scientific Meetings of the Hip Society. Mosby, St. Louis, p 210
18. Lidgren L, Nordström B (1979) Treatment of periarticular calcification after total hip arthroplasty. Arch Orthop Trauma Surg 94:67
19. Matos M, Amstutz HC, Finerman G (1975) Myositis ossificans following total hip replacement. J Bone Joint Surg [Am] 57:137
20. Mayer G (1977) Periartikuläre Ossifikationen nach Implantation von Müller-Charnley-Totalendoprothesen. Beitr Orthop Traumatol 24:210–217
21. Mollan RAB (1979) Serum alcaline phosphatase in heterotopic paraarticular ossification after total hip replacement. J Bone Joint Surg [Br] 61:432
22. Nollen AJG, Slooff JJH (1973) Para-articular ossifications after total hip replacement. Acta Orthop Scand 44:230
23. Riegler HF, Harris CM (1976) Heterotopic bone formation after total hip arthroplasty. Clin Orthop 117:209
24. Ritter MA, Vaughan RB (1977) Ectopic ossifications after total hip replacement. J Bone Joint Surg [Am] 59:345

Teil V
Von der Primär- zur Revisionsoperation

Von der Primär- zur Revisionsoperation

B. M. Wroblewski und P. Shelley

Im November 1985 verfügten wir über die Ergebnisse von 23 Jahren Hüftendoprothetik mit der Low-friction-Arthroplastik nach Charnley [2]. Seit Einführung dieser Methode in die klinische Praxis sind zahlreiche Fortschritte zur Verbesserung der langfristigen Ergebnisse gemacht worden. Die neuerliche Hinwendung zur zementlosen totalen Hüftendoprothese verdeutlicht den Versuch der Konstrukteure, eine Prothesenverankerung ohne den Einsatz von Zement zu erreichen. Obgleich einige dieser Versuche dem aufrichtigen Wunsch nach Alternativlösungen entspringen, entstammen andere wahrscheinlich dem Mangel an Verständnis für die Eigenschaften des Zements und dessen Rolle bei der Prothesenverankerung. Es ist nicht auszuschließen, daß der Bericht über die Wahrscheinlichkeit des Versagens von 25% bei der Pfannenkomponente der "Low-Friction Arthroplasty" (LFA) ebenfalls zu diesem Wandel beigetragen hat [1].

Zur objektiven Einschätzung neuer Methoden sollte man die Entwicklung, Ergebnisse und Komplikationen der Charnley-LFA kennen, einer Operationsmethode, die über die bisher längste Verlaufskontrollzeit verfügt. Bis heute sind 19 998 Operationen im Zentrum für Hüftchirurgie durchgeführt worden. In diesem Bericht werden die Langzeitergebnisse, die Komplikationen und die gemachten Erfahrungen untersucht sowie die Aussichten für die Zukunft umrissen. Diese Kenntnis kann dazu dienen, gültige Aussagen über andere Methoden zu machen. Ohne diese Kenntnisse werden Chirurg und Patient gleichermaßen vermeidbare Enttäuschungen hinnehmen müssen, ohne die Garantie für einen langfristigen Erfolg zu haben.

Die Konstruktion der Charnley-LFA basiert auf dem Prinzip eines geringen Gleit-Reib-Verhaltens, während bei der chirurgischen Technik die Rekonstruktion der Hüftgelenkmechanik von größter Wichtigkeit war. Beide Prinzipien sollten einer Prothesenlockerung entgegenwirken. Der unmittelbare klinische Erfolg begründete dieses Verfahren als Methode der Wahl bei der Wiederherstellung der durch Arthrose zerstörten Hüftgelenke.

Jahrelang hat es keinen Hinweis darauf gegeben, daß sich die klinischen Ergebnisse im Laufe der Zeit verschlechtern würden. Einige Autoren halten die jährliche Lockerungsrate für unannehmbar.

Klinische Ergebnisse

Eine Auswertung von 116 Charnley-LFA bei 93 Patienten hat eine völlige Schmerzfreiheit bei 83,6% der Patienten ergeben. Die durchschnittliche Verlaufskontrollzeit betrug 16,6 Jahre (15–21 Jahre). Nur 11% der Patienten klagten über gelegentliche Beschwerden. Die restlichen 5,4% galten als Versager und waren für eine Gelenkrevision vorgesehen [9]. Wenn man bedenkt, daß diese Fälle die Ergebnisse aus der Anfangsphase der technischen Entwicklung repräsentieren und das Konzept sich als richtig erwiesen hat, besteht Grund zum Optimismus.

Die röntgenologischen Befunde der Pfannenkomponente waren alles andere als zufriedenstellend; 21,6% Pfannenlockerungen konnten durch Serienaufnahmen identifiziert werden. Der Grund für diese Lockerungen wurde deutlich, nachdem die Ursachen für den Pfannenabrieb näher untersucht wurden.

Luxation

Diese Komplikation, die oft mit dem Kopfdurchmesser von 22–25 mm in Verbindung gebracht wurde, hat sich nicht unbedingt als Problem herausgestellt. Bei einer Auswertung von 14 672 Charnley-LFA [3] betrug das postoperative Luxationsvorkommen 0,63% (92 Fälle), und nur 16 davon (0,11%) mußten erneut operiert werden. Es sollte jedoch erwähnt werden, daß einige Hüften nach erfolgter Revisionsoperation zumindest einmal erneut dislozierten. Die meisten Luxationen kamen innerhalb der ersten 3 postoperativen Jahre zur Revision, obgleich einige wenige Luxationen sehr viel später auftraten (Abb. 1). Die Revisionsoperationen wegen Luxation nehmen im gleichen Maße zu wie die aus anderer Ursache (Abb. 2). Die Revisionsoperation nach rezidivierender Gelenkluxation ist außerordentlich aufwendig. Jede Operationsphase erfordert die uneingeschränkte Aufmerksamkeit des Operateurs, und häufig muß die ganze Prothese gewechselt werden.

Infektionen nach einer Charnley-LFA sind zurückzuführen auf verschiedene Aspekte bei der Patientenauswahl, die Disziplin im Operationsbereich und den Stand der operativen Technik sowie die unterschiedlichen Methoden der Infektionsprophylaxe. Von daher sind Infektionen kein wesentlicher Bestandteil der Langzeitergebnisse der Methode, jedoch untrennbar mit den von Charnley [1, 2] festgesetzten Prinzipien verbunden.

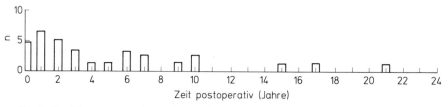

Abb. 1. Revisionen wegen Luxation; Zeitpunkt und Häufigkeit des Auftretens

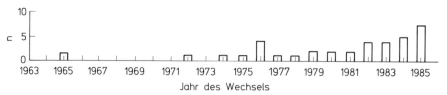

Abb. 2. Revisionshäufigkeit wegen Luxation bei der Charnley-LFA über 23 Jahre

Prothesenschaftfraktur

Nach Art der Darstellung und Häufigkeit war dies die schwerwiegendste Komplikation; sie betrug 1,6% bei Patienten mit einer Verlaufskontrollzeit von mehr als 11 Jahren. Frakturursache [4], Behandlungsmethode [5] und verschiedene klinische Aspekte sind untersucht worden [1, 6]. In den ersten Jahren nach der Operation war diese Komplikation äußerst selten, mit Ausnahme einiger weniger Fälle, die eine Revision wegen Schaftfraktur erforderlich machten. Das größte Vorkommen konnte im 8. postoperativen Jahr beobachtet werden; nach dem 11. postoperativen Jahr traten bei fast allen Patienten mit einer normalen Gelenkfunktion keine Schaftfrakturen mehr auf (Abb. 3).

Das Vorkommensmuster für Schaftfrakturen deutet auf ein Phänomen der Materialbelastungsgrenze hin, das zeigt, daß die Schaftkomponente aus rostfreiem Stahl in einer korrosionsfreien Umgebung beansprucht wird. Wenn das der Fall ist, spricht wenig für die Verwendung von noch kräftigeren und sicher noch teueren Materialien.

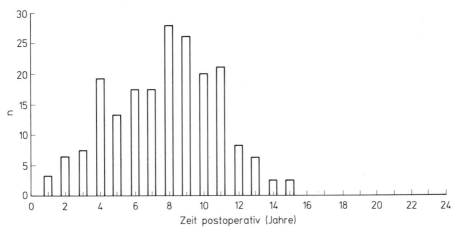

Abb. 3. Revisionen wegen Schaftfraktur; Zeitpunkt und Häufigkeit des Auftretens

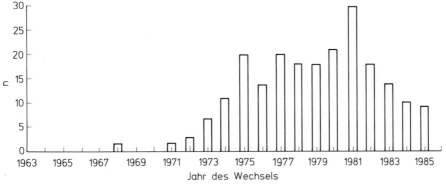

Abb. 4. Revisionshäufigkeit wegen Schaftfraktur bei der Charnley-LFA über 23 Jahre

Interessanter wird diese Komplikation als Teil der Entwicklung der Charnley-LFA. Die 1. Schaftfraktur sahen wir 1968, 6 Jahre nach Einführung der Methode in die klinische Praxis und nach Durchführung von 2500 Operationen (Abb. 4). Vom 9.–19. Jahr (1971–1981) war ein ständiger Anstieg der Schaftfrakturen zu beobachten, der dann über die nächsten 4 Jahre drastisch abnahm. Die Einführung des geschmiedeten stickstoffhaltigen rostfreien Stahls (Ortron-Chas-F. Thackray Ltd.) für die Schaftherstellung, das angeflanschte Schaftmodell und eine verbesserte Zementverankerung zeigten erst jetzt ihre Auswirkungen [10]. Bei der Ortron-Prothese konnte bisher keine Schaftfraktur beobachtet werden.

Prothesenlockerung

In vielen Serien ist dies die am häufigsten beobachtete Komplikation, jedoch nicht bei dem Charnley-Modell und seiner Operationstechnik. Bis heute mußten bei uns weniger als 90 Austauschoperationen wegen mechanischer Lockerung durchgeführt werden. Im 1. postoperativen Jahr gab es keine Revisionsoperation wegen Lockerung. Die 1. Schaftprothese wurde 1968, also 6 Jahre nach Einführung dieser Methode ausgetauscht (Abb. 5). Bis 1983, dem 21. Jahr unserer Operationsmethode, haben die Lockerungen kontinuierlich zugenommen; erst jetzt

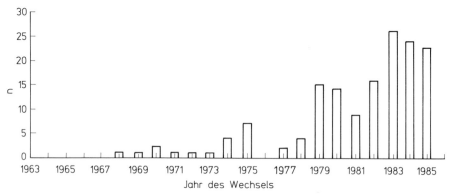

Abb. 5. Revisionshäufigkeit wegen Schaftlockerung bei der Charnley-LFA über 23 Jahre

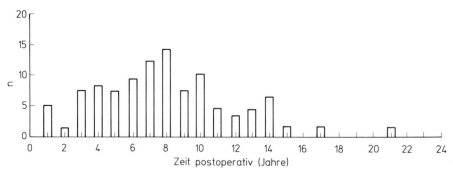

Abb. 6. Revisionen wegen Schaftlockerung; Zeitpunkt und Häufigkeit des Auftretens

wirken sich die Modellverbesserungen (angeflanschter Schaft und Verankerungstechnik) [10] in den klinischen Ergebnissen positiv aus. Prothesenschaftrevisionen wegen mechanischer Lockerung sind stark rückläufig (Abb. 6).

Pfannenlockerung

Dieses Problem ist wahrscheinlich mehr als alle übrigen Komplikationen der Grund dafür gewesen, daß die Chirurgen zur Entwicklung einer zementlosen Prothese übergehen. Im 8. postoperativen Jahr ist das Lockerungsvorkommen am größten und nimmt mit zunehmender Verlaufsbeobachtung allmählich ab (Abb. 7). Wie die Schaftlockerung aus mechanischer Ursache, kam auch die gelockerte Pfanne zuerst im Jahre 1968 zur Revision, also 6 Jahre nach Einführung

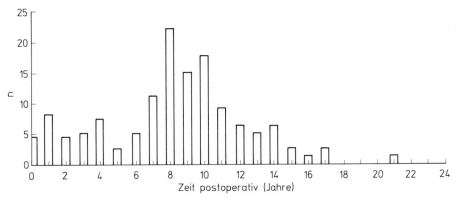

Abb. 7. Revisionen wegen Pfannenlockerung; Zeitpunkt und Häufigkeit des Auftretens

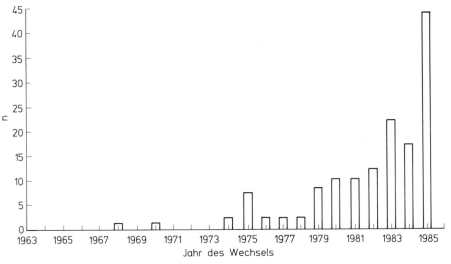

Abb. 8. Revisionshäufigkeit wegen Pfannenlockerung bei der Charnley-LFA über 23 Jahre

der "low friction arthroplasty" von Charnley [2] und Durchführung von 2500 Hüftgelenkersatzoperationen (Abb. 8). Die Anzahl der Pfannenlockerungen scheint zuzunehmen. Nach dem Teflon mit seiner hohen Abriebrate wurde das hochverdichtete Polyethylen eingeführt und zum Material der Wahl für die Pfannenherstellung. Obgleich Abriebuntersuchungen durchgeführt wurden, deutete nichts darauf hin, daß langfristig der Abrieb zu einem Hauptproblem werden würde.

Die Gründe für das ansteigende Lockerungsvorkommen bei der Pfannenkomponente sind an anderer Stelle beschrieben worden [7] und stehen im Zusammenhang mit dem Materialabrieb. Durch die zylindrische Einpressung des Prothesenkopfs in das Material der Kunststoffpfanne wird der Bewegungsumfang nach und nach eingeschränkt. Der Kragen der Schaftprothese stößt an den Pfannenrand, und Stoßbelastung sowie Hebelwirkung lockern die Pfanne an der Knochen-Zement-Grenze. Die Wechselwirkung zwischen Abriebstärke und Migration ist bereits erörtert worden [8, 9] und unterstützt diese Beobachtung.

Wie sind die Aussichten für die Zukunft?

Es gibt kaum Zweifel darüber, daß die Zementierungstechnik bei der Primäroperation weiter verbessert werden muß, wenn die Lockerungsrate sinken soll. Der angeflanschte Schaft, der Spongiosapfropf und die Ogee-Pfanne (Kragenpfanne) haben bereits positive Ergebnisse gezeigt. Die Einführung des stark stickstoffhaltigen rostfreien Stahls und die Schmiedetechnik bei der Herstellung der Schaftkomponente (Ortron-Chas. F. Thackray) haben eine Reduzierung des Prothesenhalsdurchmessers von 12,5 auf 10 mm ermöglicht, was praktisch eine Verstärkung der Kunststoffpfanne um 3 mm bedeutet und somit eine um 15 Jahre längere Lebensdauer der Pfanne [7].

Der nächste Schritt in der Weiterentwicklung der "low friction arthroplasty" von Charnley ist die Suche nach Materialien, die eine weitere Reduzierung der Reibung und des Abriebs ermöglichen. Chirurgen, die andere Methoden einführen oder versuchen Alternativlösungen für die Prothesenverankerung zu finden, müssen daran denken, daß 6 Jahre klinische Erfahrung und etwa 2500 Gelenkoperationen ohne Austauschoperation wegen mechanischer Lockerung das erforderliche Minimum für einen Gleichstand mit den Ergebnissen der 1. Generation der "low friction arthroplasty" von Charnley ist [1, 2].

Häufige Wechsel in der Prothesengestaltung und kurze Verlaufsbeobachtungen mit kleinen Serien sind nicht gerade vertrauenerweckend.

Literatur

1. Charnley J (1975) Fracture of femoral prostheses in total hip replacement. A clinical study. Clin Orthop 111:105–120
2. Charnley J (1978) Low friction arthroplasty of the hip. Theory and practice. Springer, Berlin Heidelberg New York
3. Fraser G, Wroblewski BM (1981) Revision of the Charnley low friction arthroplasty for recurrent or irreducible dislocation. J Bone Joint Surg [Br] 63:552–555

4. Wroblewski BM (1979) The mechanism of fracture of the femoral prosthesis in total hip replacement. Int Orthop (SICOT) 3:137–139
5. Wroblewski BM (1979) A method of management of the fractured stem in total hip replacement. Clin Orthop 141:71–73
6. Wroblewski BM (1982) Fractured stem in total hip replacement. A clinical review of 120 cases. Acta Orthop Scand 53:279–284
7. Wroblewski BM (1985) Direction and rate of socket wear in Charnley low friction arthroplasty. J Bone Joint Surg [Br] 67:757–761
8. Wroblewski BM (1986) Fifteen to twenty one year results of the Charnley low friction arthroplasty. Clinical Orthop. and Rel. Research. No 211;30–35
9. Wroblewski BM (1987) Charnley low friction Arthroplasty in patients under the age of 40 years in The Young patient with Degenerated hip disease. Ed. Serastite J & Goldse. Almquist & Witsell International, Stockholm
10. Wroblewski BM, Rijt A van der (1984) Intramedullary cancellous bone block to improve femoral stem fixation in Charnley low friction arthroplasty. J Bone Joint Surg [Br] 66:639–644

Teil VI
Revisionsalloarthroplastik des Hüft- und Kniegelenks

Teil VI
Revisionsalloarthroplastik
des Hüft- und Kniegelenks

Klassifikation und Behandlungsrichtlinien von Knochensubstanzverlusten bei Revisionsoperationen am Hüftgelenk – mittelfristige Ergebnisse

E. Engelbrecht und K. Heinert

Zu Beginn der zementverankerten Hüftendoprothese fehlten Erfahrungen mit Spätkomplikationen. Art und Häufigkeit waren wegen der ausstehenden Langzeitverläufe noch nicht abzuschätzen. Operationstechnik, Prothesengestaltung, Indikation und Infektionsverhütung mußten schrittweise erlernt werden. Als häufigste Versagensursache kennen wir heute die mechanische Lockerung. Nach mehr als 10 Jahren realer Belastungszeit rechnen wir z. Z. etwa ab dem 7. postoperativen Jahr mit jährlichen Ausfallraten von 0,5–1%. Die Infektion ist nach wie vor die ernsteste Komplikation. Nach über 10 Jahren beträgt die Rate der Früh- und Spätinfektionen etwa 2%. Dabei hat sich gezeigt, daß die zunehmende Erfahrung des Operateurs mit dem Prothesensystem ein ausschlaggebender Faktor für die Haltbarkeit ist [3, 10].

Die enorme Verbreitung der Gelenkendoprothetik hat seit Mitte der 70er Jahre zu einer erheblichen Zunahme der Austauschoperationen geführt. Dies leitete einen neuen Lernprozeß ein. Vermeidbare Fehler bei Primäroperationen wurden deutlich, und spezielle Operationstechniken und Endoprothesenmodelle zur Überbrückung von Knochendefekten mußten erst entwickelt werden.

Das Ziel dieser Arbeit war die Aufarbeitung von Vor- und Nachteilen der Operationstechnik mit erneuter Einzementierung an Hand von 858 Wechseloperationen, die in den Jahren von 1968–1980 durchgeführt worden waren.

Zunehmend wird in diesem Bereich auch das Bedürfnis nach einer Klassifikation und einheitlichen Behandlungsrichtlinien deutlich [4, 9]. Bisher wurden für die Ergebnisbeurteilung klinische und röntgenologische Befunde gleichzeitig nach unterschiedlichen Schemata herangezogen [1, 6, 11, 12, 19]. Für die statistische Datenanalyse bezüglich der Haltbarkeit von Endoprothesen sind aber Schmerz- und Funktionseinschränkung nur Indikatoren für das Versagen und nicht selbst Maßstab für den Langzeiterfolg. Zu messen ist die zeitliche Dauer der festen Verankerung, d. h. die Überlebenszeit des Implantats. Das Versagen ist erkennbar durch den Zeitpunkt des *Lockerungsschmerzes*, die *röntgenologisch feststellbare Knochendestruktion* und definitiv durch den *Operationsbefund*. Die objektivierte Darstellung der subjektiven Parameter Schmerz, Funktion und Aktivität sind Gegenstand getrennter klinischer Fragestellungen [5]. Durch die große Zahl der Korrekturfälle (in großen Operationszentren mehr als 30%, Abb. 1) ergab sich zwangsläufig eine neue Diagnose: die Prothesenlockerung.

Vorherrschende Zeichen der mechanischen Lockerung sind der Substanz- und Qualitätsverlust des Knochens. Die Langzeitauswertungen von Erstoperationen nach mehr als 10 Jahren realer Belastungszeit zeigen eindeutig und statistisch signifikant die schlechtesten Ergebnisse bei der rheumatischen Arthritis, der Dysplasie und den Fehlern in der Anlaufphase der Endoprothetik [10]. Bei diesen Gruppen beruhen die schlechten Knochenbedingungen auf Osteoporose, fehlen-

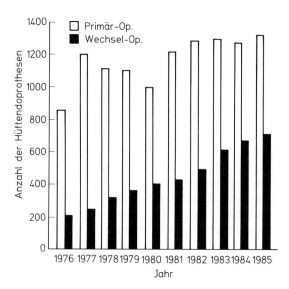

Abb. 1. Totale Hüftendoprothesen; Primär- und Wechseloperationen von 1976–1985

der Anlage und zu großzügigem Auffräsen. Zusätzliche Knochensubstanzverluste entstehen durch Knochenreaktionen infolge von Materialabrieb und Zementzerrüttung nach dynamischer Dauerbelastung der Grenzzone. Das Ergebnis der multifaktoriellen Kausalkette bei der Lockerung ist der *Knochensubstanzverlust*, der sich nach dem *Röntgenbild*, dem *Operationsbefund* und der Art der Versorgung objektiv einteilen läßt. Das Ausmaß des Knochendefekts bestimmt Zeitpunkt und Aufwand des Eingriffs und ermöglicht ein Schema für eine vergleichende Ergebnisbeurteilung.

Klassifikation von Knochensubstanzverlusten

Bei der Aufarbeitung von 858 Fällen ergab sich eine Einteilung in 4 Ausprägungsgrade. Da zum Zeitpunkt der Operation noch kein Einteilungsschema vorlag, mußte retrospektiv das Ausmaß des Knochensubstanzverlusts nach den Röntgenbildern, dem Operationsbefund und dem Rückschluß aus der Art der Versorgung festgelegt werden. Für die Organisation einer systematischen Erfassung bewährt sich im täglichen Routinebetrieb immer ein einfaches Einteilungsschema. Eine zu detaillierte Differenzierung bei der Graduierung ist nicht praktikabel, und meßbare Parameter eröffnen zu viele Fehlerquellen. Deshalb wurde auf eine Vermessung von Röntgenbildern bewußt verzichtet [4].

Beim Azetabulum sind 3 Prädilektionsstellen zu unterscheiden: Pfannengrund, Pfannendach und Pfannenrand. Beim Femur ist die Beurteilung des proximalen Rohrs von besonderer Bedeutung (Abb. 2).

Grad 0 (kein Substanzverlust, keine Lockerungszeichen): Austausch wegen rezidivierender Luxation, Fehlstellung oder Anpassung an eine gewechselte Komponente.

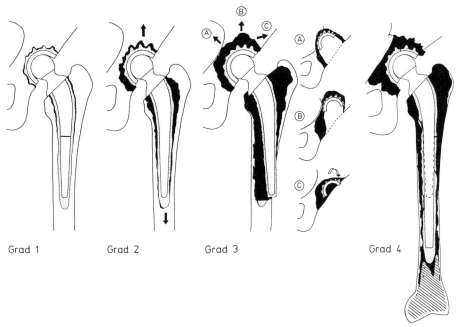

Abb. 2. Klassifikation von Knochensubstanzverlusten. *A* Pfannengrund, *B* Pfannendach, *C* Pfannenrand

Grad 1 (geringer Substanzverlust):
  Azetabulum: Resorptionssaum erkennbar, klinisch Lockerungsschmerz, noch keine Migration.
  Femur: Resorptionszone in proximaler Femurhälfte, klinisch Lockerungsschmerz, kein Einsinken der Komponente. Prothesenstielbrüche mit noch fest verankertem distalem Schaftanteil sind nicht selten.
Grad 2 (mäßiger Substanzverlust):
  Azetabulum: Zunehmender Resorptionssaum, Migration wird mit distal verbreiterter Lysezone deutlich.
  Femur: Lysezonen entlang des ganzen Schafts, Knochenresorption mit Aufweitung des proximalen Markraums, evtl. Einsinken der Komponente.
Grad 3 (ausgeprägter Substanzverlust):
  Azetabulum: Grobe Lockerung mit erkennbarer Migration in 3 Richtungen.
  Femur: Aufweitung der Markhöhle mit Zunahme des Außendurchmessers, Knochendefekte proximal, evtl. Perforationen.
Grad 4 (hochgradiger bis totaler Substanzverlust):
  Azetabulum: Grobe Lockerung mit ausgedehnten Defekten, evtl. Zerstörung der Beckenringkontinuität.
  Femur: Weitgehende oder vollständige Zerstörung des proximalen und mittleren Drittels, starke Schädigung distal (Osteoporose, Kortikalisverdünnung), Verlust der Tragfähigkeit.

Behandlungsrichtlinien

Die biomechanischen Vorstellungen von der primären Einbausituation einer Hüftendoprothese differieren erheblich. Noch uneinheitlicher dürften diesbezüglich die Auffassungen über die völlig veränderten Bedingungen bei Lockerungen sein. Substanz- und Qualitätsverluste des Knochens in Form von Defekten, Kortikalisverdünnungen, Osteoporose und Sklerosierung der Grenzflächen, reduzieren die Tragfähigkeit und verschlechtern die Voraussetzungen für eine sichere Verankerung. Übliche Operationstechniken und Standardmodelle reichen in diesen Situationen häufig nicht mehr aus. Unter Beibehaltung der Zementierungstechnik entwickelten sich neue Behandlungsmöglichkeiten. Fehlender Knochen kann durch Spezialmodelle und Zement ersetzt oder durch homologe Knochentransplantate rekonstruiert werden [7, 8].

Durch *Spezialendoprothesen* mit vergrößerten Auflage- und Kontaktflächen wird eine Belastungsverteilung angestrebt, wobei benachbarte, wenig veränderte und noch tragfähige Knochenbezirke miteinbezogen werden müssen. Dies führte zur Entwicklung der sog. *Reoperationsendoprothese*, mit kräftigem, langem und der Anatomie des Femurs angepaßtem Schaft und verbreiterter und verzahnter Kragenauflage sowie *Stützrandpfanne* mit unterschiedlichem Außendurchmesser. Diese läßt sich intraoperativ bearbeiten und dadurch der lokalen Situation gut anpassen (Abb. 3).

Knochendefekte lassen sich mit Zement oder durch Verbundkonstruktionen auffüllen. Zur Stabilisierung verwenden wir meistens Schrauben oder Rushpins, selten Platten oder Metallkörbe. Diese früher generell übliche Technik beschrän-

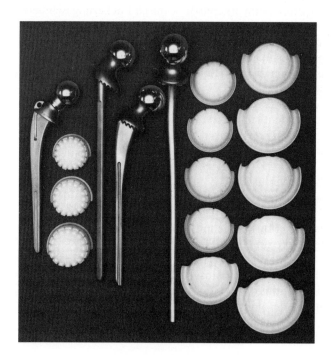

Abb. 3. Standard- und Reoperationsendoprothesen

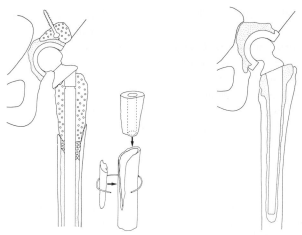

Abb. 4. Versorgung von Azetabulum- und Femurdefekten Grad 3 mit Zement und Reoperationsmodell (*links*) und mit Spongiosa und Spezialendoprothese (*rechts*)

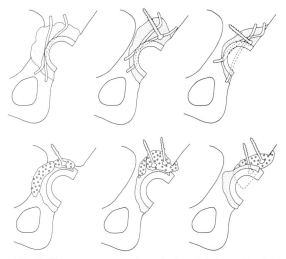

Abb. 5. Versorgung von Azetabulumdefekten Grad 3 mit Zementverbundkonstruktionen (*oben*) und mit Spongiosaplastiken (*unten*)

ken wir heute auf die Behandlung von tiefen Infektionen wegen der dabei möglichen Gefahr einer Sequestrierung von Knochentransplantaten. Ebenso wird man sich bei sehr alten Patienten, wegen der vergleichsweise kürzeren Operationsdauer, im Einzelfall eher für diese Methode entscheiden (Abb. 4 links und 5 oben). Im übrigen ist sie in den letzten Jahren durch die Möglichkeit der homologen Knochentransplantation bei mechanischen Lockerungen weitgehend abgelöst worden (Abb. 4 rechts und 5 unten) [13, 15, 16].

Für den Langzeiterfolg der gewechselten Endoprothese ist das *intensive Training* einer *schonenden Ausbautechnik* und eine den veränderten Knochengrenzen entsprechende, ausgefeilte *Zementierungstechnik* ausschlaggebend [14]. Eine Mikroverzahnung muß durch Aufrauhen von sklerosiertem Knochen sowie optimale Zementverpressung (Zementspritzen, Kragenpfannen, bluttrockene Grenzen u. ä.) angestrebt werden [7, 14]. Diese Vorstellungen sind in die *Behandlung von Knochensubstanzverlusten unterschiedlicher Ausprägungsgrade* bei mechanischen und infektiösen Lockerungen eingeflossen.

Grad 0 und Grad 1: Festsitzende Komponenten müssen schonend gewechselt werden. Schaftseitig ist u. U., wie z. B. bei gebrochenen Prothesenstielen, eine Fensterung ventral oder dorsal nicht zu umgehen, um Femurfrakturen oder Perforationen zu vermeiden. Festsitzende Pfannenkomponenten sollten z. B. mit einem scharfen Meißel zerkleinert werden, um Zerstörungen knöcherner Randzonen zu vermeiden. In diesen Fällen können i. allg. erneut Standardprothesen verwendet werden.

Grad 2: Deutlich gelockerte Prothesen bereiten technisch weniger Ausbauprobleme. Schwierigkeiten können aber bei teilweise noch festsitzenden Prothesenkomponenten oder stark verzahnten Knochen-Zement-Grenzen auftreten. Defekte werden durch das Implantat überbrückt oder mit Zement aufgefüllt. Auf der Femurseite bevorzugen wir die Verwendung der sog. Reoperationsendoprothese, u. U. mit anatomisch geformtem Stiel unterschiedlicher Länge und Stärke und einer verbreiterten und verzahnten Kragenauflage (s. Abb. 3). Beim Azetabulum eignen sich zur Reimplantation Spezialpfannen mit größerem Außendurchmesser und Kragen zur Abstützung auf dem Azetabulumrand und zur besseren Zementverpressung in der Kontaktzone (s. Abb. 3 und Abb. 4 links).

Grad 3: Bei diesen grob gelockerten Komponenten ist das erhöhte Frakturrisiko des stark geschädigten Knochens zu beachten. Es müssen entsprechend lange und kräftige Reoperationsendoprothesen bereitgestellt werden (s. Abb. 3). Notwendige Sonderanfertigungen lassen sich an Hand von Röntgenabstandsaufnahmen mit dem Hersteller kurzfristig vorbereiten. Defekte am Femurrohr oder eine stark ausgedünnte Kortikalis werden vor der Einzementierung einer Spezialendoprothese mit autologer und/oder homologer Spongiosa aufgefüllt oder verstärkt (s. Abb. 4 rechts). Defekte im Pfannenboden oder in der Pfannenrandzone werden mit Kochentransplantaten und Spezialpfannen rekonstruiert (s. Abb. 5 unten und Abb. 6). Zur Verkürzung der Operationsdauer bei Patienten im fortgeschrittenen Alter können Defekte auf der femoralen Seite auch nur mit Zement aufgefüllt werden (s. Abb. 4 links). Im Azetabulum bedarf es dann u. U. einer zusätzlichen Stabilisierung im Sinne einer Verbundkonstruktion durch Schrauben, Rushpins oder auch Platten (s. Abb. 5 oben und Abb. 7). Defekte im Pfannenboden sollten vor Reimplantation der Komponenten mit Zement verschlossen werden. Bei tiefer Infektion wird auf eine Spongiosaplastik verzichtet und dem Zement ein ausgetestetes Antibiotikum zugemischt [3].

Grad 4: Totale Zerstörungen des Azetabulums oder des proximalen Femurs sind sehr häufig die Folge von Infektionen und erfordern spezielle Maßnahmen.

Der totale Femurersatz wird dann notwendig, wenn das Femur in der proximalen Hälfte weitgehend oder vollständig fehlt und der distale Anteil durch starke Osteoporose so weit geschädigt ist, daß die Verwendung einer Reoperationsendoprothese nicht mehr möglich ist. Der Totalersatz des Femurs in Form einer sog. Durchsteckprothese ermöglicht es, vorhandene Knochenanteile, besonders im di-

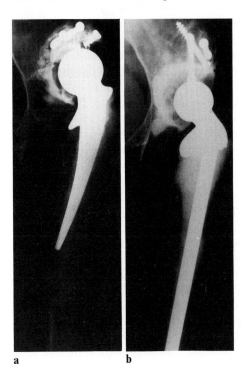

Abb. 6a, b. Patientin (geboren 1934) mit Dysplasiearthrose links; 1957 Umstellungsosteotomie, 1970 TEP links; 1984 Wechsel wegen Lockerung und Femurfraktur. Versorgung des Pfannendefekts Grad 3c mit homologer Spongiosa und Spezialschaftendoprothese; **a** präoperativ, **b** postoperativ,

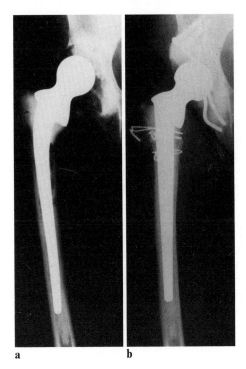

Abb. 7a, b. Patientin (geboren 1932) mit Dysplasiearthrose rechts; 1939 Pfannendachplastik, 1970 TEP links, 1980 Pfannen- und beginnende Schaftlockerung. Versorgung des Pfannendefekts Grad 3c mit Zementverbundkonstruktion, Steilschaftprothese und autologer Spongiosaplastik; **a** präoperativ, **b** postoperativ

stalen Abschnitt und Kniegelenkbereich, zu erhalten. Die Rekonstruktion der proximalen Femurregion mit homologer Spongiosa muß versucht werden [17].

Bei ausgedehnten Knochendefekten im Azetabulum, u. U. mit Kontinuitätsunterbrechung des Beckenrings, ist die Sattelendoprothese der Resektionsarthroplastik als Lösungsversuch vorzuziehen [17]. In aseptischen Fällen ist es außerdem denkbar, die Sattelendoprothese zur Rekonstruktion ausgedehnter Beckendefekte mit homologer Spongiosa als Zwischenlösung, in Form eines Distanzhalters, zu verwenden. Fortgeschrittenes Alter und schwere rheumatische Arthritis bilden jedoch die Grenzen für eine Rekonstruktion durch Spezialplatten in Kombination mit homologer Spongiosa [13].

Datenmaterial und mittelfristige Ergebnisse

Von 1968–1980 wurden im Krankenhaus St. Georg und später in der Endo-Klinik 858 mechanisch gelockerte, zementierte Hüftendoprothesen durch neue Implantate ersetzt, wiederum ausschließlich mit Zementfixation.

In einer retroelektiven Studie wurde versucht, die Frage nach der Haltbarkeitsdauer von neuverankerten Komponenten zu beantworten, bzw. die Hauptrisikogruppen für eine erneute Lockerung zu bestimmen.

Ein Versagen der Endoprothese wurde durch den *intraoperativen Befund*, *aktuelle Röntgenbilder*, *Fragebogen* und *Telefonkontakt*, auch mit dem Hausarzt, festgestellt.

Die Datensammlung erfolgte 1985, wobei auch bei Verstorbenen oder Nichterreichten das Datum des letzten Kontakts notiert wurde, um zensierte Daten für die Errichtung von Überlebenszeittabellen zu erhalten.

Diese Methode benötigt zur Berechnung der Überlebenszeit der Prothese bis zur Lockerung festgelegte Endpunkte und Beobachtungszeiten. Somit kann die Information über die einzelnen postoperativen Verläufe der gesamten Studienpopulation rechnerisch berücksichtigt werden. Es wurden die entsprechenden Prozeduren der Statistikprogrammpakete SAS und BMDP der Universität Hamburg benutzt.

Von den 858 Revisionen konnten 139 erneute Lockerungen der Pfanne und/oder des Schafts beobachtet werden. Die Haltbarkeitsdauer bis zum 2. Wechsel war signifikant um 1 Jahr geringer als die von der Primärimplantation bis zum 1. Wechsel. Es wurden 17 periprothetische Gelenkinfektionen (2%) registriert, die zwischen 6 Monaten und 9 Jahren nach der Revision klinisch in Erscheinung traten. Somit war die Infektionsrate nicht wesentlich höher als nach Primärimplantationen [10].

Eine 3. Wechseloperation wurde bei 26 Patienten (3%) dieser Studie erforderlich, bei weiteren 4 Patienten (0,4%) erfolgte die Anlage einer Resektionsarthroplastik. Die Gruppe der potentiellen Versager betrug 2–3%. Die Serie war homogen hinsichtlich des verwendeten Prothesensystems, der Operationstechnik und des Erfahrungsstands des über Jahre gleichgebliebenen Operationsteams.

Wir konnten nachweisen, daß bei Rheumatikern und Patienten mit sekundärer Koxarthrose nach Hüftgelenkdysplasie eine erneute Prothesenlockerung häufiger auftrat als bei Patienten, die wegen primärer Koxarthrose operiert wurden. Somit

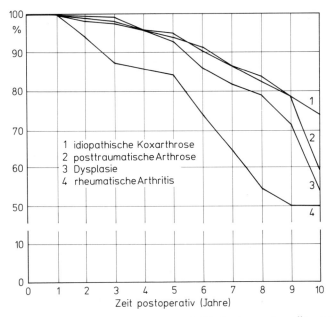

Abb. 8. Mechanische Lockerung nach Wechseloperation; Überlebenskurven unter Berücksichtigung der Diagnose

konnten Rheumatiker und Patienten mit Hüftgelenkdysplasie, sowohl nach Primäroperation als auch nach einer Wechseloperation, als Risikogruppen identifiziert werden (Abb. 8) [10].

Für eine gesicherte Prüfung ist das Auffinden überlagernder Effekte wichtig. Schichtet man die Daten nach Implantationsjahren auf, wobei die Implantationsjahre 1966–1975 die eine Gruppe bildeten und die Jahre 1976–1980 die andere, zeigen sich signifikant bessere Ergebnisse in den späteren Implantationsjahren. Nimmt man an, daß die Folgejahre die dazugewonnene Implantationserfahrung und verbesserte Operationstechnik reflektieren, so kommt man zu dem Schluß, daß der Erfahrungsstand der Operateure mit einem Prothesensystem der ausschlaggebende Faktor für die Haltbarkeitsdauer dieser Prothese ist (Abb. 9).

Auch ein Vergleich der Altersgruppen untereinander zeigt die signifikant besseren Ergebnisse bei den älteren Patienten, d. h. bei der Gruppe von Patienten, bei denen eine geringere Aktivität vermutet wird. Dieses Ergebnis findet sich auch bei den Langzeitergebnissen nach Primärimplantationen (Abb. 10).

Betrachtet man die Ergebnisse nach der Klassifikation des Knochensubstanzverlusts, dann finden sich die signifikant besseren Ergebnisse bei den günstigeren Knochenbedingungen, ob am Azetabulum oder Femur (Abb. 11).

Bei der Interpretation der Zahlenverhältnisse ist zu beachten, daß eine sichere Beurteilung der Höhe der wahrscheinlichen Lockerungsrate nur bis zum 5. postoperativen Jahr erfolgen kann. Die weiter zurückliegenden Daten aus den Anfangsjahren der Wechselendoprothetik verändern das Bild zahlenmäßig zur negativen Seite, da häufig nur wenige Langzeitverläufe zu beobachten waren.

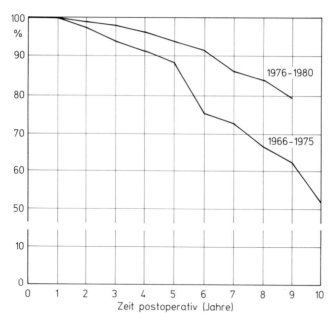

Abb. 9. Mechanische Lockerung nach Wechseloperation; Überlebenskurven von 2 Operationsgruppen. Darstellung des Erfahrungszuwachses

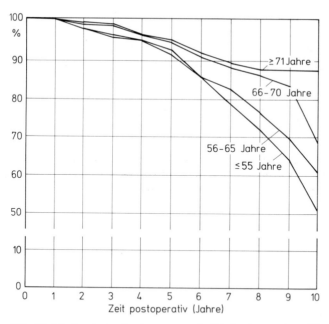

Abb. 10. Mechanische Lockerung nach Wechseloperation; Überlebenskurven unter Berücksichtigung des Lebensalters

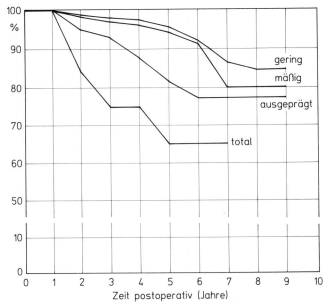

Abb. 11. Mechanische Lockerung nach Wechsel der Pfannenkomponente; Überlebenskurven unter Berücksichtigung der Klassifikation von Knochensubstanzverlusten

Diskussion

Es wird wichtig, die Ergebnisse der Wechseloperationen zu analysieren, damit Risiken und Erfolge von Operateuren und Patienten besser eingeschätzt werden können. Bisher fehlten die dafür erforderlichen einheitlichen Beurteilungsparameter. Die Schwierigkeiten werden besonders deutlich, wenn Vergleiche mit Patientengruppen anderer Untersuchungsserien angestellt werden sollen. Verschiedene angebotene sog. "Hip-scores" sollten für eine Vergleichbarkeit der Ergebnisse sorgen [1, 11, 12, 19]. In den "scores" sind mehrere Aspekte vermengt; klinische Parameter werden mit Komplikationen, die nicht direkt mit der gelockerten Endoprothese zusammenhängen (z.B. Luxation, Oberschenkelfraktur, Trochanterpseudarthrose, Ossifikation und Paresen), und der röntgenologisch erkennbaren Lockerung mittels Punktwerteschema zu einem Gesamtergebnis zusammengefaßt. Unseres Erachtens ist jedoch eine differenzierte Beobachtung notwendig. Verschiedene Aspekte müssen in einzelne Fragestellungen aufgeteilt werden. Uns interessierte die Frage nach der Dauer der Haltbarkeit der gewechselten Endoprothesen. Die Methode der Überlebensdatenanalyse eröffnet Möglichkeiten für Vergleiche verschiedener Patientengruppen bzw. verschiedener Operationsserien untereinander. Verschiedene Autoren haben auf eine höhere Lockerungsrate nach Revisionsarthroplastiken hingewiesen [1, 4, 11, 12, 19]. Unsere Ergebnisse zeigen, daß die erneute Lockerungsrate signifikant höher ist und im zeitlichen Ablauf früher eintritt. Wie nach Primärimplantationen waren auch nach Revisionen die häufigsten Fehlschläge bei der rheumatischen Arthritis und Dysplasie zu beobachten. Ausschlaggebend ist ferner, daß die vorher beschriebene Klassifikation von Knochensubstanzverlusten berücksichtigt wird, da sich die Ergebnisse mit zunehmender Knochenzerstörung verschlechtern. Der Knochensubstanzverlust als vorherrschendes Zeichen der Lockerung bestimmt die Art der operativen Maßnahmen und nachweislich auch die Prognose. Über die „neue Diagnose", Knochensubstanzverlust, ist eine Klassifikation gelockerter Endoprothesen möglich. Mit Hilfe von Überlebenskurven läßt sich so die Effektivität verschiedener Operationsmethoden besser einschätzen und mit anderen Zentren vergleichen. Die Fortschritte in der Operations- und Zementierungstechnik, die Entwicklung spezieller Wechselmodelle und die Anwendungsmöglichkeit homologer Knochentransplantate haben in den letzten mehr als 5 Jahren zu einer weitgehenden Standardisierung der Behandlung von unterschiedlichen Lockerungsgraden geführt. Der Erfahrungszuwachs, der sich schon nach Primäroperationen durch eine sinkende Versagensrate nachweisen ließ, kommt bei der anspruchsvolleren Operationstechnik für Revisionseingriffe noch deutlicher zum Ausdruck. Nur über vergleichende Untersuchungen läßt sich die Frage klären, ob mit zementfreien Implantationsmethoden günstigere Ergebnisse zu erzielen sind.

Das Wissen um die Prognose einer Wechseloperation hat einen entscheidenden Einfluß auf die Sorgfalt bei der Operationsplanung und die Aufklärung des Patienten vor der Erstoperation gehabt. Aus der Analyse der 858 Revisionsfälle ging deutlich hervor, daß signifikant bessere Ergebnisse erzielt werden, wenn bei erkennbaren Lockerungszeichen der Wechsel frühzeitig erfolgt. Der Entschluß zu einem früheren Wechsel verbessert die Prognose signifikant.

Literatur

1. Amstutz HC, Ma SM, Jinnah RH, Mai L (1982) Revision of aseptic loose total hip arthroplasties. Clin Orthop 170:21–33
2. Buchholz HW, Elson RA, Heinert K (1984) Antibiotic-loaded acrylic cement: Current concepts. Clin Orthop 190:96–108
3. Buchholz HW, Heinert K, Wargenau M (1985) Verlaufsbeobachtung von Hüftendoprothesen nach Abschluß realer Belastungsbedingungen von 10 Jahren. Z Orthop 123:815–820
4. Callaghan JJ, Salvati EA, Pellicci PM et al. (1985) Results of revision for mechanical failure after cemented total hip replacement, 1979 to 1982. J Bone Joint Surg [Am] 67:1074–1085
5. Carlsson AS, Josefsson G, Lindberg L (1980) Function of fifty-seven septic, revised and healed total hip arthroplasties. Acta Orthop Scand 51:937–941
6. Carlsson AS, Gentz CF, Lindberg HO (1983) Thirty-two non-infected total hip arthroplasties revised due to stem-loosening. Clin Orthop 181:156–203
7. Elson RA (ed) (1983) Revision arthroplasty 2. Franklin, London
8. Engelbrecht E (1983) 1. The magnitude of the problem. 2. One or more antibiotics in cement. 3. Loss of bone stock. In: Elson RA (ed) Revision arthroplasty 2. Proceedings Symp, Harrogate/England 2–4 March 1983. Franklin, London, pp 42–43; 64–65; 106–111
9. Galante J (1985) The need for a standardized system for evaluating results of total hip surgery. J Bone Joint Surg [Am] 67:511–512
10. Heinert K (1982) Langzeitergebnisse von Hüftprothesen nach einer durchschnittlichen Verlaufszeit von mehr als 10 Jahren. Med. Dissertation, Universität Hamburg
11. Hunter GA, Welsh RP, Cameron HU, Bailey WH (1979) The results of revision of total hip arthroplasty. J Bone Joint Surg [Br] 61:419–421

12. Kavanagh BF, Ilstrup DM, Fitzgerald RH (1985) Revision total hip arthroplasty. J Bone Joint Surg [Am] 67:517–526
13. Kerboul M (1985) Les réinterventions pour descellement aseptique des prothèses totales de hanche – La reconstruction du cotyle. In: Postel M (ed) Arthroplastie totale de hanche. Springer, Berlin Heidelberg New York Tokyo, pp 89–110
14. Lee AJC, Ling RSM, Vangala SS (1978) Some clinically relevant variables affecting the mechanical behaviour of bone cement. Arch Orthop Trauma Surg 92:1–18
15. Marti RK, Besselaar PP (1982) Bone grafts in primary and secondary total hip replacement. In: Elson RA (ed) Progress in cemented total hip surgery and revision. Proc Symp, Amsterdam 16 Oct 1982. Excerpta Medica, Amsterdam Geneva Hong Kong, pp 107–129
16. McGann W, Mankin HJ, Harris WH (1986) Massive allografting for severe failed total hip replacement. J Bone Joint Surg [Am] 68:4–12
17. Nieder E, Engelbrecht E, Steinbrink K, Keller A (1983) Modulares System für den Femurtotalersatz-Endo-Modell. Chirurg 54:391–399
18. Nieder E, Steinbrink K, Engelbrecht E (1983) Sattelprothese und totaler Femurersatz. Krankenhausarzt 56:498–516
19. Pelicci PM, Wilson PD, Sledge CB et al. (1985) Longterm results of revision total hip replacement. J Bone Joint Surg [Am] 67:513–516

Prinzipien zur Planung klinischer Osteoplastik

K. Jahn

Mit dem Knochenheilungsindex (Jahn 1985) können bereits in der Operationsplanung Überlegungen zur Sicherung des klinischen Erfolges einer vorgesehenen Osteoplastik angeregt werden. Der Index resultiert aus der Beurteilung einer Vielzahl von Heilungsverläufen in der Knochen- und Gelenkchirurgie. Für die Knochenprobleme bei der Alloarthroplastik hat er ebenfalls seine Berechtigung, wenn die rekonstruktive Komponente vieler Hüftgelenkoperationen nach Endoprothesenversorgung nicht zu den Standardverfahren zählt. Die Bedingungen für den konkreten Eingriff sollten zusätzlich zur Intuition des Operateurs durch einen vorgegebenen Algorithmus erfaßt werden. Mit dessen Hilfe fließen die wichtigen Begleitumstände wie Patientenalter, Stabilität der Osteoplastik und Beurteilung des knöchernen Lagers (einschließlich Infektion) in die Betrachtung ein. Aus diesen Gegebenheiten resultiert die Qualität des zu verwendenden Knochenmaterials. Im folgenden wird die Punktbewertung zur Bildung dieses Knochen-Alter-Stabilitäts-Lager-Index (KASL) dargestellt.

Knochenmaterial

Nach dem gegenwärtigen Kenntnisstand ist bei verschiedenen nativen Knochenmaterialien die klinische Anwendung gerechtfertigt (Jahn 1980). Histokompatibilität und Konsistenz des Knochengewebes sind entscheidend für das Einbauverhalten. Gleichzeitig ist die Verfügbarkeit von ausreichenden Knochenanteilen oft begrenzt.

Die Reihenfolge in der Tabelle 1 entspricht der biologischen Wertigkeit: Frische allogene Spongiosa ist weniger geeignet als die konservierte allogene Spon-

Tabelle 1. Punktbewertung von Knochen unterschiedlicher Herkunft

	Punkte
Allogene frische Spongiosa	1
Allogene konservierte Spongiosa	2
Allogener kortikospongiöser konservierter Knochen	3
Allogene konservierte Kompakta	4
Allogener konservierter Knochen nach Spender-Empfänger-Auswahl	5
Autogene freie Kompaktazylinder	6
Autogene freie Kompakta geringer Abmessung	7
Autogene freie Kortikospongiosa	8
Autogene freie Spongiosa	9
Autogene gestielte (Muskel, Blutgefäße) Kortikospongiosa	10

giosa. In einigen Kliniken ist deshalb die Verwendung der Hüftkopfspongiosa nach Tiefkühlaufbewahrung üblich. Wichtig ist der Hinweis, daß der kompakte Eigenknochen nur eine mittlere Bewertung zuläßt. Die freie autogene Kortikospongiosa wird bevorzugt zur Harris-Plastik bzw. zur Pfannenbodenplastik genutzt. Dafür steht bei der Erstoperation der resezierte Hüftkopf zur Verfügung. Für Revisionsalloarthroplastiken kann durch eine Kippung von Beckenschaufelanteilen ein gestieltes autogenes Transplantat erzielt werden, das zur Deckung großer Defekte geeignet ist. Technisch kann das leichter im Pfannenbereich erfolgen. Zur Substitution von Schaftdefekten muß vor dem großen freien autogenen Kortikalisspan gewarnt werden, da als Lagerleistung nur mit einem vitalen Umbau über eine Distanz von 15 mm gerechnet werden kann. Beachtung verdient bei der autogenen Osteoplastik die erforderliche kurze Entnahmefrist (von etwa 1 h) für freie Transplantate. Im Verlauf der Operation sollte deshalb die Entnahme erst kurz vor der Verwendung erfolgen.

Alter

Mit höherem Lebensalter verringert sich die Geschwindigkeit von Prozessen der Knochenheilung. Nach dem 50. Lebensjahr sollten ausgedehnte Fremdknochenübertragungen unterbleiben.

Patienten im bevorzugten Endoprothesenalter ab dem 51. Lebensjahr sind mit 1 Punkt bewertet (Tabelle 2).

Tabelle 2. Alter des Patienten

Patienten jenseits des 51. Lebensjahres	1 Punkt
Patienten zwischen dem 31. und 51. Lebensjahr	3 Punkte
Patienten zwischen dem 15. und 30. Lebensjahr	4 Punkte
Kinder	5 Punkte

Stabilität

Eine schlüssige feste Adaptation begünstigt den Ernährungsanschluß für den übertragenen Knochen. Ein korrekter Endoprothesensitz gewährleistet überwiegend die Stabilität des Knochens im Lager, wobei der umfassende Kontakt des eingepaßten Knochenmaterials zum Knochenzement biologisch ungünstige Voraussetzungen bietet.

Die Klassifizierung erfolgt nach den üblichen Osteosynthesekriterien (Tabelle 3).

Tabelle 3. Stabilität der Osteoplastik

Instabile Osteoplastik	1 Punkt
Lagerungsstabile Osteoplastik	3 Punkte
Bewegungsstabile Osteoplastik	4 Punkte
Belastungsstabile Osteoplastik	5 Punkte

Lager

Die Qualität des Lagers ist von entscheidender Bedeutung. Die klassische Unterscheidung eines ersatzstarken von einem ersatzschwachen Lager hat bei der abgehandelten Problematik ihre volle Berechtigung (Tabelle 4). Als ersatzunfähiges Lager sind zentrale Bereiche einer großen Pfannenperforation anzusehen.

Tabelle 4. Qualität des Knochenlagers

Ersatzunfähiges Lager	0 Punkte
Ersatzschwaches Lager	5 Punkte
Ersatzstarkes Lager	10 Punkte

Indexbildung

Die Summe aller Merkmale kann maximal die Zahl 30 erreichen. Beim Vorliegen einer Infektion sollte der Index um 5 verringert werden. Daraus folgt, daß im infizierten Bereich besonders hochwertiges Knochenmaterial zu verwenden ist. Dazu kann allogener Knochen nicht gerechnet werden. Das Bewertungsschema der Tabelle 5 ist das Ergebnis klinischer Erfahrungen. Im Punktebereich von 0–15 ist keine Knochenheilung zu erwarten.

Tabelle 6 stellt alle Komponenten für die praktische Anwendung in einer Übersicht zusammen.

In einem Beispiel einer bereits 2mal gewechselten Totalendoprothese ohne nachgewiesene Infektion ergab sich für die Kalkulation des Index folgende Bewertung:

Alter 41 Jahre 3 Punkte,
Bewegungsstabilität 4 Punkte,
ersatzschwaches Lager 5 Punkte.

Die Zwischensumme von 12 Punkten erfordert für die „sichere Knochenheilung" gestielte autogene Kortikospongiosa aus dem Beckenbereich. Die Rekonstruktion der Pfanne war damit erfolgreich (22 Punkte). Eine biologische Rekonstruktion des Schaftes mit freiem autogenen Transplantat wurde unterlassen.

Die Ausführungen können unterstreichen, daß auch in der Revisionsalloarthroplastik Wunder selten sind. Ob die Defektschließung allein mit alloplastischem Material vorzunehmen ist, muß für jeden konkreten Patienten erwogen werden.

Tabelle 5. Klinische Bewertung des KASL-Index

	Punktezahl
Knochenheilung:	16–30
Sicher	26–30
Sicher bei langfristiger Behandlung	21–25
Wahrscheinlich	16–20
Keine Knochenheilung	1–15

Tabelle 6. Zusammenstellung aller Parameter zur Bildung des KASL-Index

Punkte	Knochen	Alter (Jahre)	Stabilität	Lager
0				Ersatzunfähig
1	Allogene frische Spongiosa	Über 51	Instabil	
2	Allogene konservierte Spongiosa			
3	Allogene konservierte Kortikospongiosa	Zwischen 31 und 50	Lagerungsstabil	
4	Allogene konservierte Kompakta	Zwischen 15 und 30	Bewegungsstabil	
5	Allogene konservierte Knochen nach Spender-Empfänger-Auswahl	Bis 14	Belastungsstabil	Ersatzschwach
6	Autogene freie Kompaktazylinder			
7	Autogene freie Kompakta (geringe Abmessungen)			
8	Autogene freie Kortikospongiosa			
9	Autogene freie Spongiosa			
10	Autogene gestielte Kortikospongiosa			Ersatzstark

Für spätere Reoperationen bietet allerdings die osteoplastische Rekonstruktion günstigere Voraussetzungen.

Literatur

Jahn K (1980) Die Einheilung allogener Compacta nach Vorbehandlung des Empfängers mit Knochengewebe (im Tierversuch). Nova Acta Leopoldina [Suppl 12]

Jahn K (1985) Die Planung der klinischen Knochenübertragung. In: 150 Jahre Berliner Orthopädie. Humboldt-Universität, Berlin (Wissenschaftliche Schriftenreihe, S 259–270]

Revisionsarthroplastiken mittels Knochentransplantaten und der zementfreien isoelastischen Hüftendoprothese

E. W. Morscher

Die Anzahl notwendiger Hüftgelenkrevisionsarthroplastiken wegen aseptischer Lockerung einer Totalprothese steigt ständig an. Das Verhältnis der Zahl primärer Arthroplastiken zu derjenigen der Rearthroplastiken an unserer Klinik war 1981 etwa 4:1. Dieses Verhältnis beträgt z. Z. 3:1, und sollte dieser Trend anhalten, so ist bis zum Jahre 1990 damit zu rechnen, daß auf 2 Primäreingriffe 1 Revision notwendig ist. Wahrscheinlich nicht zu Unrecht sagten Mollan u. McClelland: "Revisions of total hip arthroplasties are destined to overload operating schedules in the next decade" [3].

Das Ziel einer Rearthroplastik ist es, den mehr oder weniger großen Knochendefekt zu rekonstruieren und dann durch Einsetzen einer neuen Hüftendoprothese eine Situation zu schaffen, die mindestens die gleichen Aussichten wie eine Primärarthroplastik hat. Es gibt verschiedene Methoden, dieses Ziel zu erreichen, und in der Regel werden hierzu auf der Seite des Beckens spezielle Hüftpfannen, Knochennetze, Stützschalen, Pfahlschrauben, Abstützringe usw. in Kombination mit Knochenzement empfohlen. Nicht nur widerspricht ein solches Vorgehen dem Prinzip der möglichst biologischen Rekonstruktion eines Knochendefekts, sondern durch die Verwendung derartiger Hilfsmittel wird die Grundproblematik in der Regel noch verstärkt, und eine erneute Lockerung des Implantats ist in vielen Fällen dann bereits vorgezeichnet. Hingegen besteht kein Zweifel darüber, daß eine biologische Rekonstruktion eines zerstörten Azetabulums oder Femurs einem Ersatz und einer Defektauffüllung mit Zement überlegen ist. Dadurch, daß auf das Einbringen von neuem Zement verzichtet wird, kann auch eine zusätzliche Schädigung des Knochens vermieden werden.

Zur Auffüllung großer Defekte steht der biologisch wertvollste autologe Knochen in der Regel nicht in genügendem Maße zur Verfügung. Abgesehen davon erfordert die Gewinnung autologer Knochenspäne vom dorsalen Umfang des Iliums in der Regel eine Umlagerung des Patienten, was eine Verlängerung der Operationsdauer, zusätzlichen Blutverlust und Unruhe im Operationssaal verursacht. Aus diesem Grunde verwenden wir speziell am Azetabulum homologen Knochen aus der Knochenbank, welcher von Hüftköpfen und -hälsen bei Primärarthroplastiken gewonnen worden ist.

Dieses so gewonnene Knochenmaterial wird bakteriologisch untersucht. Der Knochen wird bei −20 bis −30 °C für mindestens 3 Monate tiefgefroren. Auf Verträglichkeitsuntersuchungen wird verzichtet [2].

Operationstechnik

Azetabulum

Für Revisionsarthroplastiken am Azetabulum werden nach Entfernung der gelockerten Hüftpfanne alle Zementreste sowie sämtliches Bindegewebe entfernt. Die in der Regel weiß glänzende, sklerotische Knochenschicht wird mit der Pfannenfräse oder dem Bohrer angefrischt. Die Knochendefekte werden mit Knochenspänen aufgefüllt und dann mit einer Probepfanne komprimiert. Bei sehr großen Defekten, v. a. wenn eine Kopfprothese oder das Azetabulum ins Beckeninnere gewandert ist, wird ein massiver Kortikalisspongiosaspan eingesetzt und ggf. mit Schrauben fixiert. Mit der Kugelfräse wird dann ein neues Azetabulum ausgefräst. Auch in diesem Fall werden etwaige Knochendefekte mit homologer Spongiosa aufgefüllt. Die Fixation der zementfreien Pfanne erfolgt dann in üblicher Weise wie bei einer Primärarthroplastik.

Femur

Am Femurschaft wird nach Entfernung der alten Prothese und sämtlicher Zementreste der Knochenmarkraum ebenfalls angefrischt, bis Blutpunkte im Knochen vitales Gewebe anzeigen. Das Femur wird zur Aufnahme eines möglichst breiten Femurschafts vorbereitet. Beim Eintreiben der Prothese werden Spongiosaspäne zwischen Knochen und Prothese angelagert, um so bestehende Knochendefekte aufzufüllen. Das Einpressen von Spongiosa zwischen Knochen und Implantat erhöht auch den primären "press-fit".

Da die Knochenqualität am Femurschaft in der Regel schlechter und an diesem meistens auch weniger Knochenmaterial erforderlich ist, ziehen wir hier autologe Spongiosa, welche z. T. bei der Aufbohrung des Markkanals oder präoperativ vom Darmbeinkamm gewonnen werden kann, der homologen Spongiosa vor.

Nachbehandlung

Der Patient wird postoperativ sofort mobilisiert. Mit vorerst passiven, dann aktiv unterstützten Bewegungsübungen wird möglichst bald, d. h. in der Regel am 4. postoperativen Tag, begonnen. Eine Belastung des Implantats wird aber je nach Situation frühestens nach 8–12 Wochen erlaubt.

Resultate

Azetabulum

Von Juni 1980 bis Oktober 1985 haben wir 271 gelockerte zementierte Hüftgelenkpfannen nach der beschriebenen Technik reoperiert. Die ersten 160 Operationen wurden einer Nachkontrolle unterzogen. Die durchschnittliche Beobach-

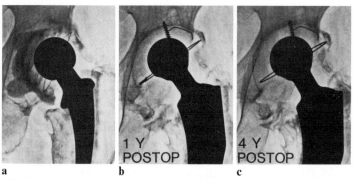

Abb. 1. a Lockerung einer zementierten Hüftgelenkpfanne, **b** Zustand 1 Jahr und **c** 4 Jahre nach der Revision mittels homologer Knochentransplantate und Einsetzen einer zementfreien Polyethylenpfanne

tungszeit betrug 2 Jahre, mit einem Minimum von 12 Monaten und einem Maximum von 3 Jahren.

Die Indikation zur Reoperation war in 141 Fällen eine aseptische Lockerung, in 15 Fällen eine Infektion und in 4 Fällen handelte es sich um die Protrusion einer Kopfprothese nach Schenkelhalsfraktur gegen das kleine Becken.

In 24 Fällen wurde die neue Pfanne ohne zusätzliche Knochentransplantate eingesetzt. Homologe Knochentransplantate wurden in 83 Fällen, autologe bei 24 Patienten und eine Kombination von autologem und homologem Knochenmaterial wurde in 29 Fällen angewandt. Das Volumen des Knochentransplantats, das im Einzelfall notwendig war, schwankte naturgemäß erheblich und stammte von 1–5 Spendern. Die Dicke der Transplantate betrug zwischen 3 und 20 mm.

Intraoperative Komplikationen mußten nicht verzeichnet werden. Postoperativ kam es in keinem Fall zu einer Abstoßungsreaktion des eingesetzten homologen Knochens. Immerhin haben wir den Eindruck, daß Patienten, bei denen sehr reichlich homologes Knochenmaterial eingesetzt worden war, über eine etwas längere postoperative Zeit subfebrile Temperaturen aufwiesen.

Von den 271 zementfrei ausgetauschten Azetabula (mit und ohne Knochentransplantaten), war der Femurschaft in 172 Fällen durch einen erneut zementierten Schaft und in 59 Fällen durch eine isoelastische Prothese ersetzt worden. In 40 Fällen erfolgte lediglich ein Pfannenwechsel ohne Austausch des Prothesenschafts.

Das subjektive Resultat wurde in 47 Fällen als ausgezeichnet, 75mal als gut bezeichnet; 22 Patienten (14%) waren mit dem Resultat mäßig zufrieden. Bei 12 Patienten (8%) war das Resultat schlecht; 4 Patienten konnten nicht nachkontrolliert werden (2%).

Als schlecht beurteilt wurden einmal die Fälle, die einer erneuten Reoperation unterzogen werden mußten. In 4 Fällen handelte es sich um eine erneute aseptische Lockerung, in 1 Fall um eine Infektion und bei 1 weiteren Patienten um eine rezidivierende Prothesenluxation. In 4 Fällen waren heterotope Ossifikationen Ursache des schlechten Resultats. 2 Patienten klagten über Dauerschmerzen im Oberschenkel. Diese mußten allerdings auf eine Lockerung des Prothesenschafts zurückgeführt werden.

Die Ursache der erneuten Pfannenlockerung lag, mit Ausnahme des Falles mit der Infektion, in einer fehlerhaften Positionierung der neuen Pfanne, welche entweder zu weit medial oder zu weit lateral eingesetzt worden war.

Das Röntgenbild zeigt im weiteren postoperativen Verlauf, daß das etwas amorph erscheinende Knochentransplantat ein sog. "Remodeling" durchmacht und sich insbesondere im gewichttragenden Anteil eine trabekuläre Strukturierung zeigt (Abb. 1).

Femur

Von Dezember 1980 bis Oktober 1985 wurden insgesamt 65 Schaftwechsel mit der isoelastischen Femurendoprothese durchgeführt. Die bis November 1983 mit einem isoelastischen Femurschaft ausgewechselten 41 Prothesenschäfte wurden einer Nachkontrolle unterzogen. Es handelte sich um 24 Frauen und 17 Männer im Alter von 26–84 Jahren und einem Durchschnittsalter von 65 Jahren. Die Beobachtungsdauer schwankte zwischen 10 und 46 Monaten (durchschnittlich 22 Monate). Ein Patient verstarb 7 Monate nach der Operation. Nachkontrolliert wurden somit 40 Patienten.

Von den 41 Patienten hatten zuvor 20 Patienten eine Operation, die restlichen 21 Patienten zwischen 2 und 7 Eingriffe hinter sich.

Die Indikation zur Schaftrevision war in 13 Fällen eine vorausgegangene Infektion, davon 5 akute, 5 sog. "low-grade-infections" und bei 3 Patienten wurde die isoelastische Prothese in eine „Girdlestone-Hüfte" nach Infekt eingesetzt. In 23 Fällen handelte es sich um eine aseptische Schaftlockerung, in 3 Fällen um einen Schaftbruch, in 2 Fällen wurde eine ins Becken gewanderte Femurkopfprothese ausgewechselt.

Es kam zu keinen nennenswerten intraoperativen oder frühen postoperativen Komplikationen.

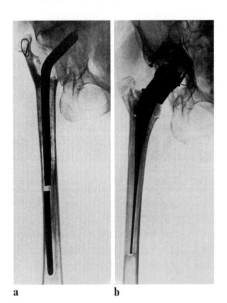

Abb. 2. a Lockerung, zentrale Luxation und Bruch einer 30 Jahre zuvor eingesetzten Endoprothese nach Merle d'Aubigné, **b** Zustand 16 Monate nach der Rearthroplastik mittels „isoelastischer" Endoprothese und homologer Spanplastik am Becken. Hüfte stabil und Patient schmerzfrei

Eine zusätzliche Knochentransplantation war in 17% der Fälle notwendig. Dabei wurde in 16 Fällen autologe Knochenspongiosa (39%) und nur in 1 Fall homologer Knochen verwendet.

Anläßlich der Nachkontrolle bezeichneten ²/₃ der Patienten ihren Zustand als gut oder ausgezeichnet (je 13 Patienten). Als mäßig (27,5%) beurteilten 11 Patienten das Resultat, und in 3 Fällen lag ein schlechtes Resultat vor. Keine Schmerzen gaben 15, leichtere Beschwerden 22 Patienten an (93%). Nur 3 Patienten klagten über mäßig starke Schmerzen.

Bei den als schlecht zu beurteilenden Fällen handelte es sich in 1 Fall um eine persistierende Infektion, die schlußendlich in einer „Girdlestone-Hüfte" endete. Bei 1 weiteren Patienten waren die Schmerzen auf eine wahrscheinliche "low-grade-infection" zurückzuführen, und in 1 weiteren Fall waren heterotope Ossifikationen am schlechten Resultat schuld.

Das Röntgenbild zeigte, mit Ausnahme von 3 Fällen, jeweils guten Einbau der isoelastischen Prothese und der transplantierten, vorwiegend autologen Knochenspäne (Abb. 2).

Diskussion

Es besteht wohl kein Zweifel, daß in allen Fällen, in denen eine Infektion oder eine aseptische Lockerung einer Hüftgelenkprothese zu massiven Knochendestruktionen und Knochensubstanzverlusten geführt hat, eine biologische Rekonstruktion mit zementloser Technik und Verwendung von Knochentransplantaten, jeder Verwendung von allogenem Material in Kombination mit Knochenzement überlegen ist. Wie Callaghan et al. [1] sicher mit Recht betont haben, bildet bei vielen Patienten, speziell bei jüngeren mit massiven Knochensubstanzverlusten, eine Revision mit zementierter Prothese nur eine vorübergehende Lösung des Problems. Durch Verwendung von Knochenspänen verhindert man v. a. eine zusätzliche Schädigung des noch vorhandenen Knochens. Die mit dieser Methode erreichten Resultate sind mindestens kurz- und mittelfristig anderen Revisionsmethoden gleichwertig, wenn nicht überlegen. Sollte es trotzdem einmal zu einer erneuten Revision kommen, so ist die "third line of defense" sicher wesentlich besser gewahrt, als wenn erneut Zementmassen, Stützschalen usw. entfernt und ersetzt werden müssen.

Literatur

1. Callaghan JJ, Salvati EA, Pellicci PM, Wilson PD, Ranawat CS (1985) Results of revision for mechanical failure after cemented total hip replacement – 1979–1982. J Bone Joint Surg [Am] 67:1074–1085
2. Dick W, Jenny H, Morscher E (1983) Austauschoperationen mit der isoelastischen Hüfttotalprothese. In: Morscher E (Hrsg) Die zementlose Fixation von Hüftendoprothesen. Springer, Berlin Heidelberg New York, S 267–272
3. Mollan RAB, McClelland CJ (1984) Instrumentation for the revision of total hip arthroplasty. Clin Orthop 186:16–22

Lokaler Substanzverlust im Bereich der Hüftgelenk- und Beckenregion bei Implantatlockerung: Versorgungsmöglichkeiten mit autologen und homologen Knochentransplantaten

K. B. Otto

Einleitung

Bei Implantatlockerungen werden in zunehmendem Maße z. T. erhebliche Knochensubstanzverluste beobachtet. Insbesondere im Azetabulum-Becken-Bereich und den proximalen Femurabschnitten sehen wir Knochenzerstörungen, die nicht nur bei tiefen Infektionen, sondern auch bei mechanischer Lockerung und toxischer Fremdkörpereinwirkung auftreten [5]. Bisherige Versuche, ausgedehnte Knochenverluste im Azetabulumbereich durch Metallkonstruktionen auszugleichen, haben oft nicht zu den erhofften Erfolgen geführt; auch Zementauffüllungen waren meist enttäuschend. Seit 1978 haben wir daher versucht, zunächst bei den kongenitalen Hüftgelenkluxationen die gegebenen Knochensubstanzdefekte im primären Pfannenbereich durch autologe Transplantate mit dem Hüftkopf zu ersetzen (Abb. 1) [1, 10, 13]. Die guten Erfahrungen hierbei haben in mehreren 100 Fällen dazu geführt, in gleicher Weise auch bei sekundären Knochendefekten (insbesondere bei Wechseloperationen) vorzugehen [14]. So konnte bei gleichzeitig erforderlich werdender Primärversorgung der Hüftkopf der Gegenseite zur Pfannenrekonstruktion herangezogen werden (Abb. 2–4). Bei beidseitig versorgten Hüftgelenken und Pfannenlockerungen mit Pfannendachdefekten wurden Knochenblöcke aus dem Beckenkamm zur Wiederherstellung verwendet.

Die zunehmende Zahl der Wechseloperationen mit teilweise erheblichen Knochendefekten machte es jedoch erforderlich, bei der Rekonstruktion auf größere Knochenmengen zurückgreifen zu können. Mit der Ende 1982 eingerichteten Knochenbank stehen uns jetzt homologe Knochentransplantate in größerem

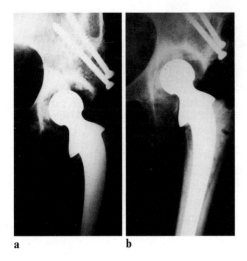

Abb. 1 a, b. Schwere Hüftgelenkdysplasie. **a** Zustand nach Versorgung mit TEP. Autologes Knochentransplantat im Pfannendach mit dem Hüftkopf. **b** Knöcherne Konsolidierung bei Röntgenkontrolle nach 8 Jahren

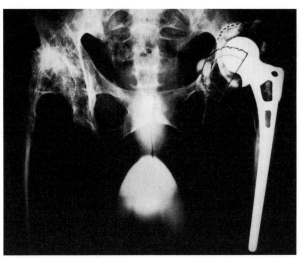

Abb. 2. Morbus Bechterew. Zustand nach Versorgung des linken Hüftgelenks mit einer TEP vor 15 Jahren. Pfannenauswanderung nach kranial.

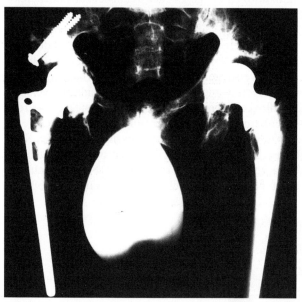

Abb. 3. Zustand nach Versorgung des rechten Hüftgelenks mit einer TEP. Pfannenwechsel links und Pfannendachplastik mit dem Hüftkopf der Gegenseite in gleicher Sitzung

Umfang zur Verfügung. Verwendung finden hierbei Hüftköpfe, die bei primären Gelenkersatzoperationen entnommen werden [2–4, 7, 9, 11, 12, 15]. Ausgenommen sind Hüftköpfe bei rheumatoider Arthritis, stark zerstörte, erheblich zystisch veränderte oder porotische Hüftköpfe. Bei Voroperationen oder einer Entzündungsanamnese des entsprechenden Gelenkbereichs wird ebenfalls auf die Entnahme des Kopfes verzichtet.

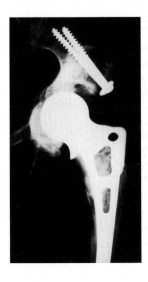

Abb. 4. Zustand nach Pfannenwechsel und Pfannendachplastik mit dem Hüftkopf der Gegenseite. Röntgenkontrolle nach 4 Jahren

Material und Methode

Dem intraoperativ entnommenen Hüftkopf wird zunächst eine kleine Spongiosaprobe zur bakteriologischen Untersuchung entnommen. Im Anschluß daran werden noch anhängende Bindegewebestrukturen entfernt, mit nachfolgender Spülung des Kopfes in Nebacetinlösung für ca. $1/2$ h. Dann wird der Kopf mehrschichtig in γ-sterilisierten Folientüten verpackt. Die letzte Tüte wird mit einer Doppelschweißnaht verschlossen, wobei zwischen den beiden Schweißnähten das Namensschild des Patienten eingefügt wird. Nunmehr wird der Kopf in die Tiefkühltruhe eingebracht und bei $-70\,°C$ eingefroren. Parallel zur Entnahme werden die bakteriologischen sowie serologischen Untersuchungen auf Lues, Hepatitis und Aids durchgeführt. Für jeden gewonnenen Kopf wird eine Karteikarte mit den Daten des Spenders angelegt. Bei Eingang der Ergebnisse der bakteriologischen und serologischen Untersuchungen werden diese ebenfalls auf der Karte eingetragen. Bei negativem Befund finden die Hüftköpfe nach ca. 2-3 Wochen Verwendung [5, 14, 15].

Wie schon eingangs erwähnt, finden die homologen Knochentransplantate vorwiegend bei Implantatlockerung mit größeren Substanzverlusten im Pfannen- und proximalen Schaftbereich Verwendung. Dabei kommen je nach Lage und Größe des Defekts unterschiedliche Techniken zur Anwendung. Im Gegensatz zur üblichen Technik, die in der Unfallchirurgie durchgeführt wird, verwenden wir keine spongiösen Chips, sondern knöcherne Volltransplantate, um eine primäre Stabilität zu erreichen. So werden bei größeren Pfannenbodendefekten mit Luxation von Kopfprothese und Pfanne in das kleine Becken Rekonstruktionen mit pilz- oder trapezförmigen Knochenteilen durchgeführt, die nach Einbolzen und Nacharbeiten mit der Pfannenfräse eine gute und feste Rekonstruktion des Pfannenbodens ergeben (Abb. 5). Bei dichtem Abschluß läßt sich beim Einbringen der Pfanne eine gute Zementverpressung erreichen, ohne daß Zementanteile zwischen Transplantat und Lager gelangen [11]. Bei nach kranial ausgewalzter

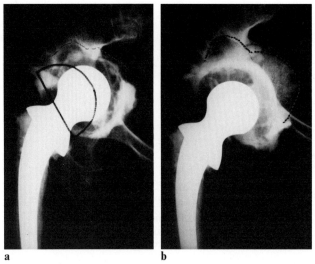

Abb. 5. a Schwere Destruktion im Pfannendach- und Pfannenbodenbereich. **b** Rekonstruktion mit homologem Transplantat (—— Pfannenposition, --- Grenze Knochen–Transplantat)

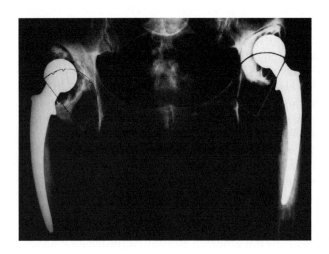

Abb. 6. Zustand nach TEP beidseits. Pfannenlockerung und Auswanderung beidseits nach kranial (—— ursprünglicher Sitz der Pfanne)

Pfannenanlage und noch stehendem Pfannenrand läßt sich die Transplantation in ähnlicher Weise durchführen (Abb. 6 und 7). Das Nacharbeiten mit der letzten Pfannenfräse ergibt ebenfalls eine gute Anpassung an die zu implantierende Pfanne. Bei größeren Defekten im Pfannendach- und Pfannenrandbereich läßt sich eine primäre Stabilität nur erreichen, wenn wir die Transplantate mit Schrauben fixieren. Hierzu wird ein entsprechender Hüftkopf mit seiner spongiösen Seite dem Defekt angepaßt. Das Transplantat wird dann mit 2 oder 3 Spongiosaschrauben mit Unterlegscheibe fixiert [13]. Dabei sollten die Schrauben in einer für die Belastung günstigen Richtung eingebracht werden (Abb. 8). Als Vorteil erweist es sich darüber hinaus, wenn der meist sklerosierte Anteil des Hüftkopfs als Wider-

Lokaler Substanzverlust im Bereich der Hüftgelenk- und Beckenregion

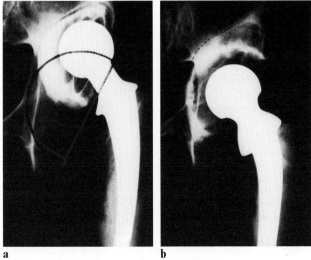

Abb. 7. a Pfannendachdefekt: Rekonstruktion mit homologem Knochentransplantat (**b**)
(— ursprünglicher Sitz der Pfanne, – – – Transplantatgrenze)

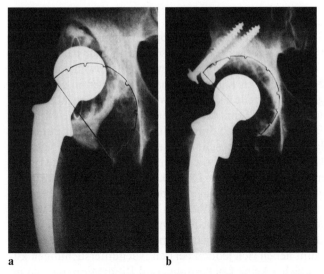

Abb. 8. a Pfannendachdefekt bei Pfannenauslockerung; **b** Rekonstruktion mit homologem Knochentransplantat und Fixation mit 2 Spongiosaschrauben

lager für die Unterlegscheiben genutzt wird, um dadurch einen hohen Anpreßdruck zu erreichen. Defekte im Bereich des Trochanters und des proximalen Femurs können bei belassener Prothese durch U-förmige Knochensegmente und bei gleichzeitigem Prothesenschaftwechsel durch zylindrische Anteile, die auf den proximalen Prothesenschaftanteil aufgeschoben werden, ausgeglichen werden. Ist diese letztere Applikation hinsichtlich ihres knöchernen Anschlusses sicherlich als fragwürdig zu bezeichnen, so verhindert sie doch ein Reiben von Trochanter-

Tabelle 1. Homologe Knochentransplantate

Entnommene Hüftköpfe			1097
Verwendete Hüftköpfe (nach bakteriologischer und serologischer Untersuchung)			816
Anzahl der Fälle			662
Anzahl der Patienten:	Frauen	515	657
	Männer	145	

Tabelle 2. Homologe Knochentransplantate

Alter der Patienten	27–86 Jahre
Durchschnittsalter	57 Jahre
Anzahl der Nachuntersuchten	212
Nachuntersuchungszeit	6–36 Monate

lamelle oder Faszie auf Metall oder sogar Zement, was hinsichtlich des toxischen Abriebs besonders gefürchtet ist.

Ergebnisse

Wir haben bis Ende 1985 bei primären Hüftgelenkoperationen 1097 Hüftköpfe entnommen, die für eine Transplantation geeignet erschienen. Nach bakteriologischer und serologischer Untersuchung konnten hiervon 816 verwendet werden. Wir haben die hiermit durchgeführten Knochentransplantationen in 662 Fällen bei 657 Patienten durchgeführt (Tabelle 1). Hierbei wurden überwiegend Rekonstruktionen im Pfannendach- und Pfannenbodenbereich sowie einige Male im proximalen Schaft- und Trochanterbereich durchgeführt. Das Alter der Patienten lag zwischen 27 und 86 Jahren. Das Durchschnittsalter betrug 57 Jahre. Nachuntersucht wurden bisher 212 Patienten, wobei die Nachuntersuchungszeit zwischen 6 Monaten und 3 Jahren lag (Tabelle 2). In 1 Fall kam es nach $1^{1}/_{2}$ Jahren zu einer Streptokokkeninfektion. Bei der durchgeführten Wechseloperation zeigte sich, daß lose angelagerte Chips im Pfannenbereich nicht eingewachsen waren. Das angeschraubte Knochentransplantat war fest. In einem weiteren Fall war es durch Sturz kurz nach der Operation zu einem Pfannen- und Transplantatausbruch gekommen. Insgesamt ließen sich jedoch bei den Nachuntersuchungen klinisch und röntgenologisch bisher keine Lockerungs- und Resorptionszeichen im Transplantatbereich erkennen. Eine spätere Nachuntersuchung wird zeigen, ob dieses Verfahren anderen Rekonstruktionen vorzuziehen ist.

Diskussion

Eine zunehmende Anzahl von Wechseloperationen im Hüftgelenkbereich mit teilweise erheblichen Knochensubstanzverlusten erfordert immer aufwendigere Rekonstruktionen. Die guten Ergebnisse, die wir seit 1978 mit autologen Knochentransplantaten erzielten, haben uns ermutigt, bei großen Substanzverlusten im Pfannen- und Beckenbereich auch homologe Knochenteile in großem Umfang zur Wiederherstellung zu verwenden. Nach der beschriebenen Methode wurden bisher über 600 Patienten versorgt. Die durchgeführten Röntgenkontrollen zeigten in fast allen Fällen keine Lockerungs- oder Resorptionszeichen im Transplantatbereich. Vielfach ließ sich sogar ein knöcherner Durchbau zwischen Becken- und Fremdknochen erkennen. Die guten Ergebnisse machten bisher kaum eine nochmalige Revision erforderlich, so daß uns keine wesentlichen histologischen Erkenntnisse vorliegen, die etwas über das Schicksal dieser Volltransplantate aussagen könnten. Spätere Untersuchungen werden zeigen, ob diese Transplantate nur als tote Bausteine eine Funktion übernehmen, lediglich im Grenzbereich ein biologischer Anschluß stattfindet oder eine vollständige Umwandlung in eigenen Knochen möglich ist.

Literatur

1. Andrian-Werburg H von (1976) Transplantation autologen Hüftknochens zur Pfannenwiderlagerbildung bei der Totalalloarthroplastik des dysplastischen Hüftgelenkes. In: Matzen PF (Hrsg) Callus, Symp. d. Dtsch. Akad. d. Natur. Forscher Leopoldina zu Halle ... Karl-Marx-Univ. zu Leipzig v-2-6 Dez 1973. Barth, Leipzig, S 387–390 (Nova Acta Leopoldina, NF Nr 223, Bd 44)
2. Axhausen W (1952) Der biologische Wert kältekonservierter Knochentransplantate. Langbecks Arch Klin Chir 273:856–859
3. Bauermeister A (1958) Experimentelle Grundlagen für den Aufbau einer neuen Knochenbank. Springer, Berlin Göttingen Heidelberg (Hefte zur Unfallheilkunde, Heft 58)
4. Bürkle de la Camp H (1954) Über die Kältekonservierung von Knochengewebe und dessen Verwendung zur homoisoplastischen Verpflanzung. Zentralbl Chir 79:163
5. Dick W, Morscher E (1982) Homologe Spongiosa als Werkstoff bei Problemfällen der Hüftchirurgie. In: Hackenbroch M, Refior H-J, Jäger M (Hrsg) Osteogenese und Knochenwachstum ... 4. Münch. Symp. f. Experiment. Orthopädie. Thieme, Stuttgart New York, S 226–230
6. Faensen M (1981) Die Knochenneubildung durch komprimierte autologe und homologe Spongiosatransplantate im kortikalen Lager. Habilitationsschrift, Universität Berlin
7. Friedlaender GE (1982) Current concepts review bone banking. J Bone Joint Surg [Am] 64:307–311
8. Friedlaender GE, Strong DM, Well KW (1976) Studies of the antigeneticity of bone. J Bone Joint Surg [Am] 58:854
9. Harris WH (1982) Allografting in total hip arthroplasty. Clin Orthop 162:150–164
10. Harris WH, Crothers O, Oh I (1977) Total hip replacement and femoral-head bone-grafting for severe acetabular deficiency in adults. J Bone Joint Surg [Am] 59:752–759
11. Heywood AWB (1980) Arthroplasty with a solid bone graft for protrusio acetabuli. J Bone Joint Surg [Br] 62:332–336
12. Kuner EH, Hendrich V (1984) Die allogene Knochentransplantation. Indikation-Konservierung-. Ergeb Chir 55:704–709
13. Otto KB (1982) Verwendung des Hüftkopfes als zusätzliche Pfannendachplastik bei Versorgung schwerer angeborener Hüftgelenkdysplasien mit einer totalen Hüftgelenksendoprothese. Hackenbroch M, Refior, H-J, Jäger M (Hrsg) Osteogenese und Knochenwachstum ... 4. Münch. Symp. f. Experiment. Orthopädie. Thieme, Stuttgart New York, S 226–230

14. Otto KB (1984) Lokaler Substanzverlust im Bereich der Hüftgelenk-Beckenregion bei Implantatlockerung. Versorgungsmöglichkeiten mit autologen und homologen Knochentransplantaten. Acta Med Austriaca [Suppl] 32:25–26
15. Tscherne H, Trentz O (1981) Transplantation von Knochen. In: Pichlmayr R (Hrsg) Transplantationschirurgie. Springer, Berlin Heidelberg New York
16. Urist MR (1965) Bone-formation by autoinduction. Science 150:893
17. Urist MR, Strates BS (1971) Bone morphogenetic protein. J Dent Res 50:1392
18. Wolter D, Hutzschenreuter P, Burri C, Steinhardt B (1975) Einbau autologer Spongiosa am Kompaktaknochen in Abhängigkeit von der Vitalität der transplantierten Zellen. Langenbecks Arch Chir [Suppl] 383–387

Zementlose Reoperation gelockerter zementierter Hüftprothesen

R. Parhofer und W. Mönch

Reoperationen gelockerter Zementprothesen gewinnen heute in der Klinik zunehmend an Bedeutung. Wird bei der Reoperation für die Implantation erneut Zement verwendet, dann trifft auf einen bereits geschädigten Knochen eine gegenüber einer ersten Operation gewöhnlich wesentlich größere Menge von Knochenzement. Für eine dauerhafte Heilung kann dies keine sehr gute Ausgangslage sein. In letzter Zeit kommen deshalb gerade für Reoperationen zementlose Modelle mehr und mehr zur Anwendung.

An unserer Klinik werden seit November 1979, also seit über 6 Jahren, alle Hüftrevisionseingriffe ohne Zement durchgeführt. Der Anteil der Revisionseingriffe beträgt heute bei uns über 20% aller Hüftimplantationen. Die folgenden Darstellungen beschränken sich nur auf Revisionseingriffe gelockerter Zementprothesen.

Tabelle 1 zeigt die Anzahl der durchgeführten Operationen. Dabei handelt es sich in ca. 21% um bereits mehrfach voroperierte Patienten.

Bei 22 Patienten mußten wegen Auftretens von Komplikationen, die wir v. a. am Anfang unserer Erfahrungen beobachten konnten, weitere Eingriffe durchgeführt werden. Die Ursachen sind aus der Tabelle 2 ersichtlich.

Tabelle 1. Zementlose Revisionsoperationen gelockerter Zementprothesen von November 1979 – März 1986 (n = 231) (Stadtkrankenhaus Memmingen III/1986)

	n	%
Mehrfach voroperiert	48	20,8
Infizierte HTEP, bakteriologisch nachgewiesen (davon 4 mit Fistel)	16	6,9
– Geheilt nach 1. Operation	11	
– Geheilt nach 2. Operation	1	
– Girdlestone	4	11,7

Tabelle 2. Zementlose Revisionsoperation gelockerter Zementprothesen von November 1979 – März 1986 (n = 231) hinsichtlich der postoperativen Komplikationen (Stadtkrankenhaus Memmingen III/1986)

Komplikation	n	%
Erneute Nachoperation	22	9,5
Isolierte Pfannenlockerung	5	2,1
Isolierte Schaftlockerung	8	3,5
Pfannen- und Schaftlockerung	6	2,6
Femurfraktur (1 und 3 Monate postoperativ)	2	0,7
Schaftperforation distal (extralange Prothese)	1	0,4

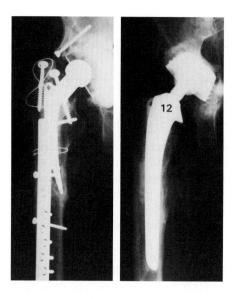

Abb. 1. Patient mit bereits 2 Reoperationen; *links* präoperativer Zustand, *rechts* 12 Monate postoperativ

Bei Revisionseingriffen fanden sich die Hauptprobleme im Bereich der Pfanne, mit oft ungewöhnlich großen Defekthöhlen und zerstörten Wandanteilen des Azetabulums. Die für eine Neuverankerung der Pfanne notwendige Rekonstruktion des Pfannenlagers wird ausschließlich durch Knochentransplantat durchgeführt.

Zuerst wurde autologer Knochen benutzt. Seit über 4 Jahren verwenden wir nur noch homologen Knochen aus unserer Knochenbank, der den Vorteil hat, daß er in unbegrenzter Menge zur Verfügung steht, ohne eine zusätzliche Belastung für den Patienten zu erbringen. Im Einbau des Transplantats konnte in Übereinstimmung mit Literaturangaben kein wesentlicher Unterschied zwischen autologem und homologem Knochen gefunden werden. Voraussetzung für einen knöchernen Umbau des Transplantats ist sowohl bei autologem als auch bei homologem Knochen eine weitgehende Ruhe im Implantatlager. Bereits kleine Pfannenbewegungen können zur Resorption des Transplantats führen und den Beginn einer erneuten Lockerung einleiten.

Der homologe Knochen stammt von Kopf- und Schenkelhalspräparaten von Primärhüftimplantationen. Es werden die heute üblichen serologischen und bakteriologischen Untersuchungen durchgeführt. Die Lagerung erfolgt in speziellen Glasbehältern ohne jeglichen Zusatz. Die Lagertemperatur beträgt bisher −33 °C. Das Transplantat wird gewöhnlich zwischen 3 Wochen und einigen Monaten verwendet.

Ein Teil des Knochentransplantats wird in der Knochenmühle nach Seiler und Schweiberer zu einem Knochenbrei gemahlen. Der Rest wird in Form von Knochenplatten eingesetzt. An Hand eines Falles sollen einige Punkte erwähnt werden, die uns für eine zementlose Operation wichtig erscheinen. Es handelt sich um einen 60jährigen Patienten mit einer 3. Reoperation. Nach der Einteilung von Engelbrecht, die wir jetzt auch unseren Operationen zugrunde legen, handelt es sich im Pfannenbereich um eine Lockerung Grad 3–4 und im Schaft um Grad 2.

Der Zugang erfolgte bisher bei Revisionsoperationen meist nach Watson Jones. In letzter Zeit benutzen wir zunehmend den transglutäalen Zugang, weil damit die Markhöhle besser dargestellt und eingesehen werden kann und damit die Gefahr von Trochanterfrakturen verringert wird.

Bei großen Defekthöhlen im Azetabulumbereich fehlt häufig für das Knochentransplantat das knöcherne Gegenlager des Empfängers durch die Zerstörung der Wandanteile. Auch der Pfannenboden ist nicht selten weitgehend zerstört. Eine zentrale Osteotomie, die oft nur eine Erweiterung des schon zerstörten Pfannenbodens darstellt, ist gewöhnlich sehr hilfreich. Die Schraubpfanne kann durch eine Protrusionsposition am inneren Beckenring, der oft als einzige stabile Knochensubstanz erhalten ist, besser verankert werden.

Mit Hilfe eines Topffräsers kann die gewünschte zentrale Osteotomie relativ problemlos durchgeführt werden. Der Vorteil einer konischen Schraubpfanne wird bei Revisionseingriffen besonders deutlich. Aus experimentellen Untersuchungen ist bekannt, daß beim Einschrauben eine konische Pfanne durch ihre Keilwirkung eine wesentlich höhere Vorspannung erreicht als andere Pfannen. Durch die Verschraubungen und die Vorspannung zwischen den vorderen und hinteren Tragpfeilern des Beckens kann auch bei sehr stark zerstörten Azetabulumverhältnissen mit fehlender Wandbegrenzung bei entsprechender Knochenunterfütterung eine Ruhe im Implantatlager erreicht werden. Eine Druckbelastung des geschädigten Pfannenbodens bzw. der durchgeführten zentralen Osteotomie wird durch die konische Pfannenform ebenfalls vermieden.

Die primäre Ruhe im Implantatlager ist notwendig, da bekannt ist, daß ein transplantierter Knochen nur bei Stabilität in eine kallusartige Knochenstruktur umgebaut werden kann. Bereits kleine Pfannenbewegungen können zur Resorption des Knochens rings um die Pfanne führen und so den Beginn einer erneuten Lockerung einleiten (s. Tabelle 2).

Nach sorgfältiger Säuberung von allen Zement- und Granulationsresten wird der Knochen, soweit möglich, ringsum angefrischt, um so eine bessere Gefäßeinsprossung zu ermöglichen. Nun werden die ehemaligen Zementverankerungslöcher, die besonders am Anfang der 70er Jahre sehr groß angelegt waren, mit großen Knochenstücken unter Kompression angefüllt.

Mit dem Knochenbrei wird jetzt die Höhle ringsum ausgefüllt. Dadurch wird folgendes erreicht:
1. jede Unebenheit ähnlich wie mit Zement ausgeglichen,
2. eine bessere Blutstillung,
3. eine gute örtliche Verteilung des beigefügten Antibiotikums,
4. größere Stücke des Knochentransplantats können leichter verankert werden und
5. möglicherweise eine bessere Einsprossung von Gefäßen in das zerkleinerte Transplantat.

Die Azetabulumhöhle wird nun mit Hilfe von großen Knochentransplantatstücken so weit verkleinert, daß eine nicht zu großlumige Pfanne eingeschraubt werden kann. Dabei sollen, wenn möglich, größere Platten gegenüberliegend angebracht werden. Im Moment benutzen wir ein stufenlos zu öffnendes Kompressionsinstrument, um durch Andrücken der Knochentransplantate gegen die Azetabulumwand das Bett für die Schraubpfanne zu schaffen. Gelegentlich ist ein Fi-

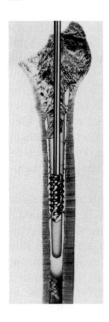

Abb. 2. Zement extraktionsgerät

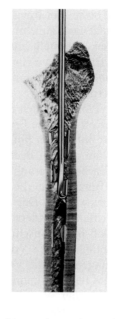

Abb. 3. Kürette

xieren dieser an die Wand gedrückten Transplantationsstücke mit einem Steinmann-Nagel oder Kirschner-Draht notwendig, um sie während des Einschraubens an Ort und Stelle halten zu können.

Bestehen um die Schraubpfanne noch Defekthöhlen, wird auch während des Eindrehens der Schraubpfanne kontinuierlich Knochen unter Kompression beigefügt. Der Pfannenboden kann am Ende der Operation durch die zentrale Öffnung der Schraubpfanne mit weiterem Knochentransplantat aufgebaut werden. Eine abschließende Prüfung muß die stabile Verankerung der Pfanne sicherstellen.

Die Entfernung des Zements im Schaft wird von kranial mit Hilfe von modifizierten Bohrern nach Stühmer durchgeführt. Die Technik ist aus Abb. 2 ersichtlich. Ein Knochenfenster zur Zemententfernung legen wir kaum noch an (in den letzten 3 Jahren nur noch 3mal), da wir 2mal wenige Monate postoperativ eine Fraktur in Höhe des Knochenfensters gesehen haben. Bei entsprechender Geduld gelingt es gewöhnlich, den Zement und meist sogar frakturierte Prothesenschäfte von kranial aus auch ohne Knochenfenster zu entfernen.

Abschließend wird die Markhöhle durch flexible Küretten von Zementresten und evtl. noch vorhandenem Granulationsgewebe gesäubert. Mit dieser Kürette (Abb. 3) ist auch sicher prüfbar, ob evtl. eine Perforation oder Fraktur im Bereich des Schafts besteht.

Im Falle einer sehr weiten und zerstörten Markhöhle wird der Prothesenschaft nun wiederum mit Hilfe von reichlich Knochentransplantat stabilisiert. Um eine feine Zerkleinerung und damit gute Anpassung des Transplantats an die Prothese zu erreichen, wird der Knochen für den Schaft 2mal durch die Knochenmühle gedreht. Ist der Markkanal nicht sehr stark zerstört und liegt ein nicht zu weiter Markkanal vor, erfolgt die Vorbereitung wie bei Primäroperationen mit Hilfe von Bohrern, die genau an den Prothesenschaft angepaßt sind.

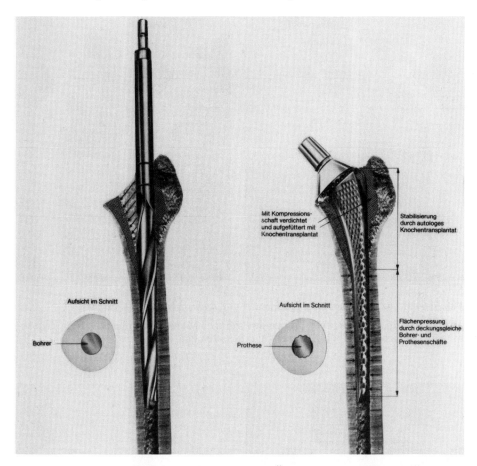

Abb. 4. Schaftvorbereitung bei Primärimplantation. Ähnlich ist die Schaftvorbereitung bei Revisionseingriffen, wenn das Femur nicht stark zerstört ist

Wie bei Primäroperationen sollte auch bei Revisionsoperationen ein breiter Kontakt zwischen Implantat und Femurknochen angestrebt werden, um eine möglichst gleichmäßige Kraftübertragung zwischen Implantat und Knochen zu gewährleisten. Kummer (1985) hat in seinen Untersuchungen die Problematik einer gleichmäßigen Kraftübertragung einer zementlosen Implantation aufgezeigt. Den Operateuren ist diese Schwierigkeit durch die oft monatelang bestehenden postoperativen Oberschenkelschmerzen bekannt.

In der Trochanterregion wird heute in jedem Fall ein reichliches Knochentransplantat unter Kompression beigegeben. Hier nicht nur in Form von Brei, sondern auch in Form von größeren Knochenstücken. Dadurch sollen elastizitätsbedingte Schwingungen des Prothesenschafts vermindert werden und zusätzlich eine bessere Krafteinleitung in den Femur gegeben sein. Nach experimentellen Untersuchungen ist der Umbau eines Knochentransplantats bei relativ lockerer Knochenstruktur wesentlich besser als bei zu stark komprimierten Knochen.

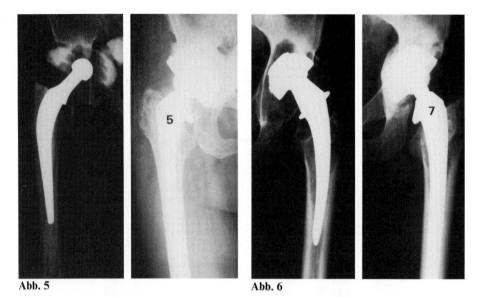

Abb. 5   **Abb. 6**

Abb. 5. 64jährige Patientin; *links* präoperativ und *rechts* 5 Monate postoperativ

Abb. 6. 38jähriger Patient; *links* präoperativ, *rechts* 7 Monate postoperativ. Man sieht besonders deutlich den stabilen Pfannen- und Schafteinbau

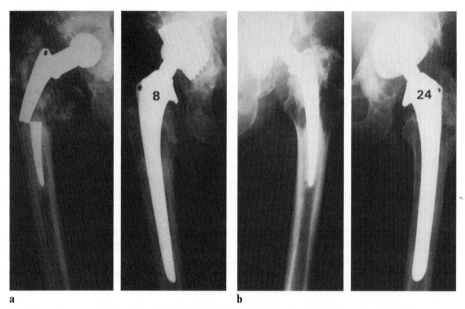

a   b

Abb. 7a, b. 65jährige Patientin. Es lag an beiden Hüftgelenken bereits 1 Reoperation mit Zement vor. **a** Erneute Reoperation auf der rechten Seite wegen Prothesenschaftfraktur, *links* präoperativ und *rechts* 8 Monate postoperativ. **b** Erneute Reoperation auf der linken Seite wegen massiver Pfannenlockerung, *links* präoperativ und *rechts* 24 Monate postoperativ

Zementlose Reoperation gelockerter zementierter Hüftprothesen 227

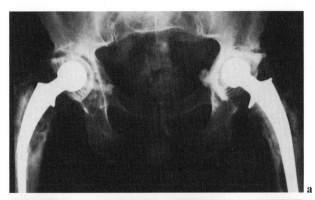

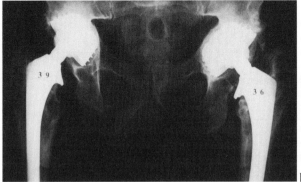

Abb. 8 a, b. 69jähriger Patient. a Rechts und links (3. Operation) Reoperation wegen Schaft- und Pfannenlockerung, b 36 sowie 39 Monate postoperativ

Bei der von uns angegebenen Kompression wird jedoch keinesfalls eine Knochendichte, die das Neueinsprossen von Gefäßen verhindern würde, erreicht.

Einige Beispiele sollen nun die Ergebnisse dieser Technik mit verschieden lange zurückliegenden Implantationszeiten zeigen (Abb. 5–8).

Bei infizierten Hüftprothesen versuchen wir, wie dies heute größtenteils praktiziert wird, einen Ersatz in einer Operationssitzung zu erreichen. Nur bei sehr massiver Eiterung führen wir die Operation zweizeitig durch.

Bei infizierten Prothesen scheint, neben einer sehr sorgfältigen Säuberung und Spülung, eine großzügige Anfrischung der Knochenlager durch Bohrer und Fräser besonders wichtig, um so die bestehenden Sklerosierungszonen zu durchbrechen, und damit eine Gefäßeinsprossung zu erleichtern. Der Ruhe im Implantatlager kommt hier eine überragende Bedeutung zu, weshalb die stabile Verankerung der Implantate besonders wichtig ist.

Verständlicherweise treten Komplikationen bei der schlechten Ausgangslage und dem meist sehr hohen Alter der Patienten gehäuft auf. Bei den schweren Knochenzerstörungen können Frakturen im Schaftbereich nicht immer vermieden werden. Die proximalen Frakturen werden gewöhnlich allein mit dem Prothesenschaft, unter Zugabe von Knochentransplantat stabilisiert und heilen dann überraschend schnell. Bei tiefen Frakturen werden je nach Fall entweder extra lange

Tabelle 3. Intra- und postoperative Komplikationen bei Revisionsoperationen (n = 183 Patienten). Von 6 Todesfällen während des stationären Aufenthalts ereigneten sich 5 in den ersten 2½ Jahren, in denen wir autologen Knochen transplantierten. Während der letzten 3½ Jahre verloren wir nur 1 Patienten

Intraoperative Komplikationen	n	%	Postoperative Komplikationen	n	%
Trochanter- und hohe Femurbrüche (bei zerstörtem Knochen)	17	9,3	1. Erneute Lockerung von Pfanne oder Stiel:		
			Bereits vorher infizierte Fälle	6	3,2
Verletzung der A. femoralis (konnte genäht werden)	1	0,5	Bei Sekundärinfektion	1	0,5
			Bei zu geringem Knochentransplantat (technischer Fehler)	6	3,3
			Bei schwerer pcP	1	0,5
Vorübergehende Schwäche des N. femoralis	2	1,1	2. Postoperative Schaftfraktur	2	1,1
			3. Femurperforation bei überlangem Prothesenstiel	1	0,5

Tabelle 4. Bewertung der Operationsergebnisse durch die Patienten (n = 139; operiert zwischen November 1979 und September 1984)

	Anzahl	%
Meinung des Patienten über das Ergebnis		
Sehr gut bis gut	98	70,5
Zufriedenstellend	32	23
Schlecht	9	6,5
Schmerzen		
Keine	60	43,2
Unbedeutend	56	40,3
Unter Belastung	18	13,0
In Ruhe und unter Belastung	3	2,1
Keine Antwort	2	1,4
Zustand des Patienten		
Besser als vor der Wechseloperation	118	84,9
Gleich	14	10,0
Schlechter	5	3,6
Keine Antwort	2	1,5

Prothesen, Platten oder auch Cerclagen benutzt. Extra lange Prothesen bringen jedoch die Gefahr einer ventralen Kortikalisdruckreaktion bzw. Perforation aufgrund der physiologischen Femurkrümmung. Hier müßte evtl. der distale Teil der Prothese der Femurkrümmung angepaßt werden. Die Komplikationen sind aus Tabelle 3 ersichtlich.

Die Tabelle 4 zeigt das Ergebnis einer Patientenbefragung, welche im Februar 1985 durchgeführt wurde. Dabei ist zu bedenken, daß wir insgesamt nur 2% Girdlestone-Hüften unter Einschluß mehrfacher Reoperationen und infizierter Fälle haben, während in der Literatur die Häufigkeit von Girdlestone-Hüften bei mehrfachen Revisionseingriffen mit bis zu 20% angegeben wird.

Zu berücksichtigen ist auch, daß ein großer Teil der Komplikationen bei Beginn unserer Revisionsoperationen auftrat, also zu einem Zeitpunkt, an dem wir noch nicht die entsprechende Erfahrung mit zementlosen Reoperationen hatten.

Schlußfolgerungen

Revisionseingriffe bringen große Probleme sowohl für den Patienten als auch für den Operateur, gleichgültig, ob die Reoperation erneut mit oder ohne Zement durchgeführt wird. Aufgrund unserer Erfahrungen glauben wir aber, daß man bei Revisionseingriffen heute zementlose Prothesen einer erneuten Zementimplantation vorziehen sollte. Dies gilt v. a. für mehrfache Reoperationen, um eine weitere Schädigung des Knochens durch den Zement zu vermeiden.

Die Funktion des Zements als Bindeglied zwischen Implantat und Knochen kann ein in großer Menge zugegebenes Knochentransplantat übernehmen.

Literatur

Arcq (1984) Hüftendoprothesenaustausch unter Verwendung der zementfreien Judet-Endoprothese. In: Bauer R, Kerschbaumer F (Hrsg) Die Koxarthrose, Bd 9. Med. Literarische Verlagsgesellschaft, Uelzen, S 284

Bauer R, Kerschbaumer F, Poisel S, Oberthaler W (1979) The transgluteal approach to the hip joint. Arch Orthop Trauma Surg 95:47–49

Brinkmann KE, Harms J (1983) 6jährige Erfahrungen im Austausch ausgelockerter Totalprothesen mit selbsthaftenden Keramikprothesen. In: Morscher E (Hrsg) Die zementlose Fixation von Hüftendoprothesen. Springer, Berlin Heidelberg New York, S 265

Brinkmann KE, Harms J, Stolze D (1984) Indikation und Ergebnisse des Austausches gelockerter Hüft-Totalendoprothesen der Hüfte. In: Bauer R, Kerschbaumer F (Hrsg) Die Koxarthrose, Bd 9. Med. Literarische Verlagsgesellschaft, Uelzen, S 301

Dick W, Jenny H, Morscher E (1983) Austauschoperationen mit der iseoplastischen Hüfttotalprothese. In: Morscher E (Hrsg) Die zementlose Fixation von Hüftendoprothesen. Springer, Berlin Heidelberg New York, S 267

Dick W, Kinast C, Morscher E (1984) Zementfreie Pfanne und Spongiosaplastik beim Prothesenwechsel der Hüfte. In: Bauer R, Kerschbaumer F (Hrsg) Die Koxarthrose, Bd 9. Med. Literarische Verlagsgesellschaft, Uelzen, S 290

Eder H, Spranger M (1985) Problematik der Verankerung der Pfannenprothese nach Endler bei Erstimplantationen und Wechseloperationen. In: Maaz B, Menge M (Hrsg) Aktueller Stand der zementfreien Hüftendoprothetik. Symposium Düsseldorf. Thieme, Stuttgart New York, S 54–66

Goymann V (1984) Analyse von Schmerzzuständen im Oberschenkelbereich nach zementloser Endoprothetik. Orthop Prax 5:399–402

Heisel J, Mittermeier M, Schmitt E (1985) Prothesenwechsel mit zementfreien Keramikprothesen. Aktuel Probl Chir Orthop 29:47–63

Hoos R, Refior HJ, Kakosch HJ (1986) Vergleichende experimentelle Untersuchungen zur Stabilität der Gewindegänge zementfrei implantierbarer Schraubpfannen. VIII. Münchner Symposion für experimentelle Orthopädie, Februar 1986

Kummer B (1984) Die Beanspruchung des Femurs durch implantierte Endoprothesen. In: Rahmanzadeh R, Faensen M (Hrsg) Hüftgelenksendoprothetik. Aktueller Stand – Perspektiven. Springer, Berlin Heidelberg New York, S 45–53

Kummer B (1985) Kraftfluß Prothese – Femur: Anpassung- u. Überlastungsreaktionen des Knochens. In: Maaz B, Menge M (Hrsg) Aktueller Stand der zementfreien Hüftendoprothetik. Symposium Düsseldorf. Thieme, Stuttgart New York, S 3–10

Parhofer R, Mönch W (1982) Erfahrungen über den Ersatz einzementierter, gelockerter Hüft-Totalendoprothesen durch zementlos implantierte Totalendoprothesen. MOT 102:49

Parhofer R, Mönch W (1983) Erfahrungen bei Austauschoperationen von bisher einzementierten Hüfttotalendoprothesen gegen zementlose Lord- u. PM-Prothesen. In: Morscher E (Hrsg) Die zementlose Fixation von Hüftendoprothesen. Springer, Berlin Heidelberg New York, S 283

Parhofer R, Mänch W (1984) Austauschoperationen primär einzementierter gelockerter Hüftprothesen mit zementlos zu implantierenden Prothesen. In: Bauer R, Kerschbaumer F (Hrsg) Die Koxarthrose, Bd 9. Med. Literarische Verlagsgesellschaft, Uelzen, S 306

Parhofer R, Ungethüm M (1984) Erfahrungen mit der Hüftgelenkendoprothese Modell PM für zementfreie Implantation. Z Orthop 122/6:790–797

Parhofer R, Gebauer D, Parhofer K (1985) Erfahrungen über den Ersatz einzementierter gelockerter Hüfttotalendoprothesen durch zementlos implantierte Totalendoprothesen. MOT 6:189–194

Pflüger G, Zweimüller K (1984) Austauschoperationen gelockerter Hüftendoprothesen mit zementfreien Implantaten – Operationstechnik und Frühergebnisse. In: Bauer R, Kerschbaumer F (Hrsg) Die Koxarthrose, Bd 9. Med. Literarische Verlagsgesellschaft, Uelzen, S 294

Poisel S, Kerschbaumer F (1979) Anatomische Grundlagen des anterolateralen Zugangs zum Hüftgelenk. Verh Anat Ges 73:191–193

Ramach W, Zweymüller K (1985) Das Zweimüller-Endler System als Austauschprothese nach aseptischen Lockerungen zementierter Hüftendoprothesen. In: Maaz B, Menge M (Hrsg) Aktueller Stand der zementfreien Hüftendoprothetik – Symposium Düsseldorf. Thieme, Stuttgart New York, S 71–74

Seiler H, Schweiberer L (1980) Über ein klinisch verwendbares Gerät zur Zerkleinerung kompakter Knochentransplantate. Unfallheilkunde 83:275–277

Skripitz W (1985) Zur Implantation der Endler-Pfanne bei Dysplasiecoxarthrosen. In: Maaz B, Menge M (Hrsg) Aktueller Stand der zementfreien Hüftendoprothetik. Symposium Düsseldorf. Thieme, Stuttgart New York, S 66–69

Skripitz W, Spranger M, Eder H (1985) Erste Erfahrungen bei Austauschoperationen des Hüftgelenkersatzes mit der zementfreien Polyaethylenschraubpfanne nach Endler. Aktuel Probl Chir Orthop 29:69–73

Stampel O, Pommer W, Trauner R, Santer V (1983) Erfahrungen nach 3 $^1/_2$ jähriger Erstimplantation von Lord-Totalendoprothesen und 1 $^1/_2$ jährige Erfahrung bei Austauschoperationen nach gelockerten zementierten Prothesen. In: Morscher E (Hrsg) Die zementlose Fixation von Hüftendoprothesen. Springer, Berlin Heidelberg New York, S 273

Stewen F, Haasters J, Wessels D, Goymann V (1984) Erfahrungen mit zementloser Endoprothetik bei gelockerten zementimplantierten Endoprothesen. In: Bauer R, Kerschbaumer F (Hrsg) Die Koxarthrose, Bd 9. Med. Literarische Verlagsgesellschaft, Uelzen, S 309

Turner RH, Scheller AD (1982) Revision total hip arthroplasty. Grune & Stratton, New York

Ungethüm M, Blömer W (1986) Zementfreie Hüftgelenkspfannen – Verankerungskonzeption und technische Kriterien –. VIII. Münchner Symposion für experimentelle Orthopädie, Febr. 1986

Erste Erfahrungen mit dem PCA-Hüftendoprothesensystem in der Revisionsendoprothetik

T. Pohlemann und H. Tscherne

Einführung

Die physiologische Wiederherstellung der Gelenkmechanik der Hüfte ist besonders in der Revisionsalloarthroplastik bei häufig bestehenden Knochendefekten erschwert. Durch Anwendung von zerkleinerter Fremd- oder Eigenspongiosa, bzw. bei großen Defekten tiefgefrorener allogener Knochentransplantate, in Verbindung mit einem zementlosen Totalendoprothesensystem – hier der PCA-Hüftprothese –, läßt sich in der Regel das Drehzentrum der Hüfte ohne weiteren Substanzverlust an körpereigenem Knochen wiederherstellen. Bei primär stabiler Implantation waren bei 49 Revisionsarthroplastiken und einer Beobachtungszeit von maximal 2 Jahren keine systemspezifischen Komplikationen zu beobachten.

Problemstellung

Für den langfristigen Erfolg der Hüftgelenkendoprothetik spielt die Lage des Drehzentrums der Hüfte eine entscheidende Rolle. Die Belastungen des Gelenks sind bei anatomischer Lage des künstlichen Gelenks am geringsten, die Biomechanik entspricht dann am ehesten den physiologischen Gegebenheiten.

Speziell in der Revisionsarthroplastik steht der Operateur oftmals vor dem Problem ausgedehnter Knochenverluste im Bereich des Pfannendachs und des proximalen Femurschafts. Zur Rekonstruktion des Hüftgelenks waren größere Mengen Fremdmaterial, insbesondere Knochenzement, nötig. Die Verwendung einer zementlosen Prothese in Verbindung mit autogenen oder allogenen Knochentransplantaten eröffnet die Möglichkeit, weiteren Verlust von körpereigener Knochensubstanz zu vermeiden bzw. bestehende Defekte aufzubauen und die Gelenkmechanik zu rekonstruieren. Im folgenden wird das von uns verwendete Verfahren des allogenen Knochenaufbaus in Kombination mit der zementfreien PCA-Hüftgelenkendoprothese (porous coated anatomic) dargestellt.

Technik

Die PCA-Hüftprothese wird in unserer Klinik seit April 1984 überwiegend verwendet. Die Merkmale der von der Arbeitsgruppe um Hungerford, Baltimore, entwickelten Prothese sind einerseits der mikroporöse Überzug von Pfannenschale und proximalem Schaft, andererseits die anatomische Ausformung des Prothesenschafts [2]. Die primäre Stabilität wird durch sog. "press-fit" erreicht. Später

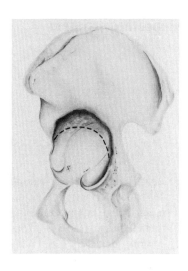

Abb. 1. Ansicht eines Azetabulumdefekts nach Explantation der Hüftpfanne

verankert sich die Prothese durch den in die mikroporöse Oberfläche einwachsenden Knochen. Neben dem Primärschaft ist seit kurzer Zeit auch ein Revisionslangschaft verfügbar, der auch bei ausgedehnten Knochenverlusten im Schaftbereich eine initiale Stabilität erreicht. Hauptmerkmale sind der S-förmig gekrümmte Schaft in Verbindung mit dem im Vergleich zum Primärschaft deutlich stärker dimensionierten diaphysären Anteil, um so den vorgefundenen Knochenverlusten Rechnung zu tragen.

Die Operation erfolgt in der Regel in Seitenlage über einen lateralen transglutäalen Zugang. Die Entfernung der gelockerten Prothese und der Zementreste wird in typischer Weise für das jeweilige Prothesenmodell durchgeführt [4].

Zeigen sich nach Explantation der primären Prothese kleinere Defekte, speziell im Pfannenlager, die einen primär festen Sitz der Prothese nicht behindern, werden sie mit zerkleinerter Spongiosa aus der Knochenbank ausgefüllt. Kleinere Lücken im Schaftbereich werden mit Spongiosakrümel, die während des Einschlagvorgangs zwischen Prothese und Schaft eingebracht werden, geschlossen.

Bei größeren Defekten läßt sich durch Übertragung zerkleinerter Spongiosa ein primär fester Sitz der Prothese nicht erreichen. In diesem Fall muß der korrekte Sitz der Pfanne – mit Wiederherstellung des Drehzentrums – durch Anlagerung von allogenen kortikospongiösen Knochenblöcken erreicht werden [1, 3].

Das Azetabulum ist meist nach kranial ausgemuldet, der Pfannenrand lakunenartig zerklüftet (Abb. 1). Zunächst wird das Transplantatlager durch äußerst sparsames Anfräsen vorbereitet, weiterer Verlust von körpereigenem Knochen muß möglichst vermieden werden. Es sollte aber eine ausreichende Kongruenz zum späteren Transplantat erreicht werden (Abb. 2).

Als Transplantat wird in der Mehrzahl der Fälle ein tiefgefrorener Hüftkopf ausreichend sein, in Einzelfällen können auch aus Femurkondylen gewonnene Blöcke benötigt werden. Der Knochenblock wird auf der Konvexseite, d. h. der später kranial gelegenen Seite, angepaßt. Dieses erfolgt mit Hilfe von Meißel und Luer-Zange oder einer konkaven Fräse (Abb. 3). Der Innendurchmesser dieser Fräse muß dem Außendurchmesser der zur Transplantatlagervorbereitung ver-

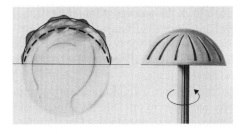

Abb. 2. Kongruentes Fräsen von Transplantatlager und Transplantat

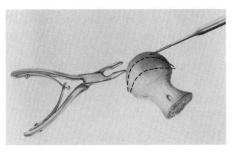

Abb. 3. Anpassen des Knochentransplantats

wendeten entsprechen. Die Gegenseite, d. h. die später der Pfannenschale zugewandte Seite, wird mit der Azetabulumfräse bearbeitet. Dies kann entweder nach entsprechender Fixation außerhalb des Körpers geschehen, oder speziell bei größeren Transplantaten nach Verkeilung des Knochenblocks. Eine vorübergehende Fixation durch Spickdrähte ist oftmals nützlich.

Nach dem endgültigen, stufenfreien Einpassen des Blocks wird die Pfanne verkeilt. Die zur Rotationssicherung notwendigen Derotationsnuten sollten möglichst in körpereigenem Knochen Halt finden. Noch bestehende kleinere Defekte werden wiederum mit zerkleinerter Spongiosa ausgefüllt.

Ist das Pfannendach – speziell bei dysplastischen Pfannen – aufgebraucht, müssen die Transplantate, um eine primär stabile Fixation zu erreichen, verschraubt werden. Unter Einbeziehung des angelagerten Knochenblocks kann das Pfannenlager dann direkt gefräst werden.

Defekte im Schaftbereich ergeben häufig Probleme mit der rotationsstabilen Implantation des Prothesenschafts. Läßt sich mit der Primärprothese eine primär feste Verkeilung nicht erreichen, sollte der Revisionsschaft verwendet werden. Durch seinen verdickten proximalen Anteil, besonders lateral und posterior, paßt er sich den meist vorgefundenen Knochenverlusten im proximalen Schaftbereich an, der lange, doppeltgekrümmte Schaft gewährleistet ausreichende Rotationsstabilität. Bei vollständigem Substanzverlust des proximalen Femurendes läßt sich der Schaft durch angelagerte kortikospongiöse Blöcke wiederaufbauen. Die Fixierung erfolgt durch Cerclagen oder Zugschrauben.

Patientengut und Komplikationen

Seit Einführung des PCA-Hüftsystems wurden an der Medizinischen Hochschule Hannover 242 Implantationen vorgenommen. Bei 20% des Krankenguts (49 Patienten) wurde ein Prothesenwechsel durchgeführt. Es wurden 42mal Schaft und Pfanne gewechselt, 5mal nur der Schaft und 2mal nur die Pfanne. Der Revisionsschaft ist seit Februar 1986 verfügbar und wurde 3mal verwendet. Zerkleinerte Spongiosa wurde in allen Fällen verwendet, ein Pfannenaufbau mit kortikospongiösem Block erfolgte 16mal, ein Schaftaufbau in 1 Fall.

An Komplikationen bei Revisionsoperationen waren 1 Infekt, 2 Pfannendislokationen und 3 Schaftbrüche zu verzeichnen. Der Patient mit Infekt ist nach TEP-Entfernung, Extension und erneuter Implantation beschwerdefrei. Die Pfannendislokationen mit nachfolgenden Luxationen waren auf eine primär nichtstabile Pfannenverankerung zurückzuführen. Nach Revision und Pfannenwechsel sind die Patienten beschwerdefrei. Die Schaftbrüche traten präoperativ, 4 Wochen postoperativ und 5 Monate postoperativ im Bereich des Schaftendes auf. Die Patienten wurden plattenosteosynthetisch versorgt. Bei Pfannenlockerung 16 Monate nach Pfannenaufbau von 4 cm mußte die Pfanne gegen eine größere, ebenfalls zementlos implantierte getauscht werden. Das Transplantatlager war knöchern durchbaut, die Pfanne selbst allerdings bindegewebig fixiert.

Schlußfolgerungen

Über Ergebnisse läßt sich aufgrund der bis jetzt noch kurzen Beobachtungszeit von maximal 2 Jahren noch nicht berichten. Der kurzzeitige Follow-up läßt bis jetzt keine systemspezifischen Probleme erkennen. Die eingebrachten Knochentransplantate sind röntgenologisch und in einem Fall in klinischer Beobachtung knöchern fest eingebaut.

Wir sehen in der aufgezeigten Methode des Knochenaufbaus eine gute Möglichkeit in der Revisionsalloarthroplastik, weitere Verluste an körpereigener Knochensubstanz zu vermeiden und gleichzeitig die physiologische Gelenkmechanik des Hüftgelenks wiederherzustellen.

Literatur

1. Harris WH, Crothers O, Indony OH (1977) Total hip replacement and femoral head bone grafting for severe acetabular defiency in adults. J Bone Joint Surg [Am] 59:752–759
2. Hungerford DS, Hedley A, Habermann E, Borden L, Kenna RV (1984) Total hip arthroplasty. A new approach. University Park Press, Baltimore
3. Ritter HA, Trancik TM (1985) Lacterad acetabular bone graft in total hip arthroplasty. Clin Orthop 193:156–159
4. Schneider R (1982) Die Totalendoprothese der Hüfte. In: Burri C, Herfarth C, Jäger M (Hrsg) Aktuelle Probleme der Chirurgie. Huber, Bern Stuttgart Berlin

Revisionsalloarthroplastik an Hüft- und Kniegelenken bei Rheumatikern

K. Tillmann

Bei meinen Ausführungen über das *Hüftgelenk* möchte ich mich auf die sog. Hüftkappenplastiken beschränken. Wir haben uns damit besonders befaßt, weil wir den jüngeren Polyarthritikern, die schon in frühen Jahren schwerstens gehbehindert oder -unfähig geworden sind, eine endoprothetische Lösung bieten wollten, die mit einem minimalen Knochenverlust verbunden ist und dadurch einen optimalen Rückzug zur Totalendoprothese ermöglicht. Durch konstruktive Änderungen, insbesondere eine bessere Primärverankerung, hofften wir zudem, den bekannten Problemen der Frühlockerung zu entgehen [5].

Während der ersten 2–3 Jahre schien unsere Rechnung aufzugehen. An Komplikationen sahen wir zunächst nur wenige periartikuläre Ossifikationen, die nach Änderung des Zugangsweges durch H. Thabe [5] und unter medikamentöser Prophylaxe mit dem Muskelrelaxans Traumacut (Methocarbamol) nicht mehr gesehen wurden.

Das Hauptproblem stellten spontane Schenkelhalsfrakturen dar, die in den ersten 6 Wochen erfolgten. Vorwiegend waren röntgenologisch schwer erkennbare Zysten im Schenkelhals die Ursache. Wir beließen die Pfanne und versorgten den Femurschaft mit speziell gefertigten Varioprothesen mit einem inneren Kopfdurchmesser von 28 bzw. 32 mm, um bei eventuellen späteren Komplikationen auf der Seite der künstlichen Hüftpfanne einen Austausch gegen gängige Modelle mit größerer Wandstärke vornehmen zu können.

Im Verlaufe der weiteren Kontrollen sahen wir dann aber doch aseptische Lockerungen (Tabelle 1), die ausgerechnet überwiegend jüngere Polyarthritiker betrafen, zudem noch meist beidseitig. Überdies mußten wir erkennen, daß der Wechsel auf einen Totalersatz nur auf der femoralen Seite erwartungsgemäß einfach verlief. Dagegen kam es bei den Lockerungen der Azetabulumkomponente zu großen Knochenresorptionen. Die Defekte waren – wenn überhaupt – nur durch sehr groß dimensionierte Schraubpfannen zu füllen. Nach diesen negativen Erfahrungen haben wir den Gelenkflächenersatz vorerst aufgegeben – trotz mehrheitlich ausgezeichneter Ergebnisse.

Tabelle 1. Hüftkappenplastik. Bad Bramstedt 1978–1984 (n = 148 Gelenke)

Komplikationen		Gelenke	Patienten
Tiefe Infektion		2	1
Aseptische Lockerung		9	7
Schenkelhalsfraktur	Spontan	5	5
	Traumatisch	2	2
		18	15

In enger Kooperation mit der Klinik von Herrn Professor Buchholz – zunächst in St. Georg –, haben wir vor 15 Jahren mit der *Knieendoprothetik* begonnen. Damals wie heute gaben wir dem *Gelenkflächenersatz* [2] wegen des besseren Rückzugs und des kleineren Fremdkörpers nach Möglichkeit den Vorzug [6].

Konsequent ersetzen wir dabei nur die Gelenkanteile, die zerstört sind. Das heißt, daß auch unilateral Schlittenprothesen implantiert werden. Das Hauptproblem dieser Konsequenz ist, daß bei der Operation lediglich der akute Zustand des Gelenks zu beurteilen ist. Eine prognostische Methode, die eine eventuelle spätere Destruktion der anderen Gelenkhälfte voraussehen oder ausschließen ließe, gab und gibt es noch nicht. So ist es möglich, daß bei ungünstigem Verlauf später der Gelenkflächenersatz der anderen Gelenkhälfte oder sogar bei zusätzlicher Destruktion des Bandapparats ein Austausch gegen eine verblockte Totalprothese erforderlich werden kann.

Eine weitere Komplikationsmöglichkeit liegt in einer Insuffizienz des tibialen Bandapparats [6], die auch sekundär eintreten kann und zum Austausch gegen eine Totalprothese zwingt. Ein Frühzeichen ist nach unserer Erfahrung eine oft diskrete fibulare Subluxation des Tibiakopfs.

Natürlich ist auch die verblockte totale Knieprothese keine Garantie gegen Fehlschläge. Obgleich die Entwicklung der zementierten verblockten Metall-Polyethylen-Gelenke, an denen das St. Georg-Team einen entscheidenden Anteil hatte [1] und auch wir uns beteiligten, einen erheblichen Fortschritt gegenüber den früheren Metall-Metall-Gelenken bedeutete, gab und gibt es auch hier Probleme. So sahen wir septische und mechanische Lockerungen und auch prothesenspezifische Komplikationen wie Achslockerung und Prothesenbruch. Durch konstruktive und fertigungstechnische Fortschritte sind diese Risiken deutlich vermindert worden.

Auf die Probleme neuerer Konstruktionen, auch unserer eigenen, kann ich hier wegen Unvollständigkeit des bisherigen Überblicks noch nicht eingehen. Ich glaube, daß kompliziertere Konstruktionen zwar häufig unbedingt notwendige, funktionale Vorteile gegenüber einfachen Scharnierprothesen bieten [3, 4, 7], jedoch auf Kosten höherer prothesenspezifischer Komplikationsraten. Ich glaube, daß sich diese Situation mit den derzeit verfügbaren technischen Möglichkeiten noch nicht befriedigend ändern läßt.

Zusammen mit U. von Wehren [8] haben wir versucht, uns über die Austauschraten einen Überblick zu verschaffen (Tabelle 2). Es zeigte sich, daß die höchsten Revisionsraten bei den unilateralen Schlittenprothesen, besonders den fibu-

Tabelle 2. Kniegelenkendoprothesen. Bad Bramstedt 1971–1978. Aus von Wehren u. Tillmann [8]

	n	(%)	
Fibulare Schlittenprothese	68		
Tibiale Schlittenprothese	75		304
Doppelschlittenprothese	161		
Scharnierprothese	136		
Gesamt	440		
Wechsel	22	(5)	

Tabelle 3. Häufigkeit des Prothesenwechsels. (Aus von Wehren u. Tillmann [8]

	n	%	
Fibulare Schlittenprothese	5	7,4 ⎫	
Tibiale Schlittenprothese	4	6,7 ⎬ 17 (5,9%)	
Doppelschlittenprothese	8	5,0 ⎭	
Scharnierprothese	5	3,7	
Gesamt	22	5	

laren, zu finden waren, die niedrigsten bei den Scharnierprothesen. Dazwischen lagen die Doppelschlittenoperationen (Tabelle 3). Die Ergebnisse der Austauschoperationen waren ermutigend und erfreulich. Sie standen nicht hinter denjenigen der Primäroperationen zurück, weder bezüglich der Schmerzlinderung, noch der Funktion [8].

Es sollen aber auch nicht die Probleme der Revisionsoperationen verschwiegen werden, die besonders bei rheumatischen Patienten bei Revisionsoperationen des Knies zu befürchten sind.

Noch mehr als bei den Primäroperationen drohen hier Weichteilkomplikationen. Die bei Rheumatikern durch Gerinnungsstörungen erheblich reduzierte Gefahr von thrombembolischen Komplikationen hat zahlreiche spezialisierte Kliniken veranlaßt, bei diesen Patienten auf die sonst übliche Thromboseprophylaxe zu verzichten. Diese ist beim Rheumatiker zudem mit einer erheblichen Gefahr von großflächigen Hautblutungen und nachfolgenden Hautnekrosen verbunden, nicht nur im Wundbereich, sondern auch in der näheren Umgebung.

Auch sollte, wenn technisch irgend möglich, das Kreuzen oder eine Schnittführung in naher Parallele vorbestehender Operationsnarben, ebenfalls eine mögliche Ursache von Hautnekrosen, unterbleiben.

Weiterhin drohen, v. a. nach mehrfachen Revisionen, Kapseldehiszenzen, die häufig zu blutenden Fistelungen führen. Eine hämorrhagische Fistelung im Wundbereich nach sonst vollzogener Wundheilung ist umgekehrt ein fast sicheres Zeichen einer Kapseldehiszenz, die dann auch unbedingt einer operativen Revision bedarf. Einen erfolgreichen konservativen Behandlungsversuch haben wir in diesen Fällen noch nie gesehen.

Für die Hüft- wie Kniegelenkendoprothetik und ganz speziell für die Wechseloperationen gilt – wie generell in der Rheumaorthopädie – die Regel, daß subtiles, gewebeschonendes Operieren wesentlich wichtiger ist als extrem kurze Operationszeiten. Ein hoher technischer Standard des Operationstrakts und eine einwandfreie Disziplin des Operationsteams bieten die notwendigen Voraussetzungen.

Gerade bei dieser Art der operativen Tätigkeit sind große Aufwendungen wesentlich ökonomischer als die Inkaufnahme höherer Komplikationsraten – ganz abgesehen von den diesbezüglich berechtigten Ansprüchen des Patienten. Auch für die Nachbehandlung gilt, daß eine kürzere Verweildauer weniger wichtig ist als ein gutes Endresultat – gleichfalls unter humanitären wie wirtschaftlichen Gesichtspunkten.

Beide Forderungen gelten natürlich ganz besonders für die Revisionsoperationen. Die größtenteils unverschuldeten, beim heutigen Stand der Technik noch nicht vermeidbaren Komplikationen belasten die Patienten, die sich einer endoprothetischen Versorgung unterziehen müssen, ohnehin schon zu Genüge. Von den Kostenträgern erwarten Arzt und Patient Verständnis für die Schwierigkeiten der Situation und unbürokratische Hilfe. Rechtsprechung und Medien müssen sich mit dem Gedanken anfreunden, daß wir von einer perfekten Medizin, und erst recht von einer perfekten Gelenkendoprothetik (ein sehr junges Gebiet der Medizin) noch weit entfernt sind, und daß sich diese Situation auch in absehbarer Zukunft nicht ändern läßt.

Auf der anderen Seite ist es selbstverständlich, daß sich sowohl die Endoprothesenhersteller wie auch die anwendenden Ärzte ständig bemühen, die Situation weiter zu optimieren.

Das perfekte Gelenk wird allerdings weder die Medizin noch die helfende Industrie erschaffen. Der Natur ist es leider auch nicht gelungen, obwohl sie diesbezüglich ungleich mehr erreicht hat.

Literatur

1. Buchholz H, Engelbrecht E (1973) Die intracondyläre totale Kniegelenksendoprothese „St. Georg". Chirurg 44:373–378
2. Engelbrecht E (1971) Die Schlittenprothese, eine Teilprothese bei Zerstörungen im Kniegelenk. Chirurg 52:510–514
3. Tillmann K, Thabe H (1981) Erste Erfahrungen mit einer totalen Kniegelenksprothese mit wandernder Achse. Aktuel Probl Chir Orthop 15:72–74
4. Tillmann K, Thabe H (1982) Remobilisierung kontrakt eingesteifter und total versteifter Kniegelenke im Rahmen der Rehabilitation bei chronischer Polyarthritis. Z Orthop 120:391–392
5. Tillmann K, Thabe H (1983) Gelenkflächenersatz bei rheumatischer Coxitis. MOT 103:117–120
6. Tillmann K, Bontemps G, Meier G (1975) Zur partiellen und totalen endoprothetischen Versorgung der Kniegelenke. Differentialindikation und Ergebnisse. Z Orthop 113:509–511
7. Tillmann K, Schwokowski U, Marquard K, Keller A (1985) Zur endoprothetischen Versorgung rheumatischer Kniegelenke – unter besonderer Berücksichtigung einer verblockten totalen Kniegelenksendoprothese mit wandernder Achse. MOT 105:41–48
8. Wehren U von, Tillmann K (1981) Möglichkeiten des Austausches totaler Kniegelenksendoprothesen. Aktuel Probl Chir Orthop 15:81–83

Teil VII
Spezialimplantate

Teil VII
Spezialplanarten

Ein modulares Femur- und Tibiarekonstruktionssystem und seine Anwendbarkeit bei Austauschoperationen

R. Kotz und P. Ritschl

Einleitung

An der Orthopädischen Universitätsklinik Wien besteht seit langem eine besondere Tradition in der chirurgischen Behandlung maligner Knochentumoren. Aus der intensiven Beschäftigung mit einer großen Zahl der meisten Fälle aus Österreich, teilweise aber auch aus dem benachbarten Ausland, hat sich eine besondere Erfahrung bei der Behandlung von malignen Extremitätentumoren ergeben [11, 14, 15]. Sobald die technische Möglichkeit und die onkologische Rechtfertigung für Resektionsoperationen und damit Extremitätenerhaltung bei malignen Knochentumoren gegeben war [10, 11, 13], hat die Endoprothetik zum Knochengelenkersatz einen entscheidenden Aufschwung genommen. In den 60er Jahren wurden vereinzelt Spezialanfertigungen, v. a. für den proximalen Femur in Auftrag gegeben [34]. Erst in den 70er Jahren wurde mit der Forderung nach extremitätenerhaltenden Operationen eine zunehmende Vielfalt von Endoprothesen für den proximalen Humerus, proximalen Femur und zuletzt auch für die Knieregion gefertigt [9, 12, 29, 32, 37]. Mit der zunehmenden Anwendung dieser Spezialendoprothesen hat sich die Notwendigkeit einer sofort verfügbaren, im Operationssaal zusammensetzbaren Endoprothese ergeben. Mit dem modularen Femur-Tibia-Rekonstruktionssystem (KMFTR, Kotz-Modular-Femur-Tibia-Rekonstruktionssystem), das 1979 technisch entwickelt wurde und 1982 erstmals klinisch bei Knochentumoren zur Anwendung kam [13, 22], steht nun ein Prothesensystem auch für Reoperationen nach gelockerten, infizierten oder gebrochenen konventionellen oder speziell angefertigten Endoprothesen zur Verfügung [23].

Bei der Lockerung von konventionellen Endoprothesen kann es zu massiven Destruktionen des knöchernen Lagers kommen. Diese ausgedehnten Osteolysen lassen im Extremfall eine Austauschoperation mit herkömmlichen Prothesen nicht mehr zu. Ähnlich verhält es sich bei komplizierten Splitterfrakturen des knöchernen Lagers nach Traumen [23, 24].

Zur Behandlung solcher Trümmerfrakturen wurden sowohl Rekonstruktionen mittels Osteosynthese, aber auch Sanierungen mit Tumorendoprothesen vorgenommen [31, 33, 36]. Der Einsatz von Osteosynthesen unterschiedlichster Art (Platten, Cerclagen etc.) ist bei z. B. pertrochantären Trümmerfrakturen mit gleichzeitig gelockerter, zementierter Endoprothese in der Regel technisch schwierig und erfordert ein individuelles operatives Vorgehen.

Nach einem kurzen historischen Überblick über die Entwicklung der Tumorendoprothese werden die Ergebnisse nach Implantation der KMFTR-Prothese, sowohl nach Knochentumoren als auch nach Austauschoperationen, analysiert und die Ergebnisse nach den Enneking-Kriterien ausgewertet [7].

Geschichte

Die Endoprothetik der Knochen nahm mit einzeln gefertigten Endoprothesen ihren Anfang. So konnte erstmals 1940 durch Moore u. Bohlman das proximale Femur bei einem Riesenzelltumorrezidiv auf einer Länge von 30 cm durch eine Spezialendoprothese aus Vitallium ersetzt werden [20]. In der Folge wurden immer wieder Spezialendoprothesen angefertigt und mit wechselndem Erfolg angewandt. Dabei wurden verschiedene Materialien verwendet, wie Acrylharz und Plexiglas [2, 4, 26], 1949 Polyethylen [Alkathene] und 1951 Polymethylmethacrylat [5]. 1959 implantierte Witt, als erster in Deutschland, eine Plexiglas-Stahl-Endoprothese mit intramedullärem Stiel und Seitenplatten [35].

Durch die Einführung des Knochenzements durch Charnley (1960) wird die Verankerung von Endoprothesen von nun an überwiegend durch Einzementierung eines intramedullär gelegenen Stiels vorgenommen. An weiteren Materialien für diese Tumorendoprothesen wurden CoCrMo, Reintitan sowie Kombinationen beider verwendet. Dabei bestand der Stiel aus Reintitan, dem dann ein CoCrMo-Oberteil aufgesetzt war. Trotz dieser Materialkombination kam es weiterhin zu Brüchen im Stielbereich, da die mechanische Festigkeit des Reintitans zu gering war. Erst die Titan-Aluminium-Vanadium-Legierung (TIALV) brachte befriedigendere Ergebnisse [5, 9, 29, 30].

Alle diese Spezialendoprothesen waren Einzelanfertigungen, die mit großem Zeitaufwand nach einem Maßstabröntgen gearbeitet wurden. Die intramedulläre Verankerung erfolgte mit Zement. Eine der ersten serienmäßig hergestellten Tumorendoprothesen war die Krückstockprothese [31], sowie die Tumorendoprothese „Modell Harlaching". Letztere unterschied sich von der Krückstockprothese durch eine Haltelasche zur Rotationsstabilisierung, wobei auch zusätzlich ein Zuggurtungseffekt gegen die Biegebeanspruchung in Varusrichtung gegeben war. Diese beiden Modelle waren in verschiedenen Längen, entsprechend der Überbrückung verschieden großer Defekte, erhältlich [21, 31].

Auf die Anwendung wirkungsvoller Chemotherapie bei Knochentumoren [11, 25] war es zurückzuführen, daß immer häufiger Tumorresektionen, und somit extremitätenerhaltende Operationen, anstelle von Amputationen durchgeführt wurden. Die in diesen Fällen entstandenen Defekte konnten meistens durch Spezialendoprothesen überbrückt werden.

Die wesentlich günstigere Prognose der Tumorpatienten durch die Chemotherapie führte zu länger werdenden Tragezeiten der Endoprothesen. Gleichzeitig mehrten sich jedoch die Mitteilungen über aseptische Lockerungen von zementierten Gelenkersatzendoprothesen [3, 5, 17]. Bei den i. allg. jüngeren und somit aktiveren Tumorpatienten stellt die Fixation der Endoprothese eine besondere Problematik dar. Somit wurde relativ frühzeitig eine zementfreie Verankerung der Implantate realisiert. Tumorendoprothesen aus Aluminiumoxid (Biokeramik) wurden ab 1973 zementfrei implantiert [27, 28]. Die Verankerung im Knochen erfolgte mit einer konischen Hülse, die auf einem vorerst konisch zugearbeiteten Knochen befestigt wurde. Durch verschiedene Schaftlängen, verschieden dimensionierte Kopfdurchmesser und Kegelhülsen wurde erstmals ein vollständiges Baukastenprinzip verwirklicht und an der oberen Extremität angewandt. Die an der Innenfläche der Kegelhülse vorhandenen Rillen sollten durch späteres Einwachsen des Knochens eine Dauerstabilität ermöglichen. Eine Rotationssicherung wurde durch eine kortikale Schraube erreicht. Nach anfänglich guten Ergebnissen traten gehäuft Lockerungen an der Konusverankerung auf (20%), da stabilisierende seitliche und ventrale Zuggurtungslaschen fehlten [34]. Ein 2. Modell, die isoelastische Prothese, ein Polyacetalharz [19], wurde mit gutem Erfolg an der oberen Extremität eingesetzt, während die ungenügende mechanische Festigkeit an der unteren Extremität eine Metallarmierung dieses Prothesentyps notwendig machte [1].

Die Verankerung dieser Prothese erfolgte zementfrei oder zementiert.

Bei den sich zunehmend durchsetzenden Metallspezialendoprothesen wurde die zementfreie Verankerung mit der Stielplattenendoprothese verwirklicht. Es handelt sich dabei um eine Prothese mit intramedullärer Stielverankerung mit 2 Seitenplatten, die im rechten Winkel zueinander an der Zugseite des Knochens angeordnet sind und durch den Stiel hindurch mit der Kortikalis verschraubt werden.

Diese zunächst als Spezialanfertigungen (Custommade) konzipierten Modelle hatte 2 fundamentale Nachteile:
1. Die Resektionslänge konnte im voraus nur schwer exakt bestimmt werden und
2. die Manufaktur benötigte oft beträchtliche Herstellungszeiten.

Der nächste Schritt war somit auch für die Metallprothesen die Entwicklung zementfreier Baukastensysteme. Zum Ersatz des proximalen Humerus und proximalen Femurs wurde von Salzer ein derartiges System entwickelt [34]. Die Grundkonzeption dieser Baukastenendoprothese besteht aus jeweils 2 Komponenten: der Kegelhülse und dem Schaftteil. Es liegt somit eine extrakortikale Konusverankerung mit einer ventralen und einer lateralen Lasche vor. Beide Komponenten werden mittels einer Kegelanpassung und einer zentralen Spannschraube miteinander verbunden. Der Vorteil der extrakortikalen Konusverankerung wird in der Schonung der endostalen Blutversorgung, in einer leichten Implantation sowie in einer Vermeidung einer Schwächung der Kortikalis durch Aufbohren des Markraums gesehen. Verschiedene Durchmesser der Kegelhülsen zur Anpassung an die individuellen Schaftdurchmesser sowie entsprechend variable Prothesenlängen ermöglichen den sofortigen Einsatz des Systems bei verschieden großen Resektionen.

An der Orthopädischen Universitätsklinik Wien liegen aus der Zeit von 1976–1982 Erfahrungen mit Tumorspezialendoprothesen aller Regionen, speziell jedoch vom proximalen Humerus, proximalen Femur und der Knieregion vor. An Hand der fortwährenden technischen Verbesserungen von einem Modell zum nächsten – das Femuropatellarlager, die Knochenverankerungen und die Achse betreffend – konnte letztlich ein Standard-Modular-Modell entwickelt werden, das alle Vorzüge der Spezialanfertigungen vereinigt, gleichzeitig aber die Nachteile, wie lange Wartezeit, Passungsungenauigkeit oder Bestellungsfehler, ausschaltet. Zusätzlich wurde das Baukastenprinzip auch auf das distale Femur und die proximale Tibia ausgeweitet. Selbst ein Ersatz des gesamten Femurs ist durch dieses System möglich. Auch der derzeit vorliegende Bausatz kann noch weiteren Verbesserungen unterzogen werden, wobei hier der Vorteil in der Austauschbarkeit von nur wenigen Bestandteilen liegt und jeweils auf das Gesamtsystem zurückgegriffen werden kann. Mit der Erstellung des kompletten Bausatzes ist die Entwicklung auf diesem Gebiet in keiner Weise abgeschlossen.

Patienten und Methode

An der Orthopädischen Universitätsklinik Wien wurden zwischen September 1982 und Ende 1985 bei 55 Patienten Tumorendoprothesen des Typs KMFTR implantiert. Davon waren 15 Patienten männlich und 40 weiblich. Das Durchschnittsalter bei der Operation betrug 53,4 Jahre (10–82 Jahre).

Das proximale Femur wurde 28mal, das distale Femur 17mal und die proximale Tibia 7mal ersetzt. Das gesamte Femur wurde 2mal und 1mal ein totales Knie implantiert.

Die Indikationen betrafen Primärtumoren, Metastasen und Prothesenlockerungen (Tabelle 1).

Bei der Gruppe der Primärtumoren lag das Durchschnittsalter bei 26,8 Jahren (14–78 Jahre), das der Metastasenpatienten betrug 53,6 Jahre (18–75 Jahre).

An Primärtumoren lagen 14 Osteosarkome, 1 Ewing-Sarkom und je 1 Chondrosarkom und 1 malignes, fibröses Histiozytom vor, je 1mal wurde ein Liposarkomrezidiv bei gleichzeitiger pathologischer Fraktur des Femurs, und 1mal ein Non-Hodgkin-Lymphom des Knochens gesehen.

Von den 7 Tumorendoprothesenaustauschoperationen waren 4 Custommade-Endoprothesen (2 davon septisch), 2 Krückstock- und 1, primär auswärts operierte KMFTR-Tumorendoprothese betroffen.

Zur fakultativen präoperativen Planung benötigt man ein Maßstabröntgen des betroffenen Skelettabschnitts, um die entsprechend passenden Prothesenteile mit einer Plus-Minus-Variante vorbereiten zu können. Bei dieser Vorbereitung müssen v. a. noch die Seitenverhältnisse der Schaftverankerung sowie die rechte und linke Ausführung der distalen Femurteile berücksichtigt werden. Die Resektionsstrecke setzt sich im Falle von malignen Tumoren aus Tumorausdehnung + 5 cm Sicherheitsabstand zusammen. Bei Vorliegen von Skipmetastasen im Röhrenknochen ist ein Abstand von 5 cm vom oberen Rand dieser Skipmetastase einzuhalten.

Das KMFTR-System besteht aus 26 größeren Einzelteilen, wie Resektions-, Verlängerungs-, Verankerungs-, Gelenk- und Verbindungsteilen. Die Einzelkom-

Tabelle 1. Differenzierung der implantierten Tumorendoprothesen (n = 55)

Primäre Tumoren	19
Metastasen	21
Austauschoperationen	13
Tumorendoprothesen: – Aseptische	5
– Septische	2
Konventionelle Prothesen	6
Pathologische Fraktur nach Radiatio und Rezidiv bei einem Liposarkom	1
Plattenbruch und Ermüdungsfraktur nach Verbundosteosynthese und Radiatio nach Non-Hodgin-Lymphom	1

Ein modulares Femur- und Tibiarekonstruktionssystem und seine Anwendbarkeit 245

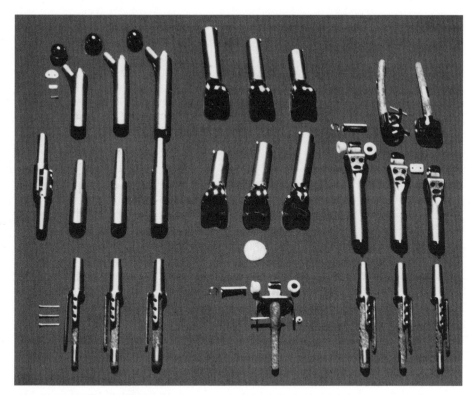

Abb. 1. KMFTR-Baukastensystem

ponenten lassen sich beliebig zu einer Prothese gewünschter Länge zusammensetzen. Einen Überblick über das Baukastensystem verschafft die Abb. 1 [13].

Die entsprechenden Resektionsteile für das proximale und distale Femur und die proximale Tibia sind in den Längen von 120, 140 und 160 mm verfügbar. Eine weitere Verlängerung kann mittels Verlängerungshülsen in den Abmessungen 60, 80 und 100 mm durchgeführt werden. Alle Teile sind untereinander beliebig austauschbar. Ergänzt wird die jeweilige Resektionsprothese im Kniebereich durch ein korrespondierendes Gelenkteil. Das femorale Gelenkteil besteht in einer Rechts-links-Ausführung; das Diaphysenanschlußstück (Verankerungsteil) besteht aus 1 Stiel mit 2 im rechten Winkel zueinander stehenden Seitenplatten. Durch 3 Bohrungen erfolgt die Verschraubung mit je 3 Schrauben mit dem Röhrenknochen. Dadurch erfolgt eine primäre Stabilisierung. Das Diaphysenanschlußstück gibt es in je 1 Ausführung für links und rechts und in 3 verschiedenen Stieldicken und Plattenabständen, so daß für verschiedene Markraumweiten entsprechende Implantate vorliegen. Die dem Knochen zugewandten Seiten tragen eine Oberflächenstruktur.

In Sonderfällen läßt sich unter Zuhilfenahme eines speziellen Verbindungsstücks auch ein totaler Femurersatz zusammenstellen. Die Einzelkomponenten werden durch eine Konussteckverbindung zusammengesetzt (Abb. 2). Im Kniegelenkbereich werden die Teile durch ein Achsenknie verbunden. Dadurch wird bei

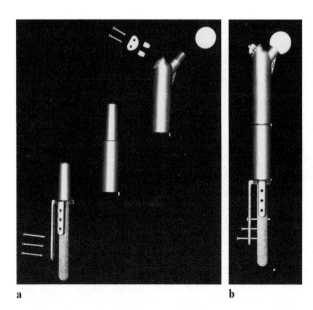

Abb. 2a, b. Komplette KMFTR-Resektionsprothese am Beispiel des proximalen Femurs mit Verlängerungshülse und Verankerungsteil. **a** Einzelteile, **b** zusammengesetzt

ausgedehnten Tumorresektionen genügend Stabilität gewährleistet. Bei Implantation des distalen Femurs ist die Patellarückfläche durch eine PCA-Patella zu ersetzen [8].

Bei der Implantation des Gelenkteils der Tibia wird die Osteotomie 0,5 cm distal des Gelenkknorpels senkrecht zur Längsachse angesetzt. Es erfolgt das Anzeichnen der Prothesenumrisse mit einer Schablone an der Resektionsfläche. Danach zentrale Bohrung für die Stielverankerung senkrecht über dem Tibiamarkraum, Fräsen mit dem flexiblen Markraumbohrer (12,5 mm) bis in eine Tiefe von 12 cm, danach Aufbohren bis auf eine Tiefe von 5 cm mit der 20–mm-Fräse, Bildung von seitlichen Schlitzen für die Laschenverankerung, Einschlagen der Prothese unter Beachtung der Rotation nach Anschlagen der seitlichen Laschen an die Tibiametaphyse und Fixation mit dem dafür vorgesehenen Bolzen.

Vor der Implantation des femoralen Gelenkteils erfolgt zunächst die Aufmeißelung eines 15 mm großen Lochs knapp ventral der Kreuzbandgrube, das Vorfräsen des Markraums mit der Handfräse bis 12 cm Tiefe, das Ansetzen des Spezialfemurmeißels und die Markierung der Knochenresektion. Nach Implantation des Gelenkteils wird dieser noch mit Kortikalisschrauben – von dorsal bis in die ventrale Femurkortikalis – fixiert.

Die Schaftverankerung erfolgt zunächst durch Auffräsen des Markraums auf die gewünschte Größe (Tibia 11,5 mm oder 14,5 mm oder 17,5 mm). Nach Einschlagen der Schaftverankerung, unter Beachtung der Rotation wird die Prothese mit den selbstschneidenden Kortikalisschrauben fixiert. Man orientiert sich im Bereich des Femurs an der Linea aspera. Die lange Seitenplatte kommt lateral, die kurze ventral zu liegen.

Im Tibiabereich liegt die kurze Platte dorsal, die lange ebenso lateral. Nach sorgfältiger Reinigung der Konusverbindungen wird der Resektionsteil an die Schaftverankerung angeschlagen, ggf. unter Einschaltung von einem oder mehreren Verlängerungsstücken. Im Kniebereich erfolgt die Verbindung der Prothesen mit Steckachse, Polyethylensteckbuchsen und Fixierung der Achse mit einem Sprengring.

Auf den proximalen Femurresektionsteil wird ein Keramik- oder Metallkopf im Sinne einer Konussteckverbindung aufgesetzt. Es gibt 3 verschiedene Halslängen.

Die Fixation der peritrochantären Muskulatur erfolgt mit einer Klemmplatte, Gewindebuchsen und Kortikalisschrauben.

Bei der Lig.-patellae-Rekonstruktion verwenden wir 2 Techniken: Die 2- bis 3fache Fibulaosteotomie sowie Vernähung des Lig. patellae mit einem an der Fibulaspitze erhaltenen Sehnen-Faszien-Streifen [14] und die Verlagerung eines oder beider Gastroknemiusköpfe nach ventral [6, 18].

Die Insertion des Ligaments an der Prothese mittels einer dafür vorgesehenen Halterung hat nur den temporären Effekt, das Lig. patellae zu zentrieren.

Rekonstruktive Besonderheiten ergeben sich bei komplizierten Schaftfrakturen gelockerter Hüftendoprothesen. Dabei fungiert die KMFTR-Prothese nach Entfernung der gelockerten Prothese und aller Zementbestandteile als intramedullärer Platzhalter. Die verbliebenen Knochenfragmente werden um die Prothese positioniert und der Periostschlauch rekonstruiert [23] (Abb. 3a–c).

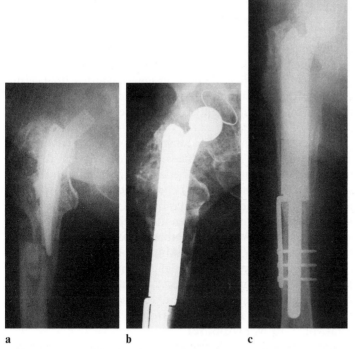

Abb. 3a–c. H. A. (69 Jahre, weiblich). **a** Subtrochantäre Femurfraktur bei gelockerter Hüftendoprothese Typ „Weber-Huggler" rechts (26.9.1983); **b** 7 Tage nach Operation und Versorgung mit einer KMFTR-Hüftendoprothese; **c** 34 Monate postoperativ. Knöcherne Konsolidierung und manschettenförmiger Wiederaufbau des Knochens um die Prothese. Ausgezeichnetes klinisches Ergebnis

Die Auswertung der klinischen sowie prothetisch-röntgenologischen Ergebnisse erfolgt nach den von Enneking angegebenen Kriterien (Enneking-Staging) [7]. Es werden nur diejenigen Patienten nachuntersucht, deren Operation vor Dezember 1984 lag und die eine Mindestverlaufsbeobachtung von 1 Jahr aufweisen. Es sind dies 21 Patienten. Weitere 4 bereits verstorbene Patienten, mit einer Mindestbeobachtungszeit von 6 Monaten, werden nur röntgenologisch ausgewertet. Der durchschnittliche Beobachtungszeitraum betrug 20,4 Monate (12–37 Monate).

Ergebnisse

Von 21 nachuntersuchten Patienten waren 8 mit Ersatz des proximalen Femurs versorgt worden. Alle 8 waren mit dem Ergebnis der Operation subjektiv sehr zufrieden. Das für sie gewählte Vorgehen wurde emotional voll akzeptiert. Im Wiederholungsfall ihres Leidens würden sie die gleiche Operation wünschen. 2 Patienten waren bei der Erledigung ihrer täglichen Arbeiten behindert, die anderen nicht eingeschränkt (Abb. 4a). Nur 1 Patient äußerte geringe Beschwerden, die restlichen waren schmerzfrei (Abb. 4b). Die Summe der Hüftgelenkbeweglichkeit betrug bei 5 Patienten 180°, bei den anderen zwischen 120 und 180° (Abb. 4c). 2 Patienten waren in ihrer Muskelkraft (Quadrizeps/Abduktoren) gering bis deutlich eingeschränkt, die anderen konnten eine maximale Flexion bzw. Abduktion 10–20 s halten (Abb. 4d). Das Trendelenburg-Zeichen war bei 3 Patienten negativ, bei 4 Patienten teils mit und teils ohne Stock kompensiert, bei 1 Patienten nicht kompensierbar. Grobe Fehlstellungen im Sinne von Flexion- und Abduktionskontrakturen waren nicht vorhanden. Beinverkürzungen wurden 3mal gefunden (Abb. 4e). Der Gesamtscore der Patienten mit Hüftendoprothesen ergab 2mal ein ausgezeichnetes, 5mal ein gutes und 1mal ein zufriedenstellendes Ergebnis (Abb. 4f).

Im Kniebereich waren es 11 Patienten (7mal das distale Femur und 4mal die proximale Tibia), die nachuntersucht wurden. Davon waren 7 mit dem Ergebnis der Operation subjektiv und emotional sehr zufrieden, 3 größtenteils und 1 Patient nur teilweise. 6 Patienten waren im täglichen Leben nicht behindert (Abb. 5a). Ein 10jähriges Mädchen mit Oberschenkelamputation der Gegenseite war wegen multipler Metastasen bettlägrig. Insgesamt zeigten nur 3 gelegentlich geringe Beschwerden, 8 waren beschwerdefrei (Abb. 5b), 7 Patienten beugten über 90°, 3mal betrug die Beweglichkeit zwischen 60 und 90° (Abb. 5c). Bei dem bettlägrigen Mädchen war nur eine geringe Beweglichkeit möglich. 9 Patienten hatten eine sehr gute bis gute Muskelkraft und konnten ihr Bein 5–20 s aktiv gestreckt heben. 2 konnten nur die Schwerkraft überwinden (Abb. 5d). Hinsichtlich Stabilität und Deformität lag bei je 2 Patienten ein Extensionsdefizit von 5–10° sowie eine Varus-Valgus-Instabilität von 5–10° vor (Abb. 5e).

Das Gesamtergebnis der Patienten mit Knieendoprothesen zeigte bei 5 ein ausgezeichnetes, bei 4 ein gutes, und bei 2 Patienten ein zufriedenstellendes Ergebnis (Abb. 5f).

Die Prothesen wurden hinsichtlich anatomischer Paßform, Achsstellung, Längendifferenz sowie auf ihre Verfügbarkeit untersucht.

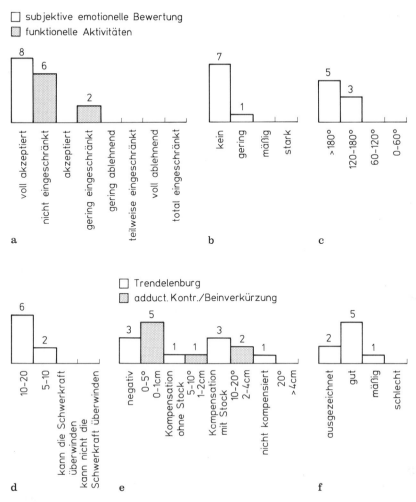

Abb. 4a–f. Enneking-Staging (Orthopädische Universitätsklinik Wien, Januar 1986) nach Ersatz des proximalen Femurs (n=8). **a** Subjektive, emotionale Bewertung (□) und funktionale Aktivitäten (▨), **b** Schmerz, **c** Schmerz, **d** Muskelkraft, **e** Stabilität/Deformität, **f** Gesamtergebnis

Bei der Prothesenauswertung wurden 25 Patienten mit einer Mindestbeobachtungszeit von 6–12 Monaten erfaßt. Es bestand 4mal eine geringe Längendifferenz von weniger als 2 cm zur Gegenseite. In allen Fällen war die Prothese sofort verfügbar und konnte auch in Akutsituationen, wie etwa pathologischen Frakturen, sofort eingesetzt werden. Aktive Beweglichkeit und teilbelastende Mobilisierung war zwischen der 4. und 6. Woche möglich. In 15 Fällen war der Knochen röntgenologisch deutlich an die Prothese herangewachsen und eingeheilt. 10mal fand sich das knöcherne Lager der Prothese, bei überwiegend kurzen Verlaufsbeobachtungen, indifferent. In keinem Fall wurde eine Migration festgestellt (Tabelle 2).

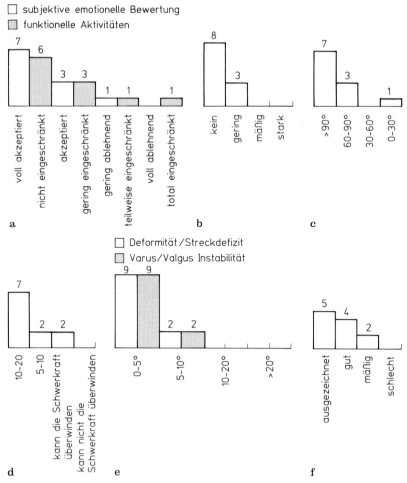

Abb. 5a–f. Enneking-Staging (Orthopädische Universitätsklinik Wien, Januar 1986) nach Ersatz im Kniebereich (proximale Tibia, n=4/distaler Femur, n=7). **a** Subjektive, emotionale Bewertung (□) und funktionale Aktivitäten (▨), **b** Schmerz, **c** Beweglichkeit, **d** Muskelkraft bei voller Kniestreckung im Sitzen, **e** Stabilität/Deformität, **f** Gesamtergebnis

Tabelle 2. Beurteilung der Endoprothesen (n=25); Enneking-Staging. (Orthopädische Klinik der Universität Wien, Januar 1986)

Längenunterschied	<2 cm	4
Verfügbarkeit	Sofort	25
Krankheitsdauer	2–4 Wochen	25
Gewebereaktion	Knöcherne Einheilung	15
	Indifferent	10
Prothesenwanderung		0
Revision	Fraktur	1
	Lig.-patellae-Ruptur	1

Eine Patientin mit Ersatz des gesamten Femurs hatte zum Zeitpunkt der Nachuntersuchung multiple Knochenmetastasen und polytope Schmerzen und war bettlägrig, so daß eine regelrechte klinische Beurteilung der Funktion nicht mehr möglich war. Das röntgenologische Bild ist unauffällig. Bei der Patientin mit dem totalen Kniegelenkersatz kam es bei einem bis dahin unauffälligen Verlauf zu einem Ausriß des Lig. patellae. Sie wurde revidiert.

Unter den 7 Patienten, die bis Dezember 1984 wegen Austauschoperationen operiert wurden, waren 2 gute und 3 exzellente klinische Gesamtergebnisse. 2 Patienten waren bereits verstorben. Die Austauschoperationen wurden 4mal bei gelockerten konventionellen Hüfttotalendoprothesen und 3mal bei Tumorendoprothesen durchgeführt. Darunter fand sich auch 1 infizierte Custommade-Endoprothese.

Faßt man die Komplikationen von allen 55 bisher operierten Patienten zusammen, so fand sich an intraoperativen Komplikationen 4mal eine Schaftfissur und 1mal eine Perforation. Während des unmittelbaren postoperativen Verlaufs kam es 7mal zur Luxation, wobei 2 Patienten revidiert werden mußten. Hämatomausräumungen wurden 5mal durchgeführt, in 2 Fällen Nekrosenabtragungen. 2 Patienten starben an internen Komplikationen. Passagere Peronäusparesen wurden nur anfänglich nach Gipslonguettenruhigstellung beobachtet. An Spätkomplikationen war 1 Prothesenbruch und 2 Patellarsehnenausrisse bei Gastroknemiusplastiken Grund für eine Revisionsoperation. 2mal wurde wegen unzureichender Beweglichkeit redressiert. Durch Sturz kam es 1mal zu einer Tibiafissur und 1mal zum Ausriß der peritrochantären Muskulatur.

Bei 4 Patienten lagen mehrere dieser Komplikationen vor. 8 Patienten mußten wegen einer dieser postoperativen Komplikationen reoperiert werden, wobei in 3 Fällen schwerwiegende Komplikationen vorlagen. 26 Patienten hatten einen bisher völlig komplikationslosen Verlauf.

Diskussion

Der Ersatz des proximalen Femurs mit einer Tumorendoprothese durch A. T. Moore 1940 leitete eine Ära der extremitätenerhaltenden Operationen bei Resektion von Knochentumoren ein. Zunächst war dies nur auf Einzelfälle beschränkt. Durch den Knochenzement und die rasche Entwicklung der Endoprothetik gelang es, immer mehr rekonstruktive Eingriffe an destruierten Knochenabschnitten durchzuführen, so daß ab den 60er und speziell den 70er Jahren die En-bloc-Resektion und der Ersatz durch Tumorendoprothesen immer breiteren Raum einnahm. Vor allem mit der Anwendung von kurativen chemotherapeutischen Konzepten, etwa beim Osteosarkom, aber auch die immer länger werdenden Überlebenszeiten von Metastasenpatienten bei palliativer Anwendung von Zytostatika, Hormon- und Immuntherapeutika, läßt die Frage der Lebensqualität und somit der extremitätenerhaltenden Operation immer deutlicher in den Vordergrund rücken.

Hand in Hand mit der Forderung nach extremitätenerhaltenden Operationen ging die Entwicklung der Tumorendoprothesen. Dabei wurden verschiedene Materialien wie Biokeramik, Polyacetalharze und verschiedene Metallegierungen verwendet [5, 19, 27, 28]. Mit den Erfahrungen, die man v. a. mit den Einzelanfertigungsprothesen gewonnen hatte, wurde zuletzt ein System für den Ersatz der Knochen der unteren Extremität bis zum distalen Tibiadrittel hergestellt [13]. Die Einzelanfertigungsprothesen hatten ja noch die entscheidenden Nachteile, wie lange Fertigungszeiten und vorgegebenes, intraoperativ nicht mehr abänderbares Resektionsausmaß.

Das nun zur Verfügung stehende KMFTR-System, das aus 26 Einzelteilen besteht, hat folgende wesentliche Vorteile:
- es ist jederzeit verfügbar,
- intraoperative Bestimmbarkeit des Resektionsausmaßes (Resektionsausmaß von 120–260 mm in 20-mm-Schritten möglich),
- zementfreie Implantation,
- anwendbar für proximalen und distalen Femur, proximale Tibia,
- Spezialrekonstruktionen, wie totaler Femur, totales Kniegelenk, totaler Femur mit proximalem Tibiaersatz, sind möglich.

Vor allem durch die sofortige Verfügbarkeit des Prothesensatzes kann das KMFTR-System auch bei Austauschoperationen von gelockerten Endoprothesen verwendet werden. Neben gelockerten Tumorendoprothesen haben wir die Indikation zur Austauschoperation auch bei konventionellen Prothesen gestellt. Es lagen immer komplizierte Schaftfrakturen sowie massive Osteolysen bei gelockerten zementierten Endoprothesen vor. Bei diesen Fällen fungiert die Prothese als intramedullärer Platzhalter. Die Knochenfragmente und das Periost werden um die Prothesen rekonstruiert. Der Vorteil dieser Technik liegt in einem sehr raschen operativen Vorgehen gegenüber osteosynthetischen Verfahren. Wir konnten beobachten, daß es sekundär zu einem kompletten mantelförmigen Knochenumbau um die Prothese gekommen war (s. Abb. 3 a–c) [23].

Austauschoperationen von infizierten Tumorendoprothesen führten wir in 2 Fällen durch. Die Patienten wurden entsprechend dem Antibiogramm chemotherapeutisch 2–3 Wochen vorbehandelt. Nach Abklingen der Entzündungsparameter erfolgte die Revisionsoperation. Nach einer 18- und 6monatigen Verlaufsbeobachtung sind die Patienten beschwerdefrei und die Extremität voll funktionstüchtig (Abb. 6 a–c).

Bei Austauschoperationen von Tumorprothesen im Kniebereich kombinierten wir in 2 Fällen den Resektionsteil der Tibia mit einem dafür angefertigten Sphärocentric-Femurteil. Diese Kombination erlaubt eine Rotation im Knie und stellt ein Semimodularsystem dar.

Nach dreieinhalbjähriger klinischer Anwendung von Knochentumorendoprothesen des Typs KMFTR wurden 21 Patienten mit einer Mindestbeobachtungszeit von 12 Monaten nachuntersucht. Bei 1 Patientin mit multiplen Metastasen zeigte sich ein schlechtes, 7mal ein zufriedenstellendes sowie bei 13 Patienten ein gutes bis ausgezeichnetes Resultat.

Dennoch finden sich bei diesen Großoperationen eine Reihe von Komplikationen; die anfänglich bei Tumorendoprothesen im Kniebereich gesehene passagere Peronäusläsion wurde nach Weglassen der postoperativen Gipsfixierung nicht mehr beobachtet. Häufig kam es zu postoperativen Luxationen. Wir stellen deshalb das betroffene Hüftgelenk nach einer kurzen passiven Mobilisierungsphase für 2–3 Wochen in einem Beckenbeingips ruhig. Dadurch kam es zu einer deut-

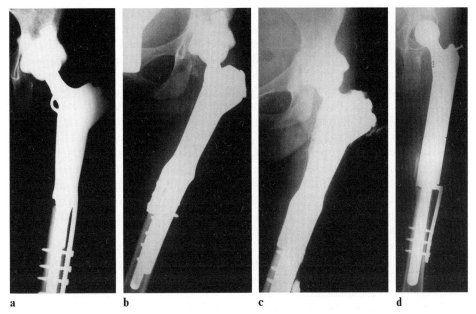

Abb. 6a–c. E. M., 26 Jahre, weiblich. **a** Einjahresergebnis (20.11.1980) nach Resektin des proximalen Femurs wegen Metastasierung eines odontogenen Sarkoms und Implantation einer Custommade-Endoprothese (14.12.1979); **b** Nach 3,5 Jahren spetische Lockerung, bei der Fistelfüllung ist die Prothese vom Kontrastmittel umspült (März 1984); **c** Achtzehnmonatiges Ergebnis nach Austauschoperation keine Anzeigen einer Infektion oder Lockerung. Gesamtbeurteilung nach Enneking (postoperative Luxation) gut (8.8.1985)

lichen Reduzierung der Luxationshäufigkeit. An schwerwiegenden Komplikationen lagen 1 Prothesenbruch und 2 Patellarsehnenausrisse vor. Diese Patienten wurden revidiert und zeigen bei der Nachuntersuchung zufriedenstellende Ergebnisse.

Zusammenfassung

Es wird ein 26teiliges modulares System zur Rekonstruktion der Knochen der unteren Extremität, vom Hüftkopf bis zum distalen Tibiadrittel, vorgestellt. Dieses als KMFTR (Kotz-Modular-Femur-Tibia-Rekonstruktionssystem) bezeichnete System wurde v. a. zum Ersatz nach Knochenresektionen bei Knochentumoren konzipiert. Immer häufiger jedoch findet sich auch eine Anwendung bei Austauschoperationen von konventionellen und Tumorendoprothesen. Hier sind es v. a. massive Osteolysen, komplizierte Frakturen und postinfektiöse Destruktionen des Knochenlagers. Bei den KMFTR-Prothesen handelt es sich um ein Baukastensystem. Dieses ist jederzeit verfügbar und kann zementfrei, in Ausnahmefällen auch zementiert, implantiert werden. Das Implantatmaterial besteht aus der bekannten CoCrMo-Gußlegierung Vitallium.

Von 1982 bis Ende 1985 wurden an der Orthopädischen Universitätsklinik 55 Patienten mit dieser zementfreien Tumorendoprothese vom KMFTR-Typ behandelt. Das proximale Femur war 28mal, das distale Femur 17mal und die proximale Tibia 7mal betroffen. In 2 Fällen wurden ein totales Femur und bei weiteren Patienten ein gesamtes Knie implantiert.

21 Patienten mit einer durchschnittlichen Beobachtungszeit von 20,4 Monaten und einer Mindestbeobachtungszeit von 1 Jahr wurden nach den Enneking-Kriterien ausgewertet. 8 Patienten erhielten einen Ersatz des proximalen Femurs. Die Resultate waren 2mal exzellent, 5mal gut und 1mal zufriedenstellend. 11 Patienten erhielten eine Ersatzoperation im Kniegelenkbereich. Das Gesamtergebnis ergab bei 2 Patienten zufriedenstellende Ergebnisse, 4 gute und in 5 Fällen ausgezeichnete Resultate. 1 Patient mit Ersatz des gesamten Femurs hatte multiple Knochenmetastasen mit polytopen Schmerzen und war einer regelrechten Beurteilung nicht mehr zugängig. 1 Patient mit Ersatz des gesamten Knies hatte nach 10 Monaten eine Ruptur des Lig. patellae und mußte revidiert werden.

Radiologisch fanden wir bei 15 von 25 ausgewerteten Fällen eine ausgezeichnete knöcherne Inkorporation der Prothese. 10 Fälle zeigten gegenüber dem Ausgangsbefund unveränderte röntgenologische Verhältnisse. Es waren dies Patienten mit kurzer Verlaufsbeobachtung.

Obwohl bei diesen Großoperationen Komplikationen auftraten, waren die Endergebnisse sehr zufriedenstellend und die Patienten subjektiv mit der Operation sehr zufrieden.

Literatur

1. Bertele G (1980) Spätergebnisse der ersten aus isoelastischem Material gefertigten Oberarmprothesen. Aktuel Traumatol 10:333
2. Bingold AC (1972) Prosthetic replacement of a chondrosarcoma of the upper end of the femur. J Bone Joint Surg [Br] 54:139
3. Bösch P, Harms H, Lintner F (1982) Nachweis des Katalysatorenbestandteiles Dimethylparatoluidin im Knochenzement, auch nach mehrjähriger Implantation. Arch Toxicol 51:157
4. Creyssel J (1950) Reconstruction prothetique d'nn femur apres resection de la moitie superieure pour osteosarcome. Rev Chir Orthop 36:309
5. Dobbs HS, Scales JT, Wilson JN, Kemp H, Jackson-Burrows J, Sneath RS (1981) Endoprosthetic replacement of the proximal femur and acetabulum. J Bone Joint Surg [Br] 63/2:219
6. Dubousset J, Missenard G (1983) Reconstruction of quadriceps insertion by aponeurotic and muscular plasties after proximal tibial replacement in osteogenic sarcoma. Proc. 2nd Int. Workshop on the design and application of tumor prostheses for bone and joint reconstruction. Vienna, 5–8. Sept. Egermann, Vienna, p 275
7. Enneking WF (1983) Functional evaluation of reconstruction after tumor resection. Proc. 2nd Int. Workshop on the design and application of tumor prostheses for bone and joint reconstruction. Vienna, 5–8. Sept. Egermann, Vienna, p 5
8. Hungerford DS, Kenna RV, Krakow KA (1982) The porous-coated anatomic (PCA) total knee. Orthop Clin North Am 13/1:103–122
9. Jackson-Burrows J, Wilson H, Scales JT (1975) Excision of tumors of humerus and femur, with restoration by internal prostheses. J Bone Joint Surg [Br] 57/2:148–159
10. Knahr K, Salzer M, Plattner E, Zweymüller K (1979) Die Indikation zur Endoprothesen-Implantation nach Tumoroperationen. Z Orthop 117:493

11. Kotz R (1978) Osteosarkom 1978 – Die Wende der Prognose durch adäquate Chirurgie und adjuvante Chemotherapie. Wien Klin Wochenschr [Suppl 93] 90/22:1
12. Kotz R (1983) Possibilities and limitations of limb-preserving therapy for bone tumors today. J Cancer Res Clin Oncol [Suppl] 106:68
13. Kotz R (1983) Modular femur and tibia reconstruction-system. Proc. 2nd International Workshop of design and application of tumorprostheses for bone and joint reconstruction. Vienna, 5–8. Sept. Egermann, Vienna, p 223
14. Kotz R, Engel A (1983) Cement-free design of a tumor prosthesis for osteosarcoma of the distal femur and proximal tibia with a new fixation technique for the ligamentum patellae. In: Chao EY, Juins JC (eds) Tumor prostheses for bone and joint reconstruction. Thieme & Stratton, Stuttgart New York, p 399
15. Kotz R, Salzer M (1982) Rotation-plasty for childhood osteosarcoma of the distal part of the femur. J Bone Joint Surg [Am] 64/7:959
16. Kotz R, Leber H, Ramach W, Arbes H, Wolf A (1977) Erfahrungen mit der Durchführung der hochdosierten Methotrexatbehandlung beim Osteosarkom. Wien Klin Wochenschr 89:474
17. Lintner F (1983) Die Ossifikationsstörung an der Knochenzement-Knochengrenze. Histologische und chemische Untersuchung – Experiment und Klinik. Acta Chir Austriaca [Suppl 48] 15:1–17
18. Malawer MM (1983) The use of the gastrocnemius transposition flap with limb-sparing surgery for knee sarcomas, indications and technique. Proc. 2nd Int. Workshop on the design and application of tumor prostheses for bone and joint reconstruction. Vienna, 5–8. Sept. Egermann, Vienna, p 270
19. Mathys R (1973) Stand der Verwendung von Kunststoffen für künstliche Gelenke. Aktuel Traumatol 3:253
20. Moore AT, Bohlman HR (1943) Metal hip joint. A case report. J Bone Joint Surg 25:688
21. Refior HJ (1979) Die Endoprothese in der Behandlung von Knochentumoren. Z Orthop 117:489
22. Ritschl P, Kotz R (1983) Early results with a modular-femur-tibia-reconstruction system. Proc. 2nd International Workshop of the design and application of tumor prostheses for bone and joint reconstruction. Vienna, 5–8. Sept. Egermann, Vienna, p 227
23. Ritschl P, Kotz R (1986) Fractures of the proximal femur in patients with total hip endoprostheses. Arch Orthop Trauma Surg 104:392
24. Ritschl P, Zweymüller K, Lukeschitsch G (1986) Analyse und Ergebnisse nach Austauschoperationen von gelockerten zementierten Hüftprothesen. Z Orthop 124:256
25. Rosen G, Suwansirikul S, Kwon C, Tan C, Wu J, Beattie EJ, Murphy ML (1974) High dose methotrexate with citrovorum factor rescue and adriamycin in childhood osteogenic sarcoma. Cancer 33:1151
26. Salmon M (1956) Chondrosarcome de l'extremite superieure du femur. Radiotheraphie, resection de l'epiphyse, prothese en acrylic, resultat tardif (6 ans). Rev Chir Orthop 42:621
27. Salzer M, Locke H, Engelhardt H, Zweymüller K (1975) Keramische Endoprothesen der oberen Extremität. Z Orthop 113:458
28. Salzer M, Knahr K, Locke H et al. (1979) A bioceramic endoprosthesis for the replacement of the proximal humerus. Arch Orthop Trauma Surg 93:169
29. Scales JT (1975) Massive bone and joint replacement involving the upper femur, acetabulum and iliac bone. In: Harris WH (ed) The hip. Proc. of the 3rd Open Scientific Meeting. Mosby, St. Louis
30. Semlitsch M, Panic B (1983) Bruchsichere Verankerungsschäfte künstlicher Hüftgelenke. Techn Rundsch Sulzer 3:28
31. Schneider R (1982) Die Totalprothese der Hüfte. Aktuel Probl Chir Orthop 24:237
32. Sim FH, Chao EYS (1979) Prosthetic replacement of the knee and a large segment of the femur or tibia. J Bone Joint Surg [Am] 61/6:887
33. Stöhr C (1983) Seltene Indikationen, Frakturen bei Endoprothesen, Komplikationen, Problemfälle der Hüftendoprothetik. Aktuel Traumatol 13:42–45

34. Ungethüm M, Knahr K, Salzer M, Blömer W (1983) Zementfrei zu implantierende Spezialendoprothesen nach dem Baukastenprinzip für den proximalen Femur- und Humerusersatz. MOT 4:104
35. Witt AN (1959) Zum Problem des Knochenersatzes durch Endoprothesen. Z Orthop 91:193
36. Wunderlich TH, Blümlein H, Steeger B (1980) Die Tumorprothese zur Behandlung von Metastasen, Prothesenversorgung und Frakturen am proximalen Femur. Z Orthop 118:61
37. Zichner L, Heipertz W (1981) Der Ersatz des proximalen Femurendes. Z Orthop 119:102

Die Sattelprothese

E. Nieder

Indikation

Die Sattelprothese dient der endoprothetischen Versorgung des durch knochen- und alloarthroplastische Maßnahmen nicht rekonstruierbaren Azetabulums bei septischen und aseptischen alloarthroplastischen Revisionsoperationen und des resezierten Azetabulums bei Hüftgelenktumoren (Abb. 1 und 2).

Sattelgelenk und operative Technik

Die femorale Hemialloarthroplastik hat eine asymmetrische Sattelform und artikuliert direkt mit einer vom Operateur an geeigneter Stelle einzurichtenden Knochenmulde in der Region des Pfannendaches oder höher an der Ala ossis ilii. Das Implantat dient zumindest partiell der Erhaltung der Länge, Position und Standfestigkeit der betroffenen Extremität sowie der Funktion des verlorengegangenen Kugelgelenks. Die Sattelprothese kann passagerer Abstandshalter oder endgültiges Gelenk sein.

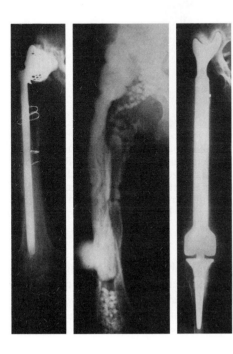

Abb. 1. Primäre Infektion mit Pseudomonas nach TEP, 8 Austauschoperationen, zuletzt antibiotikahaltige Zementplombe. Nach Resektion des infizierten Restknochens und Implantation einer totalen Femurprothese mit proximalem Sattelabschluß für 6 Jahre rezidivfrei, gute funktionelle Aktivitäten, arbeitsfähig, Alter 64 Jahre (bis hier in der Nachuntersuchung erfaßt). Sommer 1986 neue Infektion mit Staphylokokken, behandelt durch Wechsel der Femurprothese, Débridement, neue Ummantelung des Femurs und Implantation der tibialen Komponente mit antibiotikahaltigem Zement, bislang guter Verlauf, Kontrollpunktion negativ, wieder a.f.

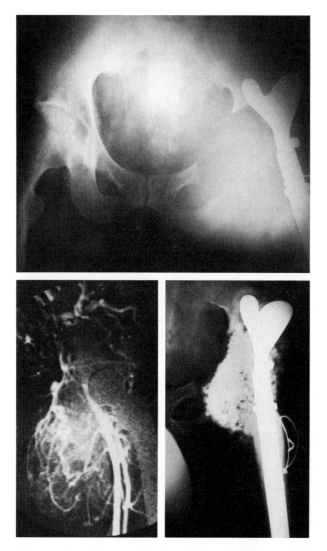

Abb. 2. Drittes Rezidiv einer Synovialitis villonodulosa pigmentosa bei TEP und Zustand nach TEP-Wechsel. Ausgedehnter azetabulärer Befall und Wachstum zum Retroperitoneum und Oberschenkel, partielle Hemipelvektomie und zementlose Sattelprothese, primäre tiefe Infektion mit Staphylokokken, Wechsel der zementierten Prothese gegen zementierte Prothese, Palacoskugeln aus antibiotikahaltigem Zement, danach guter Verlauf; seit ½ Jahr gute funktionelle Aktivitäten, arbeitsfähig, kein Hinweis auf Rezidiv, Alter 46

Der operative Zugang hängt von der Diagnose ab. Nach Entfernung eines Implantates oder eines Hüftgelenktumors wird die geeignete Region für die Artikulation am Beckenknochen gesucht. Bei *alloarthroplastischen Revisionsoperationen* (Abb. 3) läßt sich bei zentraler Luxation einer Pfanne der laterale Pfannenerker verwenden, bei lateralem Pfannenausbruch wird das Zentrum des zerstörten Aze-

Die Sattelprothese

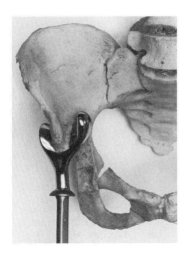

Abb. 3. Sattelgelenk in der Region des ehemaligen Azetabulumdaches

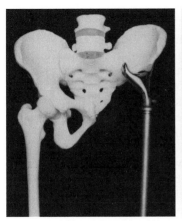 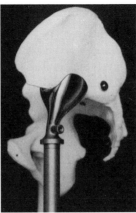

Abb. 4. Becken nach partieller Hemipelvektomie, Sattelgelenk an der Ala ossis ilii

tabulums zur Aufnahme des medialen Sattelhorns ggf. gefenstert. Bei *Azetabulumtumoren* (Abb. 4) liegt die Artikulation in der oberen Resektionslinie. Die äußerste Höhe dürfte entsprechend der Stabilität des Knochens der Ala ossis ilii etwa 1–2 cm kranial vom unteren Pol der Iliosakralfuge liegen.

Der Knochen wird in der jeweiligen Region gemuldet und der Sattel in diese Mulde eingepaßt. Sattelmulde und Knochenmulde greifen nach Art eines Sattelgelenks ineinander ein und stehen senkrecht zueinander. Die Knochenmulde sollte etwa die Größe einer Sattelmulde haben, damit das Gelenk einerseits unter dem Zug der das Gelenk überbrückenden Weichteilstrukturen sicher vor einer Luxation ist, andererseits genügend Beweglichkeit um die 3 Achsen des Sattelgelenkes besteht. Das kleine Horn des Sattels liegt im Becken, das breite Horn ruht auf der Außenseite des Os ilium. Die Hörner liegen bei tiefer Artikulation in der transversalen Ebene, bei höherer Abstützung kommt es durch die Schrägstellung der Ala ossis ilii zu einer zunehmenden Anteversion des medialen Hornes bis zu 45°.

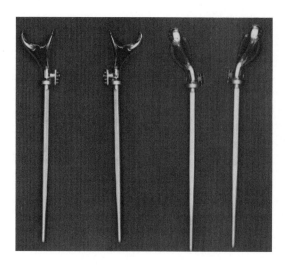

Abb. 5. Einteilige Sattelprothese zur Implantation mit Zement, linkes und rechtes Modell, a.-p. und seitlich

Die Implantation des Schaftes bzw. des distalen Anschlußteils richtet sich nach der gewählten Art der verschiedenen Ausführungsformen der Sattelprothese.

Die Möglichkeiten zur funktionellen Rekonstruktion der Hüftgelenkmuskulatur hängen beim Tumor von der notwendigen Größe des Resektates und dem entsprechenden Verlust von Muskeln und ihren Ursprüngen und Ansätzen ab. Bei Revisionspatienten bleiben die Ursprünge am Becken meist erhalten, allerdings finden sich oft femorale Muskelansatzverluste und Muskelschädigungen durch Voroperationen und Krankheitsverlauf.

Alle Ausführungen der Sattelprothese können wahlweise mit einer Trochanterplatte (Abb. 5) versehen werden, an der ggf. die Abduktoren refixiert werden können, wenn eine knöcherne Adaptation am Trochanter major nicht möglich ist oder einer Muskel-Muskel-Naht zur seitlichen Beinmuskulatur nicht der Vorzug gegeben wird.

Verschiedene Ausführungsformen der Sattelprothese

Es gibt eine *einfache, einteilige Prothese*, die mit Zement implantiert wird, und ein *modulares System* der femoralen Hemialloarthroplastik. Der Sattel ist ferner Bestandteil des *modularen Systems der Femurprothese* (Nieder et al. 1983)[1].

Bei der *einfachen, einteiligen Sattelprothese* (Abb. 5) entspricht die Länge des im Sinne einer besseren Beweglichkeit und einer guten Femurposition relativ zum Becken bajonettartig nach lateral und dorsal versetzten Halses dem Artikulationsniveau der meisten alloarthroplastischen Revisionspatienten, die im folgenden bewertet wurden. Bei höherer Artikulation werden dem Kragen Polyäthylenscheiben unterlegt, und der gerade Schaft wird weniger tief im Femur und ggf. entsprechend der Anteversion des medialen Hornes verdreht implantiert. Die

---

[1] Prothesenhersteller: Fa. W. Link, Hamburg.

Die Sattelprothese

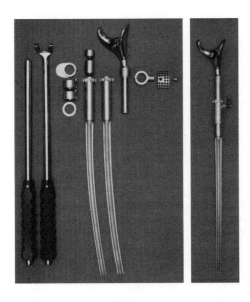

Abb. 6. Modularsystem der Sattelprothese mit Ein- und Ausschlaginstrumentarium, Schäfte zur zementlosen Implantation

Polyäthylenscheiben dienen in Verbindung mit längeren Schäften bei proximalen Femurdefekten in gleicher Weise dem proximalen Femurersatz.

Das *modulare System der Sattelprothese* (Abb. 6) besteht aus einem Sattelsegment, einem Verbindungsmechanismus und antekurvierten Schaftkomponenten unterschiedlichen Durchmessers – mit glatter Oberfläche für die Implantation mit Zement, mit einem in Schaftrichtung verlaufenden sternförmigen Relief für die zementlose Implantation. Durch die Antekurvation ist die Implantation längerer Schäfte möglich; der Widerstand der Implantat- und Zementgrenze, insbesondere gegenüber Momenten um die Femurlängsachse, dürfte größer sein. Dies ist sinnvoll, da bei eingeschränkter Rotationsfähigkeit im Sattelgelenk mit höheren Momenten zu rechnen ist und da bei alloarthroplastischen Revisionsoperationen das Femur ohnehin oft geschwächt ist bzw. beim Tumor eine proximale Resektion notwendig sein kann.

Der Verbindungsmechanismus zwischen Sattelsegment und Schaft erlaubt eine Längenanpassung für unterschiedliche Artikulationshöhen und eine Rotationsverstellung des Sattels relativ zum Schaft. Dies ist notwendig, da die Anteversion des Sattelsegments von der Höhe der Artikulation abhängt, der antekurvierte Schaft jedoch eine durch das Femur definierte Position hat. Dem Schaft von kaudal aufschiebbare Segmente können proximale Femurdefekte ersetzen.

Das *modulare System der Femurprothese* wie auch unsere Individualanfertigungen (Steinbrink et al. 1982; Nieder et al. 1983) können mit proximalem Sattelabschluß implantiert werden, wenn azetabuläre Defekte oder Resektate mit ausgedehnten femoralen Knochendefekten oder Resektaten kombiniert sind (Abb. 7). Die Femurprothesen ermöglichen das Aufschieben und Fixieren von restlichem Femurknochen. Dieser dient dann zwar nicht mehr der Lastübertragung vom Becken zum Unterschenkel, es können jedoch physiologische Muskelursprünge und -ansätze bewahrt werden. Das Implantat hat zumindest abschnittsweise eine

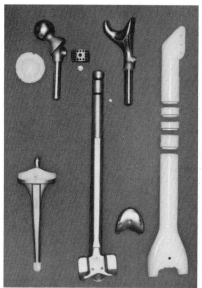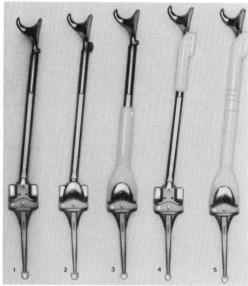

Abb. 7. Modularsystem des totalen Femurs, Einzelteile und verschiedene Montagemöglichkeiten bei Verwendung des Sattelsegments. Die Polyäthylenhülsen ersetzen Knochendefekte, die freien Abschnitte werden durch erhaltenen Knochen durchgesteckt („Durchsteckprothese") Verlängerungsmechanismus von 3 cm

knöcherne Umhüllung, so daß tote Räume verkleinert werden. Die Funktion des verwendeten Kniegelenks mit seiner Rotationsmöglichkeit um die tibiale Achse wird optimiert, da Femurkondylen, die das Knie überbrückenden Band- und Kapselstrukturen und das natürliche patellare Gleitlager ggf. erhalten werden können. Die Rotationsmöglichkeit der Knieprothese reduziert deutlich Momente in der tibialen Verankerung (Engelbrecht et al. 1981). Einzelheiten zur operativen Technik beim totalen Femurersatz wurden bereits beschrieben (Steinbrink et al. 1982; Nieder et al. 1983).

Ergebnisse

Die Indikation für die hier überprüften Fälle waren Folgezustände nach fehlgeschlagenen septischen und aseptischen alloarthroplastischen Revisionsoperationen, wenn knochenplastische Maßnahmen die Implantation eines künstlichen Azetabulums nicht mehr ermöglichten oder nicht indiziert waren (Infektion). Meist war als Alternative eine funktionsuntaugliche Resektionsarthroplastik mit stark verkürztem, teleskopierendem Bein zu erwarten, gelegentlich lag sie schon vor. Nicht selten, insbesondere bei septischen Eingriffen, war die Implantation eine extremitätenerhaltende Maßnahme. [Die ersten Azetabulumtumoren wurden in Kooperation mit den Universitätskliniken in Wien, Leiden und bei uns (s. Abb. 2) mit Sattelprothesen versorgt.]

Nachuntersuchte Patientengruppe

Von 1979 bis 1984 wurden 76 zementierte Sattelprothesen eingesetzt, 72 konnten nachuntersucht werden. Drei Patienten wurden beidseitig operiert, 69 Patienten (7 Männer und 62 Frauen) hatten 72 Implantate. Die Verlaufszeit betrug 12–74 Monate. Das Alter der Patienten schwankte zwischen 32 und 84 Jahren (durchschnittlich 64 Jahre). Vor der Sattelimplantation hatten bis zu 8 größere Eingriffe am Knochen stattgefunden (Weichteilrevisionen ausgeschlossen). Zum Zeitpunkt der Sattelimplantation waren 33 Hüften infiziert, 11 hatten einen Infekt in der Vorgeschichte, nur 28 hatten keine infizierte Vorgeschichte. Es wurden 55 einteilige Sattelprothesen (Abb. 8), 6 Sättel mit proximalem Femurersatz (einteilig) (Abb. 9) und 11 Sättel mit totalem Femurersatz (z. T. Individualanfertigung, später Modularsystem) (Abb. 1) mit Zement implantiert. Bei infizierten Gelenken wurde meist ein- aber auch zweizeitig unter Verwendung von antibiotikahaltigem Knochenzement operiert (Buchholz et al. 1984).

Bewertungsschema

Die Ergebnisse wurden nach einem Schema bewertet, welches auf dem internationalen Symposion über extremitätenerhaltende Maßnahmen bei Muskel- und Knochentumoren 1983 in Wien und 1985 in Orlando für den Vergleich verschiedener operativer Methoden bei Knochentumoren entwickelt wurde. [A system for the functional evaluation of the surgical management of musculoskeletal tumors.

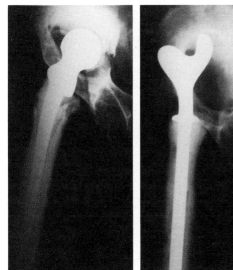
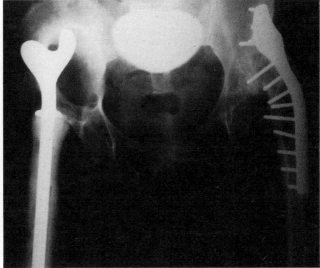

Abb. 8. Zu hoch eingesetzte Pfanne *rechts* und Arthrodese *links* bei beidseitiger Dysplasie, primäre Infektion rechts mit Staphylokokken, Pfannenwechsel, TEP-Wechsel. Sattelprothese bei nicht geheilter Infektion. Danach 5 Jahre rezidivfrei, Alter 53, gute funktionelle Aktivitäten

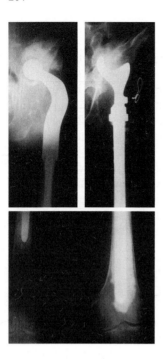

Abb. 9. TEP *links*, aseptische Lockerung, TEP-Wechsel mit Resektion des proximalen Femurs, danach Infektion mit Citrobacter diversus. Sattelprothese mit proximalem Femurersatz. Danach 4 Jahre rezidivfrei, befriedigendes funktionelles Ergebnis, arbeitsfähig, Alter 48

International Symposion on Limb Salvage in Oncologie – Orlando, Florida (1985). Kongreßband im Druck]. Acht funktionelle Parameter, die Komplikationen und eine daraus ermittelte Gesamtbeurteilung erhielten präoperativ und zum Zeitpunkt der Nachuntersuchung die Prädikate: 1 = sehr gut, 2 = gut, 3 = mäßig, 4 = schlecht.

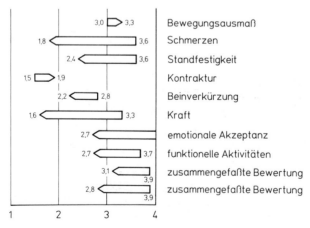

Abb. 10. Durchschnittliche Veränderungen der funktionellen Parameter nach Sattelimplantation. Die *Pfeile* zeigen vom präoperativen zum postoperativen Befund. Die zusammengefaßte Bewertung fällt schlechter aus, wenn die prothesenunabhängigen Komplikationen, die persistierenden Infektionen, mitbewertet werden (3,1 ← 3,9)

Die Sattelprothese

Tabelle 1. Bewertung der funktionellen Parameter. (International Symposium on Limb Salvage in Musculoskeletal Oncology – 1985)

Rating:	1. Motion (Combined Flexion, Abduction and Rotation of Lower Extremity vs. Trunk)	2. Pain	3. Stability/Deformity (Stability Standing with Weight Bearing)	4. Strength (Maintain Lower Extremity in Max. Abduction While Sidelying or Max. Flexion While Prone)	5. Emotional Acceptance/Functional Activities	6. Complications (Specify)
Excellent	180°	None	Negative Trendelenberg/0–5° Adductor or Flexion Contracture of 0–1 cm. Shortening	10 # for 20 Sec.	Enthused/Unrestricted	None
Good	120°–180°	Modest	Compensated Trendelenberg without Cane/5°–10° Adductor or Flexion Contracture or 1–2 cm. Shortening	5 # for 10 Sec.	Likes/Minor Restrictions	Minor – Not Disabling
Fair	60°–120°	Moderate	Compensated Trendelenberg with Cane/10°–20° Adductor or Flexion Contracture or 2–4 cm. Shortening	Only Overcome Gravity	Accepts/Partial Disability	Major – Partially Disabling
Poor	0°–60°	Severe	Uncompensated Trendelenberg/20° Adductor or Flexion Contracture of >4 cm. Shortening or Habitual Crutch	Cannot Overcome Gravity	Dislikes/Total Disability	Major – Causing Failure

Die durchschnittliche Veränderung im prä- und postoperativen Befund wurde als Gradient dargestellt. Die funktionellen Parameter waren *Gesamtbeweglichkeit, Schmerz, Standfestigkeit, Kontraktur, Beinverkürzung, Kraft, emotionale Akzeptanz* und *funktionelle Aktivität* (Tabelle 1, Abb. 10).

Die Fallzahl 72 bezieht sich im folgenden nur auf die Komplikationen und die Gesamtbeurteilung, die Fallzahl 57 auf die einzelnen funktionellen Parameter. Diese konnten bei 13 nicht geheilten und 2 neu aufgetretenen Infektionen aufgrund mangelnder Mobilisierbarkeit der Patienten meist nur unvollständig ermittelt werden. Da jedoch in diesen Fällen die Persistenz oder das Neuauftreten einer Infektion bei der Beurteilung der Komplikationen immer als Fehlschlag (4 = schlecht) bewertet wurde und regelmäßig innerhalb der funktionellen Parameter mindestens ein weiterer Parameter mit 4 (schlecht) bewertet werden mußte, sind diese Fälle per Definition des Bewertungsschemas wiederum in der Gesamtbeurteilung (n = 72) als schlechte Ergebnisse (4 = schlecht) enthalten.

Funktionelle Parameter

Das *Gesamtbewertungsausmaß* war präoperativ meist sehr begrenzt. Postoperativ war im Mittel eine weitere geringe Abnahme feststellbar. Immerhin reichte es bei allen Patienten zum Sitzen. Patienten mit kontralateraler Hüftarthrose hatten Schwierigkeiten im Sitzen ohne Lehne. Die *Schmerzen* wie auch die postoperativ mögliche *Kraft* im Gelenk wurden am deutlichsten unter allen Parametern verringert bzw. verbessert.

Die *Standfestigkeit* wurde befriedigend erhöht. Der Gewinn war abhängig vom Ausmaß der Vorschädigung der Abduktoren und ihren funktionellen Rekonstruktionsmöglichkeiten. Das negative Trendelenburg-Zeichen bei immerhin 16 Patienten, selbst bei extrem hoher Sattelartikulation oder Zerstörung von Abduktoren, ließ sich manchmal nur als Arthroseeffekt erklären.

Aufgrund des Zugewinns an Kraft und Standfestigkeit und der Verringerung der Schmerzen wurde bei unseren oft an vielen Gelenken geschädigten Patienten die Extremität mit der Sattelprothese nicht selten diejenige, die eine Mobilisierung der Patienten überhaupt ermöglichte.

Wir beobachteten oft *Beugekontrakturen* von 10–15°. Bei eingeschränkter Beweglichkeit lagen dann arthrodeseähnliche Bedingungen vor.

Die Erhaltung der *Beinlänge* war nie ein Problem, eine Beinlängenkorrektur dagegen oft schwierig und abhängig von den Vorbedingungen (Anzahl der Voroperationen, Dauer und Ausmaß der vorbestehenden Verkürzung, Ausprägung der Narben).

Die *emotionale Akzeptanz* korrelierte mit der funktionellen Aktivität und hing stark vom Verständnis für den Eingriff ab; sie war z. B. bei jenen Patienten gut, denen zuvor eine Exartikulation vorgeschlagen worden war.

Die erzielte *funktionelle Aktivität* (Abb. 11) – beurteilt wurden die Möglichkeiten bzw. Einschränkungen der Patienten im alltäglichen Leben (Arbeit, Haushalt, Hygiene etc.) – war in unseren Augen der wichtigste Parameter und beschrieb die prä- und postoperative Situation besser als jeder andere. Während präoperativ 15 Fälle teilweise und 42 stark bis vollständig behindert waren, war postoperativ 1

Die Sattelprothese

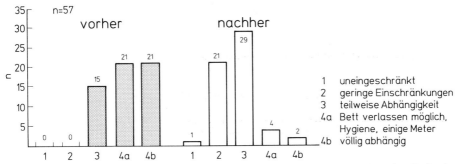

Abb. 11. Einzelparameter „Funktionelle Aktivitäten". Prä- und postoperative Befunde (n = 57)

Fall unbehindert, 21 Fälle leicht, 29 teilweise und nur 6 stark bis vollständig behindert. Der durchschnittliche Zugewinn war eine Verbesserung von nur 1 Punkt. Dies mag wenig erscheinen, jedoch dürfte die Möglichkeit, nach dem Eingriff auch nur allein das Bett verlassen, einige Meter gehen und die Hygiene verrichten zu können, ein lohnender Gewinn an Lebensqualität sein.

Komplikationen

44 Verläufe waren komplikationsfrei, es traten 5 geringfügige, 3 gravierende Komplikationen und 20 Fehlschläge auf (Abb. 12). Die Versagerrate ist hoch; es sollte jedoch beachtet werden, daß 13 der Fehlschläge nicht geheilte, persistierende und 2 neu aufgetretene Infektionen waren. Gemäß Definition waren Infektionen Fehlschläge. Es verblieben somit 5 infektionsunabhängige Versager. Den 13 nicht geheilten können 20 bis zum Zeitpunkt der Nachuntersuchung effektiv bekämpfte Infektionen gegenübergestellt werden. Der Anteil der zur Ruhe gekommenen Infektionen ist kleiner als die sonstige Ausbeute im Rahmen unserer Infektionstherapie (Buchholz et al. 1984); wahrscheinlich deshalb, weil es sich hier – ebenso wie bei den mechanischen Bedingungen – um Grenzsituationen auch innerhalb der Infektionstherapie handelte.

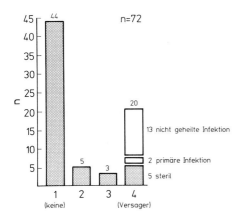

Abb. 12. Verteilung der Komplikationen (n = 72)

Die *Komplikationen* ließen sich aufteilen in *operativ-technische* Fehler, *prothesenspezifische* und *prothesenunspezifische* Komplikationen.

Prothesenunspezifisch waren die 13 fortbestehenden und 2 neu aufgetretenen Infektionen, denn nicht die Sattelprothese, sondern das antibiotische Depot im Zement und die sorgfältige Entfernung infizierten Gewebes ist die entscheidende Maßnahme bei der Infektbekämpfung.

Unter den 4 *operativ-technischen Fehlern* fand sich eine zu kurz bemessene Prothese (der Schaft brach bald aus) und ein zu langer totaler Femur (die starke Weichteilspannung behinderte die Hüft- und Kniebeweglichkeit). Ein Sattel war um 180° verdreht implantiert worden, in einem anderen Fall kam es zu einer Rotationsinstabilität infolge inkorrekter Verblockung der proximalen Kupplung beim totalen Femur.

Es gab 9 späte, *prothesenspezifische Komplikationen*, darunter 2 Frakturen des Os ilium, 1 Spiralfraktur des Femurs, 2 beginnende und eine vollständige Lockerung, 2 postoperative Luxationen und eine schmerzhafte Nearthrose zwischen Trochanter minor und dem Becken. Späte Luxationen wurden nicht beobachtet.

Gesamtbeurteilung

Die aus den 8 funktionellen Parametern und den Komplikationen resultierende durchschnittliche *Gesamtbeurteilung* wurde mit und ohne Berücksichtigung der zum Zeitpunkt der Sattelprothesenimplantation infizierten Fälle ermittelt (Abb. 10 und 13). Dementsprechend war die Gesamtbeurteilung günstiger, wenn die nicht beherrschbaren Infektionen ausgenommen wurden. Nach den Prädika-

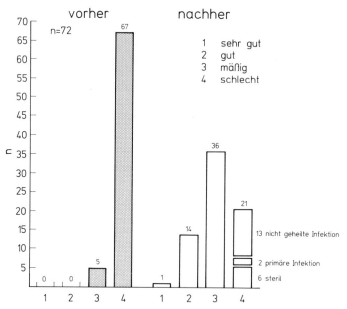

Abb. 13. Verteilung der Gesamtbeurteilung (n = 72), aus funktionellen Parametern und Komplikationen ermittelt

ten aufgeschlüsselt entsprach das Gesamtergebnis etwa der Veränderung der funktionellen Aktivität durch den Eingriff.

Kraniale Migration, reaktive Sklerose, Verknöcherungsphänomene

Die kraniale Migration der Sattelprothese ist ein wichtiges Phänomen im Hinblick auf die Lebensdauer des Implantats. Alle erreichbaren Röntgenbilder wurden vermessen, und es wurden Migrationskurven (Millimeterwanderung im Verlauf der Monate bis Jahre) erstellt (Abb. 14). Die meisten Sättel wanderten während der ersten Monate – in einer Phase des „Einreibens" – 5–15 mm, die Migrationskurven verliefen dann vorwiegend asymptotisch, einige allerdings progredient. In den meisten Fällen bildeten sich während der ersten Monate eine reaktive Sklerose in der Belastungszone des artikulierenden Knochens und Verknöcherungen innerhalb einer Pseudokapsel um die Sattelhörner (Abb. 15). Es konnte festgestellt werden, daß eine sklerotische Reaktion meistens vor progressiver kranialer Migration schützte. Die sklerotische Reaktion ist daher ein günstiger prognostischer Faktor. Bei Weiterbestehen einer Infektion war die Wanderung immer schnell und progredient, wenn es zu einer Belastung der Prothese gekommen war. Es ergab sich keine Abhängigkeit von der ursprünglichen Diagnose, der Höhe der Abstützung, der Integrität des Beckenrings und der Kombination zwischen hoher Abstützung und offenem Beckenring, der Situation nach Tumorresektion bzw. bei exzessivem Knochenverlust bei Revisionspatienten (diesen Mangel einer Abhängigkeit gilt es, mit größeren Fallzahlen und längeren Verlaufszeiten zu kontrollieren).

Mit den Verknöcherungsphänomenen um die Sattelhörner ging eine Einschränkung der Beweglichkeit einher. In einigen Fällen reichten die Verkalkun-

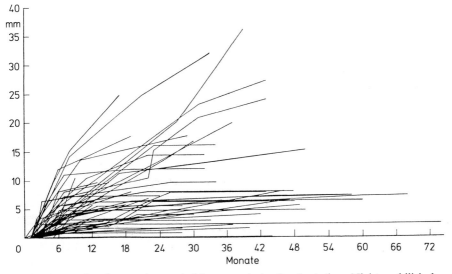

Abb. 14. Migrationskurven in mm je Monat nach der Implantation. Nicht mobilisierbare Patienten (meist persistierende Infektionen) wurden nicht bewertet

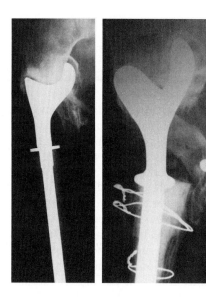

Abb. 15. Reaktive Sklerose und Verknöcherungen um die Sattelhörner

gen und Verknöcherungen hinunter bis zm Femur. Dies störte uns zunächst, war uns jedoch später willkommen, entwickelten sich doch in diesen Fällen arthrodeseähnliche Bedingungen mit befriedigender Stellung der Extremität.

Zusammenfassung und Schlußfolgerungen

72 Sattelprothesenimplantationen mit einer Verlaufszeit von bis zu 6 Jahren stehen im Verhältnis zu etwa 3000 gleichzeitig durchgeführten „regulären" Austauschoperationen. Der Anteil der Sattelprothesenimplantationen an allen aseptischen Austauschoperationen war wesentlich kleiner als jener an septischen Revisionseingriffen, da unter sterilen Bedingungen Knochenplastiken oft die Reimplantation einer Pfanne ermöglichten. Die Indikation zur Sattelprothese war streng und sollte streng bleiben, denn es gibt signifikante Komplikationen: die Verlaufszeit ist bisher nur kurz bis mittelfristig, und in einer Grenzsituation der Alloarthroplastik wird wiederum ein Implantat mit durchschnittlich nur befriedigenden Resultaten verwendet. Alle differentialtherapeutischen Maßnahmen sollten in der individuellen Situation auf ihren Wert untersucht werden. Allerdings ist bei Beurteilung des Gesamtergebnisses bei unseren alloarthroplastischen Revisionspatienten deren desolate Ausgangssituation zu respektieren. Die Erwartungshaltung des Patienten *und* des Operateurs sollte dabei sowohl bei Sattelprothesenimplantationen als auch bei jeglicher Alternative realistisch bleiben. Bei den meist jungen, kompensationsfähigen und nur an einem Gelenk geschädigten Tumorpatienten ist möglicherweise mit besseren Ergebnissen zu rechnen.

Die beschriebene Methode weist einige vorteilhafte Umstände auf: Das System ist modular, einfach zu implantieren, und der zeitliche Aufwand für den rekonstruktiven Abschnitt der jeweiligen Eingriffe ist klein. Die Prothese verleiht ein gewisses Maß an Stabilität und Kraft im Hüftgelenk und vermindert die Schmerzen. Die operierten Patienten können schnell mobilisiert werden. Das Implantat erhält die Beinlänge und die Position des Beines relativ zum Becken sowie die verbliebene Knochensubstanz des Beckens, und damit nicht zuletzt die Voraussetzung für sekundäre alternative Maßnahmen, wenn nötig oder gewünscht, wie Arthrodesen, den künstlichen partiellen Beckenersatz oder insbesondere ausgedehnte Knochtransplantate bis hin zum homologen Beckentransplantat. Ein Rückzug zur Resektionsarthroplastik ist einfach, wenn auch unter den angesprochenen morphologischen Bedingungen unbefriedigend.

Literatur

1. Buchholz HW, Elson RA, Heinert K (1984) Antibiotic-loaded acrylic cement (ALAC) – Current concepts. Clin Orthop 190:96–108
2. Engelbrecht E, Nieder E, Strickle E, Keller A (1981) Intrakondyläre Kniegelenksendoprothese mit Rotationsmöglichkeit – Endo-Modell. Chirurg 52:368–375
3. Nieder E, Engelbrecht E, Steinbrink K, Keller A (1983) Modulares System für den Femurtotalersatz – Endo-Modell. Chirurg 54:391–399
4. Steinbrink K, Engelbrecht E, Fenelon GCC (1982) The total femoral prosthesis: A preliminary report. J Bone Joint Surg [Br] 64:305–312

Femurtotalersatz bei Revisionsoperationen

K. Steinbrink

Die Transplantation von langen Röhrenknochen in Teilabschnitten oder in der Gesamtlänge mit den angrenzenden Gelenken steht noch im Beginn und ist belastet von signifikanten Komplikationen, wie mangelnder Einbau in den Knochenverbund, Fraktur und Infektion. Wir sind also weiterhin damit befaßt, mit verfügbaren Implantatmaterialien gebrauchs- und belastungsfähige Extremitäten zu erhalten und wiederherzustellen.

Bei ausgedehnten Knochendefekten nach Tumorresektion, schweren Unfallfolgen und in zunehmendem Maße nach wiederholten Revisionen bei Hüft- oder Knieendoprothesen kann die Anwendung einer totalen Femurprothese eine echte Alternative zur funktionstauglichen Extremität, häufig sogar zur Amputation oder Exartikulation bieten. Trotz zunehmend häufiger Knochendestruktion in der Revisionschirurgie bleibt der Eingriff weiterhin ausgesuchten schweren Fällen vorbehalten: Bei unseren gesamten Revisionsoperationen in den letzten 12 Jahren war er nur in einer Häufigkeit von 1,4% notwendig (70 von 5000).

Entwicklung der Prothese

Das Anfangsmodell unserer totalen Femurprothese wurde 1972 von Engelbrecht entwickelt. Der Polyethylenschaft war integriert mit einem St. Georg-Scharnierknie und einer St. Georg-Hüftendoprothese (Abb. 1). Mangelnde Stabilität und die voluminöse Konstruktion führten zu einer Neuentwicklung aus Titan mit einem Keramikkopf (Abb. 2). Diese Prothese wurde auch seit 1979 mit einem Sattelabschluß proximal angewendet.

Nichttumoröse Veränderungen machten eine radikale Entfernung des Femurs nicht zwingend erforderlich. Dies führte zur Entwicklung der sog. Durchsteckprothese (Abb. 3a, b). Die Version stellt eine selbsttragende Prothese dar. Es wird jedoch Femurknochen erhalten als Muskel- und Sehnenansatz sowie als physiologische Implantatbedeckung und zur Erhaltung des natürlichen patellaren Gleitlagers. Grundsätzlich wird diese Prothese durch die Femurkondylen von distal her durchgesteckt und mit der tibialen Komponente verbunden, die in üblicher Weise zementiert wird. Durch die Entwicklung eines Modularsystems (Abb. 4), das seit 1982 eingesetzt wird, sollten die Nachteile der individuellen Anfertigung, größere Kosten und längere Wartezeiten vermieden werden. Es besteht hauptsächlich aus einer Durchsteckprothese aus Kobalt-Chrom.

Proximal wird über einen Verlängerungsmechanismus das Kopfsegment montiert; Distanzhülsen erlauben eine schrittweise Verlängerung bis zu 5 cm.

Es läßt sich proximal ein Sattelsegment zur direkten Abstützung gegen das Becken montieren, nach azetabulären Resektionen bei Tumoren oder Knochen-

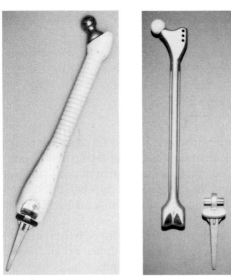

Abb. 1. Totale Femurprothese aus Polyethylen (Anfangsmodell), keine Valgusstellung im Kniegelenk

Abb. 2. Totale Femurprothese aus Titan mit Keramikkopf

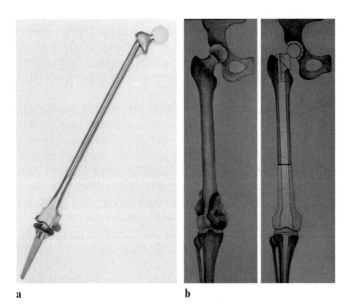

Abb. 3 a, b. Durchsteckprothese. **a** Modell (Einzelanfertigung), **b** Erhalt nichtbeteiligter Schaftanteile mit der Durchsteckprothese

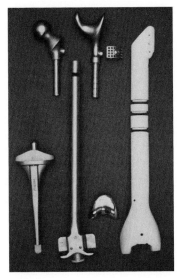 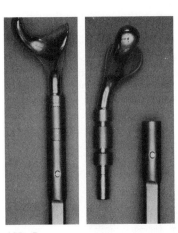 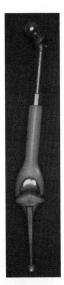

Abb. 4   **Abb. 5**   **Abb. 6**

Abb. 4. Bauteile des modularen Systems des Femurtotalersatzes, Endo-Modell

Abb. 5. Proximaler Sattelabschluß beim Femurtotalersatz mit Distanzhülsen zur schrittweisen Verlängerung

Abb. 6. Femurtotalersatz links mit Ersatz von fehlendem Knochen distal durch Polyethylen; Ersatz des Femoropatellargelenks auf der kondylären Seite mit Metall

verlusten nach wiederholter Revisionschirurgie, wenn künstliche Pfannen nicht mehr stabil zu verankern sind (Abb. 5).

Den distalen Abschluß der Prothese bildet unsere Scharnierprothese mit axialer tibialer Rotation.

Auf den Schaft der Prothese können Polyethylensegmente zum Ersatz des resezierten Knochens geschoben werden, proximal mit Nachahmung des Trochanter major und distal den Kondylen, mit dem metallenen patellaren Gleitlager, nachgeformt (Abb. 6). Wenn der distale Femurschaft erhalten werden kann, ist ein Ersatz des Femoropatellargelenks unserer Meinung nach nicht erforderlich. Beim Vorliegen einer tiefen Infektion ziehen wir antibiotikahaltigen Zement den Polyethylenhülsen zur Nachformung resezierter Knochenanteile vor.

Krankengut

In den letzten 12 Jahren haben wir den Eingriff bei 86 Patienten durchgeführt, bei 2 von diesen bilateral (Tabelle 1); in 14 Fällen gaben Tumoren und pathologische Frakturen die Indikation, bei 3 Patienten lagen aseptische oder infizierte Pseudarthrosen vor. Die Hauptgruppe der Patienten bestand jedoch aus solchen mit Frakturen und Knochenverlusten nach Austauschoperationen von Hüft- und Knieendoprothesen (Abb. 7). Bei diesen 69 Patienten waren 41 ohne Infektion und 28 infiziert. Besondere Bedeutung kommt hier der Femurfraktur zu: 43 Pa-

Tabelle 1. Indikationen zum Femurtotalersatz (1974–1985)

	n
1. Knochen*tumoren*, pathologische Frakturen	14
2. *Fraktur*folgen	
– Aseptisch (Pseudarthrose)	1 ⎫ 3
– Septisch (Pseudarthrose, Osteomyelitis)	2 ⎭
3. Komplikationen nach Hüft- oder Knie-*gelenkersatz* (Frakturen und Knochenverluste nach Austauschoperationen)	
– Aseptisch	41 ⎫ 69
– Septisch	28 ⎭
Insgesamt	86

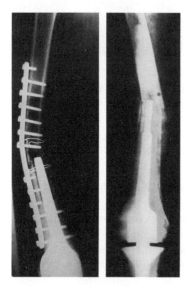

Abb. 7. Röntgenbilder einer 80jährigen Rheumatikerin mit nichtheilenden Femurfrakturen an der Spitze von totalen Kniegelenkendoprothesen; Indikation für beidseitigen Femurtotalersatz, Beobachtungszeit 7 Jahre

tienten, also die Hälfte der Operierten, hatten in der Vorgeschichte oder zum Zeitpunkt der Operation eine Schaftfraktur oder Pseudarthrose. Von den 26 Patienten mit Frakturen bei Hüft- und Knieendoprothesen waren 20 Rheumatiker.

Von den 86 operierten Patienten waren 1986 16 verstorben, 3 nicht erreichbar; 67 Patienten überlebten und wurden nachuntersucht. Die Todesursache der 16 verstorbenen Patienten waren 3mal natürlicher Alterstod, 1mal Suizid nach depressiver Reaktion, septische Komplikationen in 3 Fällen, kardiopulmonale Komplikationen in 3 Fällen (2 davon waren Tumorpatienten) und 6 Patienten erlagen ihren Metastasen.

Verlaufszeiten: Von den 67 erreichbaren Patienten haben 18 ihre Prothese 5 Jahre und mehr getragen, nur 10 davon 1 Jahr und weniger.

Ergebnisse

Mechanische Komplikationen (20)

Wir haben 9 Hüftluxationen, von denen 6 geschlossen reponiert wurden und 3 eine operative Revision erforderlich machten. Es wurden 3 Pfannenlockerungen gesehen, die erfolgreich revidiert werden konnten. In 1 Fall mußte der Hüftabschluß in einen Sattel umgewandelt werden.

Probleme mit der proximalen Hüftkomponente des Modularsystems ergaben sich bei 3 Patienten; 1 unterdimensionierte Komponente brach, 2 Rotationsinstabilitäten resultierten aus einem operativen Fehler.

Von den 13 Polyethylenschäften sind 2 gebrochen; beide wurden gegen eine Metallprothese ausgetauscht.

Bei 2 Patienten war eine sekundäre Patellektomie wegen anhaltender Schmerzen notwendig.

Bei einem Patienten sahen wir ein asymptomatisches Einsinken der tibialen Komponente; es handelte sich um eine Osteofibrose.

Infektionskomplikationen

Wir hatten keine Primärinfektion bei den ursprünglich nichtinfizierten Fällen, jedoch 3 Spätinfektionen, die durch Austausch der Prothese 2mal erfolgreich saniert werden konnten. Bei einem Patienten war die Exartikulation des Beins wegen generalisierter Sepsis notwendig.

Bei 25 Patienten mit tiefer Infektion z. Z. des Eingriffs hatten 7 eine persistierende Infektion nach Einsatz der Femurprothese. Von diesen wurden 3 erfolgreich ausgetauscht. Die verbleibenden 4 Patienten mußten jedoch wegen persistierender, nicht beherrschbarer Infektionen exartikuliert werden.

Aufgrund dieser letztgenannten Fälle sind wir dazu übergegangen, den Femurtotalersatz bei tiefer Infektion erst nach einer Intervalloperation zur Sanierung des Infekts einzusetzen; wir verwenden dann eine Langschaftprothese oder auch einen Küntscher-Nagel als Platzhalter und setzen dann das Modularsystem definitiv nach 3–6 Monaten ein, wenn klinisch und bakteriologisch kein Hinweis auf eine floride Infektion besteht.

Funktionale Ergebnisse

Bei jungen Patienten, bei denen z. B. wegen einer Tumorresektion die Prothese ohne eine Vielzahl vorangegangener Eingriffe eingesetzt wird, kann eine Hüft- und Kniebeugung von über 90° erwartet werden, auch ein negatives Trendelenburg-Zeichen. Die meisten Patienten jedoch haben eine reduzierte Kniebeweglichkeit, oft als Resultat multipler Revisionseingriffe und als Folge von Infektionen (im Durchschnitt 60° Beugung).

Die 12 Patienten mit Sattelabschluß der Prothese haben eine reduzierte Hüftbeweglichkeit, je nach Position des Sattels und Qualität der erhaltenen Muskulatur.

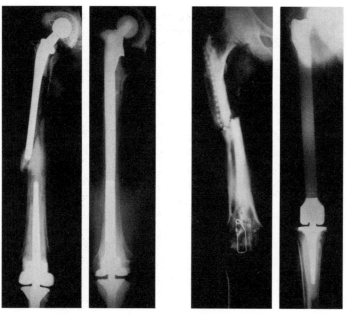

Abb. 8   **Abb. 9**

Abb. 8. Röntgenbilder eines 44jährigen Rheumatikers mit persistierender tiefer Infektion nach Austausch einer Hüftendoprothese und gleichzeitiger Infektion einer totalen Kniegelenkendoprothese; Einsetzen einer Durchsteckprothese mit antibiotikahaltigem Knochenzement

Abb. 9. Infektpseudarthrose mit chronischer Osteomyelitis und Fistelung bei Infektion mit Staphylococcus aureus und Pseudomonas, Knieankylose nach Empyem und Patellafraktur; Sanierung des Infekts durch radikale Knochenentfernung und Einsetzen eines Femurtotalersatzes (Einzelanfertigung), ummantelt mit antibiotikahaltigem Knochenzement. Sanierte Infektion, Beobachtungszeit 4 Jahre, gute Hüft- und Kniegelenkbeweglichkeit

Der Einbeinstand ohne Unterstützung ist nur etwa $1/3$ der Patienten möglich. Insgesamt bestimmt das Lebensalter, die Anzahl der vorausgegangenen Eingriffe und die Grunderkrankung das funktionale Ergebnis.

Je deutlicher die Amputation oder Exartikulation als Alternative zum Einsatz des Femurtotalersatzes stand, um so höher ist die emotionale Akzeptanz bei den Patienten, besonders bei denen mit tiefer Infektion, auch wenn das funktionale Ergebnis zu wünschen übrig läßt.

Zusammenfassung und Diskussion

In der Revisionschirurgie von gelockerten Hüft- und Knieendoprothesen ist neben der Verschlechterung der Qualität des Implantatbettes bei der Wechseloperation, der Verlust an tragfähiger Knochensubstanz zum Hauptproblem geworden. Es ist bei unserer operativen Technik Standardverfahren geworden, kleinere und mittlere Knochenverluste im Femurschaftbereich bis zu $1/3$ der Länge der Diaphyse mit homologen Transplantaten wiederaufzubauen.

Ein proximaler oder distaler Femurteilersatz erscheint vertretbar, wenn mehr als die Hälfte des restlichen, zur Verfügung stehenden Femurknochens zur Abstützung des Implantats dienen kann. Wenn jedoch mehr als die Hälfte des tragenden Knochenrohrs fehlt, ist in ausgesuchten Fällen die Indikation zum Femurtotalersatz gegeben, besonders im septischen Bereich, wo wir bisher Aufbauplastiken mit homologem Knochen nicht wagen.

Mit der Durchsteckversion des Femurtotalersatzes soll so viel von den natürlichen Strukturen wie möglich erhalten werden, auch wenn die statische Funktion des Knochens verloren gegangen ist. Es wird damit erreicht, daß das Implantat physiologisch bedeckt ist; der freie Raum um das große Implantat wird verkleinert, Muskel- und Sehnenansätze z. T. erhalten und im Kniebereich das natürliche patellare Gleitlager.

Durch das Modularsystem sind die Schwierigkeiten der präoperativen Beinlängenbestimmung vermindert, da mit 2 Grundmodellen und jeweils 5 cm Verlängerungsmöglichkeit die am häufigsten vorkommenden Beinlängen erfaßt werden. Die Möglichkeit, beim Modularsystem proximal ein Sattelsegment zu verwenden, erlaubt den Einsatz der Prothese auch in Fällen von schweren Knochenverlusten im Azetabulumbereich.

Neben der klaren Indikation für den Sattelabschluß im septischen Bereich bleiben im aseptischen Bereich Situationen, die – auch mit Knochenaufbauplastiken – schwer rekonstruierbar sind, wie transversale Pseudarthrosen, speziell beim porotischen Knochen des Rheumatikers.

Bei den von uns operierten Patienten mit Femurtotalersatz liegt die Lockerungsrate der azetabulären und tibialen Komponente eher unter dem Durchschnitt bei totalem Hüft- oder Kniegelenkersatz. Trotz der Größe des Implantats ist auch eine primäre tiefe Infektion bisher nicht zu verzeichnen gewesen, wobei in der Regel nur topischer Antibiotikaschutz bestand.

Seit Einführung des Modularsystems mit der Möglichkeit genauerer Beinlängenbestimmung und damit verbundenem adäquatem Spannungszustand im Hüftbereich, sind die Luxationen weniger geworden. Bei den Patienten, bei denen auf eine postoperative Ruhigstellung für 3 Wochen im Derotationsgipsschuh verzichtet wurde und früh mit aktiver-passiver Bewegungstherapie begonnen werden konnte, ist auch die Kniebeweglichkeit signifikant besser.

Der Einsatz der totalen Femurprothese sollte ausgesuchten Fällen vorbehalten bleiben, bei denen die Amputation oder Exartikulation droht oder eine Resektionsarthroplastik ein instabiles, nutzloses Bein hinterlassen würde.

Literatur

Buchholz HW, Engelbrecht E, Lodenkämper H, Röttger J, Siegel A, Elson RA (1981) Management of deep infection of total hip replacement. J Bone Joint Surg [Br] 63:342–353

Engelbrecht E, Engelbrecht H (1974) Totalersatz des Femurs unter Verwendung der Hüft- und Kniegelenkstotalendoprothesen, Modell „St. Georg". Chirurg 45:231–236

Engelbrecht E, Nieder E, Strickle E, Keller A (1981) Intrakondyläre Kniegelenksendoprothese mit Rotationsmöglichkeit – Endo-Modell. Chirurg 52:368–375

Foerster G von, Buchholz HW, Lodenkämper H, Lodenkämper U (1982) Behandlung der Osteomyelitis mit Antibiotikazement. Chirurg 53:709–715

Nieder E, Engelbrecht E (1982) Die Sattelprothese, eine Alternative in Grenzsituationen des alloplastischen Hüftgelenkersatzes. In: Wolter D (Hrsg) Osteolysen-Pathologische Frakturen. Thieme, Stuttgart New York, S 324–326 (1. Paul-Sudeck-Symp Hamburg 1981)

Nieder E, Engelbrecht E, Steinbrink K, Keller A (1983) Modulares System für den Femurtotalersatz-Endo-Modell. Chirurg 54:391–399

Steinbrink K (1985) Femurteil- und Femurtotalersatz bei kniegelenksnahen Osteolysen (Knochenverluste durch Tumor und Prothesenlockerung). In: Lechner F, Ascherl R, Glümel G, Hungerford DS (Hrsg) Kniegelenksendoprothetik – eine aktuelle Bestandsaufnahme. Schattauer, Stuttgart New York, S 295–320

Steinbrink K, Engelbrecht E (1982) Teil- und Totalersatz des Femurs bei Osteolysen. In: Wolter D (Hrsg) Osteolysen-Pathologische Frakturen. Thieme, Stuttgart New York, S 315–323

Steinbrink K., Engelbrecht E, Fenelon GCC (1982) The total femoral prosthesis: A preliminary report. J Bone Joint Surg [Br] 64:305–312

Teil VIII
Modellbau und Implantatfertigung

Praktische und technische Einzelheiten des Knochenmodellbaus

F. Brix

Grundsätzlich wird die Qualität eines Knochenmodells in allen 3 Teilbereichen seiner Herstellung beeinflußt:
1. Die Präzision und der Umfang der computertomographisch erfaßten Eingangsdaten vermitteln die Voraussetzung für die Abbildungstreue und den Detailreichtum des Modells.
2. Das systeminterne interaktive Rechnerprogramm verarbeitet diese Grundinformationen im Sinne eines Optimierungsprozesses zu Ansteuerdaten.
3. Die Ansteuerdaten ihrerseits betreiben das eigentliche Modellschneidegerät. Dessen Genauigkeit wird durch die Zahl seiner Bewegungsachsen und Freiheitsgrade sowie durch die Wahl des Abspanverfahrens begrenzt.

Auf jeden der 3 genannten Abschnitte der Modellherstellung soll im folgenden eingegangen werden.

Die Abbildungstreue wird wesentlich von der Lagerung des Patienten beeinflußt. Bewegungsartefakte, v. a. aber endgültige Verschiebungen oder Drehungen des interessierenden Körperteils im Abtastbereich des Computertomographen von Schnitt zu Schnitt, müssen vermieden werden.

Solche Erhebungsfehler führen zu Kontinuitätssprüngen bzw. Torquierungen im späteren Modell.

Die Position des Patienten zur Untersuchung sollte also möglichst bequem und stabil sein. Die Rückenlage bietet sich an. Lagerungshilfen können benutzt werden. Sind leicht bewegliche Körperteile, wie etwa der Schädel, zu tomographieren, sorgt eine einfache Pflasterfixierung für die notwendige Ruhigstellung. Bei Kindern oder agitierten Erwachsenen kann eine vorsichtige Sedierung hilfreich sein. Schmerzhafte Zustände sollten vor Beginn der Untersuchung auf geeignete Weise kupiert werden.

Die hier vorgeschlagenen Maßnahmen reichen in der Regel aus, um präzise Eingangsdaten zu gewinnen. Darüber hinausgehende Bemühungen, etwa der Bau individueller Lagerungsschalen oder der Einsatz einer Vollnarkose, sollten Ausnahmesituationen vorbehalten bleiben. Sie verbessern die Qualität der Daten nur noch unwesentlich, steigern den Verfahrensaufwand aber beträchtlich und sind somit routinefeindlich.

Der Detailreichtum des späteren Modells wächst mit der Zahl der pro Weglänge angefertigten Schnittbilder, der gewählten Bildgröße sowie der in diesem Format zur Verfügung stehenden Bildpunkte.

Eine solche Steigerung der Datendichte verlängert die Untersuchungszeit für den Patienten, so wie die Rechenzeit des Computertomographen. Auch hier muß ein sinnvoller Kompromiß gefunden werden, der sowohl dem Qualitätsanspruch als auch dem Wunsch nach einem vertretbaren Vorbereitungsaufwand gerecht wird.

Tabelle 1. Schichtabstand und Matrixvorwahl für die Modellplanung verschiedener Skelettbereiche

Organ	Tischverschiebung (mm)	Matrix
Schädel		
– Axial	4	512 × 512
– Weichteile alleine	6	256 × 256
– Orbita, axial	2	512 × 512
– Maxilla, axial (Kinn angezogen)	2	512 × 512
– Mandibula, axial (Kinn angezogen)	2	512 × 512
Obere Extremitäten		
– Schulter, axial	4	256 × 256
– Schulterpfanne und/oder Humeruskopf, axial	2	512 × 512
– Oberarm, axial	10 (−30)	256 × 256
– Ellenbogengelenk, axial	2	512 × 512
– Unterarm (komplett Radius oder Ulna), axial	2	512 × 512
– Mittelhand, axial	4	512 × 512
– Finger, axial	2	512 × 512
Becken		
– Axial	6	256 × 256
– Hüftpfanne und/oder Hüftkopf, axial	2	512 × 512
– Hüftpfanne, Hüftkopf und Schenkelhals, axial	4	256 × 256
Untere Extremitäten		
– Oberschenkel, axial	10 (−30)	256 × 256
– Kniegelenk, axial	4	256 × 256
– Unterschenkel, axial (komplett, Tibia, Fibula)	10 (−30)	256 × 256
– Sprunggelenk, Fußwurzel, axial (Spitzfußstellung)	2	512 × 512
– Mittelfuß, axial	4	512 × 512
– Zehen, axial	2	512 × 512
Wirbelsäule		
– HWS, axial	4	512 × 512
– BWS, axial	4	256 × 256
– LWS, axial	4	256 × 256
– Ganze Wirbelsäule	6	256 × 256

In der Tabelle 1 sind für verschiedene Körperbereiche Vorschläge für die Wahl der Schichtfolge und der Bildmatrix angegeben.

Alle Untersuchungen sollten mit der kleinsten verfügbaren Schichtdicke durchgeführt werden. Dadurch lassen sich Teilvolumeneffekte an schräg angeschnittenen Oberflächen minimieren, die spätere Konturfindung gewinnt an Eindeutigkeit.

Die Eingangsdaten werden in den systeminternen Rechner eingelesen und dort weiter verarbeitet. Es handelt sich um einen HP 320 mit einem 32 Bit-Prozessor (Typ 68020, Motorola). Das Programm, geschrieben in Pascal, umfaßt mehr als 50000 Zeilen in 4 Unterprogrammen.

Die Datenpräsentation (interaktiv)

Dieser 1. Programmabschnitt gestattet es dem Anwender, jeden CT-Schnitt auf einem großformatigen Farbmonitor darzustellen. Mit Hilfe eines Graphiktabletts kann dieses Bild verschoben, ein einzelner Bereich mittels Kursor definiert und bis auf das 2- bzw. 4fache vergrößert werden.

Das „Umblättern" geschieht seriell, also der Sequenz aufwärts oder abwärts folgend, in der die Bilder erfaßt wurden.

Über eine Kennlinienveränderung können Kontrast und Grundhelligkeit reguliert werden.

Die Konturfindung (interaktiv)

Mit diesem Programmteil läßt sich der gewünschte Modellumriß definieren und optimieren. Als Eingangsparameter werden ein Startpunkt oberhalb der gewünschten Kontur und ein Grenzwert der Hounsfield-Einheiten angegeben. Den ersten Konturpunkt findet das Programm senkrecht unter dem Startpunkt, dort wo der eingegebene Grenzwert überschritten wird. Alle folgenden Konturpunkte werden im Vergleich der Nachbarpunkte mit diesem Referenzpunkt gewonnen. Läßt sich kein Ort gleicher Wertigkeit finden, wird zwischen den beiden Nachbarpunkten mit der größeren bzw. kleineren Hounsfield-Einheit linear interpoliert.

Auf diese Weise entsteht in jedem CT-Schnitt eine grün markierte geglättete Umrißkontur.

Sie kann bei Nichtgefallen gelöscht und neu aufgebaut werden. Es ist aber auch möglich, sie manuell dadurch zu korrigieren, daß der Anwender in den fraglichen Abschnitt einen Polygonzug einsetzt. Der so geänderte Umrißteil ist gelb abgehoben.

Weiterhin lassen sich Teilbereiche im vorliegenden CT-Schnitt von der Weiterverarbeitung ganz ausschließlich oder zeitweise abtrennen. Die erforderliche Trennungslinie wird durch 2 Punkte im Schnitt definiert. Geschieht das im ersten und letzten, entsteht eine Trennfläche, die auch für alle dazwischen liegenden Bilder Gültigkeit besitzt. Mit Hilfe dieser Modalität können Innenkonturen, z.B. Markräume, in Form von 2 zueinander passenden Halbschalen dargestellt und modelliert werden.

Schließlich wird der Vergrößerungs- oder Verkleinerungsmaßstab, in dem das Modell erstellt werden soll, abgefragt.

Der Modellaufbau (systemintern)

Die definierten Umrisse in allen CT-Schnitten werden zum dreidimensionalen Modell integriert. Um das dann noch stufige Summationsbild legt das Programm mit Hilfe einer 3-D-Splinefunktion einen glättenden Mantel [2]. Auf der Grundlage dieser Funktion lassen sich die Konturdaten beliebiger Zwischenschnitte interpolieren. Es ist der Vorteil des Verfahrens gegenüber der linearen Interpolation, daß die Zwischenwertbildung auf einer harmonischen umhüllenden Funktion stattfindet. Als Ergebnis entsteht so ein neuer errechneter Zwischenumriß, der der wirklichen, tatsächlich an dieser Stelle aber nicht erhobenen, computertomographischen Information äußerst nahe kommt.

Aus der ersten Ableitung der Splinefunktion ergibt sich die jeweils geltende Steigung an dem betrachteten Umrißpunkt. Daraus läßt sich der spätere Anstellwinkel des bearbeitenden Werkzeugs errechnen. Dieses sollte die Kontur möglichst senkrecht abfahren.

Wenn 2 oder sogar 3 abgeschlossene Konturen in einer Schnittebene liegen, wird es erforderlich, eine Kollisionsdetektion durchzuführen. Diese Sicherheitsmaßnahme betrifft nicht nur das gerade beschriebene Bild, sie erstreckt sich auch auf den vorhergehenden und den kommenden Schnitt. Der Programmteil ist auch erforderlich, um Hinterschneidungen bei stark verschlungenen Umrissen realisieren zu können. Am anschaulichsten läßt sich dieser Vorgang dadurch beschreiben, daß der Rechner eine Abspansimulation im Erkennbarkeitsbereich der gewählten Kontur durchführt. Als Optimierungskriterium gilt dabei die möglichst senkrechte Werkzeugführung. Gelingt diese Simulation nicht kollisionsfrei für alle definierten Konturen auf dem aktuellen Bild, meldet der Rechner dies und bietet dem Anwender eine optimierte Ersatzlösung an. Diese ist dann freilich immer durch einen Verlust an Abbildungstreue bzw. Detailgenauigkeit gekennzeichnet.

Das endgültige Ergebnis ist ein Vektorzug, der die koordinierten Bewegungen aller Bearbeitungsachsen bestimmt. Ein weiteres Optimierungskriterium ist hierbei die Schnittgeschwindigkeit des Werkzeugs (heiße Abspanschlaufe). Sie wird konstant gehalten, um eine möglichst glatte Oberflächenbeschaffenheit des Werkstücks (Styrodur) zu gewährleisten. Schließlich wird um diesen Vektorzug ein zweiter im gleichbleibenden Abstand gelegt. Er steuert die grobe Vorbearbeitung des Styrodurs und berücksichtigt dabei erneut die vorangegangenen und die folgenden Schnitte.

Die Visualisierung (interaktiv)

Auf der Grundlage der 3-D-Splinefunktion kann der Anwender die Oberfläche des Modells auf dem Farbmonitor sichtbar machen. Durch eine geeignete Zuordnung der Farbwertverteilung entsteht eine „quasidreidimensionale" Darstellung. Zusätzlich lassen sich der Beobachterstandpunkt und der Ortspunkt der Lichtquelle variieren. Bestimmte Modellbereiche werden dann unterdrückt oder profiliert. Diese Option ermöglicht es seinerseits, eine reine bildhafte Planung durchzuführen, zum anderen gestattet sie über den Anschluß eines Zeichenzusatzes oder einer Multiformatkamera eine detaillierte und anschauliche Falldokumentation.

Alle nunmehr bereitgestellten Steuerdaten befinden sich für die eigentliche Modellbearbeitung auf einer Floppy-disk (3.5 Zoll-Mikrofloppy von HP, 720 kbyte). Die Kapazität dieses Datenträgers reicht aus, um auch größte Knochenmodelle auf einer Disk vollständig zu erfassen. Diese Daten werden an der Floppylesestation des Schneidesystems in den Steuerungsrechner (HP 150) übertragen.

Eine detaillierte Beschreibung der technischen Merkmale des Schneidegeräts selbst findet sich an anderer Stelle [1]. Obwohl zwischenzeitlich einige Verände-

Praktische und technische Einzelheiten des Knochenmodellbaus

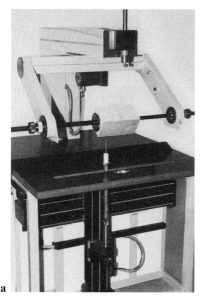

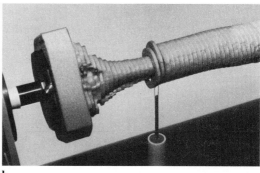

Abb. 1 a, b. Modellschneidegerät, **a** vor Beginn des Abspannens, **b** während des Bearbeitungsvorgangs

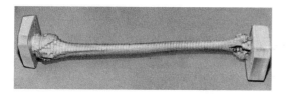

Abb. 2. Modell eines Oberarmknochens

rungen am Konzept des Prototyps (z. B. die Führung der X-Achse, Hochfrequenzfräse) eingeführt wurden, soll deshalb nicht nochmals darauf eingegangen werden.

Der Anwender muß jetzt zunächst den Werkstückrohling manuell vorschneiden. Die Maße dafür erhält er vom Steuerungsrechner. Danach werden das Styrodur eingespannt, die Schlaufe zum Grobabspanen eingesetzt und der Bearbeitungsvorgang gestartet. In einem zweiten Arbeitsgang mit einer feineren Abspanschlaufe entsteht das endgültige Modell.

Die Abb. 1a und b zeigen die automatische Bearbeitung vor dem Start bzw. während des Feinschnitts, Abb. 2 ein fertiges Knochenmodell. Die Oberflächenqualität ist seit Drucklegung wesentlich verbessert worden.

Literatur

1. Brix F, Hebbinghaus D, Meyer W (1985) Verfahren und Vorrichtung für den Modellbau im Rahmen der orthopädischen und traumatologischen Operationsplanung. Röntgenpraxis 38/8:290–292
2. Nielson GM (1986) Rectangular v-splines. IEEE Comput Graphics Appl 2:35–40

Modellbau bei Problemfällen in der Endoprothetik

W. Meyer

Problemstellung

Beim künstlichen Gelenkersatz ist es i. allg. möglich, sich der unterschiedlichen Anatomie mit einer begrenzten Anzahl von Standardimplantaten anzupassen. Für die Indikationsstellung und die Auswahl der Prothesen reichen Röntgenübersichtsaufnahmen in 2 Ebenen aus. Zunehmend werden aber v. a. größere Operationszentren mit operativen Problemen konfrontiert, die eine aufwendigere Planung und Durchführung der Operation und die Anfertigung von Spezialprothesen erfordern. Dafür sind Ziel-, Abstands- und Schichtaufnahmen sowie die Computertomographie oft unzureichend, da alle diese bildgebenden Verfahren nur eine zweidimensionale und nicht verläßlich maßstabgetreue Abbildung ermöglichen.

Die hieraus gewonnene präoperative Vorstellung unterscheidet sich oft erheblich vom intraoperativen Befund, und auch dieser ist nicht immer bis in alle wünschenswerten Einzelheiten beurteilbar, da der Knochen nicht beliebig freigelegt werden kann. Letztlich kann nur ein naturgetreues dreidimensionales Modell der zu operierenden Körperregion, also eine exakte Kopie des Knochens, die bisherigen Unsicherheitsfaktoren ausschalten.

Geschichte und derzeitiger Stand

Schöllner u. Ruck konstruierten 1974 als Alternative zur Hemipelvektomie bei tumorbedingter Beckendestruktion einen Beckenteilersatz nach einem Modell, das sie nach Röntgenaufnahmen des Patienten unter Zuhilfenahme eines menschlichen Skeletts anfertigten [7]. Tonner u. Engelbrecht haben 1979 ebenfalls für einen Beckenteilersatz bei einem Tumor ein nach CT-Aufnahmen entworfenes Beckenmodell aus Styropor gebaut [8]. Damit gelang erstmals präoperativ die Fertigung eines Implantats, das anatomisch weitgehend mit dem resezierten Beckenteil übereinstimmte.

Das Prinzip dieser Methode besteht darin, die einzelnen Schichten des CT in natürlicher Größe auf Styroporplatten zu übertragen und nach Ausschneiden der Umrisse diese zum Modell zusammenzufügen. Die Dicke der Styroporplatten entspricht dabei dem gewählten Schichtabstand der CT-Aufnahmen.

1979 haben Nieder et al. bei uns nach dieser Methode mehrere Modelle für schwierige Operationssituationen und für die Entwicklung der Sattelprothese hergestellt [6]. Bei der Modellbauarbeit zeigte sich, daß das Verfahren sehr zeitaufwendig ist, große manuelle Geschicklichkeit und gutes räumliches Vorstellungsvermögen erfordert und alle Arbeitsgänge weitgehend vom Operateur selbst ausgeführt werden müssen. Als weiterer Nachteil traten am Modell Ungenauigkeiten auf, die durch zu große Schichtdicke, Verdrehen oder Versetzen der einzelnen Lamellen gegeneinander oder durch zunehmende Instabilität ab einer gewissen Modellgröße bedingt sind. Deshalb hat sich die Methode in dieser Form für die routinemäßige Anwendung nicht durchsetzen können.

Erste Mitteilungen über Bemühungen, Modelle menschlicher Organe und paßgenaue Ersatzteile für Knochen und Gelenke nicht von Hand zu bauen, sondern computerunterstützt zu entwerfen und maschinell herzustellen, kamen Ende der 70er Jahre aus Amerika [4] und seit Anfang der 80er Jahre auch aus Deutschland [1, 3, 5]. Die deutschen Entwicklungen sind bisher noch nicht serienreif. Mehrere amerikanische Firmen bieten schon Knochenmodelle und individuelle Implantate an. Eine Zusammenarbeit deutscher Kliniken mit diesen Herstellern wird aber wegen der räumlichen Entfernung und der dadurch erschwerten Kommunikation, der fraglichen Datenkompatibilität, der Zeitdauer zwischen Bestellung und Lieferung und der für uns relativ hohen Preise nur in Ausnahmefällen in Frage kommen.

Das neue Verfahren

Wir stellen ein Verfahren vor, das den Modellbau mit Hilfe der CAD-CAM-Technologie in verbesserter und vereinfachter Form für den Knochen- und Gelenkbereich universell einsetzbar macht. Das System leitet sich von einem von Brix 1980 in der Radiologischen Universitätsklinik Kiel entwickelten Schneidegerät für Blenden- und Kompensatorgußformen für die Strahlentherapie ab [2], das auf unsere Anregung für die besonderen Erfordernisse des Modellbaus in der orthopädischen und traumatologischen Operationsplanung modifiziert wurde.

Bei dem Verfahren werden die CT-Daten der zu kopierenden Körperregion in einem Rechner in 4 Unterprogrammen – der Datenpräsentation, der Konturfindung, dem Modellaufbau und der Visualisierung – zu Steuerdaten verarbeitet. In der Phase der Visualisierung besteht die Möglichkeit, das Modellbild in einer Pseudo-3-D-Darstellung auf dem Monitor sichtbar zu machen und aus verschiedenen Blickwinkeln zu betrachten. In manchen Fällen kann mit dieser rein bildhaften Darstellung der Vorgang abgeschlossen werden, wenn die so zugänglichen Daten dem Anwender für die weitere Planung ausreichen. Falls dies nicht der Fall ist, werden die Steuerdaten auf einer Floppy-disc in den Steuerungsrechner des vierachsigen, zeitkoordiniert laufenden Styrodur-Bearbeitungsgeräts eingegeben, und so der Modellschneidevorgang eingeleitet. Durch zusätzliche Programme und Wechsel von Werkzeug und Werkstoff am Bearbeitungsgerät können zusätzlich direkt Formen für die individuelle Prothesenherstellung erstellt werden.

Anwendungsmöglichkeiten

Mit dem vorgestellten Verfahren stehen also 3 Arbeitsbereiche zur Verfügung:
1. Pseudo-3-D-Darstellung,
2. Modellbau und
3. Herstellung individueller Prothesen.

Die Pseudo-3-D-Darstellung läßt das Modellbild auf dem Monitor quasi räumlich erscheinen und aus verschiedenen Blickwinkeln betrachten. Dadurch wird sich in einem heute noch nicht zu beurteilenden Prozentsatz die Herstellung des Modells erübrigen, wenn dem Operateur der dreidimensionale Eindruck und die auch in dieser Phase abzufragenden Meßdaten für die weitere Planung ausreichen.

Das dreidimensionale Modell ergibt als naturgetreue Kopie der jeweiligen Körperregion die umfassendste Information und Möglichkeit der Manipulation. Alle für die Entscheidung zur Operation, für die Operationstechnik und für die Anfertigung von Spezialprothesen erforderlichen Daten sind in dieser Phase aus dem System und vom Modell zu erhalten.

So ist in Grenzfällen die Indikation für oder gegen eine Operation sicherer zu stellen. Bisher oft erst an Hand des Operationssitus mögliche Entscheidungen oder durch überraschenden intraoperativen Befund erforderliche Änderungen der Operationstaktik können jetzt schon in der Planungsphase getroffen bzw. als Alternativlösung erwogen werden. Schwierige Operationsschritte lassen sich am Modell durchführen und später identisch umsetzen. Am Modell können neue Operationstechniken entwickelt, trainiert und demonstriert werden. Für die Optimierung der derzeitigen Prothesenmodelle und die Entwicklung neuer Systeme kann der Modellbau die erforderlichen Daten schnell und in beliebiger Menge liefern.

Die Herstellung individueller Prothesen für jeden Patienten ist im Prinzip mit diesem System möglich. Wir halten diesen Weg aber nicht für erforderlich, da sich aus der Einzelanfertigung für die große Zahl der Routinefälle über kurz oder lang eine gewisse Typisierung der Modelle ergibt, die dann folgerichtig wieder zur Entwicklung von Standardprothesen oder Modularsystemen führt.

Wir wollen deshalb das System benutzen, um bei Problemfällen bessere Daten für die operative Technik und die Herstellung von Spezialprothesen zu bekommen und an Hand der damit gewonnenen Erfahrungen sowie durch Modellbauserien der normalen Anatomie, das Design der jetzigen Modularsysteme anatomiegerechter zu gestalten und damit zu verbessern.

Literatur

1. Aldinger G, Fischer A, Kurtz B (1984) Computergestützte Herstellung individuell-anatomischer Endoprothesen. Z Orthop 122:733
2. Brix F (1981) Vorstellung eines Styrodur-Schneide- und Fräsgerätes für die Strahlentherapie. Strahlentherapie 157:260
3. Brix F, Hebbinghaus D, Meyer W (1985) Verfahren und Vorrichtung für den Modellbau im Rahmen der orthopädischen und traumatologischen Operationsplanung. Röntgenpraxis 157:290
4. Herman GT, Lin HK (1979) Threedimensional display of human organs from computed tomograms. Comput Graphics Image Process 9:1
5. Mildenstein K, Giebel G, Reumann K (1985) Dreidimensionale Knochenmodelle nach Computertomographie-Daten. Fortschr Med 13:331
6. Nieder E, Steinbrink K, Engelbrecht E (1983) Sattelprothese und totaler Femurersatz. Krankenhausarzt 7:498

7. Schöllner D, Ruck W (1974) Die Beckenendoprothese – eine Alternative zur Hemipelvektomie bei Tumorpatienten. Z Orthop 112:968
8. Tonner HD, Engelbrecht H (1979) Ein neues Verfahren zur Herstellung alloplastischer Spezialimplantate für den Beckenteilersatz. Fortschr Med 16:781

Spezialanfertigungen für den prothetischen Knochen- und Gelenkersatz

A. Keller

In Fällen von Revisionsoperationen nach vorangegangenem prothetischen Gelenkersatz, bzw. zur Versorgung größerer Knochendefekte, auch tumor- oder traumabedingt, können Standardprothesen nicht immer den Erfordernissen gerecht werden oder sind, wie z. B. für Rekonstruktionen im Beckenbereich, standardmäßig kaum gegeben.

Auch der Knochenersatz ganzer Gliedmaßen erfordert die spezielle Anpassung der Prothese. Damit ist der Verfügbarkeit von Spezialprothesen eine besondere Bedeutung beizumessen.

Als klassifizierende Abgrenzung ist der Einsatz von Standardprothesen weitgehend von normalen anatomischen Verhältnissen abhängig, während bei abstrakten Knochenverhältnissen, bzw. zur Überbrückung von Knochendefekten oder Maßnahmen zur Rekonstruktion, der Einsatz von Sonderprothesen in die Überlegung der operativen Versorgung zur funktionellen Gelenkerhaltung, bzw. Erhaltung ganzer Gliedmaßen, einzubeziehen ist.

Sonderprothesen sind weiter zu unterteilen in Prothesen, die als Modularsystem in sich bedingt ausbaufähig sind (Abb. 1), und in Spezialprothesen, die als Einzelanfertigung direkt auf den jeweiligen Fall Bezug nehmen.

In dieser Aufgabenstellung ist die Überlegenheit von Sonderprothesen, bzw. Spezialanfertigungen zu sehen die sich bereits in großer Zahl bewährt haben.

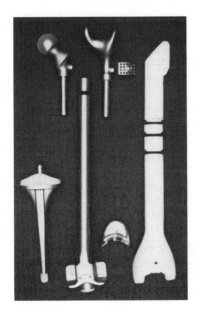

Abb. 1. Beispiel eines Modularsystems. Femurtotalersatzprothese mit der Möglichkeit der teilweisen Erhaltung von Knochenabschnitten mit Abschluß zur Hüfttotalprothese oder Sattelprothese

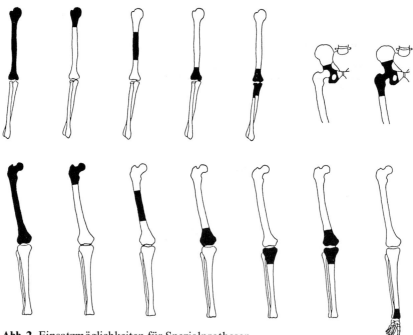

Abb. 2. Einsatzmöglichkeiten für Spezialprothesen

Aus technischer Sicht sind die Herstellungsmöglichkeiten von Spezialprothesen, bzw. Implantaten, sehr weitgehend und können, zumindest theoretisch, jeden Skelettabschnitt erfassen.

Einige Beispiele von Einsatzmöglichkeiten für Spezialprothesen sind in Abb. 2 dargestellt. Eine vorangegangene Funktionstestung hinsichtlich der Stabilität der Prothese, die bei Standardprothesen eine Selbstverständlichkeit sein sollte, ist wegen der unterschiedlichsten Konstruktionsmerkmale und Verankerungsmöglichkeiten bei Spezialprothesen nicht gleichermaßen möglich.

Das betrifft selbstverständlich nicht die zur Anwendung kommenden Materialien bzw. die sorgfältige fehlerfreie Ausführung nach dem jeweiligen Stand der Technik.

Die Anwendung ist somit eine Entscheidung des Operateurs, die sorgfältig mit dem Patienten abgestimmt werden sollte, wobei mehr noch als bei Standardprothesen auch auf mögliche Risiken hinzuweisen ist.

Ebenfalls sollte sich der Operateur rechtzeitig vor der Operation noch einmal die Spezialprothese im Vergleich zu den Röntgenbildern ansehen, um sich auf die Situation, auch hinsichtlich der Richtigkeit der Maße, einzustellen. Bei steril gelieferten Prothesen kann dafür die äußere Verpackung geöffnet und die Prothese durch die transparente Verpackung, die dabei unbeschädigt bleiben muß, betrachtet werden.

Eine wichtige Voraussetzung für den Einsatz einer Spezialprothese ist oft auch deren schnelle Verfügbarkeit. Nach Vorliegen der für die Herstellung notwendigen Informationen kann diese, je nach Umfang, in 3–14 Werktagen erreicht werden.

Die für die Herstellung einer Sonderprothese notwendigen Informationen sind insbesondere die Kenntnisse des vorliegenden Zustandes. Die Hauptinformationen wären:

Röntgenbilder in a.-p. und *seitlicher Ebene*

Fokusabstand, in dem die Röntgenbilder gefertigt wurden

Bei vorgesehener Resektion die *Einzeichnung* der *Resektionslinie* in das Röntgenbild

Angelegter Röntgenmaßstab oder *Miträntgen einer Kugel mit definiertem Maß, die seitlich in Mittelachse* mit Pflaster an den Weichteilen befestigt wurde

Mitteilungen bzw. Angaben über eventuelle Vorstellungen zum Konzept der Prothese

Diese Röntgenbilder sollten die Übersicht des jeweiligen Gelenks und der anschließenden gesamten Gliedmaße aufzeigen und sowohl in a.-p.- und seitlicher Aufnahme vorliegen. Dieses, wenn möglich, auch von der gesunden Seite. Bei vorgesehener Resektion ist die Resektionslinie im Röntgenbild einzuzeichnen.

Um die Größenverzeichnung der Röntgenbilder zu erfassen und für die Herstellung der Prothese berücksichtigen zu können, ist unbedingt der Fokusabstand „F", in dem die Röntgenbilder angefertigt wurden, anzugeben (Abb. 3).

Selbstverständlich beeinflußt auch der Objekt/Film-Abstand „H" die Röntgenbildverzeichnung. Dieser Faktor kann aber mit Hilfe durchschnittlicher Erfahrungswerte, mit nur geringer Unsicherheit, bei der Herstellung der Prothese berechnet werden und ist somit keine zwingende Information.

Um mißverständliche Angaben über den Fokusabstand erkennen zu können, erhöht das Anlegen und Miträntgen eines Maßstabs in jedem Fall die Sicherheit der tatsächlichen Maßbestimmung durch die dadurch erkennbare Größenverzeichnung des Röntgenbilds.

Alternativ zum Maßstab erfüllen auch 1 bzw. 2 Kugeln (diese werden auf Anfrage kostenlos zur Verfügung gestellt) oder aber auch Köpfe von Hüftprothesen mit definiertem Maß, die mittels Pflaster außen am Patienten fixiert sind, die gleichen Anforderungen. Das tatsächliche Maß der Kugeln bzw. Prothesenköpfe ist der Information an den Hersteller beizufügen. Maßstab oder Kugeln sind aber unbedingt bei der Röntgenaufnahme, in etwa Längsachsenmitte des jeweiligen Knochens bzw. der Gliedmaße, zu positionieren.

Die Information durch Röntgenbilder kann, wenn auch nicht zwingend notwendig, durch Vorlage computertomographischer Aufnahmen weiter ergänzt und optimiert werden.

Wenngleich die aufgeführten Informationen zur Maßbestimmung für die Herstellung von Sonderprothesen unerläßlich sind, so ist die Vorstellung, daß die jeweilige Prothese die so ermittelten Maße durch einen massiven Materialquerschnitt – wie vollgegossen – ausfüllen soll und kann, nicht unbedingt vorteilhaft und richtig.

Ganz abgesehen davon, daß die Prothesen, z. B. bei Röhrenknochen, in Längsrichtung einbringbar sein müssen und dabei evtl. Krümmungen bzw. Querschnittsunterschiede zu überwinden sind, müssen der meist ungünstigen Kno-

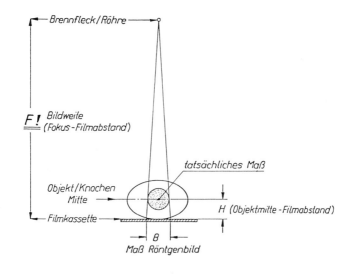

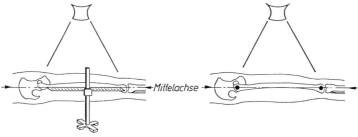

Abb. 3. Anfertigung von Röntgenbildern als Unterlage für die Herstellung von Spezialprothesen

chenverhältnisse wegen, noch mehr als bei Standardprothesen, biomechanische Aspekte Berücksichtigung finden.

So muß man z. B. den hohen Knochenversteifungen, die durch das Implantat entstehen, soweit wie möglich entgegenwirken. Große massive Prothesenschaftquerschnitte stehen dieser Forderung diametral entgegen und müssen durch konstruktive Maßnahmen, die sowohl die statische wie dynamische Belastungsfähigkeit berücksichtigen, formmäßig auf den jeweiligen Einzelfall abgestimmt sein.

Ebenfalls muß die Form und Sicherheit der möglichen Prothesenverankerung unter Einbezug schonender Lastübertragung bestimmt werden, und jede Möglichkeit der Wiedereinleitung physiologischer Kräfte ist zu nutzen. Dieses gilt gleichermaßen für die Materialwahl, wie auch für die konstruktive Gestaltung der Verankerung.

In Fällen von Reoperationen, nach vorangegangenem Gelenkersatz, ist nicht immer unbedingt ein partieller Knochenersatz indiziert, sondern es gilt häufig, sehr ausgedünnte Knochenabschnitte stabil zu überbrücken, um zusammen mit der Prothese und angelagertem Knochenmaterial möglicherweise eine Rekonstruktion zu erreichen. Auch für derartige Situationen haben sich Spezialprothesen dann vorteilhaft bewährt, wenn Vorgänge der Biomechanik, auf die jeweilige

Spezialanfertigungen für den prothetischen Knochen- und Gelenkersatz

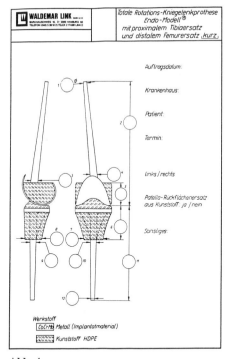

Abb. 4

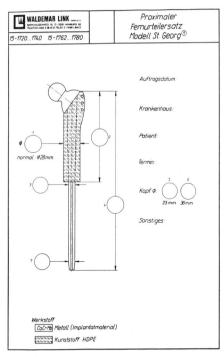

Abb. 5

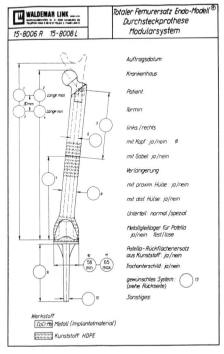

Abb. 6

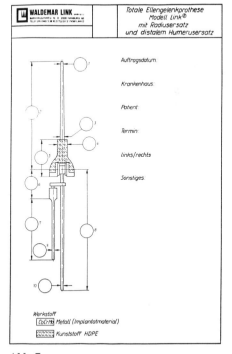

Abb. 7

Abb. 4–7. Auszug aus dem Formblattsatz zur Herstellung von Spezialprothesen

Situation konzipiert, beachtet werden. Die Anfertigung und optimale Gestaltung von Sonderprothesen, insbesondere bei diffizil gelagerten Problemfällen, wird vorteilhaft durch den direkten Kontakt zwischen Arzt und Technikern erreicht, die beide über die notwendige Erfahrung im prothetischen Bereich und das Wissen über das technisch Verantwortbare verfügen.

Auf Anfrage stehen Formblätter für Sonderprothesen der verschiedensten Bereiche als Komplettsatz zur Verfügung, in denen Angaben bzw. evtl. Vorstellungen zum Prothesenkonzept eingetragen werden können (Abb. 4–7).

Dabei ist die Eintragung der Maße in die Formblätter vorerst nur eine annähernde Information.

An Hand der Röntgenbilder, mit Angabe des Fokusabstands „F", sowie des korrekt angelegten und mitgeröntgten Maßstabs, bzw. Kugeln mit definiertem Maß, und evtl. zusätzlichen computertomographischen Aufnahmen (letzteres vorteilhaft, aber nicht zwingend), wird vom Hersteller die tatsächliche Maßbestimmung errechnet und konstruktiv berücksichtigt.

Während eine Kopie des jeweiligen Formblatts beim Arzt verbleibt, ermöglichen diese Formblätter, die zusammen mit den Röntgenbildern dem Hersteller zugeleitet werden, eine evtl. notwendige Abstimmung zwischen Arzt und Techniker, auch im Gespräch über größere Distanzen.

Die Maßfelder in den Formblättern sind dafür, zur Verständigung über einzelne Prothesenabschnitte, numeriert. In diesem Verständnis der Zusammenarbeit werden die für die Herstellung von Spezialprothesen notwendigen Informationen am sichersten abgestimmt und medizinische wie technische Aspekte für den günstigsten Kompromiß vorteilhaft berücksichtigt.

Teil IX
Behandlung und Ergebnisse bei endoprothetischen Infektionen

Behandlung und mittelfristige Ergebnisse von infizierten Kniegelenkendoprothesen

G. von Foerster und C. Wessendorf

Einleitung

Unsere Behandlung der tiefen Infektion nach Kniegelenkimplantaten basiert auf der Erfahrung, die wir in der septischen Hüftchirurgie gewonnen haben. In der Regel ist analog zum Hüftgelenk auch beim Knie die periprothetische Infektion nur durch eine Austauschoperation erfolgreich zu behandeln. Nur gelegentlich führt die Revision (Saug-Spül-Drainage, Weichteildébridement) der unmittelbar postoperativ aufgetretenen Infektion noch zum Erfolg unter Erhalt der Gelenkprothese.

Beim infizierten Kniegelenkimplantat ist die einzeitige Austauschoperation das von uns bevorzugte Operationsverfahren. Der Anwendung von Antibiotika-Zement-Gemischen kommt bei der Reimplantation eine besondere Bedeutung zu. Der Einsatz einer begleitenden systemischen Antibiotikatherapie wird von dem intraoperativen Weichteilbefund abhängig gemacht. Bei etwa $^1/_4$ der Patienten wurde auf die systemische Antibiotikagabe verzichtet. Die Verwendung von Antibiotikazement bei der Implantation von totalen Gelenkendoprothesen ist inzwischen fester Bestandteil der Implantatchirurgie. Sie hat sich als wirksame Infektionsprophylaxe herausgestellt. In der therapeutischen Anwendung von Antibiotika-Zement-Gemischen bei der Behandlung der tiefen Infektion konnten wir seit 1970 Erfahrungen sammeln.

Krankengut und Methode

In der Zeit von Januar 1976–Juni 1985 wurden in der Endo-Klinik ca. 180 infizierte Kniegelenkendoprothesen ausgetauscht. Bis zum Januar 1986 konnten 148 Patienten in diese Studie aufgenommen werden. In der Alters- und Geschlechtsverteilung dieses Patientenguts dominiert die 7. und 8. Lebensdekade deutlich zu Lasten weiblicher Patienten (Abb. 1). Die primäre Arthrose und die chronische Polyarthritis waren die häufigsten Grunderkrankungen (Tabelle 1).

Grundlage für die Auswertung waren Nachuntersuchungen durch unser Team, Röntgenkontrollaufnahmen sowie subjektive Patientenangaben (Schmerzen, Funktionstüchtigkeit). Dabei war die Feststellung Infektionsrezidiv bzw. Rezidivfreiheit das entscheidende Kriterium der Beurteilung. Die Beweglichkeit wurde nur als Nebenkriterium erfaßt.

Die präoperative Erreger- und Resistenzbestimmung und die Auswahl der geeigneten lokalwirksamen Antibiotika-Zement-Kombination stellen wesentliche Voraussetzungen für unser chirurgisches Verhalten dar. Bei der einzeitigen Austauschoperation werden alle Prothesenkomponenten entfernt, der Knochen wird

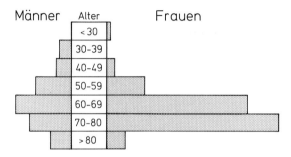

Abb. 1. Alters- und Geschlechtsverteilung des Krankenguts (n = 148)

von sämtlichen Zementresten befreit und ein großzügiges Débridement im gesamten Operationsgebiet durchgeführt. Hierzu gehört seit einiger Zeit auch die lokale Applikation von Oxoferin in die Markhöhlen. Anschließend erfolgt die Reimplantation einer geeigneten, ggf. sogar speziell angefertigten Prothese. Die postoperative Behandlung, wie vorübergehende Ruhigstellung oder frühzeitige krankengymnastisch eingeleitete Mobilisierung, richtet sich nach dem intraoperativ erhobenen Befund.

Ergebnisse

Die Keimverteilung in unserer Untersuchung ist in Tabelle 2 dargestellt. Es zeigt sich, daß wir bei den 148 Patienten 129 Monoinfektionen (87%) sowie 19 Mischinfektionen (13%) nachweisen konnten. Staphylococcus aureus ist mit 34% der häufigste Erreger, gefolgt von Staphylococcus species mit 22% und Streptokokken mit 15%. Der Rest verteilt sich mit kleiner Fallzahl auf eine größere Gruppe von Keimen. Bei der Häfte der Mischinfektionen ist Staphylococcus aureus ebenfalls beteiligt. Aufgrund der weitgefächerten Keimverteilung haben wir darauf verzichtet, eine Beziehung zwischen verursachendem Keim und Behandlungser-

Tabelle 1. Verteilung der Grunderkrankungen im Patientengut (n = 148)

Diagnose	n	%
Primärarthrose	91	61,5
Sekundärarthrose	15	10,1
PcP	40	27,0
Tumoren	2	1,4

Tabelle 2. Keimverteilung (n = 148)

Keime	n	%
Staphylococcus aureus	50	34
Staphylococcus species	32	22
Streptokokken	22	15
Escherichia coli	4	3
Candida albicans	3	2
Pseudomonas aeruginosa	2	1
Enterobacter cloacae	2	1
Peptokokken	2	1
Yersinia enterocolitica	2	1
Andere Keime	10	7
Monoinfektionen	129	87
Mischinfektionen	19	13

Tabelle 3. Einteilung nach dem Zeitpunkt des ersten Infektionsnachweises

Sofortinfekt	Frühinfekt	Spätinfekt
Erster Infektionsnachweis innerhalb von ca. 4 Wochen postoperativ	Erster Infektionsnachweis innerhalb von 12 Monaten postoperativ	Erster Infektionsnachweis später als 12 Monate postoperativ
21%	41%	38%
	62%	

Tabelle 4. Gesamtübersicht des Krankenguts nach Jahrgängen

	1976	1977	1978	1979	1980	1981	1982	1983	1984	Januar–Juni 1985	Summe	Kumulativ	%
Verfügbar im Januar 1986	8	7	9	10	13	25	20	13	27	16	148		100.0
Gut nach Weichteilrevision						1	1	1	1		7	7	4.7
Gut nach 1. Wechsel	4	4	6	7	8	17	13	7	15	13	94	101	68.2
Gut nach 2. Wechsel							3		2	1	6	107	72.3
Gut nach 3. Wechsel										1	1	108	73.0
Gut insgesamt	4	4	6	8	10	18	17	8	19	14	108	108	73.0
Arthrodese	4	2		1	1	2	1	2	3	1	17	125	
Amputation		1	2		2	1		1	2	1	10	135	
Rezidiv nach Wechsel			1			4	2	2	3		13	148	

folg herzustellen. Die Anzahl der durch Problemkeime verursachten Infektionen ist zu gering, um eine solche Aussage statistisch abgesichert darzustellen.

Erfolgte solchermaßen die Diagnose einer tiefen Infektion innerhalb von ca. 4 Wochen, so bezeichnen wir diese als „Sofortinfektion", innerhalb von 12 Monaten als „Frühinfektion". Alle Infektionsnachweise nach dem 12. postoperativen Monat sind als Spätinfektion definiert. Auf Sofort- und Frühinfektionen entfielen 62% und auf Spätinfektionen 38% (Tabelle 3).

Die beweisende Feststellung einer tiefen Infektion am Gelenkimplantat lieferte die positive Bakterienkultur, wobei das Untersuchungsmaterial aus Punktionen und Fistelabradaten und, sofern erforderlich, aus Probeexzisionen stammte.

Die nach Operationsjahrgängen gegliederte Tabelle 4 zeigte einen deutlichen Anstieg der Operationsfrequenz seit 1981. Dieses ist sicher auf die zunehmende Verbreitung der Kniegelenkendoprothesen während der letzten 5 Jahre zurückzuführen.

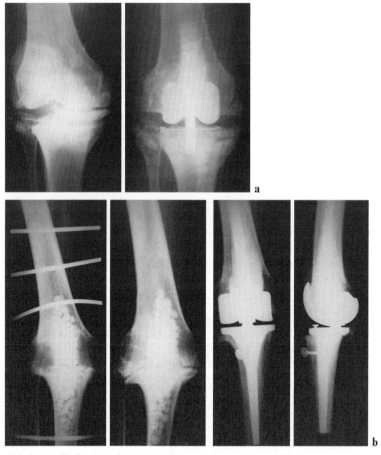

Abb. 2a, b. K. S., 56 Jahre, männlich. **a** Schwere Gonarthrose versorgt mit Implantat und anschließend auftretender tiefer Infektion, **b** Anlage einer Arthrodese mit Palacosplombe (*links*); 8 Jahre später Remobilisierung mit Rotationskniegelenkendoprothese (*rechts*)

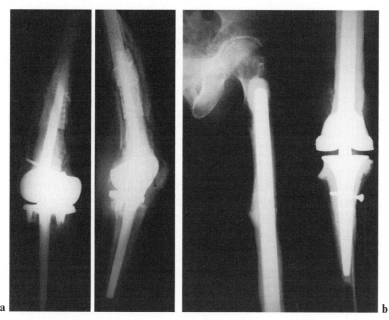

Abb. 3 a, b. 79jährige Patientin mit schwerer chronischer Polyarthritis. **a** Zustand nach Versorgung mit Endoprothese; Rekonstruktion mit Prothesenwechsel nach Fraktur; nachfolgend tiefe Infektion. **b** Ersatz des distalen Femurs durch Spezialscharnierendoprothese bei ausgedehnten Knochenverlusten

Die wesentliche Aussage dieser Übersicht ist die in der letzten Spalte angegebene Erfolgsrate. Bei der Behandlung der tiefen Infektion einer Kniegelenkendoprothese ließen sich durch Weichteilrevisionen (in der Regel Spül-Saug-Drainage) 4,7% der Infektionen beherrschen. Unter Einbeziehung des einzeitigen ersten Wechsels ließ sich die Erfolgsquote auf 68,2% erhöhen. Durch weitere Wechsel stieg der Anteil der beherrschten Infektionen unter Erhalt der Gelenkfunktionen auf 73%. Bei 27% der Patienten konnte dieses Ziel nicht erreicht werden. Hier mußten wir uns bisher mit Teilerfolgen, 11% Arthrodesen und Mißerfolgen, 16% persistierende Infektionen und Amputationen, abfinden (Abb. 2 und 3).

Tabelle 5. Übersicht in Abhängigkeit vom Beobachtungszeitraum

Beobachtungszeitraum in Jahren	Anzahl der Operationen	Rezidivfreiheit nach Wechsel	Arthrodese	Amputation	Rezidiv nach Wechsel
10–8	11	6	4	1	
7–5	27	19	3	4	1
4–2	68	50	6	3	9
2–0.5	42	33	4	2	3
n	148	108	17	10	13
%	100	73	11	7	9

Tabelle 6. Durchschnittliche Rezidivfreiheit in Monaten

Operation	Minimum-rezidivfreiheit in Monaten	Maximum-rezidivfreiheit in Monaten	Durchschnittliche Rezidivfreiheit in Monaten
Weichteilrevision	24	73	51
Erster Wechsel	7	114	44
Zweiter Wechsel	9	48	33
Dritter Wechsel	15	15	15
Arthrodese	12	120	63

Die Tabellen 5 und 6 zeigen die gesamten Ergebnisse in Abhängigkeit vom Beobachtungszeitraum. Die Aussagekraft der Beurteilung „rezidivfrei nach Wechseloperation" steigt mit zunehmender Beobachtungszeit. Die nicht geringe Anzahl mittel- und langfristiger Verläufe läßt demnach eine positive Beurteilung des oben beschriebenen Behandlungsprinzips zu.

Diskussion

Wie schon oben erwähnt, entstammt das Behandlungskonzept bei periprothetischen Infektionen nach Kniegelenkimplantaten unseren Erfahrungen der septischen Hüftchirurgie. Die Ergebnisse dort ließen sich mit geringfügigen Abweichungen reproduzieren. Ein exakter Vergleich ist allerdings im Moment noch nicht zulässig, da die Resultate aus der Hüftchirurgie auf einer ungleich höheren Zahl von Fällen mit längerer Verlaufszeit basieren.

Rezidivfreiheit nach einem Wechsel wurde bei Hüftgelenken in 77%, bei Kniegelenken in 68% der Fälle erreicht. Ob für diese Differenz die topographisch-anatomischen Verhältnisse (Durchblutung) allein verantwortlich sind, werden wir erst nach noch mehr Erfahrungen mit der septischen Kniechirurgie beurteilen können.

Von der Größenordnung vergleichbare Untersuchungen liegen nicht vor, so daß die Frage, ob man durch andere Therapiemaßnahmen zu einem günstigeren Ergebnis kommen könnte, unbeantwortet bleibt. Immerhin bleibt 68% der Patienten durch das Prinzip der einzeitigen Austauschoperation das zusätzliche Risiko eines zweiten Eingriffs von vornherein erspart.

Wir wissen, daß wir bei Verwendung von Antibiotika-Zement-Kombinationen die mechanischen Eigenschaften (Druckfestigkeit) des Knochenzements nachteilig beeinflussen. Die Erfahrung hat jedoch gezeigt, daß diese ungünstige Beeinflussung des Knochenzements nicht so gravierend ist, daß sie eine deutlich frühzeitige Lockerungsrate zur Folge hätte. Lediglich bei 5 Patienten traten aseptische Lockerungen nach Verlaufszeiten von 2–9 Jahren auf. In der Mehrzahl handelte es sich um Lockerung nur einer Prothesenkomponente.

Bewußt haben wir das erzielte Bewegungsausmaß hier nicht in den Vordergrund gestellt. Es konnten 60% unserer Patienten bis mindestens 80° beugen, 40% lagen unterhalb dieser Grenze. Wir glauben, daß die Beweglichkeit nach einer Kniegelenkersatzoperation und nachfolgender Revision so vielen Einflüssen unterliegt, daß das Vorliegen einer tiefen Infektion bezüglich des postoperativen Mobilisationsergebnisses von untergeordneter Bedeutung ist. Eine wesentliche Rolle spielt die Beweglichkeit vor dem Gelenkersatz.

Die entscheidende Voraussetzung für den Erfolg der Behandlung ist die sorgfältige Planung und Ausführung der operativen Maßnahme durch den erfahrenen Operateur. Weiterhin kommt unseres Erachtens der gezielten Antibiotika-Zement-Anwendung eine besondere Bedeutung zu, weil sie hohe Wirkstoffspiegel direkt am Ort des Geschehens ermöglicht. Die systemische antibiotische Therapie, besonders wenn sie in großen Mengen und über einen prolongierten Zeitraum erfolgt, schafft nicht selten Probleme, da über die hohen Serumkonzentrationen nicht nur allergische Reaktionen und Resistenzen entstehen, sondern die toxische Wirkung auch auf nicht betroffene Organe Einfluß nimmt.

Abschließend bleibt festzustellen, daß beim geringsten Verdacht auf Vorliegen einer tiefen Infektion umgehend die Diagnostik und anschließend die Therapie einzuleiten sind. Die enge Zusammenarbeit zwischen dem Mikrobiologen und dem Chirurgen bildet dabei das Fundament in der Infektionsbehandlung.

Literatur

Buchholz HW, Engelbrecht H (1970) Über die Depotwirkung einiger Antibiotika bei Vermischung mit dem Kunstharz Palacos. Chirurg 40:511–515

Buchholz HW, Engelbrecht E, Lodenkämper H, Röttger J, Siegel A, Elson RA (1981) Management of deep infection of total hip replacement. J Bone Joint Surg [Br] 63:342–353

Cameron HU, Hunter GA, Welsh RP, Bailey WH (1981) Revision of total knee replacement. Can J Surg 24:418–420

Foerster G von, Buchholz HW, Lodenkämper U (1982) Behandlung der Osteomyelitis mit Antibiotikazement. Chirurg 53:709–715

Freeman MAR, Insall JH, Thompson FM, Brause BD (1983) Two-stage reimplantation for the salvage of infected total knee arthroplasty. J Bone Joint Surg [Am] 65:1087–1098

Johnson DP, Bannister GC (1982) The outcome of infected arthroplasty of the knee. J Bone Joint Surg [Br] 68:289–291

Lee AJC, Ling RSM, Vangala SS (1978) Some clinically relevant variables affecting the mechanical behaviour of bone cement. Arch Orthop Trauma Surg 92:1–18

Arthrodese nach infizierter Knieendoprothese

K. Seemann

In der Behandlung der tiefen Infektion von Knieendoprothesen bevorzugen wir, ebenso wie am Hüftgelenk, die einzeitige Wechseloperation [3, 4, 5, 6, 7, 8]. In speziellen Fällen, und zwar beim defekten Streckapparat, schlechten Weichteilverhältnissen und großen Knochendefekten, ist die Arthrodese ein möglicher Rückzugsweg [1, 2, 9, 10, 11]. Die Resektionsarthroplastik wird am Kniegelenk wegen der meist gleichzeitig vorhandenen Knochensubstanzverluste nur in seltenen Fällen in Betracht kommen.

Krankengut

Von 1976–1985 mußte in der Behandlung infizierter Knieendoprothesen an der Endo-Klinik bei 30 Patienten der Entschluß zu einer Arthrodese gefaßt werden. Bis auf 1 Fall konnte die Infektion aus dem Kniegelenkpunktat nachgewiesen werden; es bestanden Gelenkfisteln, z. T. mit breit offener Gelenkhöhle und sichtbaren Prothesenteilen. Neben der erheblichen Schädigung der lokalen Weichteile und ausgedehnten Knochensubstanzverlusten lagen immer auch Defekte des Streckapparats vor.

Insgesamt wurden 30 Patienten behandelt, davon stammen 6 aus dem eigenen Krankengut. Alle Patienten waren wegen der bestehenden Infektion mindestens 2mal voroperiert. Das Durchschnittsalter bei 23 weiblichen Patienten betrug 68 Jahre und bei 7 männlichen Patienten 59 Jahre (Abb. 1).

Die Knieendoprothese war 12mal wegen einer chronischen Polyarthritis, 11mal wegen einer idiopathischen und 7mal wegen einer posttraumatischen Arthrose implantiert worden.

Bei $2/3$ der Patienten lag eine Staphylokokkeninfektion und bei $1/3$ eine Mischinfektion (Tabelle 1) vor. In den Fällen mit einer Mischinfektion fanden sich neben Candida albicans die sog. Problemkeime wie Pseudomonas, Proteus, Escherichia coli, Enterokokken sowie multiresistente Staphylokokken.

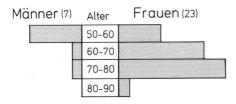

Abb. 1. Alters- und Geschlechtsverteilung zum Zeitpunkt der Arthrodese

Tabelle 1. Häufigkeit und Art der nachgewiesenen Keime

Keimnachweis	Patienten
Staphylococcus aureus	20
Staphylococcus species	5
Proteusgruppe	4
Pseudomonasgruppe	3
Escherichia coli	2
Enterokokken	2
Candida albicans	2
Peptokokken	1
Ohne Keimnachweis	1

Behandlungskonzept

Operationstechnik: Nach kompletter Entfernung des gesamten alloplastischen Materials und radikaler Exzision des infizierten Gewebes wurde die Arthrodese mit Hilfe des Fixateur externe und dem sog. Arthrodesennagel, zumeist unter Verwendung von antibiotikahaltigem Knochenzement, durchgeführt (Tabelle 2).

Mit dem von uns verwendeten Plattenfixateur nach Engelbrecht (Abb. 2) läßt sich eine gute Stabilität des Kniegelenks herstellen, die in den meisten Fällen eine

Tabelle 2. Behandlungsprinzip bei Arthrodese nach infizierter Knieprothese

1. Komplette Entfernung von Prothese und Zement
2. Radikale Exzision von entzündlichem Gewebe
3. Einbringen von Knochenzement als Träger eines Antibiotikumdepots
4. Stabile Ruhigstellung (Fixateur externe, Arthrodesennagel)
5. Systemische Behandlung mit Antibiotika kurzzeitig nach Weichteilbeteiligung

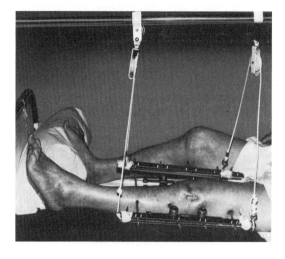

Abb. 2. Kniearthrodese mit Plattenfixateur nach Engelbrecht

baldige Mobilisierung des Patienten ermöglicht. Voraussetzung sind jedoch nicht zu ausgedehnte Knochensubstanzverluste im Bereich der Kniegelenkebene. Besonders in diesen Fällen, aber auch bei hochgradiger Osteoporose oder bei einem Versagen des Fixateur externe infolge rezidivierender Bohrlochosteomyelitiden, haben wir den Arthrodesennagel eingesetzt [9].

Wegen der bestehenden Infektion haben wir größere Defekte weder mit autologer noch mit homologer Spongiosa aufgefüllt, sondern ausschließlich mit antibiotikahaltigem Zement [4].

Infektionsbehandlung

Neben der chirurgischen Therapie wurde in allen Fällen gleichzeitig auch eine lokale Antibiotikatherapie mit Hilfe des antibiotikahaltigen Zements durchgeführt (s. Tabelle 2). Dies erfordert eine sorgfältige präoperative Diagnostik mit dem bakteriologischen Nachweis aus dem Punktat und dem Abradat.

Entsprechend dem Antibiogramm fügen wir nach der Empfehlung des bakteriologischen Instituts dem Knochenzement während der Operation die wirksamen Antibiotika zu [11]. Den Zement verarbeiten wir dann intraoperativ zu kleinen, etwa 1 cm großen Kugeln, die auch, auf einen Draht aufgefädelt, in die infizierten Knochenhöhlen eingelagert werden [3, 4, 5, 6, 7, 8]. Eine zusätzliche, vorübergehende systemische Antibiotikabehandlung erfolgte in vielen Fällen gezielt und zeitlich begrenzt nach dem Ausmaß der Weichteilbeteiligung.

Das Prinzip des Arthrodesennagels (Abb. 3) erfordert eine medulläre Verankerung der Nagelkomponenten wie bei einer endoprothetischen Verankerung. In der Gelenkebene wird im Verschlußbereich des Nagels u. U. bei bestehenden Defekten sekundär antibiotikahaltiger Zement eingebracht.

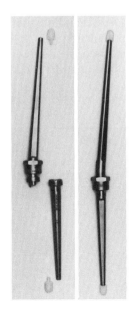

Abb. 3. Arthrodesennagel

Ergebnisse

Im Beobachtungszeitraum 1976–1985 wurde bei 30 Patienten mit Knieprotheseninfektion der Rückzug zur Arthrodese notwendig. Die Dokumentation der Infektionsverläufe erfolgte bis April 1986 durch klinische Nachuntersuchungen, schriftliche Befragung, Röntgenbilder und Berichte der behandelnden Ärzte. Bis zum Zeitpunkt der Nachuntersuchung waren 6 Patienten verstorben, davon 2 altersbedingt an Herzversagen, 7 bzw. 9 Jahre nach der Versteifungsoperation; 4 Patienten waren an den Infektionsfolgen gestorben. Die kürzeste Beobachtungszeit im Patientengut nach der Arthrodese betrug 8 Monate, die längste 10 Jahre (Tabelle 3).

Die Schwere der Erkrankung infolge einer Protheseninfektion ist gekennzeichnet durch die Behandlungsdauer. Sie betrug vom Zeitpunkt des Auftretens der Infektion bis zur Entlassung durchschnittlich 25 Monate, davon 10 Monate stationär in unserem Hause. Bis zum Entlassungstermin hatte jeder Arthrodesepatient durchschnittlich 6 Operationen hinter sich gebracht.

Ergebnisse mit dem Fixateur externe

Der Fixateur externe wurde bei 25 Patienten verwendet; 18 Patienten erhielten zusätzlich eine lokale Antibiotikabehandlung mittels antibiotikahaltigem Zement, der in die infizierten Knochenhöhlen eingelagert wurde, 7 Patienten waren primär ohne ein lokales Antibiotikum versorgt worden, da entweder günstigere Knochenverhältnisse und ein blander Infektionsverlauf vorhanden waren oder ein Keimnachweis nicht gelang. In einem Falle handelte es sich um eine Monoinfektion mit Candida albicans. Nachträglich wurde in 3 Fällen wegen eines Rezidivs ein Antibiotikumdepot in die Infektionshöhle eingebracht. Bei 13 der insgesamt 25 mit Fixateur externe versorgten Patienten kam es zu einem Infektionsrezidiv; ein 2. Rezidiv trat in 7 Fällen, ein 3. Rezidiv in 2 Fällen auf. Die Behandlung der Rezidive erfolgte durch einen Wechsel der antibiotikahaltigen Zementkugeln. Eine Amputation mußte in 3 Fällen wegen der nicht mehr zu beherrschenden Infektionen vorgenommen werden. Betroffen waren eine 69jährige Rheumatikerin mit

Tabelle 3. Beobachtungszeit und Verläufe bei 30 Kniearthrodesen

Beobachtungszeitraum in Jahren	Anzahl der Arthrodesen	Rezidivfrei		Persistierende Fistel	Amputation	Verstorben
		Nach 1. Arthrodese	Nach weiteren Operationen			
10–7	10	4	2	–	3	1
6–5	2	–	1	–	–	1
4–3	6	1	4	–	–	1
2–1	9	3	3	1	1	1
<1	3	1	1	1	–	–
Total	30	9	11	2	4	4

einer Staphylokokkeninfektion (Verlauf 2 Jahre), eine 56jährige Patientin mit einer Mischinfektion aus Staphylococcus aureus und Escherichia coli (Verlaufszeit 3 Jahre) sowie eine 73jährige Patientin mit einer Infektion von Staphylococcus species (Infektionsverlauf über 4 Jahre). Gründe für die Amputationen waren die nicht zu beherrschende Infektion, wobei zumeist ausgedehnte Defekte des Knochens und der Weichteile zu einer Gebrauchsunfähigkeit des Beins geführt hatten, und zunehmende Zeichen einer toxischen Reaktion durch die Allgemeininfektion bestanden. Bei einer 77jährigen Patientin mit Diabetes mellitus und einer Infektion mit Staphylococcus aureus kam es unmittelbar nach der Operation zu einer massiven Nachblutung aus den Knochenmarkhöhlen, so daß notfallmäßig eine Oberschenkelamputation vorgenommen werden mußte.

Die 4 Amputierten sind nach Beendigung der stationären Behandlung rezidivfrei geblieben und exoprothetisch versorgt worden.

Zwei Patienten verstarben 12 bzw. 18 Monate postoperativ an einer septischen Komplikation. Ein 65jähriger Rheumatiker mit einer Mischinfektion aus Pseudomonas aeruginosa und Staphylococcus aureus sowie einer bekannten Amyloidose erlitt 12 Monate postoperativ ein toxisches Nierenversagen. Im 2. Fall trat bei einem 59jährigen Mann mit einer Staphylokokkeninfektion und ebenfalls bekannter Amyloidose 18 Monate postoperativ eine foudroyant verlaufende Sepsis auf, die innerhalb kürzester Zeit zum Tode führte. Eine Oberschenkelamputation war von beiden Patienten abgelehnt worden.

Bohrlochinfektionen bei 16 Patienten führten zu Lockerungen und Instabilität des Fixateurs, in 3 Fällen zu Spontanfrakturen. Korrekturen am Fixateur externe waren deshalb häufige Folgeeingriffe. Bei 3 Patienten versagte der Fixateur völlig. In diesen Fällen konnte der Arthrodesennagel erfolgreich eingesetzt werden. Hämatome und Nachblutungen waren bei den mit Fixateur externe versorgten Patienten von der Größe der Infektionshöhle und von der Mobilisierung der Weichteile abhängig, führten jedoch selten zu operativen Maßnahmen. Die durchschnittliche Dauer der Ruhigstellung im Fixateur betrug bei den 25 Patienten 6 Monate. Die kürzeste Behandlungszeit erstreckte sich über 24 h (Nachblutung mit Notamputation), die längste über 18 Monate. Nach Entfernung des Fixateur externe erhielten 15 Patienten noch zusätzlich einen Leichtgips für durchschnittlich 2 Monate.

In 2 Fällen resultierte nach Entfernung des Fixateur externe und Beruhigung der Infektion eine straffe Pseudarthrose. Da einem weiteren Eingriff nicht zugestimmt wurde, erfolgte eine orthetische Versorgung.

Die Gesamtbilanz der 25 Arthrodesen mit Fixateur externe weist somit insgesamt 8 Behandlungsfehlschläge auf, davon 7 Infektionsrezidive (2 Patienten verstorben, 4 Patienten amputiert, 2 Patienten mit Restfisteln) sowie 1 Amputation durch Nachblutung. Zwei Patienten mit Restfisteln bei knöchern durchbautem Arthrodesebereich werden nach einer bisherigen maximalen Verlaufszeit von 2 Jahren ambulant im Heimatort behandelt. Zum Zeitpunkt der Nachuntersuchung waren bei 14 Patienten mit Fixateur externe Lokalbefund und Röntgenbild unauffällig und als rezidivfrei gewertet worden (Tabelle 4), eine knöcherne Konsolidierung der Arthrodese bestand bei 12 und eine Pseudarthrose bei 2 Patienten (Tabelle 5).

Tabelle 4. Erfolgreiche Arthrodesen mit und ohne lokale Antibiotikatherapie

Rezidivfrei n = 20	Anzahl der Patienten	Arthrodese mit Knochenzement[a]	Arthrodese ohne Knochenzement
Fixateur externe	14	11	3
Arthrodesennagel	6	6	–

[a] Mit Antibiotikazusatz.

Tabelle 5. Ergebnisse bei 30 Kniearthrodesen

Ergebnis	Patienten	Arthrodese	
	n = 30	Stabil	Instabil
Infektion ohne Rezidiv	20	18	2
Persistierende Fistel	2	2	–
Oberschenkelamputation	4	–	–
Verstorben	4	–	–

Ergebnisse mit dem Arthrodesennagel

Ab 1982 waren 8 Patientinnen mit einem Arthrodesennagel versorgt worden. Die Voraussetzungen für eine Sanierung der Infektion in dieser Gruppe waren durch Krankheitsdauer, Begleiterkrankungen wie chronische Polyarthritis, Diabetes mellitus, chronische Pyelonephritis sowie durch prognostisch ungünstige Keimbesiedlungen mit Resistenzbildung und Mischinfektionen durchweg schlecht und als problematisch zu bezeichnen. Ausgedehnte Knochensubstanzverluste (Abb. 4a) mit Weichteilbeteiligung und zerstörtem Streckapparat, hochgradiger Osteoporose und bereits fehlgeschlagener Behandlung mit Fixateur externe waren maßgeblich für die Verwendung des Arthrodesennagels (Abb. 4b). Die Implantation erfolgte in 4 Fällen zweizeitig, wobei in 3 Fällen der Fixateur externe zuvor versagt hatte, und bei 4 Patienten einzeitig, d. h. es wurde unmittelbar nach Prothesenentfernung implantiert.

Postoperativ trat bei 3 Arthrodesennagelpatienten ein Infektionsrezidiv auf. Eine 70jährige Rheumatikerin mit Diabetes mellitus und Mischinfektion aus Staphylococcus aureus, Peptokokken und Streptokokken verstarb 6 Monate nach dem Eingriff an einer Sepsis. Eine Exartikulation des Beins war verweigert worden. Die weiteren 2 Fälle betrafen eine 73jährige Patientin mit einer Mischinfektion (Staphylococcus aureus und Proteus mirabilis) und eine 78jährige Rheumatikerin mit Pseudomonasinfektion. Die Reoperation mit Austausch des antibiotikahaltigen Zements und Reimplantation des Nagels 1 bzw. 7 Monate später brachten die Infektion zur Ruhe. Eine 62jährige schwere Rheumatikerin mit Diabetes mellitus und einer Staphylokokkeninfektion verstarb wenige Stunden nach der Implantation des Arthrodesennagels an Herz- und Kreislaufversagen.

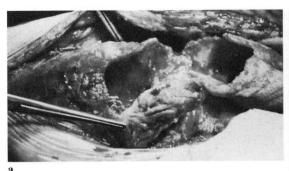
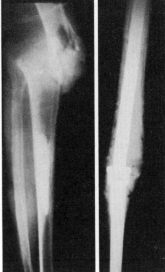

Abb. 4a. Operationssitus: Ausgedehnte Defekte des Knochens und Streckapparats bei Mischinfektion, **b** Röntgenaufnahme, *links* präoperativ, *rechts* postoperativ nach Versorgung mit Arthrodesennagel **b**

Tabelle 6. Hilfsmittel bei 22 Patienten

Rollstuhl	1 Patient (chronische Polyarthritis, Girdlestone-Situation)
Unterarmstützen	14 Patienten (8 Patienten mit chronischer Polyarthritis)
1 Gehstock	4
Ohne Gehhilfe	3
In allen Fällen Beinlängenausgleich mit orthopädischem Schuh (Beinverkürzung von 1,5–10 cm)	

Bei einer abschließenden Beurteilung der Behandlungsergebnisse der insgesamt 30 Arthrodesen (Tabelle 5) sollte berücksichtigt werden, daß von insgesamt 22 nachuntersuchten Arthrodesepatienten – davon 2 noch mit Fistel – 8 zusätzlich durch eine chronische Polyarthritis mit Beteiligung anderer Gelenke beeinträchtigt waren. Es benutzten 14 Patienten Unterarmstützen, 4 Patienten einen Gehstock und 3 Patienten keine Gehhilfe (Tabelle 6). Eine Rheumatikerin war wegen einer Girdlestone-Situation rollstuhlabhängig. Die Beinverkürzung betrug 1,5–10 cm. 6 Patienten waren mit ihrem Zustand nicht zufrieden.

Diskussion

Von insgesamt 30 waren 20 Arthrodesen rezidivfrei (s. Tabelle 5). In $^2/_3$ der Fälle konnte nach einem von Buchholz entwickelten Behandlungskonzept für Protheseninfektionen (s. Tabelle 2) die Infektion zur Ruhe gebracht werden. Wegen einer Pseudarthrose im Arthrodesebereich waren 2 Patienten auf eine Orthese angewiesen. Bei den restlichen 10 Patienten konnte in 2 Fällen einer Restfistel mit der knöchernen Konsolidierung wenigstens ein Teilerfolg erzielt werden. Von 8

Fehlschlägen waren 4 auf septische Komplikationen, 3 auf eine nicht beherrschbare Infektion, mit der Notwendigkeit der Amputation, und 1 auf eine Notamputation wegen einer massiven Nachblutung zurückzuführen. Die Behandlungsmißerfolge betrafen v. a. Patienten mit erhöhten Allgemeinrisiken und geschwächter Resistenzlage durch chronische Polyarthritis, Diabetes mellitus, chronische Pyelonephritis, Amyloidose, hohes Alter und schlechte Weichteilsituationen mit Mischinfektionen, Fisteln sowie Keimresistenzen. Bei der Wahl der Operationstechnik bedarf es einer sorgfältigen Planung, bei der Knochenqualität und Art der Infektion bedacht werden muß. Die Bohrlochosteomyelitis war häufigste Versagensursache des Fixateur externe. In diesen Fällen ist mit dem Arthrodesennagel eine weitere Behandlungsmöglichkeit gegeben. Seine Vorteile liegen in der sofortigen Belastungsstabilität und besseren Pflegemöglichkeit mit sofortiger Mobilisierung des Patienten. Abzuwägen sind die möglichen Nachteile bei einer Reoperation, die ähnlich der Technik bei einem Prothesenwechsel eine entsprechende Erfahrung vom Operateur voraussetzt.

Nach den bisherigen Beobachtungen in unserem Krankengut erscheint in den Fällen, in denen zur Arthrodese ein Fixateur externe verwendet wurde, die zusätzliche Anwendung einer lokalen Antibiotikatherapie mit Zementkugeln aussichtsreicher (s. Tabelle 4), um die Infektion zur Ruhe zu bringen.

Die vorübergehende systemische Antibiotikabehandlung ist sinnvoll, wenn sie nach dem Ausmaß der Weichteilbeteiligung gezielt eingesetzt wird. Bei Auftreten eines Infektionsrezidivs ist eine Reoperation nach dem Behandlungskonzept (s. Tabelle 2) unter Verwendung von lokalwirksamen Antibiotika, kurzzeitiger systemischer Antibiotikagabe, stabiler Ruhigstellung mit Fixateur externe oder Arthrodesennagel nach unseren Erfahrungen jeder anderen Therapie vorzuziehen. Wesentliche Voraussetzungen für eine erfolgreiche Therapie sind neben dem sorgfältigen chirurgischen Vorgehen auch die präoperative Diagnostik und Operationsplanung in der engen Kooperation mit der Bakteriologie.

Literatur

1. Bliss D, McBride G (1985) Infected total knee arthroplasties. Clin Orthop 199:207–214
2. Brodersen MP, Fitzgerald RH Jr, Peterson LFA, Coventry MB, Bryan RS (1979) Arthrodesis of the knee following failed total knee arthroplasty. J Bone Joint Surg [Am] 61:181
3. Buchholz HW (1979) Results of exchange operations for infection. In: Elson RA (ed) Revision arthroplasty. Proceedings Symposium Sheffield Univ 22–24 March 1979. Caldwell, Oxford
4. Buchholz HW, Engelbrecht H (1970) Über die Depotwirkung einiger Antibiotica bei Vermischung mit dem Kunstharz Palacos. Chirurg 41:511–515
5. Buchholz HW, Gartmann HD (1972) Infektionsprophylaxe und operative Behandlung der schleichenden tiefen Infektion bei der totalen Endoprothese. Chirurg 43:446–453
6. Buchholz HW, Elson RA, Lodenkämper H (1979) The infected joint implant. In: McKibbin B (ed) Recent advances in orthopaedics. Livingstone, Edinburgh London New York
7. Buchholz HW, Elson RA, Engelbrecht E, Lodenkämper H, Röttger J, Siegel A (1981) Management of deep infection of total hip replacement. J Bone Joint Surg [Br] 63:342–353

8. Buchholz HW, Elson RA, Heinert K (1984) Antibiotic-loaded acrylic cement: Current concepts. Clin Orthop 190:96
9. Engelbrecht E, Heinert K, Keller A (1985) Interpositionsnagel bei diaphysären Knochendefekten und Arthrodesennagel bei gescheitertem Kniegelenkersatz. Chirurg 56:712–717
10. Knutson K, Lindstrand A, Lidgren L (1985) Arthrodesis for failed knee arthroplasty. A report of 20 cases. J Bone Joint Surg [Br] 67:47
11. Woods GW, Lionberger DR, Tullos HS (1983) Failed total knee arthroplasty. Revision and arthrodesis for infection and noninfectious complications. Clin Orthop 173:184

Behandlung und Ergebnisse infizierter Hüftendoprothesen

H. W. Buchholz

Die tiefe Infektion bei Hüftendoprothesen ist nicht zu vergleichen mit chirurgischen Infektionen der Weichteile oder der Körperhöhlen, aber auch nicht mit denen bei Gefäßimplantaten. Hierbei können durch die Blutzirkulation systemisch gegebene Antibiotika an den Infektionsherd herangeführt werden.

Bei der tiefen Infektion der Hüftendoprothese ist das nur im beschränkten Umfang möglich. Diese Infektion ist vielmehr dadurch gekennzeichnet, daß sie sich in dem Spalt zwischen dem großen implantierten Fremdkörper und dem angrenzenden Knochen festsetzt und zunehmend auf das Knochengewebe sowie auf die angrenzenden Weichteile übergreift. Dabei kommt ihr die Tatsache entgegen, daß die Bakterien eine Affinität zu Kunststoffen und damit auch zu Polymethylmetacrylat haben und sich dort bevorzugt ansiedeln [16].

Systemisch gegebene Antibiotika können wohl die tiefe Infektion zurückdrängen, aber sie können sie in der überwiegenden Anzahl der Fälle nicht beseitigen, da sie die in den Vertiefungen des Zements befindlichen Bakterien nicht erreichen können und v. a. auch nicht diejenigen, welche sich zwischen dem Implantat und dem umgebenden Zement angesiedelt haben. Selbst wenn man mit der systemischen Antibiotikatherapie bis an die Verträglichkeitsgrenze geht, wie es Fremont-Smith getan hat, und dazu ambulant eine Langzeittherapie über mindestens 2 Jahre anschließt, kann man zufriedenstellende Langzeitergebnisse nicht erzielen [8]. Dagegen ist bei einem solchen Vorgehen eine Resistenzentwicklung der Bakterien zu befürchten und v. a. auch negative Auswirkungen auf den Gesamtorganismus [19].

Die beste Therapie einer tiefen Infektion ist nach wie vor ihre Vermeidung. Hierzu gehört v. a. eine exakt ausgearbeitete und überwachte Organisation im Operationsbereich. Es ist ferner dafür Sorge zu tragen, daß die Gelenkersatzchirurgie stets in einem eigenen Operationssaal ausgeführt wird. Bauchchirurgische Eingriffe oder gar gynäkologische oder urologische Operationen dürfen in einem solchen Operationssaal nicht stattfinden. Es ist ferner eine Schleusenanlage zu fordern sowie eine Luftumwälzung in geeigneter Frequenz, wenn man aus Kostengründen die Reinraumtechnik nicht einsetzen kann [6].

Besonderen Wert sollte auch auf die Operationskleidung gelegt werden. Zahlreiche Untersuchungen haben ergeben, daß die Durchlässigkeit des Gewebes bei normaler Operationskleidung sehr groß ist und als Infektionsquelle das Instrumentarium oder auch das Nahtmaterial bei weitem übertrifft [3]. Seit einiger Zeit hat sich bei uns ein Operationskittel mit wasserdichten Stoffanteilen der Arme und des Brust- und Bauchbereichs bewährt. In Verbindung mit einem Absaughelm kann so ein hohes Maß an Infektionsschutz während der Operation erreicht werden.

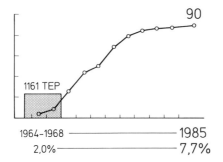

Abb. 1. Infektionsquote eines Behandlungskollektivs von 1 161 TEP ohne Antibiotikum im Palacos nach einer Beobachtungszeit von 17–21 Jahren nach Implantation. Die letzte Infektion wurde 17 Jahre nach Erstimplantation beobachtet. (Mißerfolg bei weiteren Wechseloperationen 2,6%)

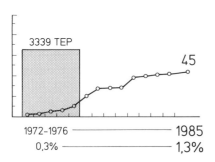

Abb. 2. Infektionsquote eines Behandlungskollektivs von 3 339 TEP mit 0,5 g Gentamicin im Palacos nach einer Beobachtungszeit von 9–13 Jahren. Die letzte Infektion wurde 12 Jahre nach Erstimplantation beobachtet. (Mißerfolg bei weiteren Wechseloperationen 0,1%)

Systemische, prä- oder postoperative Antibiotikagaben haben in unserem Krankengut keine signifikante Senkung der Infektionsquote ergeben. Dagegen konnten wir durch systematische Anwendung von 0,5 g Gentamicin im Palacos bei jeder Implantation einer totalen Hüftendoprothese nach einer Beobachtungszeit von 9–13 Jahren eine Senkung der Infektionsquote in unserem Krankengut auf 1,3% erreichen (Abb. 1). Vorher lag die Infektionsquote bei Anwendung von Palacos ohne Zusatz eines Antibiotikums, nach einer Beobachtungszeit von 17–20 Jahren, bei 7,7% (Abb. 2) [1, 14].

Das eingemengte Gentamicin wird in der Zwischensubstanz bei ausgehärtetem Zement gespeichert und in vivo unmittelbar von der Oberfläche aus wirksam [2]. Die Untersuchungen von Lindner haben ergeben, daß die Elution aus dem Inneren des ausgehärteten Zements nach den Gesetzen der Festkörperdiffusion theoretisch über einen unbegrenzten Zeitraum erfolgt [9, 12]. Unser bakteriologisches Institut konnte noch nach 8 Jahren eine therapeutisch wirksame Auswanderung des Gentamicins aus dem Palacos beobachten.

Weitere Untersuchungen von Lindner haben ergeben, daß 0,5 g Gentamicin im Palacos lediglich 2, längstens 3 Tage in therapeutisch wirksamer Konzentration im Serum nachzuweisen ist (Abb. 3). Die Ausscheidung im Urin erfolgt über einen Zeitraum von bis zu 4 Wochen. Am höchsten ist die Gentamicinkonzentration in der Wundflüssigkeit, die einem tiefen Redondrain entnommen wurde. Sie beträgt bis zum 30fachen der Serumkonzentration am 1. postoperativen Tag (Abb. 4) [13].

Dieses Ausscheidungsgefälle von der Wundflüssigkeit zum Serum ist der entscheidende Faktor der therapeutischen Wirksamkeit des Gentamicins im Knochenzement. Der große Konzentrationsunterschied ist darauf zurückzuführen,

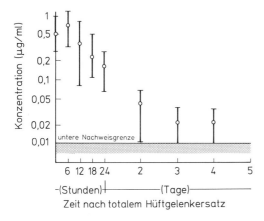

Abb. 3. Gentamicinkonzentration im Serum bei 0,5 g Gentamicin in 40 g Palacos (Durchschnittswerte von 6 Patienten). Rascher Abfall in wenigen tagen

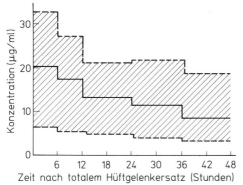

Abb. 4. Gentamicinkonzentration in der Wundflüssigkeit aus der Tiefe des Operationsgebiets bei 0,5 g Gentamicin in 40 g Palacos (Durchschnittswerte von 6 Patienten). Diese beträgt bis zum 30fachen der Gentamicinkonzentration im Serum

daß sich im Wundbereich sehr schnell ein kapillarer Abdichtungswall gegenüber dem gesunden Gewebe ausbildet, so daß ein Gentamicinübertritt in die Blutbahn nur in engen Grenzen möglich ist. Man kann also für eine Reihe von Wochen im Operationsgebiet eine sehr hohe Gentamicinkonzentration erreichen, wobei gleichzeitig für einen Zeitraum von 2–3 Tagen infolge der therapeutisch wirksamen Konzentration des Gentamicins im Serum auch ein wirksamer systemischer Schutz vorhanden ist. Auf perioperative Antibiotikagaben kann infolgedessen in der Gelenkersatzchirurgie unter diesen Voraussetzungen verzichtet werden.

Zusammen mit Wahlig wurden Untersuchungen an einem Patienten anläßlich einer Austauschoperation wegen tiefer Infektion durchgeführt und dabei festgestellt, daß Gentamicinkonzentrationen auch in tieferen Schichten des Knochens nachgewiesen werden können [20].

Durch die systematische Anwendung von 0,5 g Gentamicin im Palacos und sicher auch durch die erhebliche Zunahme der systemischen Anwendung von Breitbandantibiotika ist es zu einem deutlichen Wechsel der Bakterienflora der tiefen Infektion gekommen. In erster Linie sind hier die sog. „sterilen Infektionen" zu nennen, bei denen alle Zeichen einer tiefen Infektion vorhanden sind, häufig auch mit Fistelbildung, ohne daß ein Keimnachweis gelingt.

Bei unserem Krankengut fällt auf, daß vor Anwendung des Gentamicins im Palacos 16,7% aller Infektionen ohne Bakteriennachweis waren (Abb. 5). Dieser

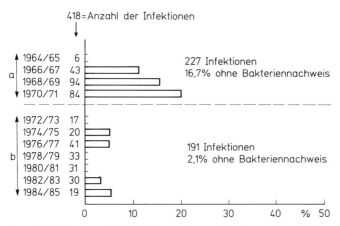

Abb. 5. Rückgang der Infektionen ohne Bakteriennachweis (eigene Patienten) bei Anwendung von 0,5 g Gentamicin im Palacos von 16,7 auf 2,1%. (*a* Palacos ohne Antibiotika, *b* 0,5 Gentamicin im Palacos R)

Prozentsatz ging nach Anwendung von Gentamicin im Palacos auf 2,1% zurück. Dieser signifikante Unterschied deutet darauf hin, daß es sich bei den sog. „sterilen Infektionen" ebenfalls um echte Infektionen handeln kann.

Lodenkämper hat durch seine Untersuchungen hierfür auch den Beweis geliefert. Es gelang ihm, pleomorphe Bakterienformen nachzuweisen, die mit konventionellen Untersuchungsmethoden nicht gefunden werden konnten. In einigen Fällen ist es Lodenkämper dabei gelungen, die fortlaufende Entwicklung dieser L-Formen zu verfolgen und ihre Reversion in die Ausgangsformen, auch Elternbakterien genannt, zu beobachten (unveröffentlichte Arbeit). Diese zyklischen oder L-Formen können eine bedeutsame Virulenz entwickeln.

Zurückgegangen sind auch die Infektionen mit anaeroben Bakterien im eigenen Krankengut (Abb. 6). Dieser Rückgang ist ebenfalls signifikant, da wir das

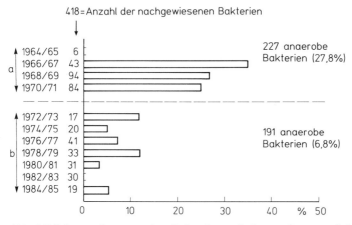

Abb. 6. Rückgang der anaeroben Bakterien nach Anwendung von 0,5 g Gentamicin im Palacos von 27,8 auf 6,8%. (*a* Palacos ohne Antibiotika, *b* 0,5 g Gentamicin im Palacos)

Behandlung und Ergebnisse infizierter Hüftendoprothesen

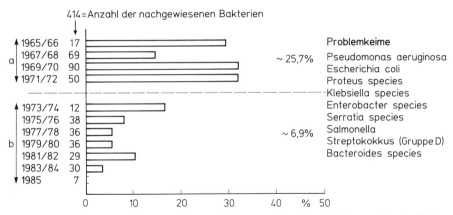

Abb. 7. Rückgang der Problemkeime nach Anwendung von 0,5 g Gentamicin im Palacos von 25,7 auf 6,9%. (*a* Palacos ohne Antibiotika, *b* 0,5 g Gentamicin im Palacos)

Untersuchungsmaterial immer in gleicher Weise entnommen haben und der Transport aus unserer Abteilung II in Wintermoor stets im Gaspack nach Ellner erfolgte [5].

In ähnlichem Ausmaß ist auch ein Rückgang der sog. Problemkeime zu beobachten (Abb. 7). Seit 1973 ist der Anteil der Problemkeime im eigenen Krankengut von etwa 26% während der Anwendungszeit von Palacos ohne Gentamicin auf etwa 7% abgesunken.

Dagegen liegt bei fremden Patienten der Anteil von Problemkeimen bei tiefen Infektionen nach einer Beobachtungszeit von 17 Jahren bei etwa 20% (Abb. 8). Für diesen signifikanten Unterschied dürften verschiedene Gründe verantwortlich sein, denen im einzelnen nachgegangen werden müßte. Es darf aber angenommen werden, daß neben anderen Faktoren die systematische Anwendung von 0,5 g Gentamicin im Palacos sich bei den eigenen Patienten positiv ausgewirkt hat.

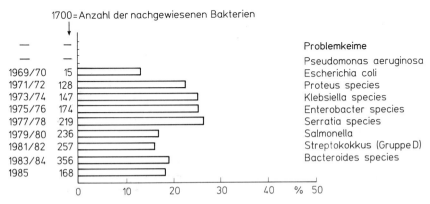

Abb. 8. Die Zahl der nachgewiesenen Problemkeime bei von außerhalb überwiesenen Patienten mit tiefen Infektionen schwankt seit 1979 um etwa 20%

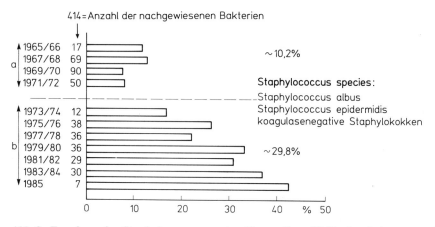

Abb. 9. Zunahme der Staphylococcus species (Sammelbegriff für Staphylococcus albus, Staphylococcus epidermidis und andere Formen der koagulasenegativen Staphylokokken) seit 1975. (*a* Palacos ohne Antibiotika, *b* 0,5 g Gentamicin im Palacos)

Im Gegensatz zu diesen Beobachtungen nimmt die Zahl der Infektionen mit Staphylococcus aureus und Staphylococcus species in den letzten Jahren ständig zu (Abb. 9). Dabei werden heute unter dem Sammelbegriff „Staphylococcus species" zusammengefaßt: Staphylococcus albus, Staphylococcus epidermidis und andere Formen der koagulasenegativen Staphylokokken. Die Virulenz dieser Keime hat in überraschender Weise zugenommen und ist zu einem Problem geworden [10, 17].

So mußten wir bei Infektionen mit Staphylococcus aureus 2 Exartikulationen durchführen, da die nachgewiesenen Keime praktisch auf alle Antibiotika resistent waren. In 1 dieser Fälle lag gleichzeitig eine erhebliche Immunschwäche bei hochgradiger progressiv-chronischer Polyarthritis vor. Die andere 77jährige Patientin war ebenfalls in ihrem Allgemeinzustand stark reduziert.

Acht Mehrfachaustauschoperationen waren durch Staphylococcus aureus verursacht worden, davon 3 durch eine Mischflora mit Staphylococcus aureus und Staphylococcus species; 3mal war Staphylococcus aureus allein die Ursache, und je 1mal fanden wir Staphylococcus aureus in Kombination mit Pseudomonas und Enterokokken.

Insgesamt wurden bei unseren Infektionen 76 Staphylococcus-aureus-Keime gefunden und 50 Staphylococcus species, insgesamt also 126 Bakterien dieser Gruppe (Tabelle 1). Das entspricht etwa 65% der nachgewiesenen Bakterien bei 191 tiefen Infektionen unserer Patienten.

Zur Behandlung der tiefen schleichenden Infektion soll noch einmal festgehalten werden, daß selbst mit hochdosierten Antibiotikagaben systemisch eine ausreichende Langzeiterfolgsquote nicht zu erreichen ist.

Auch in Kombination mit einer Austauschoperation ist die alleinige systemische Antibiotikatherapie nach unseren Erfahrungen nicht erfolgversprechend, da systemisch gegebene Antibiotika beim Gelenkaustausch übersehene Infektionsherde im Knochen und im gesamten Wundbereich nicht erreichen können.

Tabelle 1. Bewährte Antibiotikakombinationen als Beimischung zum Palacos zur Behandlung verschiedener Keime bei Osteomyelitis; nach Lodenkämper, Klüber, Otto und Trompa [11, 13a, 15, 18]

	Erregerspektrum	Antibiotika-kombinationen	Ausscheidungs-dauer in vitro (Wochen)
Gentamicin mäßig sensible bzw. resistente Staphylokokken	Staphylokokken	3 g Lincomycin 1 g Gentamicin 40 g Palacos	110
		3 g Cefamandol 1 g Gentamicin 40 g Palacos	66
		2 g Refosporin 1 g Gentamicin 40 g Palacos	110
		3 g Cefuroxim 1 g Gentamicin 40 g Palacos	34
Mischinfektionen bei chronischer Osteomyelitis	Enterokokken + Enterobacteriaceae	1 g Gentamicin 2 g Mezlocillin	52
	Enterokokken + Enterobacteriaceae	1 g Gentamicin 2 g Urfamycine 1 g Ampicillin	52
	Pseudomonas + Staphylokokken	1 g Gentamicin 2 g Lincomycin 1 g Amikacin	110
	Aerobe-anaerobe-Mischinfektionen	3 g Cefotaxim 1 g Gentamicin	33
	Aerobe-anaerobe-Mischinfektionen	3 g Cefotaxim 1 g Amikacin	33
Gramnegative Keime	Enterobacteriaceae	3 g Cefotaxim 1 g Gentamicin	34
	Enterobacteriaceae	3 g Cefoperazon 1 g Gentamicin	34
	Enterobacteriaceae	2 g Urfamycin 1 g Gentamicin	110
	Pseudomonasgruppe	1 g Gentamicin 1 g Amikacin 2 g Cefoperazon	110

Bessere Ergebnisse erzielt man dagegen mit einem zweizeitigen Austausch bei tiefen Infektionen in einem zeitlichen Abstand von etwa $1/2$–1 Jahr. Hier kann eine zusätzliche Antibiotikatherapie eine gute Unterstützung sein, zumal dann, wenn die Antibiotika über eine Spüldrainage in die Knochenhöhlungen und in das Azetabulum eingebracht werden. Einen solchen zweizeitigen Austausch wenden wir dann an, wenn neben der Infektion noch erhebliche Knochenzerstörungen vorliegen und eine schwer zu bekämpfende Infektion, v. a. auch in den Weichteilen, vorhanden ist. Nicht selten verwenden wir dann in diesen Fällen einen sog. Platzhalter, der meistens aus einem Küntscher-Nagel besteht und mit antibiotikahaltigem Zement ummantelt wird.

Die von Lindner [13] nachgewiesene hohe Gentamicinkonzentration im Wundbereich war uns Vorbild für eine vielseitige Antibiotikauntermischung unter den Knochenzement bei Austauschoperationen wegen tiefer Infektion.

Lodenkämper, Otto und Trompa haben verschiedene Antibiotika auf ihre Anwendbarkeit im Palacos untersucht und geeignete Kombinationen zusammengestellt [13 a, 15, 18]. Diese Antibiotikakombinationen werden von uns nach Austestung der Keime bei Austauschoperationen wegen tiefer Infektion regelmäßig angewendet. Klüber hat die Wirksamkeit der prophylaktischen und therapeutischen Anwendung von Clindamycin und einer Kombination von Clindamycin-Gentamicin untersucht und ihre praktische Anwendbarkeit bewiesen (s. Tabelle 1) [11].

Erreicht man auch mit dieser Kombinationstherapie im Zement keinen Erfolg beim ersten Austausch der Hüftendoprothese, wird eine weitere Austauschoperation durchgeführt, da dann mit großer Wahrscheinlichkeit Restherde der tiefen Infektion in Gewebetaschen oder auch in Knochenanteilen, besonders im Azetabulumbereich, übersehen worden sind.

In diesem Zusammenhang soll auch darauf hingewiesen werden, daß in zunehmendem Maße zementlos implantierte Endoprothesen mit tiefer Infektion zur Austauschoperation kommen. So mußten wir 1985 insgesamt 32 zementlose Prothesen verschiedener handelsüblicher Modelle mit nachgewiesenen tiefen Infektionen austauschen.

Dabei fällt auf, daß die Diagnose vom Erstoperateur oft nicht gestellt worden ist, weil ein Resorptionssaum im Röntgenbild nicht zu erkennen war und angenommen wurde, daß die geklagten Restbelastungsbeschwerden sich noch im normalen postoperativen Rahmen halten. Nicht selten wurde dann über 6 Monate und länger eine ambulante Magnetfeldbehandlung ohne Erfolg durchgeführt. Auch das Szintigramm kann hier in den meisten Fällen nicht weiterhelfen.

Beweisend ist dagegen eine sorgfältig erhobene postoperative Anamnese und die Untersuchung des Patienten. Wenn sich herausstellt, daß nach einer beschwerdearmen postoperativen Phase zunehmend Belastungsschmerzen aufgetreten sind, die Gangstrecke sich verkürzt hat und wieder eine Gehhilfe notwendig geworden ist, muß an eine Lockerung der Endoprothese gedacht werden. Findet man dann bei der Prüfung der Beweglichkeit im Hüftgelenk einen lebhaften Rotations- oder Stauchungsschmerz, liegt fast immer eine Lockerung der Endoprothese vor. Die in derartigen Fällen immer notwendige Gelenkpunktion sichert in einem hohen Prozentsatz das Vorliegen einer tiefen Infektion auch bei zementlos implantierten Hüftendoprothesen.

Insgesamt haben wir bei unseren eigenen Patienten von 1972–1985 bei systematischer Anwendung des Gentamicins im Palacos 191 tiefe Infektionen bei Hüftendoprothesen beobachtet. Davon konnten 145 nach einem Austausch der totalen Hüftendoprothese erfolgreich behandelt werden; das sind 75,9%. Bei 36 Patienten waren weitere Austauschoperationen notwendig, die letztendlich auch zu einem Erfolg geführt haben; das entspricht 18,9%. Bei 10 Patienten konnten wir keinen Erfolg verbuchen (5,2%).

Bezieht man diese Zahlen auf die Anzahl der von uns erstoperierten Patienten sowie auf die Anzahl der wegen Lockerung erfolgten Austauschoperationen, so ergeben sich folgende Relationen: Von 1972–1985 haben wir Erstoperationen und aseptische Austauschoperationen wegen Lockerung bei insgesamt 17254 Patienten durchgeführt. Da die Gesamtzahl der Infektionen in dieser Zeit bei diesem Krankengut 191 betrug, entspricht das einem Prozentsatz von 1,1%. Mehrfache Austauschoperationen mußten wir bei 36 Patienten durchführen; das sind 0,2%. Bei 10 Patienten war die Methode erfolglos, das entspricht 0,05%. Diese Mißerfolge verteilen sich auf die Jahre 1972–1985, und zwar mußten wir 1972 2 Girdlestone-Hüften anlegen, 1976 kam es zu 1 Exartikulation, 1978 wiederum 1 Girdlestone-Hüfte und ebenso je 1 Girdlestone-Hüfte 1980, 1981 und 1982, während 1983 wiederum 1 Exartikulation und 1 Girdlestone-Hüfte durchgeführt werden mußten. Eine letzte Girdlestone-Hüfte legten wir 1985 an.

Diese Prozentzahlen sind nicht als endgültig anzusehen, da die Beobachtungszeit noch unter der zu fordernden Zehnjahresgrenze liegt. Sie werden sich den Zahlen nähern, die wir nach einer 10jährigen Beobachtungszeit festgestellt haben, so daß wir sicherlich mit einem Ansteigen auf 1,2–1,3% und mit endgültigen Mißerfolgen von 0,1% rechnen müssen [7].

Die Zunahme der Resistenzentwicklung bei tiefen Infektionen gegen Gentamicin und auch gegen andere Antibiotika ist eine besorgniserregende Beobachtung. Hier wirkt sich die ungezielte prophylaktische und therapeutische Anwendung der Antibiotika in der Medizin allgemein aus. Immer mehr Breitbandantibiotika kommen in den Handel, und so ist es nicht zu vermeiden, daß auch immer mehr Keime bei systemischer Anwendung in den Grenzbereich der MHK (minimale Hemmkonzentration) kommen und auch diese unterschritten wird, so daß dann einer sich ausbreitenden Resistenzentwicklung nichts mehr im Wege steht. Die Resistenz gegen Gentamicin umfaßt heute etwa 20% aller ursprünglich empfindlichen Keime.

Die Untermischung von Gentamicin und anderer Antibiotika unter den Knochenzement ist für die Entwicklung von resistenten Keimen praktisch ohne Bedeutung. Nach den Untersuchungen von Dingeldein [4] wird die MHK im Grenzbereich zwischen Zement und Knochen oder dem umgebenden Gewebe über Wochen und teilweise über Monate nicht unterschritten. Während der kritischen Phase der postoperativen Einwirkungsmöglichkeit von eingedrungenen Bakterien werden diese zuverlässig abgetötet. Auch hämatogene Spätinfektionen können sich nicht ohne weiteres einnisten. Wenn allerdings die hämatogenen Streuungen zu häufig stattfinden, wie das bei Zahnherden regelmäßig der Fall ist, kann sich die Infektion nach Jahren doch noch durchsetzen. Die Aktivität der Keime ist dann aber sehr geschwächt, so daß eine Austauschoperation fast immer erfolgreich durchgeführt werden kann.

Bei dem prozentualen Anstieg von Staphylococcus aureus und Staphylococcus species bei den tiefen Infektionen unseres Krankenguts und bei der eigentlich gleichmäßigen Verteilung unserer Mißerfolge über die Jahre 1972–1985, kann eine weitere Senkung der Mißerfolgsquote unter Beibehaltung der derzeitigen Therapiemaßnahmen nicht mehr erwartet werden.

Man wird dazu übergehen müssen, die Prophylaxe mit Gentamicin im Knochenzement durch andere Antibiotika zu ergänzen, wie z. B. mit Lincomycin oder

Tabelle 2. Bakteriennachweis bei eigenen Infektionen in den Jahren 1972–1985 (n = 208)

Bakterien	Anzahl	%
Staphylococcus aureus	76	36,5
Staphylococcus species[a]	50	24,0
Problemkeime[b]	26	12,5
Streptokokken	18	8,7
Propioni acnes	13	6,3
Anaerobe Bakterien[c]	20	9,6
L-Formen	4	1,9
Korynebakterien (aerobe)	1	0,5

[a] *Staphylococcus species:* Staphylococcus albus, Staphylococcus epidermis koagulasennegative Staphylokokken.
[b] *Problemkeime:* Pseudomonas aeruginosa, Escherichia coli, Proteus species, Klebsiella species, Enterobacter species, Serratia species, Salmonella, Streptokokkus (Gruppe D), Bacteroides species.
[c] *Anaerobe Bakterien:* Peptokokkus, Peptostreptokokkus, Korynebakterium.

einem Cephalosporin. Dadurch kann es gelingen, Infektionen mit gentamicinresistenten Keimen zu vermeiden. Bei unseren Infektionen haben wir 9 derartige resistente Keime beobachtet; das sind immerhin 5,6% aller tiefen Infektionen des eigenen Krankenguts. In der Praxis wird man aber weitaus mehr Keime finden, da bei unserem Krankengut seit 1972 Infektionen mit Staphylococcus aureus sowie Staphylococcus species, ferner solche mit Streptokokken, Propioni acnes und Peptokokken und die wenigen Infektionen mit anaeroben Bakterien zusammen 86,6% der beobachteten tiefen Infektionen ausmachen (Tabelle 2).

Es ist auch zu hoffen, daß die Erforschung der körpereigenen Abwehrkräfte weitere Erkenntnisse bringt, die es uns in Zukunft möglich machen, die Immunabwehrkraft der Patienten mit einfachen Tests zu beurteilen. Sollte es dann auch noch gelingen, die individuelle Immunlage bei Infektionen so beeinflussen zu können, daß eine Vernichtung von Bakterien kurzfristig einsetzt, wäre ein entscheidender Fortschritt in der Behandlung von Infektionen erreicht.

Zusammenfassung

Die Infektionen bei Hüftendoprothesen haben charakteristische Eigenschaften, die bei ihrer Behandlung beachtet werden müssen. Zu ihrer Vermeidung ist eine sorgfältige Organisation des Operationsbereichs notwendig. Außerdem ist die prophylaktische Anwendung von Gentamicin im Palacos ein sehr wirksamer Infektionsschutz. In den vergangenen Jahren ist es zu einem auffallenden Keimwechsel im Bereich der Gelenkersatzchirurgie gekommen. Es hat eine Verschiebung stattgefunden hin zu den ursprünglich apathogenen Hautkeimen, wie Staphylococcus albus, Staphylococcus epidermidis und anderen koagulasenegativen

Staphylokokken, die heute unter dem Namen Staphylococcus species zusammengefaßt werden. Aus dieser Entwicklung werden therapeutische Konsequenzen gezogen, und es wird die prophylaktische Anwendung anderer Antibiotika oder anderer Antibiotikakombinationen diskutiert. In Verbindung hiermit wird die Bedeutung der Immunabwehrlage der Patienten bei tiefen Infektionen angesprochen.

Literatur

1. Buchholz HW, Elson RA (1981) Clinical experience with gentamicin-impregnated Palacos bone cement and one-stage exchange arthroplasty. In: Eftekhar NS (ed) Infection in joint replacement surgery. Mosby, St. Louis Toronto, pp 302–326
2. Buchholz HW, Gartmann HD (1972) Infektionsprophylaxe und operative Behandlung der schleichenden tiefen Infektion bei der totalen Endoprothese. Chirurg 43:446–453
3. Charnley J, Eftekhar NS (1969) Penetration of gown material by organisms from the surgeon's body. Lancet I:172–173
4. Dingeldein E (1981) Bacteriological studies in patients treated with gentamicin-PMMA beads. In: Rens TJG, Kayser FH (eds) Local antibiotic treatment in osteomyelitis and soft-tissue infections. Excerpta Medica, Amsterdam Oxford Princeton, pp 18–23
5. Ellner PD (1984) Microbiology and laboratory procedures. In: Eftekhar NS (ed) Infection in joint replacement surgery. Mosby, St. Louis Toronto, pp 3–25
6. Fitzgerald RH, Peterson LFA (1984) Wound colonization and deep wound sepsis. In: Eftekhar NS (ed) Infection in joint replacement surgery. Mosby, St. Louis Toronto, pp 151–165
7. Foerster G von, Buchholz HW, Heinert K (im Druck) Die infizierte Hüftendoprothese – Spätinfekt nach der 6. postoperativen Woche. 5. Heidelberger Orthopädie Symposion f. Knochen- und Gelenkinfektionen. Springer, Berlin Heidelberg New York Tokyo
8. Fremont-Smith P (1974) Sepsis and total hip replacement. Part I: Antibiotic management of septic total hip replacement: A therapeutical trial. In: The hip. Proc. 2nd open scientific meeting of the hip society. Mosby, St. Louis Toronto, pp 301–308
9. Hamish TL (1986) Boil mechanics of bone cement. Semin Orthop 1:23–32
10. Hansis M, Weller S (1984) Staphylococcus epidermidis als Infektionserreger in der Unfallchirurgie. Infektion 12:342–345
11. Klüber D (1985) Konzentrationsmessungen von Clindamycin und Clindamycin-Gentamycin-Kombinationen nach Beimengung von Knochenzement Palacos-R bei alloplastischen Gelenkoperationen. Med. Dissertation, Universität Hamburg
12. Lindner B (1981) Physikalische Analyse des Freisetzungsmechanismus von Chemotherapeutika aus dotiertem Polymethylmethacrylat. Math-nat. Dissertation, Universität Kiel
13. Lindner B (1981) On the mechanism of drug release from polymethylmethacrylate. Biophys Struct Mech 7:240
13.a. Lodenkämper H, Lodenkämper U, Trompa K (1982) Über die Ausscheidung von Antibiotika aus dem Knochenzement Palacos. (Eigene Erfahrungen aus bakteriologischer Sicht nach 10jähriger Anwendung in der Gelenkersatzchirurgie). Z Orthop 120:801–805
14. Nelson CL, Bergman BR (1984) Antibiotic-impregnated acrylic composites. In: Eftekhar NS (ed) Infection in joint replacement surgery. Mosby, St. Louis Toronto, pp 267–280
15. Otto S (1984) Über die Ausscheidung des Cephalosporin, Cefotaxim aus dem Knochenzement Palacos-R – allein und in Kombination mit dem Aminoglykosid Gentamycin. Med. Dissertation, Universität Hamburg

16. Peters E (1984) Untersuchungen zur Pathogenese der Staphylokokken-Infektionen von Kunststoffimplantaten und intravasalen Kathetern. Infektion 12:235–239
17. Pulverer G (1976) Situationsbericht zur Staphylokokken-Forschung. Hippokrates 47:343–354
18. Trompa K (1981) Über die Ausscheidung verschiedener Antibiotika – einzeln und in Kombination – aus dem Knochenzement Palacos-R. Med. Dissertation, Universität Hamburg
19. Vogel F, Oermann R, Knothe H (1985) Veränderungen der Darmflora unter Antibiotikatherapie bei schwerkranken Patienten. Umweltmedizin 4:63–66
20. Wahlig H, Buchholz HW (1972) Experimentelle und klinische Untersuchungen zur Freisetzung von Gentamycin aus einem Knochenzement. Chirurg 43:441–445

Ergebnisse bei einzeitigen Austauschoperationen wegen tiefer Infektion

R. A. Elson

Bis 1977 beurteilte ich die Veröffentlichungen von Buchholz u. Gartmann [1] sowie Carlsson et al. [4] über die Ergebnisse einzeitiger Austauschoperationen unter Verwendung von Antibiotikazement in der Infektionsbehandlung skeptisch. Aufgrund direkter Beobachtungen in der Endo-Klinik entschloß ich mich, eine Serie entsprechender Operationen durchzuführen [2]. Wegen der multifaktoriellen Kausalkette war es trotz der verhältnismäßig großen Zahl von 581 Austauschoperationen schwierig, sichere Schlußfolgerungen aus den Ergebnissen zu ziehen. Die Patienten zeigten Infektionen unterschiedlicher Schweregrade mit entsprechenden Knochensubstanzverlusten; es fanden sich unterschiedliche Keimarten und häufig Mischinfektionen; technische Veränderungen flossen meist im Sinne von Verbesserungen in die Serie ein, so daß eine statistische Auswertung zunehmend schwieriger wurde. Trotzdem konnten in dieser wichtigen Serie, abgesehen von anfänglichen Fehlschlägen, etwa 77% der Infektionen geheilt werden. Im Laufe der Zeit wurde allgemein angenommen, daß Wechseloperationen mit erneuter Zementierung (ungeachtet der Tatsache, ob eine Infektion zum Wechel geführt hatte) eine hohe Versagerrate beinhalten.

Die Ursachen liegen in den negativen Auswirkungen, die fehlgeschlagene zementierte Endoprothesen auf das Knochenbett haben mit den daraus resultierenden schlechteren Bedingungen für eine Neuzementierung.

Die Wahrscheinlichkeit eines Fehlschlags wurde zu Beginn der Revisionsoperationen noch nicht so hoch eingeschätzt. Auf jeden Fall sollte bei einer tiefen Infektion das primäre Ziel die Behandlung des Infektes sein, so daß im Falle einer sekundären mechanischen Lockerung die Chance besteht, keimfreie Bedingungen vorzufinden. Erfahrungsgemäß bleibt auch hier ein Unsicherheitsfaktor, da ruhende Keime jederzeit Ursache für ein erneutes Aufflackern einer Infektion sein können.

Überblick über die klinischen Methoden

Die Diagnose einer tiefen Infektion wurde nach den üblichen Kriterien gestellt, wie Schmerz, lokale Infektzeichen, BSG und die notwendige Gelenkpunktion (seit 1978 im negativen Fall Gewebebiopsie). Die tiefe Infektion ließ sich allerdings nicht in allen Fällen mit letzter Sicherheit nachweisen. Eine Fistel galt jedoch als sicheres Infektionszeichen, auch wenn ein Keimnachweis nicht immer erbracht werden konnte. Die Möglichkeit einer Kontamination bei der Entnahme von Proben zur Bakterienkultur war ein weiterer Unsicherheitsfaktor, obgleich wir glaubten, daß im Laufe der Zeit durch größere Sorgfalt und bessere Technik, z. B. Entnahme von Untersuchungsmaterial im Reinraum, genauere Ergebnisse

Tabelle 1. Zementveränderungen. Antibiotika pro 40 g Polymer

	g	Maximale Druckfestigkeit (N/mm²)	Young-Modul
A	Keine	73,423	2201,18
B	2,5 g	64,689	1841,65
C	3,0 g	66,41	1999,92
D	4,5 g	65,23	2025,35
E	3,5 p	60,852	1840,70

erreicht werden könnten. In einigen Fällen fanden sich trotz einer normalen BSG alle klinischen Zeichen einer tiefen Infektion.

Voraussetzung für die einzeitige Austauschoperation war eine gesicherte bakteriologische Diagnose. Nach sorgfältiger und radikaler Exzision des Operationsgebietes und Entfernung beider Komponenten einschließlich des gesamten Zements wurde nach gründlicher Spülung mit einer Antibiotikalösung eine neue Endoprothese mit antibiotikahaltigem Zement eingesetzt. Die dem Palacoszement zugesetzten Antibiotikamengen waren beträchtlich; nach den früher im St. Georg Krankenhaus und anschließend in der Endo-Klinik gemachten Erfahrungen hielt man eine hohe Antibiotikadosierung jedoch für gerechtfertigt, obgleich man wußte, daß damit eine signifikante Verschlechterung der mechanischen Eigenschaften des Zements verbunden war. Der Zusatz verschiedener Antibiotika erfolgte nach dem Antibiogramm in Dosen zwischen 1,5 und 4,5 g/40 g Palacoszement. Rückblickend war die Untermischung der Antibiotika in sehr grober Weise vorgenommen worden; mit einer verfeinerten Mischtechnik ließe sich u. U. eine bessere Antibiotikaverteilung erreichen. Untersuchungen von Zementproben (von Clive Lee von der Universität Exter/England freundlicherweise durchgeführt) haben eine Verminderung der Druck- und Bruchfestigkeit ergeben (Tabelle 1). Bei der Nachuntersuchung dieser ausgetauschten Hüftprothesen war uns daran gelegen, die Häufigkeit mechanischer und röntgenologischer Fehlschläge einzuschätzen, die auf die hohen Antibiotikazusätze zurückzuführen waren. Auf die Ergebnisse wird an anderer Stelle eingegangen. Nach routinemäßig 3wöchiger Bettruhe wurde für weitere 2 bis 3 Monate eine Teilbelastung verordnet. Dies geschah aufgrund der Erkenntnis, daß auch bei sorgfältigster Technik mit den vorgeschädigten glatten Knochengrenzen ein fester Verbund nur schwer herzustellen ist.

In einigen Fällen, in denen die sichere Implantation einer einzeitigen Austauschoperation durch starken Knochensubstanzverlust oder wegen zu starker Weichteilbeteiligung unmöglich erschien, wurde eine zweizeitige Austauschoperation durchgeführt. In einigen Fällen wurden wegen der tiefen Infektion sekundäre Knochentransplantationen zu einem späteren Zeitpunkt durchgeführt.

Klinisches Material

Seit 1973 wurden insgesamt 250 Austauschoperationen durchgeführt; davon erfolgten 21 Operationen zweizeitig; 8mal waren weitere Wechsel nach fehlgeschla-

Tabelle 2. Austauschoperationen 1973–1985

	Infektfrei	Infiziert	Infektions-verdacht	Gesamt
Einzeitiger Austausch	49	153	19	221
Zweizeitiger Austausch	8	13	0	21
Mehrfacher Austausch	0	6	2	8
				250

Tabelle 3. Fehlschläge bei 242 Austauschoperationen

Fehlschläge	Austauschoperationen %
Infektionsrezidiv	8,0 (? 10)
Mechanisch (Revision)	2,5
Röntgenologisch (*keine* Revision)	6,6 (? 9,0)

genem 1. Wechsel oder einem Austausch in einem anderen Krankenhaus notwendig (Tabelle 2).

142 Wechseloperationen mit einer Mindestverlaufszeit von 4 Jahren standen uns für eine Nachuntersuchung zur Verfügung. Die nachstehend aufgeführten röntgenologischen Ergebnisse beziehen sich auf die letzte Gruppe, während Fehlschläge wegen rezidivierender Infektionen sich auf die gesamte Serie beziehen und in Tabelle 3 aufgeführt sind. Aus Tabelle 3 sind auch die Versagensraten für mechanische Fehlschläge ersichtlich, die einen erneuten Eingriff erforderlich machen, wie Prothesenfehlstellung, Trochanterablösung und Luxation. Schließlich finden sich noch die röntgenologisch gesicherten Fehlschläge, die zum Zeitpunkt der Nachuntersuchung für eine erneute Operation noch nicht in Frage kamen.

Für eine objektive Beurteilung der Gesamtserie wurde eine Mindestverlaufszeit von 5 Jahren festgesetzt; aus diesem Grunde kann in dieser Serie nur das vorläufige Ergebnis nach 4jähriger Verlaufszeit vorgestellt werden.

Die Bewertung der Funktionsergebnisse erfolgte nach dem Bewertungsschema von d'Aubigné. Nach einem Beobachtungszeitraum von 4 Jahren wurden sorgfältig angelegte Röntgenaufnahmen a.-p. und seitlich gemacht. Die Beurteilung der Röntgenaufnahmen erfolgte nach den von Delee und Charnley [5] sowie Gruen et al. [6] aufgestellten Richtlinien: gut = stabil, nicht durchgehende Resorptionssäume bis 1 mm Breite; schlecht = röntgenologisch erkennbare Lockerung (die weder einen chirurgischen Eingriff erforderlich macht noch eine entsprechende Symptomatik erzeugt); dazwischen liegt die Gruppe mit den nicht eindeutigen Befunden, die zum Zeitpunkt der Nachuntersuchung noch stabil waren (Tabelle 4). Anschließend wurden die Ergebnisse der röntgenologischen Beurteilung auf die in den Zement eingebrachten Antibiotikamengen bezogen: in Gruppe 1 waren 1–1,5 g Antibiotika zugemischt worden und in Gruppe 2 2–5 g.

Die Überlegungen waren dahingegangen, daß bei einem negativen Infektionsbefund aufgrund klinischer und anderer Untersuchungsmethoden sich die Dauer

Tabelle 4. Röntgenologische Beurteilung

Gut	
Nicht eindeutig	Teilweise Schaumbildung <1 mm ohne Progredienz
Schlecht	Sichere Lockerung (keine Revision)

der Haltbarkeit einer Prothese am ehesten im Röntgenbild widerspiegeln würde. Bei einer kontrollierten Infektion sehe ich deshalb keinen Grund, weshalb verwertbare Vergleiche mit anderen Operationsserien, die wegen aseptischer Lockerung und mit erneuter Zementierung erfolgten, nicht möglich sein sollten.

Ergebnisse

Die bakteriologischen Untersuchungsergebnisse der gesamten Serie sind in Tabelle 5 dargestellt. Fehlschläge wegen eines Infektionsrezidivs sind entsprechend dem verursachenden Keim aufgelistet. (Anmerkung: In Tabelle 5 sind alle, einschließlich der in den Mischkulturen nachgewiesenen Keimarten eingeschlossen.)

Tabelle 6 zeigt die Häufigkeit von Fistelbildungen. Daraus ist erkennbar, daß zum Zeitpunkt der Operation auch bei noch sezernierenden Fisteln in 21% kein eindeutiges Ergebnis vorlag und 5% sogar steril waren. Fälle mit einem nicht eindeutigen bakteriologischen Ergebnis haben wir als infiziert eingeordnet.

Die in der Gesamtserie aufgetretenen Fehlschläge wegen rezidivierender Infektion, mechanischer und röntgenologisch eindeutiger Lockerung (Reoperation

Tabelle 5. Keimarten und Infektionsrezidive (Mischkulturen eingeschlossen) Gesamtserie

Keimart	Häufigkeit	Reinfektion	%
Staphylokokkuskoagulase negativ	63	9	14
Staphylococcus aureus	35	5	14
Corynebacterium	14	2	14
Streptococcus faecalis	7	1	14
Streptococcus nicht-hämolysierend	7	0	
Streptococcus hämolysierend, A, B, C	6	2	33
Peptostreptokokkus	5	1	20
Microkokkus	4	0	
Propionibakterium	4	1	25
E. Coli	4	0	
Pseudomonas	4	1	25
Streptococcus pneumoniae	2	0	
Proteus	2	0	
Salmonella	1	0	
Aerobe Sporenbildner	1	1	100
Peptokokkus	1	1	100
Mischkulturen	36	7	19
Steril	7	2 (→ Strept. A)	14

Tabelle 6. Fistelbildung und Infektionsnachweis

Fistel	Häufigkeit (%)	Infiziert (%)	Infektionsverdacht (%)	„Steril"
Offen	54	28	21	5
Geschlossen	14	4	6	4
Keine	32	12	17	3
Infektionsverdacht	BSG >30 mm/h	68%		
„Sterile" Infektion	BSG >30 mm/h	91%		

noch nicht erforderlich) geht aus Tabelle 3 hervor. Die Beobachtungen deuten darauf hin, daß in den Verdachtsfällen mit einer signifikant ansteigenden Zahl von Infektionsrezidiven und fortschreitenden röntgenologischen Lockerungen zu rechnen ist.

Nach einer Verlaufsbeobachtung von mindestens 3 Jahren wurden 100 verfügbare Fälle auf röntgenologische Fehlschläge nachuntersucht. Bei diesen Patienten mit einem ausreichenden Belastungs- und Funktionsergebnis lagen die erwähnten röntgenologischen Veränderungen nicht vor. In Tabelle 7 wird dieser röntgenologische Fehlschlag als völliges Versagen bezeichnet, während die ausreichenden Ergebnisse einen nichtprogredienten Resorptionssaum bis maximal 1 mm während der gesamten Beobachtungszeit aufwiesen. Die Ergebnisse gelten für die Gruppen 1 und 2, je nachdem, ob 1–1,5 oder 2–2,5 g Antibiotika zugemischt worden waren. Hervorzuheben wäre noch, daß die durchschnittliche Beobachtungszeit für die letzte Gruppe etwas kürzer war, was statistisch einen zusätzlichen Unsicherheitsfaktor darstellt. Es zeigt sich jedoch deutlich, daß die Anzahl der röntgenologischen Fehlschläge, die zum Zeitpunkt der Nachuntersuchung ein Eingreifen noch nicht erforderlich machen, sich in beiden Gruppen ähnelt. Hieraus ist zu schließen, daß sich der Zusatz größerer Antibiotikamengen nicht so nachteilig ausgewirkt hat, wie man befürchtet hatte.

Die Erfolgsrate der Infektionsbeherrschung in Relation zum adäquaten Antibiotikazusatz geht aus Tabelle 8 hervor. In einigen Fällen, in denen die Biopsie mit dem intraoperativ gewonnenen Untersuchungsergebnis nicht übereinstimmte, war das empirisch gewählte breite Antibiotikaspektrum ausreichend, um die dann intraoperativ gefundenen Organismen zu erfassen.

Tabelle 7. Röntgenologische Beurteilung und Menge der zugesetzten Antibiotika (einschließlich Fehlschläge beider Komponenten)

Menge (g)	Anzahl	Völliges Versagen	Maximal 1 mm nicht progredient	Durchschnittliche Beobachtungszeit (Jahre)
1,0–1,5	24	3 (13%)	13 (54%)	9,3
2,0–5,0 (m=3,5)	76	10 (13%)	49 (64%)	5,7

Anmerkung: Kürzere Beobachtungszeit bei 2,0–5,0 g Antibiotikazusatz.

Tabelle 8. Antibiotikaauswahl und Fehlschläge

		Gut	Infektions-rezidiv	Mechanischer Fehlschlag	Röntgenologischer Fehlschlag
Richtig	Nach Antibiogramm Empirisch	106	87 (82%)	7 (7%)	3 (3%)	9 (8%)
Falsch		7	4 (57%)	2 (29%)	0	1 (14%)
Steril		22	20 (91%)	1 (5%)	0	1 (5%)

Tabelle 9. Erfolgsraten bei der Infektionsbehandlung

Biopsieergebnis	Operationsergebnis	Anzahl	Fehlschläge
+	+	77 (56%)	10 (13%)
−	+	30 (22%)	1 (3%)
+	−	10 (7%)	2 (20%)
−	−	20 (14%)	2 (10%)

Tabelle 9 zeigt die Erfolgsraten bei der Infektionsbehandlung, wenn Biopsie und intraoperatives Untersuchungsergebnis übereinstimmten. Bei fehlender Übereinstimmung ist die Versagensrate größer.

Diskussion und Schlußfolgerung

Die Ergebnisse dieser kleinen Serie ähneln sehr den von Buchholz et al. [2] mitgeteilten Ergebnissen aus der Endo-Klinik-Serie mit einer 77%igen Erfolgsrate. Zum gegenwärtigen Zeitpunkt sehen meine Ergebnisse auf den ersten Blick besser aus, jedoch muß eine längere Verlaufszeit abgewartet werden. Ich bin jedoch davon überzeugt, daß wir mit der einzeitigen Austauschoperation bei der Behandlung von tiefen Infektionen auf eine Erfolgsrate von 85% bei einer Mindestverlaufszeit von 5 Jahren kommen werden.

Eine Prognose über röntgenologisch erkennbare Versager und mechanische Fehlschläge ist schwierig, aber ein Vergleich mit jetzt verfügbaren anderen Serien (Tabelle 10) läßt die Vermutung zu, daß trotz höherer Antibiotikazusätze die Ausfallraten ähnlich sind. Wenn dieser Vergleich richtig ist, so zeigt sich damit, daß mit der einzeitigen Austauschoperation unter Verwendung von Zement die Ergebnisse voraussagbar sind. Ob sich diese durch ein zweizeitiges Vorgehen verbessern lassen, ist ungewiß, aber vorwiegend älteren Menschen müssen damit 2 relativ große Eingriffe zugemutet werden. Ein möglicherweise wichtiger Punkt bei einer zweizeitigen Operation ist, daß sich das Knochenbett etwas „regeneriert" hatte; in einigen Fällen schien sich eine spongiöse Knochenschicht auf der vorher glatten Kortikalis gebildet zu haben.

Tabelle 10. Vergleiche mit anderen Serien

	Beobach-tungszeit (Jahre)	Anzahl	Sehr gut %	Infektions-rezidiv	Mecha-nisches Versagen	Röntge-nologisches Versagen
Pellici et al. (1985)	5–12,5	139	63	5,5	29	11
Callaghan et al. 1985	2– 5	143	66	3,4	15,9	16
Kavanagh et al. (1985)	2–10,5	210	67	1,0	17,0	29
Elson (1985)	3– 8	142	21	8,0 (? 9,5)	4,2	11,0 (? 16,0)

Aus Tabelle 10 geht hervor, daß in den 3 zum Vergleich herangezogenen Serien der Prozentsatz ausgezeichneter klinischer Ergebnisse wesentlich höher ist als in meiner eigenen Serie. Wie bereits erwähnt, habe ich die Auswertung meiner Ergebnisse nach dem Bewertungsschema von d'Aubigné vorgenommen; ein großer Teil unserer Patienten erreichte hinsichtlich Schmerz und Funktion nur Grad 4 oder 5. Bei allen Patienten haben wir besonders die Schmerzsituation sehr eingehend untersucht, und nach meiner Erfahrung ist es erlaubt, einige Abstriche bei der Beschwerdebeurteilung zu machen, da sonst bei der Mehrzahl der Patienten die Bewertung schnell auf Grad 5 absinkt.

Der weitere Verlauf dieser Patientengruppe wird kontrolliert. Darüber hinaus geht es jetzt auch um die Entscheidung, ob z. B. mit zementfreien Operationstechniken langfristig bessere Ergebnisse erzielt werden können. So haben auch auf diesem Symposium verschiedene Autoren über Vorteile der zementfreien Verankerung besonders in aseptischen Situationen berichtet.

Literatur

1. Buchholz HW, Gartmann HD (1972) Infektionsprophylaxe und operative Behandlung der schleichenden tiefen Infektion bei der totalen Endoprothese. Chirurg 43:446–453
2. Buchholz HW, Elson RA, Engelbrecht E, Lodenkämper H, Röttger J, Siegel A (1981) Management of deep infection of total hip replacement. J Bone Joint Surg [Br] 63:342–353
3. Callaghan JJ, Salvati EA, Pellicci PM, Wilson PD, Ranawat CS (1985) Results of revision for mechanical failure after cemented total hip replacement, 1979–1982. J Bone Joint Surg [Am] 67:1074–1085
4. Carlsson AS, Josefsson G, Lindberg L (1978) Revision with gentamicin-impregnated cement for deep infections in total hip arthroplasties. J Bone Joint Surg [Am] 60:1059–1064
5. Delee JG, Charnley J (1976) Radiological demarcation of cemented sockets in total hip arthroplasty. Clin Orthop 121:20
6. Gruen TA, McNeice GM, Amstutz HC (1979) Modes of failure of cemented stem-type femoral components and radiographic analysis. Clin Orthop 141:17
7. Kavanagh BF, Ilstrup DM, Fitzgerald RH (1985) Revision total hip arthroplasty. J Bone Joint Surg [Am] 67:517–526
8. Pellicci PM, Wilson PD, Sledge CB, Salvati EA, Ranawat CS, Poss R (1982) Revision total hip arthroplasty. Clin Orthop 170:34–41

Behandlung und Ergebnisse infizierter totaler Hüftendoprothesen

L. Lindberg, Å. S. Carlsson, G. Josefsson und L. Sanzén

In einer in Schweden durchgeführten prospektiven multizentrischen Studie wurden die Austauschoperationen von 110 infizierten totalen Hüftendoprothesen über einen Zeitraum vom 2–10 Jahren nachuntersucht. Die Ergebnisse der Infektionsausheilung, der mechanischen Lockerung und der Gelenkfunktion werden mitgeteilt.

Material

Bei 102 Patienten wurden 110 infizierte totale Hüftendoprothesen unter Verwendung von Gentamicinknochenzement ausgetauscht. Die Operationen wurden konsekutiv durchgeführt, d. h. daß nur diejenigen Patienten operiert wurden, bei denen ein Prothesenaustausch technisch überhaupt möglich war. Schwere Infektionen mit gramnegativen Keimen, langandauernde Fistelungen usw. waren keine Kontraindikation. Die Operationen wurden von 1974–1981 durchgeführt. Die klinische Nachuntersuchung erfolgte entweder jährlich oder alle 2 Jahre mit einer Blutsenkungsbestimmung und Röntgenkontrollaufnahmen. Die letzte Nachuntersuchung wurde 1983/1984 gemacht. Die Diagnose der tiefen Infektion konnte in allen Fällen durch eine positive Bakterienkultur bestätigt werden, in 74 Fällen durch eine intraoperative Gewebebiopsie, in 25 Fällen durch eine präoperative Gewebebiopsie und in 6 Fällen aus dem Gelenkpunktat sowie in 5 weiteren Fällen durch wiederholte Keimisolierung derselben Spezies aus Fistelabstrichen.

Die Bakterienflora geht aus Tabelle 1 hervor.

In 8 Fällen hatte eine Begleiterkrankung nach ausgeheilter Infektion zum Tode geführt. Es konnten also 102 Hüftgelenke nachuntersucht werden. Der Austausch erfolgte 72mal in einer Sitzung (Lindberg 1984). Bei 17 Patienten waren die infizierten Prothesen in anderen Krankenhäusern entfernt worden. Nach einer Girdlestone-Periode zwischen 1 und 55 Monaten (Mittelwert 35 Wochen) kamen die Patienten zu uns, um eine neue Prothese implantiert zu bekommen. Dreizehn Patienten hatten einen zweizeitigen Prothesenaustausch mit Gentamicin-PMMA-Kugeln zur Infektionsbekämpfung (Hovelius u. Josefsson 1979). Bei diesem Vorgehen werden zunächst die Prothese, alle Zementanteile und das ganze infizierte Gewebe entfernt. Danach wird die Wundhöhle mit Gentamicinzementkugeln gefüllt. Während der Operation werden Gewebeproben zur Bakterienkultur entnommen, und nach Vorliegen des Antibiogramms, etwa nach 3–4 Tagen, kann mit einer gezielten systemischen Antibiotikatherapie begonnen werden. Nach 3–4 Wochen wird in einer 2. Operation die neue Prothese mit Gentamicinzement implantiert.

Tabelle 1. Bakteriologische Befunde

Staphylococcus epidermidis	29
Staphylococcus aureus	26
Staphylococcus species	2
Streptococcus species	7
Enterococcus	1
Pneumococcus	1
Bacillus subtilis	1
Proteus species	3
Pseudomonas	3
Escherichia coli	2
Enterobacter	2
Salmonella typhi murium	1
Alcaligenes	1
Propionibacterium acnes	10
Peptococcus magnus	5
Peptostreptococcus	2
Anaerobe Kokken	1
Sonstige anaerobe Keime	1
Fusobacterium	1
Mischinfektionen	11
Total	110

Ergebnisse

Infektionsheilung

Die Ergebnisse der Infektionsheilung nach einer Austauschoperation gehen aus Tabelle 2 hervor.

In der Gruppe mit einer einzeitigen Austauschoperation konnten 55 von 72 infizierten Gelenken ausgeheilt werden. In der Gruppe mit einer Girdlestone-Plastik konnten 11 von 17 und in der Zweistufengruppe mit Gentamicin-PMMA-Kugeln 11 von 13 Infektionen geheilt werden. Die Gesamtheilung betrug 77 von 102 Infektionen (75%). Für einen Vergleich der 3 Gruppen untereinander ist die Anzahl der Zweistufenoperationen zu gering.

In 25 Fällen konnte eine persistierende Infektion beobachtet werden. Bei 11 Patienten wurde die Prothese endgültig entfernt, 6 Patienten wurden mit einer Spül-

Tabelle 2. Heilung der Infektionen nach einem Austausch

	Anzahl		
	Geheilt	Nicht geheilt	Total
Direktaustausch	55	17	72
Girdlestone-Periode	11	6	17
Zweistufig mit Gentamicinkugeln	11	2	13
	77 (75%)	25	102

Tabelle 3. Mechanische Lockerung bei den Fällen mit geheilten Infektionen nach 1 bzw. 2 Austauschoperationen

	Total-anzahl	Lockerung		
		Schaft-komponente	Azetabular-komponente	Beider Komponenten
Geheilt nach				
1 Operation	76	20	4	7
2 Operationen	5	1	–	1
Total	81	21	4	8

Saug-Drainage behandelt und auf eine antibiotische Langzeittherapie über mehrere Jahre gesetzt. Bei 8 Patienten wurde die Zweistufenoperation mit Gentamicin-PMMA-Kugeln noch einmal vorgenommen, die dann in 5 Fällen erfolgreich war. Schließlich konnte bei 82 von 102 (80%) totalen Hüftendoprothesen eine Ausheilung der tiefen Infektion erreicht werden.

Mechanische Lockerung

Die Röntgenaufnahmen von 81 der 82 geheilten Infektionen (77 nach 1 und 5 nach 2 Operationen) wurden auf Anzeichen für eine mechanische Lockerung untersucht. Die durchschnittliche Beobachtungszeit nach der Austauschoperation betrug 7 Jahre (2–10 Jahre). Die Ergebnisse gehen aus Tabelle 3 hervor.

In 33 von 81 Fällen konnten Zeichen einer mechanischen Lockerung beobachtet werden, d.h. fortschreitende Resorptionssäume entlang der Knochen-Zement-Grenze, zunehmendes Einsinken der Schaftkomponente usw. (Carlsson u. Gentz 1984). In 21 Fällen waren die Schaftkomponenten gelockert, die Azetabularkomponenten in 4 und beide Komponenten in 8 Fällen. Das entspricht einer röntgenologischen Lockerungsrate von 41%.

In 49 Fällen mit einer Beobachtungszeit von 5 Jahren und mehr beläuft sich die röntgenologische Lockerungsrate sogar auf 61%.

Hervorzuheben wäre, daß bei sämtlichen Operationen die alte Zementierungstechnik verwendet wurde, d.h. der Zement wurde nur mit den Händen eingebracht.

Funktion

Bei allen Patienten mit einer ausgeheilten Infektion wurde die Gelenkfunktion hinsichtlich Schmerz, Gehfähigkeit und Bewegungsumfang beurteilt (Merle d'Aubigné u. Postel 1954; Charnley 1979; Carlsson et al. 1980). Die Ergebnisse gehen aus Abb. 1 und Tabelle 4 hervor.

Vollkommen schmerzfrei waren 50 Patienten, 11 hatten leichte Schmerzen oder geringfügige Beschwerden, 3 verspürten sich schnell beruhigende Schmerzen nach längerem Gehen und 10 hatten erträgliche Schmerzen, wenn sie ihre Aktivitäten

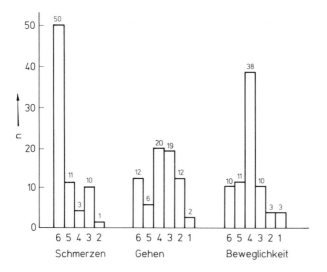

Abb. 1. Gelenkfunktion (D'Aubigné/Charnley) nach Austauschoperationen

Tabelle 4. Gelenkfunktion nach ausgeheilten Infektionen

Grad	Schmerz	Bewegungs-umfang (°)[a]	Gehfähigkeit
1	Schwer und spontan	0– 30	Bettlägerig
2	Schwer beim Gehen, verhindert jede Tätigkeit	31– 60	Sehr begrenzt, auch mit Stöcken
3	Ertragbar, erlaubt begrenzte Tätigkeit	61–100	Begrenzt, aber Stehen auch längere Zeit möglich
4	Nur nach Tätigkeit, verschwindet schnell bei Ruhe	101–160	Weites Spazieren möglich, begrenzt ohne Stock
5	Leicht, verschwindet bei Tätigkeit	161–210	Ohne Stock, aber mit Hinken
6	Kein	Mehr als 210	Normal

[a] Gesamtbeweglichkeit von Extension/Flexion, Ab-/Adduktion und Rotation

einschränkten. Nur 1 Patient mit einer gelockerten Prothese klagte über starke Schmerzen. Insgesamt hatten 38 Patienten aus den Gruppen 4, 5 und 6 ein gutes Gehvermögen, bei 19 Patienten der Gruppe 3 war es eingeschränkt und bei jeweils einer fortgeschrittenen Lockerung der Gruppen 1 und 2 schlecht. Bei 59 Patienten betrug der gesamte Bewegungsumfang am Hüftgelenk über 100°. Da der größte Bewegungsumfang immer im Bereich der Extension/Flexion liegt, sind die Patienten, die mehr als 100° Bewegungsumfang haben, mit ihrem Operationsergebnis zufrieden.

Diskussion

Von insgesamt 102 infizierten Hüftprothesen (75%) heilten 77 nach einer einzeitigen Austauschoperation. Bei 8 von 25 Fehlschlägen wurde ein 2. Versuch zur Infektionsausheilung unternommen, der in 5 Fällen erfolgreich war. Das endgültige Heilungsergebnis betrug also 82 von 102 Infektionen. Diese Ergebnisse sind mit denen von Buchholz et al. (1981) vergleichbar. Unsere Ergebnisse bei der Infektionsausheilung sowie die von Buchholz et al. sind so gut, daß sie kaum noch weiter verbessert werden können.

Zum gegenwärtigen Zeitpunkt scheint die Verbesserung der Lockerungsrate wichtiger zu sein. Dieses könnte mit der modifizierten Zementierungstechnik erreicht werden.

Dieses neue Verfahren beinhaltet u. a. die Verwendung eines "Pressurizers" für das Azetabulum sowie einer Zementspritze für das Femur und das Einsetzen eines Spongiosablocks in das distale Femurende sowie das Abdeckeln des proximalen Femurendes. Eine blutdrucksenkende Anästhesie sowie der Gebrauch von niedrigviskösem Antibiotikazement sind wünschenswert.

Literatur

Buchholz HW, Elson RA, Engelbrecht E, Lodenkämper H, Röttiger J, Siegel A (1981) Management of deep infection of total hip replacement. J Bone Joint Surg [Br] 63:342

Carlsson ÅS, Gentz C-F (1984) Radiographic versus clinical loosening of the acetabular component in noninfected total hip arthroplasty. Clin Orthop 185:145

Carlsson ÅS, Josefsson G, Lindberg L (1978) Revision with gentamicin-impregnated cement for deep infections in total hip arthroplasties. J Bone Joint Surg [Am] 60:1059

Carlsson ÅS, Josefsson G, Lindberg L (1980) Function of fifty-seven septic, revised, and healed total hip arthroplasties. Acta Orthop Scand 51:937

Charnley J (1979) Low friction arthroplasty of the hip. Theory and practice. Springer, Berlin Heidelberg New York

Hovelius L, Josefsson G (1979) An alternative method for exchange operation of infected arthroplasty. Acta Orthop Scand 50:93–96

Lindberg LT (1984) Replacement operation for infected total hip arthroplasty. In: Nas S Eftekhar (ed) Mosby, St. Louis, p 283

Merle d'Aubigné R, Postel M (1954) Functional results of hip arthroplasty with acrylic prosthesis. J Bone Joint Surg [Am] 36:451–475

Die Behandlung der tiefen Infektion nach totalem Hüftgelenkersatz

M. Postel

Über lange Zeit beschränkten sich die Behandlungsmöglichkeiten von chronischen tiefen Infektionen nach totalem Hüftgelenkersatz auf eine Antibiotikatherapie und die Resektionsarthroplastik.

Die akute chronische Gelenkinfektion läßt sich i. allg. nach totalem Hüftgelenkersatz mit einer Antibiotikatherapie positiv beeinflussen; auch kann damit der Allgemeinzustand des Patienten verbessert werden, aber eine Heilung der infizierten Prothese wird damit nicht erreicht. Wir glauben, daß diese therapeutische Maßnahme nur bei alten und schwachen Patienten, die keinen weiteren chirurgischen Eingriff mehr hinnehmen können, angewendet werden kann, um ihnen so die letzten Monate ihres Lebens zu erleichtern.

In einigen Fällen von tiefer Infektion ist die Resektionsarthroplastik, bei der das gesamte implantierte Material einschließlich aller Zementanteile entfernt wird, auch heute noch indiziert. In unserer Klinik konnten 85% solcher Fälle mit einer Mindestverlaufszeit von 4 Jahren zur Ausheilung gebracht werden. Allerdings ist die Gelenkfunktion nie gut gewesen. Zwar konnte bei den meisten Patienten eine völlige Schmerzfreiheit erreicht werden, oder sie klagten nur über geringe Schmerzen. Die Hüften waren zwar beweglich, jedoch nicht stabil, und keiner der operierten Patienten konnte ohne Stockhilfe gehen. Einige besonders willensstarke Patienten schaffen es vielleicht, 1–2 km am Stock zu gehen, aber die meisten sind in ihrem Bewegungsumfang stark eingeschränkt.

Trotz der schlechten Funktionsergebnisse glauben wir, daß die Indikation zur Resektionsarthroplastik gegeben ist nach wiederholt fehlgeschlagenen Revisionsoperationen wegen einer nicht zu beherrschenden Infektion durch Problemkeime, bei starken Knochensubstanzverlusten oder wenn der Allgemeinzustand des Patienten so schlecht ist, daß der Chirurg gezwungen ist, die einfachste Therapieform zu wählen.

Seit 1973 wenden wir eine Behandlungsmethode an, bei der das gesamte infizierte Material entfernt und eine neue Endoprothese direkt eingesetzt wird.

Rückblickend kann man sagen, daß wir einige operativ-technische Maßnahmen, die wir zu Beginn dieser Operationsmethode angewendet haben, heute nicht mehr für ausreichend halten, z. B. die nur teilweise Entfernung von infiziertem Gewebe sowie der Austausch von nur einer Komponente bei bestehender Lockerung. Von 52 operierten Hüftgelenken, die 1977 nachuntersucht worden waren, waren 43 einige Jahre nach der Implantation noch fest verankert, aber nur 27 konnten als gut bezeichnet werden, was zeigt, daß ungefähr jede 2. Prothese erfolgreich war.

Nach dieser Erfahrung haben sich 3 Punkte von entscheidender Bedeutung herausgestellt:

Gründliche und umfassende Reinigung des infizierten Gebiets, d. h. die vollständige Entfernung aller nekrotischen Gewebeanteile. Häufig findet sich eine eiternde Fistel, deren Gang in den Oberschenkel und in das Becken unter den Psoasmuskel reicht. Das Auffinden eines solchen Fistelgangs kann während der Operation schwierig sein. Daher empfiehlt sich eine präoperative Fisteldarstellung.

Bei Vorliegen einer tiefen Infektion muß davon ausgegangen werden, daß das gesamte implantierte Material infiziert ist. Beim Operieren könnte sich herausstellen, daß nur eine Komponente gelockert ist. Der Chirurg könnte dann geneigt sein, die andere Komponente zu belassen. Wir halten das für falsch. Beide Komponenten und alle Zementanteile müssen entfernt, das zwischen Zement und Knochen liegende Granulationsgewebe restlos exzidiert, und nur nach gründlicher Säuberung des Infektionsgebiets kann eine neue Prothese implantiert werden.

Die lokale Antibiotikatherapie ist von großer Wichtigkeit. Sie kann auf 2 verschiedene Arten erfolgen. Die wichtigste und häufig einzige angewandte Methode ist die Beimengung von Antibiotika zum Zement. Da der pathogene Keim vielfach unbekannt ist, empfiehlt sich eine empirische Antibiotikabehandlung. Mit Cephazolin konnten weniger befriedigende Ergebnisse erzielt werden als mit Gentamicin. Daher verwenden wir Gentamicin, es sei denn, daß das präoperative Antibiogramm eine Keimempfindlichkeit gegen ein anderes Antibiotikum ergibt. Gentalline wird in flüssiger Form mit dem Zement vermengt, und zwar kommen 320 mg auf eine Zementmenge.

Bei Infektionen mit ausgedehnter Weichteilbeteiligung ist eine anhaltende Spüldrainage außerordentlich sinnvoll. Ein ausgetestetes Antibiotikum wird in 2 l NaCl-Lösung gegeben. Die Wundspülung erfolgt für etwa 10 Tage.

Der 3. wichtige Punkt ist die *Anwendung einer systemischen Antibiotikatherapie* über einen längeren Zeitraum. Sie sollte abgesetzt werden, wenn der Patient über mehrere Monate rezidivfrei gewesen ist und seine BSG im Normbereich liegt. Wir halten 6 Monate für ausreichend.

Bis vor wenigen Jahren haben wir die vorgenannten Therapieformen nicht alle gleichzeitig angewendet. 1981 konnten wir jedoch beobachten, daß, wenn dies der Fall war, 34 von 36 infizierten Hüftgelenken mit Erfolg behandelt werden konnten. Deshalb ist der Einsatz aller genannten Therapiemöglichkeiten bei der Behandlung von tiefen Infektionen in unserer Klinik obligatorisch geworden, und seit dieser Zeit scheinen sich unsere guten Ergebnisse zu halten.

Operative Maßnahmen

Die positiven Ergebnisse, die wir mit der Revisionsarthroplastik erzielen konnten, haben jedoch nicht dazu geführt, daß diese Methode in jedem Fall zur Anwendung kommt. Bei sehr alten Patienten und Patienten mit einem schlechten Allgemeinzustand, oder wenn durch die Infektion ausgedehnte Knochensubstanzverluste entstanden sind, oder wenn es sich um resistente oder stark pathogene Keime handelt, bevorzugen wir in einigen Fällen die Resektionsarthroplastik gegenüber der Austauschoperation.

Bei der Resektionsarthroplastik ist i. allg. die Vorbereitung zur Operation weniger aufwendig. Zur Erreichung einer wirksamen Infektionstherapie mit Antibiotika wird das Gelenk punktiert und das Punktat zur bakteriologischen Untersuchung gegeben. Präoperativ wird bereits eine Antibiotikatherapie eingeleitet, es sei denn, es handelt sich um eine akute Protheseninfektion.

Zunächst wird alles nekrotische Gewebe großzügig exzidiert. Man beginnt damit in den Weichteilen, da man häufig schon in diesem Bereich, wie auch in der Fascia lata, auf Eiterherde trifft.

Die Luxation der Prothese stellt kein besonderes Problem dar. Gelockerte Prothesen lassen sich i. allg. leicht entfernen. Während die Entfernung der Pfannenkomponente zusammen mit allen Zementanteilen problemlos ist, können bei der Entfernung der femoralen Komponente mehr oder weniger große Zementanteile in der Markhöhle zurückbleiben. Wir sind der Meinung, daß der Zement restlos entfernt werden muß, auch wenn er noch am Knochen festsitzt. Es darf nichts zurückgelassen werden. In vielen Fällen kann der Zement von proximal entfernt werden; wenn nötig, sollte das Femur von ventral gefenstert werden, um so eine vollständige Zemententfernung zu erreichen.

Das sowohl im Azetabulum als auch im Femur liegende Granulationsgewebe muß sorgfältig exzidiert werden.

Danach erfolgt die Rekonstruktion des Azetabulums. Wegen häufig vorhandener großer Knochendefekte ist dies oft schwierig. Wir glauben, daß eine gute knöcherne Abstützung die wichtigste Voraussetzung für eine erfolgreiche Wiederherstellung der anatomischen Pfannenanlage ist. Große Pfannenprothesen und große Zementmengen sind nicht wünschenswert. Deshalb füllen wir ausgedehnte Knochendefekte im Azetabulumbereich mit homologer Spongiosa auf. Mit dieser Methode, die in unserer Klinik seit 12 Jahren bei allen aseptischen Revisionsoperationen angewendet wird, haben wir zufriedenstellende funktionelle und röntgenologische Ergebnisse erzielen können. Wenn wir anfänglich auch bei der Anwendung dieses Verfahrens gezögert haben, so konnten wir es doch in den vergangenen 8 Jahren ohne Komplikationen einsetzen.

Zur Pfannenrekonstruktion werden die wegen Koxarthrose resezierten Schenkelköpfe verwendet. Der resezierte Knochen wird bei einer Temperatur von weniger als $-18\,°C$ gelagert, nachdem er vorher bei $-34\,°C$ tiefgefroren worden war. Die manchmal sehr großen Schenkelköpfe werden entsprechend der fehlenden Knochenanteile zugeschnitten; gleichzeitig wird die Pfannenanlage etwas nach unten verlagert, also auf eine normale Höhe gebracht. Die Verankerung erfolgt durch einfaches Verkeilen oder mittels 2–3 Schrauben, manchmal auch durch Anlage einer Kreuzplatte. Danach wird eine konventionelle Pfannenkomponente in das rekonstruierte Pfannenlager eingesetzt.

Reinfektionen konnten bei konstruierten Pfannen mit homologer Spongiosa nicht häufiger beobachtet werden als bei üblichen Pfannenreimplantationen, die wesentlich häufiger durchgeführt werden.

Diese Patienten werden i. allg. nicht in 2 Sitzungen operiert. Natürlich haben wir auch infizierte Prothesen ganz einfach entfernt, wenn uns dies als die bessere Lösung erschien, um dann nach Infektionsberuhigung und wegen der eingeschränkten Gelenkfunktion eine Prothese zu einem späteren Zeitpunkt einzusetzen. Wir sind nie dazu übergegangen, erst einmal das gesamte infizierte Material zu entfernen und dann, nach einigen Wochen, eine neue Prothese einzusetzen. Ein solches Vorgehen würde nur die Behandlung erschweren und gibt nach unserer Meinung keine größere Gewähr für eine erfolgreiche Ausheilung der Infektion.

Literatur

Buchholz HW, Elson RA, Engelbrecht E, Lodenkämper H, Röttger J, Siegel A (1981) Management of deep infection of total hip replacement. J Bone Joint Surg [Br] 63:342–353

Carlsson ÅS, Josefsson G, Lindberg L (1978) Revision with gentamicin-impregnated cement for deep infections in total hip arthroplasties. J Bone Joint Surg [Am] 60:1059–1064

Nolan DR, Fitzgerald RH Jr, Beckenbaugh RD, Coventry MB (1975) Complications of total hip arthroplasty treated by reoperation. J Bone Joint Surg [Am] 57:977–981

Postel M, Kerboul M, Evrard J (1985) Arthroplasties totales de la hanche. Springer, Berlin Heidelberg New York Tokyo

Teil X
Wirkstoffträger für die lokale Infektionsbehandlung

Die Therapie der infizierten Kniegelenkendoprothese unter Berücksichtigung der zementlosen Reimplantation mit dem Fibrin-Gentamicin-Spongiosa-Verbund

A. Braun und E. Neusel

Die Infekthäufigkeit nach Kniegelenkendoprothesen wird in der Literatur zwischen 1,4 und 20% angegeben (Arden 1975; Tinning 1975; Cameron et al. 1981; Salvati et al. 1982). Ein Mittelwert ist bei 4–5% anzunehmen (McElwain u. Hunter 1985) und liegt damit wesentlich höher als nach Endoprothesen der Hüfte. Der geringe Weichteilmantel am Kniegelenk ist ein wesentlicher Grund von gehäuften exogenen Infektionen. Risikofaktoren zur Infektentstehung sind zusätzlich: Diabetes mellitus, chronische Polyarthritis, simultane Medikation von Kortison und Zytostatika, die Art der Hautschnittführung und des Prothesenmodells sowie vorausgegangene Operationen und Infektionen am Kniegelenk. Harnweginfekte sollten ausgeschlossen sein.

Infektionen nach Kniegelenkendoprothesen sollten nach Lokalisation und Zeitpunkt des Infektnachweises in 4 Gruppen eingeteilt werden. Jeder Gruppe ist ein therapeutisches Konzept zugeordnet, welches den individuellen Gegebenheiten angepaßt werden muß.

Primärer Weichteilinfekt

Oberflächliche Infektion ohne Eröffnung der Gelenkkapsel

Im allgemeinen sind lokale granulationsfördernde Maßnahmen ausreichend. Durchführung einer systemischen Antibiotikumtherapie und Reduzierung der funktionellen Nachbehandlung. Eventuell ist eine Sekundärnaht erforderlich.

Tiefe Infektionen mit Eröffnung der Gelenkkapsel

Die mediale Schnittführung nach Payr verursacht gelegentlich Wundheilungsstörungen mit tiefen Nekrosen. Wir bevorzugen daher die gerade Schnittführung für Haut und Subkutangewebe und die mediale parapatellare Schnittführung für die Gelenkkapsel. Debridement mit Nekrosenabtragung ist dringend erforderlich. Um einen primären Wundverschluß zu erhalten, muß häufig patellektomiert werden. Bei lateralem Entlastungsschnitt kann durch Brückenlappenverschiebeplastik und Spalthaut ein Wundverschluß erzielt werden. Andere plastische Maßnahmen sind die gestielte Gastroknemiustransposition (Sanders u. O'Neil 1981; Labitzke u. Jastrzebski 1987) oder ein freier myokutaner Lappen mit mikrovaskulärem Anschluß. Systemische Antibiotikagabe sowie vorübergehende Immobilisation des Kniegelenks sind angezeigt. Ist damit kein Wundverschluß und Infektberuhigung zu erzielen, kommt es meist zum tiefen Spätinfekt, der weitere Behandlungsmaßnahmen erforderlich macht (s. „Spätinfekt bei primär tiefem Infekt").

Primär tiefer Infekt

Sofort- oder Frühinfektion (bis einschließlich 6. postoperative Woche)

Bei jeder Sofort- oder Frühinfektion sollte eine unverzügliche operative Revision erfolgen mit dem Ziel, die Endoprothese zu erhalten. Entzündlich proliferiertes Gewebe wird abgetragen und das Gelenk mit einer aseptischen Lösung gespült. Wir bevorzugen noch die Spül-Saug-Drainage mit 2 zuführenden und 2 ableitenden Systemen für 2 Tage. Danach erfolgt die funktionelle Behandlung auf der Bewegungsschiene. Wir empfehlen eine systemische Antibiotikumtherapie über 3 Monate. Ist mit dieser Behandlung keine Infektberuhigung zu erzielen, treffen die Behandlungsrichtlinien der Spätinfektion zu.

Spätinfekt (nach der 6. postoperativen Woche)

Zur Behandlung einer späten Infektion einer Kniegelenkendoprothese bieten sich verschiedene Verfahren an:
- Revision und Belassen der Endoprothese,
- Endoprothesenausbau und sofortige Reimplantation,
- Endoprothesenausbau und frühe Reimplantation,
- Endoprothesenausbau und späte Reimplantation,
- Endoprothesenausbau und Arthrodese,
- Resektionsarthroplastik,
- Amputation und
- iatrogene Fistel.

Unter allen Therapieverfahren zeigt die Arthrodese nach Gelenkflächenersatzprothese (Brodersen et al. 1979) bzw. der Endoprothesenausbau mit später Reimplantation (Insall et al. 1983) hinsichtlich Infektberuhigung und Funktion die besten Ergebnisse. Individuelle Gesichtspunkte bestimmen die Behandlungsstrategie. Neben dem Allgemeinzustand und dem Zustand anderer Gelenke ist v. a. die Art des pathogenen Keims sowie das Ausmaß an Substanzverlust des Knochens wichtig. Problemkeime (z. B. Pseudomonas) mindern die Erfolgschance einer Prothesenreimplantation, und große Knochendefekte sind ungünstige Voraussetzungen zur Arthrodese. Bei der konventionellen Prothesenreimplantation sind meist größere Mengen Knochenzement erforderlich, die das Problem des Substanzverlusts von Knochengewebe nicht mindern. Unter der Vorstellung, daß bei der Prothesenreimplantation Knochensubstanz gewonnen werden kann, um für eine evtl. erforderliche Arthrodese günstige Voraussetzungen zu schaffen und der erneuten Lockerung an der Zement-Knochen-Grenze vorzubeugen, wird hier ein Verfahren der *zementlosen Knieprothesenreimplantation* und Defektauffüllung mit *Fibrin-Antibiotikum-Spongiosa-Verbund* beschrieben.

Die mit Staphylococcus aureus kontaminierte Kniegelenkendoprothese wird mit dem gesamten Prothesen-Zement-Komplex entfernt. Femur und Tibia wer-

Die Therapie der infizierten Kniegelenkendoprothese 353

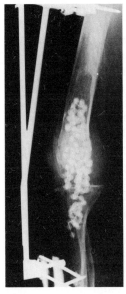 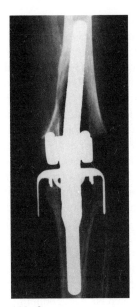

Abb. 1 **Abb. 2**

Abb. 1. Zustand nach Prothesenzementkomplexentfernung des linken Kniegelenks (seitlich). Lokale Antibiotikumtherapie mit PMMA-Kugelketten, Immobilisation im Fixateur externe

Abb. 2. Intraoperatives Röntgenbild (a.-p.-Aufnahme) des linken Kniegelenks. Periprothetische Knochendefekte werden mit Fibrin-Gentamicin-Spongiosa-Verbund aufgefüllt

den im Fixateur externe gegeneinander stabilisiert und der Defekt mit Septopal-Kugelketten aufgefüllt (Abb. 1). Die Wunde heilte primär, die BKS war rückläufig. Nach 4 Wochen wird der Fixateur externe entfernt und das Bein für weitere 2 Wochen zur Abheilung der Wunden durch den Fixateur externe im Oberschenkelliegegipsverband ruhiggestellt. Bei blanden Wundverhältnissen – 6 Wochen nach dem Prothesenausbau – werden die Septopal-Ketten und entzündliches Granulationsgewebe aus dem distalen Femur und dem proximalen Tibiaschaft entfernt.

Auch bei großem Substanzverlust des Knochens muß die Endoprothese stabil implantiert werden. Gelingt diese stabile Implantation nicht, ist die Einheilung der Spongiosaplastik gefährdet. Nach unserer Erfahrung eignet sich die Knieendoprothese aus dem Tumorprothesenmodularsystem nach Kotz (Abb. 2) gut, um vor der Spongiosaplastik die notwendige Eigenstabilität zu erzielen. Der in Abb. 2 sichtbare periprothetische Substanzverlust am Knochen wird mit dem *Fibrin-Gentamicin-Spongiosa-Verbund* aufgefüllt. Dazu verwenden wir die durch Nachresektion am distalen Femur zur Verfügung stehende autologe – überwiegend jedoch homologe Bankspongiosa. Die kältekonservierten kortikospongiösen homologen Knochenblöcke werden bei Zimmertemperatur aufgetaut und in einer Knochenmühle zerkleinert. Durch mehrfaches Waschen in Ringer-Lösung von 60° und durch mechanische Kompression kann das nicht erforderliche Markfett weitgehend entfernt werden, so daß überwiegend Knochensubstanz zur Transplantation zur Verfügung steht. Der Spongiosa wird in 2 Phasen der Fibrin-Antibiotikum-Verbund beigemischt (Braun 1986). In der 1. Phase wird mit der Mischung aus Fibrinogen (Tissucol) und Gentamicinsulfatlösung (10 mg Gentamicin/kg KG in 1 ml Aqua destillata) die Oberfläche der Spongiosa beschichtet. In der 2. Phase wird die Mischung aus Spongiosa-Fibrinogen-Gentamicin mit thrombinhaltiger Lösung aus dem Applikationsset für Fibrinkleber Tissucol („B" in „D") zum Spongiosa-Fibrin-Gentamicin-Verbund vernetzt. Während der Vernetzung des Fibrins soll der Verbund in den Knochendefekt eingebracht werden. Nach etwa 5 min zeigt sich eine innige Verbindung zwischen Fibrin und Spongiosa. Hierdurch wird eine gute Adaptation der kleinen Knochentransplantate erzielt. Das Verhältnis von Knochensubstanz zu Fibrin-Gentamicin-Verbund soll etwa 8:1 betragen. Der Fibrin-Gentamicin-Verbund selbst besteht aus 50% Fibrinogen (Tissucol, z. B. 2 ml), 25% Gentamicinsulfatlösung (z. B. 1 ml) und 25% thrombinhaltiger Lösung (z. B. 1 ml) (Braun 1986).

Um den Prothesenstiel wird der Defekt mit dem Fibrin-Gentamicin-Spongiosa-Verbund aufgefüllt. Auch dort, wo kein kortikaler Knochen mehr vorhanden ist, haftet der Verbund ausreichend, wenn die initiale Vernetzung von Fibrinogen zu Fibrin noch nicht abgeschlossen ist. Gegebenenfalls ist es empfehlenswert, den Verbund in 2 Portionen herzustellen. Die Spongiosa wird leicht mit dem Stößel oder der Fingerkuppe komprimiert. Eine kurzfristige systemische Gabe eines synergistisch zum Gentamicin wirkenden Antibiotikums ist wünschenswert. Aufgrund klinischer und experimenteller Untersuchungen ist mit einer Elution des Gentamicins in den ersten 3–5 Tagen zu rechnen (Braun et al. 1984).

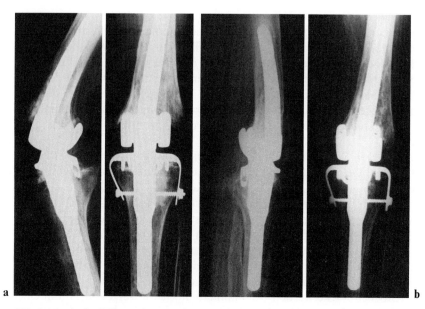

Abb. 3a, b. Aufgefüllte periprothetische Knochendefekte, **a** Monate postoperativ, **b** 1 Jahr postoperativ; gute Einheilung der überwiegend homologen Spongiosaplastik

Die Nachbehandlung sollte nach Möglichkeit auf der Bewegungsschiene erfolgen. In dem oben beschriebenen Fall wurde Teilbelastung ab der 6. postoperativen Woche und volle Belastung ab der 12. postoperativen Woche gestattet. Nach 1 Jahr ist die Patientin beschwerdefrei. Zu einem Infektrezidiv ist es bisher nicht gekommen. Die Röntgenkontrolle zeigt eine gute Einheilung des Fibrin-Spongiosa-Antibiotikum-Verbunds. Ein Lockerungssaum an der Prothesen-Knochen-Grenze läßt sich nicht nachweisen (Abb. 3).

Ist keine primäre Stabilität der Endoprothese zu erzielen, so ist die Chance der Einheilung der Spongiosa wesentlich geringer. In diesem Fall bevorzugen wir die frühe oder späte Reimplantation mit Refobacin-Palacos. In vereinzelten Fällen läßt sich eine Amputation im Oberschenkel nicht vermeiden. Von Hunter u. Arciszewski (1984, zitiert nach McElwain u. Hunter 1985) wird die Amputationshäufigkeit mit 17,4% angegeben. Bei Patienten mit sehr schlechtem Allgemeinbefinden kann auch eine iatrogene Fistel angelegt werden, um damit das Infektgeschehen zu kontrollieren. Diese Methode ist besonders dann zu beachten, wenn die gelockerte Endoprothese keine wesentlichen Schmerzen verursacht.

Zusammenfassend ist wichtig, daß die hier dargestellten therapeutischen Verfahren nur eine Entscheidungshilfe sein können. Die Behandlung der infizierten Kniegelenkendoprothese muß den individuellen Gegebenheiten angepaßt werden. Besonders zu beachten sind Allgemeinbefund, Weichteilverhältnisse, Keimart und Substanzverlust des Knochens.

Literatur

Arden GP (1975) Total replacement of the knee. J Bone Joint Surg [Br] 57:119

Braun A (1986) Herstellung und Anwendung des Fibrin-Antibiotikum-Verbundes. In: Reifferscheid M (Hrsg) Neue Techniken in der operativen Medizin. Springer, Berlin Heidelberg New York Tokyo

Braun A, Güssbacher A, Wahlig H, Dingeldein E (1984) Der Fibrin-Antibiotikum-Verbund als ergänzende Lokalbehandlung der Osteomyelitis. In: Scheele J (Hrsg) Fibrinklebung. Springer, Berlin Heidelberg New York Tokyo

Brodersen MP, Fitzgerald RH Jr, Peterson LFA, Coventry MB, Bryan RS (1979) Arthrodesis of the knee following failed total knee arthroplasty. J Bone Joint Surg [Am] 61:181

Cameron HU, Hunter GA, Welsh RP, Bailey WH (1981) Revision of total knee replacement. Can J Surg 24:418

Insall JN, Thompson FM, Brause BD (1983) Two-stage re-implantation for the salvage of infected total knee arthroplasty. J Bone Joint Surg [Am] 65:1087

Labitzke R, Jastrzebski J (1987) Der Gastrocnemiuslappen zur Sanierung der infizierten Knieendoprothese. In: Cotta H, Braun A (Hrsg) Knochen- und Gelenkinfektionen. Diagnose und Therapie, 5. Heidelberger Orthopädie-Symposium. Springer, Berlin Heidelberg New York Tokyo (in Druck)

McElwain JP, Hunter GA (1985) The history of a patient with an infected total joint replacement. In: Uhthoff HK (Hrsg) Current concepts of infections in orthopaedic surgery. Springer, Berlin Heidelberg New York Tokyo

Salvati EA, Robinson RP, Zeno SM (1982) Infection rates after 3175 total hip and knee replacements performed with and without a horizontal unidirectional filteres air-flow system. J Bone Joint Surg [Am] 64:525

Sanders R, O'Neil T (1981) The gastrocnemius myocutaneous flap used as cover for the exposed knee prosthesis. J Bone Joint Surg [Br] 63:383

Tinning RN (1975) Total replacement of the knee. J Bone Joint Surg [Br] 57:120

Biomaterialien als Wirkstoffträger für die lokale Anwendung in Chirurgie und Orthopädie

H. Wahlig und E. Dingeldein

Einleitung

Das von Buchholz u. Engelbrecht [2] vor über 15 Jahren entwickelte Konzept der Beladung von Knochenzementen mit Antibiotika für den präventiven und therapeutischen Einsatz bei totalen Hüftendoprothesenoperationen eröffnete eine neue Dimension für die antibakterielle Therapie bei schwer erreichbaren Infektlokalisationen. Ganz im Sinne des bis dahin fast völlig vergessenen Postulats von Paul Ehrlich (1909) nach einer gezielten Therapie, stand die Buchholzsche Idee am Anfang einer bedeutsamen Entwicklung lokaler Therapieformen unter Verwendung besonderer Träger-Wirkstoff-Kombinationen.

Bei der gezielten, lokalen Therapie, etwa einer Knochen- oder Weichteilinfektion, durch die Implantation eines antibiotikumhaltigen Trägermaterials direkt am Infektionsort, müssen sowohl das Antibiotikum als auch der Träger jeweils besondere bakteriologische, pharmakologische und physikalisch-chemische Anforderungen erfüllen. Neben guter Verträglichkeit und einer dem Erregerspektrum entsprechenden bakteriziden Wirkung, kommt der Freisetzungskinetik des Antibiotikums aus der Trägermatrix für die klinische Wirksamkeit der Kombination eine entscheidende Bedeutung zu [14].

Die freigesetzten Wirkstoffmengen müssen nicht nur genügend hohe Konzentrationen am Ort der Implantation und damit am Ort der Infektion sicherstellen, sondern auch für einen ausreichend langen Zeitraum zur Verfügung stehen. Sowohl hohe Konzentrationen als auch lang anhaltende Wirkstoffspiegel sind die Voraussetzung für eine Diffusion des Antibiotikums in die angrenzenden Gewebeschichten, die notwendig ist, weil das Behandlungsziel nicht nur eine Sanierung infizierter Hohlräume, sondern die Eliminierung pathogener Erreger aus dem Gewebe sein muß.

Durch eine gut aufeinander abgestimmte Wirkstoff-Träger-Kombination lassen sich am Ort der Implantation Wirkstoffkonzentrationen in einer Höhe realisieren, wie sie mit keiner anderen Applikationsart erreichbar sind. Diese Wirkstoffkonzentrationen liegen z. B. bei der Kombination Gentamicin-Palacos für Wochen und Monate weit über den für eine Abtötung der ätiologisch verantwortlichen Erreger notwendigen Konzentrationen. Gleichzeitig sind die im System nachweisbaren Antibiotikamengen extrem gering, so daß toxische Risiken nicht bestehen [15].

Unsere langjährige Beschäftigung mit verschiedenartigen Trägermaterialien (Knochenzemente, resorbierbare oder nichtresorbierbare Biomaterialien) und deren Beschickung mit pharmazeutischen Wirkstoffen brachte uns neue Erkenntnisse über die Freisetzungskinetik der Wirkstoffe sowie deren mögliche Beeinflussung, und führte zur Entwicklung neuer Knochenzemente und Wirkstoffträger für die lokale Therapie.

Knochenzemente

Die Einführung des sog. Knochenzements in die Endoprothetik durch Charnley [6] war ein entscheidender Fortschritt für die Stabilität und Haltbarkeit der Implantate, insbesondere der Hüftendoprothesen. Die Bedeutung des Zements als Bindeglied zwischen Prothese und Knochenlager liegt dabei in der wesentlichen Vergrößerung der druckübertragenden Grenzfläche.

Mißerfolge, die – begründet oder unbegründet – dem Zement angelastet werden, führten in den letzten Jahren zu einer Rückbesinnung auf zementfrei implantierbare Prothesen, wie sie heute in großem Umfang verwendet werden. Wenngleich auch erhebliche Unterschiede in Material und Design zwischen den heute angewandten zementfreien Prothesen und denjenigen aus den Anfängen der Endoprothetik bestehen, sollte doch nicht vergessen werden, daß es der Knochenzement war, der seinerzeit die Probleme der zementfreien Implantate löste und den Endoprothesen zu einem entscheidenden Durchbruch verhalf.

Dies heißt nicht, daß nicht die heute verwendeten Zemente sowie deren Applikation und Darreichungsform durchaus verbesserungswürdig wären. Grundsätzlich bieten sich mehrere Ansatzpunkte für eine Verbesserung an, wobei Maßnahmen zu unterscheiden sind, die das Anmischen und die Zementiertechnik betreffen, und solche, die sich auf die Zusammensetzung und Darreichungsform des Zements beziehen.

Neben der Entwicklung eines Gentamicin-haltigen Zements geringer Viskosität erschien es sinnvoll, die Zementmatrix so zu verändern, daß eine bessere *Haftung* zwischen Zement und Knochen resultiert. Auch die antibakterielle Komponente der Knochenzemente schien durch eine bessere Anpassung an das besondere Erregerspektrum noch verbesserungsfähig. Schließlich lag es nahe, das lokale Therapieprinzip auch auf das Tumorgebiet zu übertragen. Gezielte Forschungsarbeiten auf den 4 genannten Gebieten führten zu Produkten, über deren spezifische Eigenschaften nachfolgend berichtet werden soll.

Niedrigvisköser Zement mit Gentamicin

In der Gruppe der Knochenzemente mit hoher Viskosität hat sich seit mehr als 15 Jahren der Gentamicin-haltige Zement Palacos R in der Prävention und Therapie von Knocheninfektionen im Zusammenhang mit Endoprothesenoperationen gut bewährt [1, 3, 4, 5, 9]. Für prothetische Maßnahmen, die den Einsatz eines niedrigviskösen Zements verlangen, stand bisher kein vergleichbares Präparat zur Verfügung.

Die Antibiotikafreisetzung aus verschiedenen Zementen ist unterschiedlich [14, 15]. Es war daher bei dem niedrigviskösen Palacos (Typ E flow) notwendig, die Gentamicinmenge im Vergleich zum R-Typ zu erhöhen. Mit einer Zumischung von 1 g Base/40 g Polymerpulver wurde – bei Erhaltung der mechanischen Stabilität – eine dem Gentamicin-Palacos R (0,5 g/40 g) entsprechende Gentamicinfreisetzung in vitro erreicht (Abb. 1). In vivo zeigte jedoch das Ergebnis einer pharmakokinetischen Studie, daß gemessen an den Serum- und Urinspiegeln bei Patienten nach Implantation von Hüfttotalendoprothesen unter Verwendung von

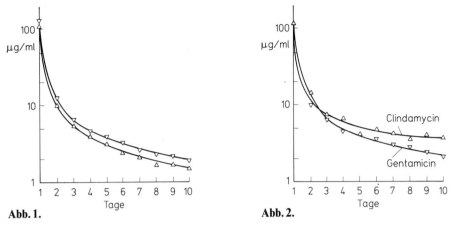

Abb. 1.

Abb. 2.

Abb. 1. Freisetzung von Gentamicin aus Palacos E flow im Vergleich zu Palacos R in vitro. △ Gentamicin-Palacos E flow (2,5% Gentamicinbase), ▽ Gentamicin-Palacos R (1,25% Gentamicinbase)

Abb. 2. Freisetzung von Gentamicin und Clindamycin aus Palacos R in vitro. ▽ Gentamicin-Palacos R (1,25% Gentamicinbase), △ Gentamicin-Palacos R (+1,25% Clindamycin)

Gentamicin-Palacos E flow, die freisetzung um den faktor 2–3 über der des im Vergleich geprüften Gentamicin-Palacos R lag und derjenigen einer Zumischung von 1 g Gentamicinbase zu Palacos R entsprach [16]. Diese Spiegelerhöhung, als Ausdruck einer vermehrten Gentamicinfreisetzung, kommt durch die wesentlich bessere Verzahnung des Zements (Typ E flow) in den spongiösen Knochenabschnitten zustande. Auf diese Weise steht eine deutlich größere Matrixoberfläche zur Verfügung, die für die erhöhte Elution des Wirkstoffs aus dem Kunststoff verantwortlich ist. Die nach Implantation von Gentamicin-Palacos E flow gemessenen Serumspiegel lagen mit Mittelwerten von 1,5 µg/ml 2 h nach der Implantation, bzw. 0,2 µg/ml 24 h postoperativ jedoch ebenfalls noch deutlich unter den nach systemischer Gentamicingabe meßbaren Serumkonzentrationen.

Trikalziumphosphat-Hydroxylapatit-Zement

Vor 6 Jahren griffen wir eine Idee von K. Draenerts auf, und begannen gemeinsam die Entwicklung eines Trikalziumphosphat-(TCP-)Hydroxylapatit-(HA-)enthaltenden Knochenzements auf Polymethylmetacrylat-(PMMA-)Basis.

Die histomorphologische Auswertung der Grenzflächenphänomene im Interface von Femurimplantaten bei Kaninchen über einen Zeitraum von mehr als 2 Jahren bestätigten die Arbeitshypothese: Durch die Resorption der von der Grenzfläche aus zugängigen Keramikpartikel werden in der Zementmatrix Porensysteme geschaffen, in die neuer Knochen einwächst. Es kommt zu einem direkten Zement-Knochen-Kontakt ohne Bindegewebemembranen. Auf diese Weise wird die druckübertragende Grenzfläche stark vergrößert und damit eine deutliche Verbesserung der sekundären Implantatstabilisierung erreicht.

Die ausgedehnten und langwierigen präklinischen Untersuchungen machten aber auch die Probleme einer derartigen Zementkombination deutlich. So zeigte sich, daß eine zu starke Rigidität der Matrix, durch alleinige Verwendung oder einen zu großen Anteil an HA, zu einem pathologischen Remodelling führt, wie dies z. B. bei dem mit Ceravital, einer Glaskeramik, hochgefüllten Zement Palavital (Leitz/Kulzer/Merck) der Fall war. Schließlich waren diese negativen Eigenschaften mit ein Grund für die Einstellung der Entwicklungsarbeiten an diesem Projekt. Die alleinige Verwendung von TCP führte dagegen zu einer zu *weichen* Matrix. Schließlich konnte durch ein bestimmtes Mengenverhältnis beider Keramikanteile die gewünschte *Steifigkeit* des Zements erzielt werden.

Ein bedeutendes Problem besteht in der Aufnahme großer Monomermengen durch das poröse TCP. Dies führt zu einer Beeinträchtigung der Viskosität und einem unerwünscht hohen Restmonomergehalt der Matrix. Durch die Erarbeitung eines besonderen Verfahrens für die Dotierung der Keramikpartikel mit hierfür geeigneten Materialien, wie z. B. bestimmten Aminosäuren, war es möglich, trotz der hohen Porosität des Füllers und ohne Änderung des üblichen Monomerverhältnisses von 1:2 eine Viskosität zu erreichen, die geringer ist als die der Standardzemente, und bereits eine gute Primärverankerung dieses Zements im Knochenlager ermöglicht.

Durch die Zumischung des TCP/HA werden die mechanischen Kennwerte des Zements verändert: Die Druckfestigkeit nimmt zu, während die Biegefestigkeit geringer wird. Die Stabilitätswerte lassen sich jedoch dadurch verbessern, daß auf den üblichen Zusatz von Zirkoniumdioxid verzichtet werden kann. Ein ausreichender Röntgenkontrast ist durch den Keramikanteil gegeben. Weiterhin bewirkt eine Vorkompression (nach Draenert) und/oder das Anmischen im Vakuum einen Stabilitätsanstieg. Schließlich führt die mit der Zeit stärker werdende Verankerung des Zementköchers im Knochenlager, durch das Einwachsen neu gebildeten Knochens in das sich fortschreitend ausbildende Porensystem, zu einer zunehmenden Implantatstabilisierung.

Gentamicin-Clindamycin-Knochenzement

Unter Berücksichtigung des speziellen Keimspektrums infizierter Endoprothesen wurde die Entwicklung eines Palacos-Knochenzements mit der Antibiotikakombination Gentamicin-Clindamycin aufgenommen. Ziel dieser Entwicklung war eine Optimierung des antibakteriellen Wirkspektrums eines derartigen Zements.

Das Aminoglykosidantibiotikum Gentamicin hat sich in Verbindung mit Palacos oder den PMMA-Kugeln klinisch gut bewährt. Gentamicin verfügt über ein breites antibakterielles Wirkspektrum, das die für Knocheninfektionen besonders bedeutsamen Staphylococcus-aureus-Stämme sowie gramnegative Problemkeime einschließt und ist in geringen Konzentrationen bakterizid wirksam. Selbst nach dem üblichen Antibiogramm als mäßig oder nicht sensibel eingestufte Erreger werden vielfach aufgrund der hohen lokalen Wirkstoffkonzentrationen bei Anwendung der genannten Applikationsformen noch erfaßt. Doch hat auch das Wirkungsspektrum des Gentamicins gewisse Lücken, die im grampositiven Bereich primär resistente Staphylokokken, Streptokokken und Anaerobier betreffen.

Tabelle 1. Synergismus von Gentamicin und Clindamycin in vitro

Teststämme	n	FHK-Index[a]		
		<0,5	>0,5–0,75	1–2
Staphylococcus aureus	20	10	4	6
Staphylococcus epidermidis	19	8	7	4
Streptococcus faecalis	9	2	1	6

[a] FHK-Index $= \dfrac{K_{Cl} \text{ in Kombination}}{MHK_{Cl}} + \dfrac{K_G \text{ in Kombination}}{MHK_G}$.

Gegen diese Keime richtet sich aber das spezifische antibakterielle Spektrum des Clindamycins. Dieses Antibiotikum stellt damit eine sinnvolle Ergänzung zum Gentamicin für die kombinierte Anwendung in Biomaterialien dar. Hinzu kommt, daß Clindamycin über ausreichende physikalisch-chemische Stabilität verfügt und – wie wir bereits früher zeigen konnten – aus Palacos R sehr gut freigesetzt wird [15]. Auch durch Untersuchungen von Lodenkämper bzw. Klüber [10] an der Endo-Klinik in Hamburg wurden die positiven Eigenschaften einer Gentamicin-Clindamycin-Kombination mit Palacos R bestätigt. Weiterhin konnten wir nachweisen, daß – insbesondere bei Staphylokokken – die kombinierte Anwendung von Gentamicin und Clindamycin zu synergistisch gesteigerten antibakteriellen Effekten führt (Tabelle 1). Wir konnten im Rahmen unserer bakteriologischen Studien mit Gentamicin-Clindamycin-Kombinationen keine Abhängigkeit der antibakteriellen Aktivität dieser Kombination von verschiedenen Mengenverhältnissen der Kombinationspartner beobachten, wie dies von Klüber beschrieben wurde [10]. Für die Festlegung des Mischungsverhältnisses bei unserer Entwicklung war daher lediglich das Maß der Freisetzung bestimmend (Abb. 2).

Methotrexathaltiger Knochenzement

Der Entwicklung eines zytostatikumhaltigen Knochenzements lag die Überlegung zugrunde, daß es – bei entsprechenden Eigenschaften der Komponenten – möglich sein sollte, analog zu der lokaltherapeutischen Wirkung von Antibiotika, auch bei Knochentumoren die nach chirurgischer Intervention verbleibenden Tumorzellen durch ein lokal appliziertes Zytostatikum so zu schädigen, daß ein Rückfall vermieden oder zumindest stark verzögert wird. Knochenzemente haben bei Verbundosteosynthesen nach der Resektion von Knochentumoren einen festen Platz, so daß die Kombination des Zements mit einem Zytostatikum logisch erscheint. Die Wahl für den Wirkstoff fiel auf Methotrexat (MTX), weil dieses Zytostatikum vom Wirkungsspektrum her bei Knochenmetastasen ausreichende Wirksamkeit besitzt, es physikalisch-chemisch stabil ist, aus ausgehärtetem Palacos gut freigesetzt wird, und weil schließlich im Falle einer Überdosierung eine Inaktivierung durch Leucovorin möglich ist.

Es zeigte sich, daß die Freisetzung des MTX durch den Zusatz geeigneter Aminosäuren steuerbar ist und um den Faktor 20–100 gesteigert werden kann. Im

Tabelle 2. Methotrexatgewebespiegel 6 Tage nach der Implantation von MTX-Zement

Gewebe		0,62% MTX
Plasma	(M/ml)	$9 \cdot 10^{-8}$
Herz	(M/g)	10^{-9}
Leber	(M/g)	10^{-8}
Niere	(M/g)	10^{-8}
Femur		
Kortikalis	(M/g)	10^{-6}
Spongiosa	(M/g)	10^{-5}
Mark	(M/g)	10^{-4}

Tierversuch wurde eine Dosierung ermittelt, die bei noch guter Verträglichkeit sehr hohe lokale Gewebespiegel erbringt (Tabelle 2). Präklinische Untersuchungen zeigten, daß für die Anwendung des MTX-haltigen Knochenzements die gleichen Gesetzmäßigkeiten gelten wie bei der Kombination mit Gentamicin: hohen, lang anhaltenden, therapeutisch wirksamen Konzentrationen am Ort der Implantation stehen sehr niedrige Wirkstoffspiegel im Serum und Urin gegenüber [7]. In Versuchen an Mäusen (Osteosarkom) [11] und Ratten (Hirngliom) [12] konnte die Wirkung dieses MTX-Zements bereits experimentell bestätigt werden.

Zentrifugation von Knochenzementen

Im Rahmen der Bemühungen um mechanisch stabilere Knochenzemente wurden in letzter Zeit verschiedene Methoden beschrieben, die alle das gleiche Ziel verfolgen: Eine weitestgehend blasenfreie Matrix. So wird versucht, durch Vorkompression des noch niedrigviskösen Zementteigs, durch Anmischen der Zementkomponenten im Vakuum oder durch Zentrifugation die Luft- und Monomereinschlüsse zu beseitigen. Während Vorkompression und die Anmischung im Vakuum ohne erkennbaren Einfluß auf die Homogenität des Zements sind, erschien es zweifelhaft, ob dies auch für die Zentrifugation zutreffend sei. Zwar liegen Berichte über den Einfluß einer Zentrifugation auf die physikalischen Eigenschaften von Knochenzementen – allerdings mit kontroversen Ergebnissen – vor [8, 13], nicht aber über deren denkbaren Einfluß auf Füllmaterialien, wie Röntgenkontrastmittel oder Antibiotika.

Knochenzemente von vergleichsweise hoher Viskosität, wie Palacos R, sind ohne vorhergehende Kühlung möglichst beider Komponenten (Monomer und Polymerpulver) auf wenigstens Kühlschranktemperatur, oder besser $-20\,°C$, nicht zentrifugierbar. Auch bei anderen, weniger viskösen Zementen, wie z.B. Simplex P oder Zimmer, erfolgte die Zentrifugation nach vorheriger Kühlung, zumindest des Monomeren, auf Kühlschranktemperatur oder $0\,°C$ [8, 13].

Wir zentrifugierten Palacos R mit und ohne Gentamicin, sowie Simplex P, dem Gentamicin (0,5 g Base/40 g Polymerpulver) von Hand zugemischt worden war, bei verschiedenen Temperaturen. Nach dem Aushärten wurden die Zementproben geröntgt und Gentamicinbestimmungen durchgeführt. Die Freisetzungskur-

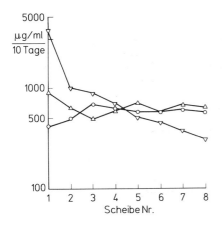

Abb. 3. Freisetzung von Gentamicin aus Simplex-P-Scheiben in vitro (1,25% Gentamicinbase). Analysiert wurde der Gentamicingehalt nach Zentrifugation des Zements; 2 min bei 4000 UpM. Die Zementprobe (Zylinder 14 mm Durchmesser) wurde 24 h nach der Aushärtung in 8 je 4 mm dicke Scheiben zersägt (Nr. 1 unten, Nr. 8 oben), die getrennt analysiert wurden. Dargestellt sind die über 10 Tage freigesetzten Gentamicinmengen je Scheibe. (Elution in Phosphatpuffer pH 7,4; bei 37 °C). ▽ Monomer 6 °C, Polymer 23 °C; △ Monomer und Polymer 23 °C; △ Monomer 6 °C, Polymer 23 °C, nicht zentrifugiert

ven (Abb. 3) lassen einen deutlichen Gentamicinkonzentrationsgradienten erkennen. Die Abb. 4 zeigt, daß das Röntgenkontrastmittel partiell abzentrifugiert wurde.

Die Ergebnisse dieser Versuche machen deutlich, daß sich eine kritiklose Zentrifugation durchaus nachteilig auf die Homogenität einer Zementmatrix auswirken kann und daß mit Entmischungsvorgängen gerechnet werden muß. Bei ausgesprochen niedrigviskösen Zementen – Palacos E flow oder Zimmer-LVC – wurde sogar eine Abtrennung des Perlpolymers beobachtet und der Zement erstarrte im oberen Bereich der zentrifugierten Proben zu einer gummiartigen Masse.

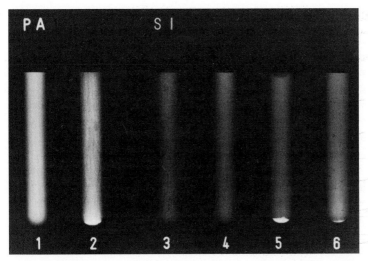

Abb. 4. Sedimentation des Röntgenkontrastmittels Bariumsulfat (Simplex-P) und Zirkoniumdioxid (Palacos) durch Zentrifugation (2 min bei 4000 UpM). Röntgenaufnahmen der ausgehärteten Knochenzementzylinder. *PA 1* Palacos R, Monomer und Polymer gekühlt auf 6 °C; *PA 2* Palacos R, Monomer und Polymer gekühlt auf −20 °C; *SI 3* Simplex-P, nichtzentrifugiert; *SI 4* Simplex-P, Monomer und Polymer 23 °C; SI 5, 6 Simplex-P, Monomer gekühlt auf 6 °C, Polymer 23 °C; *SI 5* Zentrifugation 3 min nach Anmischbeginn; *SI 6* Zentrifugation 5 min nach Anmischbeginn

Biomaterialien

Die Gentamicin-PMMA-Kugeln erwiesen sich seit ihrer Einführung vor über 10 Jahren klinisch-therapeutisch bei Knochen- und Weichteilinfektionen durch die protrahierte Abgabe hoher Antibiotikumkonzentrationen als sehr effektiv. Bei einigen Indikationen wird jedoch die nachträgliche Entfernung der Kugeln als störend oder nachteilig empfunden. Aus diesem Grunde beschäftigten wir uns schon sehr frühzeitig mit der Antibiotikabeschickung resorbierbarer Träger-(Bio-)Materialien. Als Standard, an dem die antibakterielle und damit auch therapeutische Effektivität zu messen war, galt dabei immer die Freisetzungskinetik der Gentamicin-PMMA-Kugeln, da sich diese klinisch gut bewähren. Ein weiterer Vorteil der Gentamicin-PMMA-Kugeln besteht in einer ungestörten Ausbildung neuen Granulationsgewebes und einer raschen Beseitigung der Hohlräume. Deshalb wurde auch bei den neu entwickelten Trägermaterialien Wert darauf gelegt, den infolge von Infektion und anschließender chirurgischer Intervention entstandenen Hohlraum dauerhaft zu beseitigen.

Vier Materialien, 2 Kollagene und 2 Kalziumphosphatkeramiken, die sich – je nach vorgesehenem Anwendungsbereich – durch verschieden lange Resorptionszeiten unterscheiden (Tabelle 3), wurden ausgewählt. Kollagene und Kalziumphosphate besitzen bekanntlich keine osteoinduktiven oder -genetischen Potenzen. Die von uns benutzten Materialien sind jedoch sehr gut verträglich, heilen weitgehend reaktionslos ein und werden im Tierversuch mit fortschreitender Resorption durch neugebildeten Knochen ersetzt.

Depotantibiotikum

Als größtes Problem erwies sich die Beladung dieser Materialien mit Gentamicin. Wegen ihrer – erwünschten – großen Porosität und der guten Wasserlöslichkeit des Gentamicinsulfats war es trotz aufwendiger pharmazeutischer Bemühungen bisher nicht möglich, z.B. auf dem Wege von Ausfällung, Präzipitation, Komplexbildung, Adsorption, Überschichtung oder einem Porenverschluß, eine protrahierte Freisetzung des Antibiotikums mit ausreichend hohen Konzentrationen über einen genügend langen Zeitraum sicherzustellen.

Tabelle 3. Resorbierbare Biomaterialien

		Biologischer Abbau (nach Implantation)
Kollagen	Vlies[a]	10 Tage
	Strukturierte Matrix[b] (Spongiosastruktur)	Mehrer Wochen
Keramik	Trikalziumphosphat[b]	Mehrere Monate
	Hydroxylapatit[b]	Praktisch keine Resorption

[a] Subkutan bei Ratten.
[b] Femurkondyle bei Kaninchen und Tibiakopf bei Hunden.

Hier führte ein völlig anderer Weg zur Problemlösung, nämlich die Entwicklung eines schwerlöslichen Gentamicinsalzes. Dieses Salz, das bei seiner Spaltung Gentamicin freisetzt, wirkt aufgrund seiner Löslichkeitscharakteristik per se als Wirkstoffdepot. Da nach Beschickung der Trägermaterialien mit dem Salz Maximalspiegel, die dann allerdings – in Abhängigkeit von der Dosierung – über Tage, Wochen oder Monate praktisch unverändert fortbestehen, erst nach 3–5 Tagen erreicht werden, hat sich die Kombination dieses Salzes mit Gentamicinsulfat gut bewährt. Auf diese Weise stehen von Beginn der Elution an hohe Gentamicinspiegel zur Verfügung. Die anschließende, protrahierte Freisetzung hoher Wirkstoffspiegel aus dem Depot sichert den antibakteriellen Effekt über einen ausreichend langen Zeitraum und bietet außerdem einen Infektionsschutz für das Implantat selbst.

Kalziumphosphatkeramiken

Trikalziumphosphat und Hydroxylapatit (Entwicklung in Zusammenarbeit mit Firma Mathys, Bettlach, Schweiz) liegen als Granulate verschiedener Korngrößen oder als stückiges Material (in beliebigen Formen und Größen) vor. Sowohl die Porengröße als auch die Porenvolumina sind in weiten Grenzen variabel, aber standardisierbar. TCP wird bei stabiler Implantation (Femurkondylen bei Kaninchen, Tibiakopf bei Hunden) rasch von Knochen durchbaut, im Laufe von Wochen oder Monaten, je nach Partikelgröße, resorbiert und durch Knochen ersetzt. HA heilt reizlos und stabil ein und ist praktisch nicht resorbierbar. In Abb. 5 ist die Gentamicinfreisetzung aus TCP nach Beschickung mit Gentamicinsulfat und dem schwerlöslichen Gentamicinsalz dargestellt. Den hohen, sofort zur Verfügung stehenden Wirkstoffkonzentrationen aus dem Gentamicinsulfat während der ersten 3 Tage folgt die protrahierte Freisetzung aus dem Depotgentamicin bis zum 8. Tag. Die Dauer dieser Freisetzung – einige Tage bis über mehrere Monate – kann durch die Beschickungsmenge des Salzes gesteuert werden. Die gewählten Materialien eignen sich damit sehr gut als Wirkstoffträger und als Knochenersatz für die Implantation in Knochengewebe.

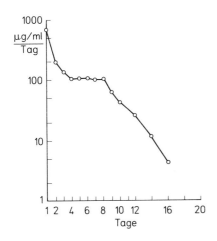

Abb. 5. Freisetzung von Gentamicin aus Trikalziumphosphat in vitro. Beschickung pro g TCP-Granulat: 10 mg Gentamicinbase als Sulfat und 20 mg schwerlösliches Gentamicinsalz

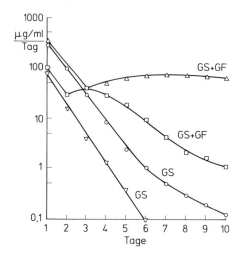

Abb. 6. Freisetzung von Gentamicin aus Kollagen in vitro. Beschickung pro g (Vlies und strukturiertes Kollagen) mit 5% Gentamicinbase als Sulfat und 5% schwerlösliches Gentamicinsalz (*GS* Gentamicinsulfat, *GF* schwerlösliches Gentamicinsalz, □▽ Kollagenvlies, ○△ strukturiertes Kollagen)

Kollagene

Die Kollagene (Entwicklung in Zusammenarbeit mit Firma B. Braun, Melsungen) liegen in 2 Zubereitungsarten, als Vlies und in Würfelform mit Spongiosastruktur (strukturiertes Kollagen), vor. Das Kollagenvlies zeichnet sich durch eine extrem kurze Resorptionszeit aus: 10 Tage nach subkutaner Implantation bei Ratten. Es ist als Wirkstoffträger für die Therapie von Weichteilinfektionen vorgesehen.

Bei dem *strukturierten* Kollagen handelt es sich um eine dekalzifierte Knochenmatrix mit völlig erhaltener Spongiosastruktur. Das Material ist auch in feuchtem Zustand formstabil. Wie histomorphologische Untersuchungen zeigten, wird dieses Kollagen in Knochendefekten (Femurkondylen von Kaninchen) im Zuge seiner Resorption durch Knochen ersetzt, der das Implantat nicht durchdringt, aber ohne Bindegewebesaum formschlüssig an das Kollagen heranwächst. Das strukturierte Kollagen eignet sich damit als Wirkstoffträger für die temporäre Auffüllung von Knochendefekten.

Auch bei den beiden Kollagenformen ist eine den praktischen Erfordernissen entsprechende protrahierte Gentamicinfreisetzung nur über eine Beschickung der Matrix mit der Kombination Gentamicinsulfat/-salz möglich. Die Abb. 6 zeigt die Freisetzungskinetik für Gentamicin aus beiden Kollagenformen.

Literatur

1. Buchholz HW (1986) Cemented total joint arthroplasty. Semin Orthop 1:16–22
2. Buchholz HW, Engelbrecht H (1970) Über die Depotwirkung einiger Antibiotika bei Vermischung mit dem Kunstharz Palacos. Chirurg 41:511–515
3. Buchholz HW, Elson RA, Engelbrecht E, Lodenkämper H, Röttger J, Siegel A (1981) Management of deep infection of total hip replacement. J Bone Joint Surg [Br] 63:342–353
4. Buchholz HW, Elson RA, Heinert K (1984) Antibiotic-loaded acrylic cement. Current concepts. Clin Orthop 190:96–108

5. Carlsson AS, Josefsson G, Lindberg L (1978) Revision with gentamicin-impregnated cement for deep infections in total hip arthroplasties. J Bone Joint Surg [Am] 60:1059–1064
6. Charnley J (1960) Anchorage of the femoral head prosthesis to the shaft of the femur. J Bone Joint Surg [Br] 42:28–36
7. Dingeldein E, Wahlig H (1985) Methotrexat in Knochenzement-Freisetzung in vitro sowie Serum- und Gewebekonzentrationen im Tierexperiment. 9. Symposium des Arbeitskreises für Osteologie Hamburg, 19.–21. September 1985
7. a. Ehrlich P (1909) Über moderne Chemotherapie. 10. Tagung der Deutschen Dermatologischen Gesellschaft, Frankfurt/Main, 1908. Beiträge z. exp. Pathol. u. Chemother., 165–175. Akademische Verlagsanstalt, Leipzig
8. Jasty M, Jensen JF, Burke DW, Harrigan TP, Harris WH (1985) Porosity measurement in commercial bone cement preparation and the effect of centrifugation of porosity reduction. 31st Annual ORS meeting Las Vegas, 21.–24. Jan. 1985, 10:239
9. Josefsson G, Lindberg L, Wiklander B (1981) Systemic antibiotics and gentamicin-containing bone cement in the prophylaxis of postoperative infections in total hip arthroplasty. Clin Orthop 159:194–200
10. Klüber D (1985) Clindamycin-Gentamicin-Mischungen. Ausscheidung aus dem Palacos bei tiefer Infektion von endoprothetisch versorgten Patienten. 5. Heidelberger Orthopädie-Symposium, 13. und 14. September 1985
11. Langendorff HU, Delling G, Sinekovic B, Jungblut K-H (1985) Die chirurgische Therapie von Skelettmetastasen. Indikationen, Möglichkeiten und Ergebnisse. 9. Symposium des Arbeitskreises für Osteologie Hamburg, 19.–21. September 1985
12. Rama B, Bircher J, Dingeldein E, Mennel HD, Spoerri O (1986) Intratumoral chemotherapy of a rat brain glioma using methotrexate-polymethylmethacrylate (MTX-PMMA)-sticks. 27. Frühjahrstagung der Deutschen Pharmakologischen Gesellschaft Mainz, 11.–14. März 1986
13. Rimnak CM, Wright TM, McGill DL (1986) The effect of centrifugation on the fracture properties of acrylic bone cements. J Bone Joint Surg [Am] 68:281–287
14. Wahlig H (1983) Antibiotic-loaded acrylic cements: elution properties. In: Elson RA (ed) Revision arthroplasty 2. Harrogate 2.–4. März 83. Franklin, London
15. Wahlig H, Dingeldein E (1980) Antibiotics and bone cements. Experimental and clinical long-term observations. Acta Orthop Scand 51:49–56
16. Wahlig H, Dingeldein E, Buchholz HW, Buchholz M, Bachmann F (1984) Pharmacokinetic study of gentamicin-loaded cement in total hip replacements. Comparative effects of varying dosage. J Bone Joint Surg [Br] 66:175–179

Sachverzeichnis

Abbauvorgang 160, 166–167
Abrieb 4, 18, 53, 93, 103–104, 109, 184
– toxischer 218
Abriebpartikel 82
Abspanschlaufe 286
Abstandhalter 257
Achse 23
– starre 23
– Belastungsachse 34
– Kompromißachse 49
Achsenlockerung 236
Affinität 319
Ala ossis ilii 257, 259
Aluminiumoxidkeramik 104
Aminosäuren 360
Amputation 18, 33, 305, 312–313, 316, 355
Antibiogramm 311, 339, 346
Antibiotika 319
– depot 312, 364
– freisetzung 358
– gaben 320, 324
– kombination 325–326
– prophylaxe 112
– schutz 279
– therapie 301, 311–312, 339, 345–347, 351
– untermischung 326
– zement 301
– zusätze 332, 336
Antiverknöcherungsschema 171, 175
Arthrodese 17–18, 28–29, 33, 64, 305, 309, 312–315, 352
Arthrodesenagel 310–312, 314–315
Artikulationsniveau 260
Aufhellungssäume 28, 54, 82
Ausscheidung 320
Ausscheidungsgefälle 320
Austauschoperation 67, 93–94, 101, 301, 306, 324, 326–327, 331–332, 336, 339–341, 346

Bakterien
– flora 321
– kultur 331, 339
– nachweis 321–322
Bandapparat 37, 42, 236

Bandinsuffizienz 5, 39, 236
Bankspongiosa 353
Beckenbeingips 61, 90
Beckenersatz
– partieller 271, 289
Beckenmodell 289
Beckenring
– offener 269
Belastung 47
– axiale 47
– reale 77
– schmerzen 326
– zone 153
Beobachtungszeit 29
– gleichheit 99
Beschickungsmenge 365
Beugekontraktur 48, 266
Bewegungsschiene 352
Bewegungsumfang 18
Bewertungsschema 337
Biegefestigkeit 360
Bindegewebemembran 85, 137, 139, 142, 144, 148, 150
Biokompatibilität 93, 123
Biomaterialien 361
Biometrik 94
Biopsie 335
Bioverträglichkeit 105
Blockkarbide 103
Bohrlochsteomyelitis 316
bony-ingrowth 123, 135
Breitbandantibiotika 321, 327
Bruchfestigkeit 332

Chondrosarkom 249
Clindamycin 361
– Synergismus 361
Computer 12, 102
– erfassung 99
Computertomographen 283
CT-Schnitt 285

Dämpfung 148
Daten 94
– analyse 98
– bank 102
– dokumentation 100

Datenerfassung 98
- interpretation 99
- satz 99
Dauerstabilität 55
Debridement 351
Depotantibiotikum 364–365
Dichteprofil 163
- werte 163
Diffusion 357
Diphosphonate 172–173
Dokumentation 23
- Assistenten 99
Drehpunkt 49
Drehzentrum 231
Druckfestigkeit 332, 360
Durchsteckprothese 194, 273

Einbettung 136
Elution 320, 365
Entlastungsschnitt 351
Entmischungsvorgänge 363
Ermüdungsbrüche 104
Ewingsarkom 249
Exartikulation 270, 277–278, 324, 327
Extremitätentumor
- maligner 241, 251

Faktoren, prognostische 99
Fehlbelastung 94
Fehler, operationstechnische 40
Fehlschläge 17, 30, 34, 42, 77, 93, 335
- infektiöse 85
- mechanische 85
Fehlstellungen 48, 72
Femurersatz 194
- totaler 263, 273
- proximaler 264
Femurfensterung 101
Femurfraktur 44, 49, 227
Femurkondylen 50
- Ventralverschiebung 50
Femurkrümmung 229
Femuropatellararthrose 18
Femuropatellargelenk 33–34, 50, 275
Femurosteotomie 101
Festkörperdiffusion 320
Fibrin-Antibiotikum-Spongiosa-Verbund 352, 354
Fibrin-Gentamicin-Spongiosa-Verbund 353
Fistelbildung 335, 339
Fistelgang 346
Fixateur externe 310–314, 316, 353
Fokusabstand 295–298
Formblatt 298
Formgestaltung 53
Formsteifigkeit 159

Frakturstabilisierung 79
Freiheitsgrade 37, 49, 51
Freisetzungskinetik 357, 364, 366
Freisetzungskurven 362
Fremdknochen 204
Fremdkörpereinlagerung 159
Fremdkörpergranulom 104
Fremdkörperriesenzellen 136, 144, 145
Frühinfektion 304, 352
Füllmaterialien 362

Gaspack 323
Gastroknemius-Transposition 351
Gefäßeinsprossung 227
Gehfähigkeit 18
Gelenkflächenersatz
- Knie 236
Gelenkfunktion 342
Gelenkinstabilität 129
Gelenkpunktion 326, 331
Gelenkrevision 180
Gelenksteife 29
Gentamycin 320, 322, 326, 359, 361
- knochenzement 339, 357
- resistenz 328
- salz 365
- sulfat 366
- zementkugeln 339
Gewebebiopsie 331
Gewebeproben 339
Gewebespiegel 362
Gewebetraumatisierung 171
Gewebeverträglichkeit
Gewindetechnik 55
Girdlestone-Plastic 327, 340
Gleitflächenprothesen 30
Gleitverhalten 117
gramnegative Keime 339, 360
Granulationsgewebe 53, 82, 224
- metallotisches 53
Granulom 93
Grenzflächenphänomene 359
Grenzschicht 135, 138, 145

Hämatomausräumung 251
Hämophilie 25–26
Haltbarkeitsrate 196–197, 199
Hemipelvektomie 258
Hip-Scores 199
histiocytäres Granulom 140, 144
Histiocyten 136–137, 143, 145
Histiozytom 249
Histokompatibilität 203
Homogenität des Zements 362, 363
Hounsfield-Einheit 285
Hüftgelenkstumor 258
Hüftkopf
- tiefgefrorener 218

Hüftkopfspongiosa 204–205
hydroxylapatit 120, 121

Immobilisationsosteoporose 172
Immunabwehrkraft 328
Implantationsdauer 139, 143, 156
Implantationstechnik 94
Implantat-Knochen-Grenze 118
Implantatverankerung 53
Indikation 54
– Stellung 69
Infekthäufigkeit 351
Infektion 10, 17, 31, 33, 40, 54, 73, 156, 180, 301, 305, 307, 309, 321, 324, 339, 345–346
– früh 66, 304, 352
– spät 18, 66, 304, 352
– tiefe 80, 107, 213, 327
Infektionsrate 77, 112, 117, 196, 320
Infektionsrezidiv 312–313, 316, 333–335
Infektionsschutz 319, 365
Infrarotspektroskop 155, 162, 165
Initialphase 136, 143
Instabilität 33, 50, 54, 89, 131
– sekundäre 48

Kalziumphosphatkeramik 364
Kappenendoprothese 135, 142–143
Kapselbandapparat 3, 44, 54
– Versagen des 40
Keimarten 334
Keimnachweis 321, 331
Keimresistenzen 316
Keimverteilung 302
Keimwechsel 328
Keramik 53, 87, 123
Keramikpartikel 359–360
Kinematik 18, 20, 34, 55
– Kniegelenk 55
Klassifikationen 191, 197, 199
Knochen
– bank 62, 207, 213, 232
– block 232
– brei 222–223
– defekt 207–208, 211, 213, 231, 261, 309, 347, 352, 366
– ersatz 296
– ersatzmaterialien 112
– fenster 224
– fraktur 93, 273
– heilungsindex 207
– implantat 125
– infektion 273, 360
– lager 62, 103
– matrix 81, 173, 366
– metastasen 251
– modelle 290

– neubildung 137, 140
– plastik 112
– resektion 3, 48
Knochresorption 103, 235
– osteoklastische 103
Knochenspan 62
– autologe 62
– homologe 62
Knochensubstanz 74, 93
Knochensubstanzverlust 83, 85, 101, 189–190, 194, 200, 232, 235, 278, 309, 314, 332, 345
Knochentransplantat 207
– autogenes 204
– autologes 209, 211
– homologes 209
Knochentransplantation 192–194, 197, 218, 222, 227, 232
Knochentumor 263, 292, 361
Knochenzement 35, 62, 71, 104, 153, 310, 314
– grenze 54, 80, 140
Kollagene 364, 366
– strukturierte 366
Kollagenvlies 366
Konstruktionsmerkmale 294
Korrosionsfestigkeit 105
Kortikalis 88–90
Kortikalisspongiosaspan 204, 208
Kortikospongiosa 204–205
Krafteinleitung 148
Kraftfluß 42
Kraftübertragung 225
Kragenpfanne 192, 194
Kreuzgelenk 49
Kristallizität 160, 163
Krückstockprothese 242
Krümmungsstadien 54
Kufenbruch 40
Kunststoffimplantat 153

L-Formen
Langzeittherapie 319
Lastübertragung 263
Leucovorin 361
Ligamentum patellae
– Rekonstruktion 247
Lockerung 17, 33, 39, 49, 54, 65, 124, 326
– aseptische 17–18, 28, 44, 101
– mechanische 331, 341
Lockerungsrate 4, 94, 197, 199, 306, 343
Löslichkeitscharakteristik 365
Low-friction-Arthroplastik 5, 17, 30, 47, 71, 77, 173, 184
Luftumwälzung 319
Lungenembolie 66

Luxation 66, 72, 180, 209, 268
- späte 66
- rezedivierende 73
- zentrale 258

Magnetfeldbehandlung 326
Makrophagen 82–83
Material
- abrieb 156
- auswahl 53
- brüche 107, 109
- ermüdung 117
metal-backing 124–125
Metall-Polyethylen-Paarungen 108
Metallose 3, 17, 67
Methotrexat (MTX) 361
Methylmetacrylat 117
Migration 77, 80
- craniale 269
Mikrobewegungen 34–35, 83, 89
Mikrofraktur 124
mikrovaskulärer Anschluß 351
Mineralisationsstörung 137–138, 142, 145
Mischinfektion 302, 309, 314–316, 331, 334
Modellbau 289, 291
Modellbild 291
Modelle 99
- statistische 99
Modellherstellung 283
Modellschneidegerät 283, 287, 290
Modularsystem 291, 293
Monoinfektion 302, 312
Morbus Bechterew 127, 132

Nachbehandlung 61
Nervenschäden 130

Oberflächenbeschaffenheit 59
Oberflächenersatz 34, 37
- bikondylär 34
- unikondylär 34
Oberflächenprothesen 51
- vergrößerung 55
Oberflächenstruktur 123
Oberschenkelamputation 248, 313
Objekt/Film-Abstand 295
Operationskleidung 319
Operationstechnik 118
Ossifikationen 66, 108, 128, 171, 209, 235
- periartikuläre 108, 121, 172
Ossifikationsentfernung 179
Osteoidsäume 137–140, 143, 145
Osteoklasten 137–140, 142
Osteolysen 94, 252
Osteonekrose 25
Osteoplastik 203

Osteoporose 62, 314
Osteozyteninvasion 55
Osteotomie 69
Oxoferin 302

Palacos 332
- niedrigvisköser 358, 362–363
Patella 50
- gleitweg 54
Patellektomie 18, 50
- hemi 18
Patellofemoralgelenk 6–7, 19
Patella-inlay 54
Periostschlauch 247
Perlpolymer 363
Peroneusparese 251
Pfannenausbruch 258
Pfannenbodenplastik 204
Pfannendachdefekte 211
Pfannendachplastik 69, 73, 101
- homologe 73
Pfannendysplasie 62
Pfannenerker 258
Pfannenfrakturen 65–66
Pfannenlockerung 73, 109, 183
Pfannenperforation 65–66
Pfannenrekonstruktion 347
Pfannenverankerung 81
Pfannenwanderung 124
Phosphatase 82
- alkalische 82
- saure 82
Plattenfixateur 310
Platzhalter 326
Polyäthylen 49, 53, 71, 87
- abrieb
block 47
- gleitfläche 49
- pfanne 60, 117, 120, 125
- plateaus 54
Polymethylmetacrylat (PMMA) 55, 93, 135, 319, 353
Porenstreifen 360
Porositätsstreufeld 166
press-fit 123, 208, 231
Problemkeime 304, 309, 323, 345, 352, 360
Prophylaxe 327
Prothesenausbrüche 33
Prothesenbrüche 18, 67, 236
Prothesenentfernung 66
Prothesenfixation 117
Prothesenherstellung 290
Prothesenimplantation 352
Prothesenmodell 291
Prothesenschaftbruch 66, 181
Prothesenspitze 28

Prothesenverankerung 23, 27, 34, 189
Prothesenwanderung 34
Prothesenwechsel 6, 316
Punktat 311

Refobacin-Palacos 355
Regressionsanalyse 96
Reimplantation 355
Reinfektion 347
Rekonstruktion 62, 74
Rekonstruktionssystem
– Femur 241
– Tibia 241
Reinraumtechnik 77
Remobilisierung 127, 131–132
Remodellierung 149–150, 210, 360
Reoperation 119
zementiert 221
– zementlos 221
Reoperationsendoprothese 192, 194
Reparationsphase 136
Repräsentativität 99
Resektion 28, 50
– ausgedehnte 28
Resektionsarthroplastik 309, 345–347
Resektionsprothese 245
Resistenzbestimmung 301
Resistenzentwicklung 319, 327
Resorptionssaum 85, 326
Restmonomergehalt
Revisionsalloarthroplastik 120, 231, 235, 279
Revisionsoperation 33–34, 53, 77, 331
Rezidivfreiheit 306
Riesenzellen 82
Riesenzelltumor 242
Risiko 39
– faktoren 351
– gruppen 94, 196
– zeitabhängig 39
Röntgenkontrastmittel 142–143
Röntgentiefenbestrahlung 172
Rollgleitvorgang 53
Rotation 49
– axial 49
– Fehler 50
Rotationsbelastungen 23
Rotationsfehlstellung 65
Rotationsinstabilität 268
Rotationskräfte 89
Rotationsmöglichkeit 44
Rotationsstabilität 60

Sattelendoprothese 73, 196, 257, 261, 289
Sattelgelenk 257, 261
Schaftfrakturen 65–66, 252
Schaftperforation 66

Schaftprothesenbruch 73
Schaftsprengungen 112
Scharniergelenkendoprothese 3, 23, 30, 37–38, 41, 53, 236
Schlittenendoprothese 3, 34–35, 37–38, 41, 47, 54, 154
– bikondyläre 35
– unverblockte 35
Schnittführung 351
Schraubpfanne 235
Serumkonzentration 320
Serumspiegel 359
Separation
– granulomatöse 108
Silikonpuffer 23
Skipmetastasen 244
Sklerosierungszone 227
Spätinfektion 304, 352
Spezialmodelle 192
Spezialprothese (Sonderprothese) 293, 295, 298, 291, 293–298
Splinefunktion 285–286
Spongiosa 311, 347
Spongiosastruktur 366
Spongiosierung 141
Spül-Saug-Drainage 305, 325, 340, 346, 352
Stabilisierung 37, 61, 104
– frühe 63
Stabilisierungsphase 138
Stabilität 49, 55, 66
– primäre 215, 223, 231
Stabilitätsanstieg 360
Stahl 87
Standardprothese 291, 293–294, 296
Standfestigkeit 266
Staphylococcus 313, 361
– aureus 324, 327
– koagulasenegative 324
– species 324, 327
Statistik 98
– medizinische 98
– Programmpaket 100
Stauchungsschmerz 326
Sterbetafeln 39, 99
Stiellockerungen 109, 121
Störvariablen 99
Streckapparat 309, 314–315
Streckdifizit 26
Streßfrakturen 29
Streuung, hämatogene 327
Studie 23, 38, 82, 94
– kontrollierte 38
– monozentrische 39
– multizentrische 24, 27, 33, 311
– prospektive 23–24, 78
– randomisierte 117

Stützflügel 38
Styrodur 286
Styropor 289
Subluxation 4, 39
– tibiale 236
Sudeck 67
– Fuß 66
– Knie 66
Synovialitis 53
– metallotische 53
Szintigramm 326

Technik, operative
Tibiagelenkfläche 47
Tibiakomponente 35, 49
Tibiaplateau 28, 35, 38
Tibiarotation 51, 55
Titan 123
Träger-(Bio-)Materialien (resorbierbare) 364
Trägermaterialien 357, 365
Trägermatrix 357
Träger-Wirkstoff-Kombination 357
Transplantatlager 234
Trauma 54
Trendelenburgzeichen 248
Trümmerzonen 124
Tumor-Endoprothese 253
Tumorresektion 241, 243, 246, 273
Turnover 143

Überlebensdatenanalyse 33, 45, 96, 99
Überlebenskurve 29, 39, 96, 119, 122, 198–199
Überlebensrate 29, 31, 33, 39, 41
Überlebenswahrscheinlichkeit 29, 41, 99
Überlebenszeit 120, 196

Vakuum 362
Valgisierung 42

Verankerung 17, 60, 71
– intramedulläre 17
– knöcherne 60
– mechanische 60
– stabile 42
Verankerungslager 55
Verbundkonstruktion 192, 194
Vergleichsgruppen 38
– kontrollierte 38
Vergleichsstudie 15–17
Versagensraten 33–34, 45, 78, 94, 333
Verschleißrate 161, 163
Verschleißvorgang 160
Verschleißzone 154
Verschleißzunahme 160–161, 163
Virulenz 324
Viskosität 84, 360
Vorkompression 360, 362

Weichteilbeteiligung 332
Weichteilinfektion 366
Weichteilmantel 357
Werkstoffanalyse 153
Wirkstoffmengen 357
Wirkstoffspiegel 357, 362, 365
Wirkstoffträger 366

Zahnherde 327
Zementierungstechnik 117–118, 184, 193–194, 341, 343
Zement-Knochen-Grenze 27, 74
Zementköcher 360
Zementkugeln 312, 316
Zementpartikelchen 84
Zementpistolen 84, 101
Zementverpressung 84–85, 194, 211
Zementverzahnung 104
Zentrifugation 84, 362
Zielgerät 34
Zweistufenoperation 325, 341, 339
Zytostatikum 361